高等职业教育"十四五"药品类专业系列教材

实用方剂与中成药

路立峰　主编

刘今朝　郭　梅　副主编

U0331763

化学工业出版社

·北京·

内容简介

本书共分为 7 个模块 30 个项目。第一模块为方剂与中成药认知，主要认知方剂的知史鉴今、以法统方、组方用药，认知中成药的剂型、命名、说明书、非处方药与处方药、应用指导、陈列设计和贮藏养护。第二模块为问病荐药认知与技能，主要培养十问与辨证认知、问病与荐药能力。第三模块为内科病问病荐药，以感冒、咳嗽、热证、便秘、泄泻、胃痛、虚劳、头痛、失眠、胸痹、风湿痹痛 11 种常见的内科疾病，进行疾病认知、疾病问病、方药推荐和健康指导。第四模块为皮肤科及外科病问病荐药，以疮疡、疹痒、痔疮 3 种常见病，进行疾病认知、疾病问病、方药推荐和健康指导。第五模块为五官科病问病荐药，以眼病、耳病、鼻病、咽喉病 4 种常见病，进行疾病认知、疾病问病、方药推荐和健康指导。第六模块为妇科病问病荐药，以月经不调、带下病、乳癖病 3 种常见病，进行疾病认知、疾病问病、方药推荐和健康指导。第七模块为儿科病问病荐药，以小儿感冒、小儿咳嗽、小儿热证、小儿泄泻、小儿伤食 5 种常见病，进行疾病认知、疾病问病、方药推荐和健康指导。

本书可作为高职高专院校中药学、药学、中药制药、药品经营与管理等专业的教材，也可作为考取执业药师、继续教育及从业人员业务培训的辅助用书。

图书在版编目（CIP）数据

实用方剂与中成药/路立峰主编；刘今朝，郭梅副主编 . —北京：化学工业出版社，2023.8
高等职业教育"十四五"药品类专业系列教材
ISBN 978-7-122-43340-4

Ⅰ.①实… Ⅱ.①路…②刘…③郭… Ⅲ.①方剂学-高等职业教育-教材②中成药-高等职业教育-教材 Ⅳ.①R289②R286

中国国家版本馆 CIP 数据核字（2023）第 071040 号

责任编辑：蔡洪伟　　　　　　　文字编辑：丁　宁　陈小滔
责任校对：张茜越　　　　　　　装帧设计：关　飞

出版发行：化学工业出版社
　　　　　（北京市东城区青年湖南街 13 号　邮政编码 100011）
印　　装：三河市延风印装有限公司
787mm×1092mm　1/16　印张 21⅛　字数 624 千字
2023 年 9 月北京第 1 版第 1 次印刷

购书咨询：010-64518888　　　　　售后服务：010-64518899
网　　址：http://www.cip.com.cn
凡购买本书，如有缺损质量问题，本社销售中心负责调换。

定　　价：49.80 元

"十四五"药品类、药学类等专业教材建设委员会名单

专家顾问：姚文兵　中国药科大学
　　　　　王光文　常州工程职业技术学院

主　　任：张炳烛　中国化工教育协会
　　　　　　　　　河北化工医药职业技术学院

副 主 任：（按姓名汉语拼音排列）
　　　　　陈玉峰　石家庄职业技术学院
　　　　　贾韶千　江苏食品药品职业技术学院
　　　　　郎红旗　化学工业出版社
　　　　　隆　平　湖南化工职业技术学院
　　　　　汪小根　广东食品药品职业学院
　　　　　邬瑞斌　中国药科大学
　　　　　辛　晓　中国化工教育协会
　　　　　杨永杰　天津渤海职业技术学院
　　　　　张芳儒　徐州工业职业技术学院

委　　员：（按姓名汉语拼音排列）
　　　　　陈　刚　吉林工业职业技术学院
　　　　　陈辉芳　广东岭南职业技术学院
　　　　　丁　立　广东食品药品职业学院
　　　　　丁晓红　山东药品食品职业学院
　　　　　范继业　河北化工医药职业技术学院
　　　　　冯务群　湖南中医药高等专科学校
　　　　　高小丽　重庆化工职业学院
　　　　　巩　健　淄博职业学院

韩恩远　河南应用技术职业学院

郝晶晶　北京卫生职业学院

黄一波　常州工程职业技术学院

兰立新　湖南化工职业技术学院

李冰峰　南京科技职业学院

李东升　常州工程职业技术学院

刘宏伟　常德职业技术学院

陆正清　江苏食品药品职业技术学院

梅宇烨　中国化工教育协会

钱　琛　扬州工业职业技术学院

石　雷　台州职业技术学院

万春艳　扬州市职业大学

王炳强　福建生物工程职业技术学院

王光亮　邢台医学专科高等学校

吴　洁　江苏卫生健康职业学院

向　敏　苏州卫生职业技术学院

于文国　河北化工医药职业技术学院

张　雷　徐州工业职业技术学院

张　欣　四川化工职业技术学院

编审人员名单

主　　编：路立峰

副主编：刘今朝　郭　梅

编　　者：（以姓氏笔画为序）

任旻琼（常德职业技术学院）

刘今朝（山东药品食品职业学院）

刘相晨（济南漱玉平民大药房有限公司）

李　勇（邢台医学高等专科学校）

杨冰冰（济南护理职业学院）

张媛媛（山东药品食品职业学院）

周碧兰（长沙卫生职业学院）

赵　颖（河北化工医药职业技术学院）

郭　梅（北京卫生职业学院）

姬洁莹（山西药科职业学院）

崔　瑾（河南应用技术职业学院）

路立峰（山东药品食品职业学院）

主　　审：王　欣（山东中医药大学）

前言

本书是中药学、药学、中药制药等专业的核心课程用书，主要面向药品经营企业、医疗卫生机构等药学服务岗位，培养问病荐药核心技能，服务人民群众健康。

本书是在中药调剂员职业资格基础上，结合国家执业药师资格，以药学服务技能为抓手，围绕职业岗位实际工作任务所需的知识、能力、素质要求，依据真实工作流程，结构化设计教学模块，系统化整合教学项目，一体化设计教学任务，颗粒化建设教学资源，实现问病荐药技能的培养。

本书按照任务式教材的编写原则，对内容进行模块、项目、任务三层递进式序化。教材共设有 7 个模块，涵盖方剂与中成药认知、问病荐药认知与技能、内科病问病荐药、皮肤科及外科病问病荐药、五官科病问病荐药、妇科病问病荐药和儿科病问病荐药；共设置 30 个项目，配有学习目标、案例导入、课堂互动、知识拓展、课堂拓展思政元素、思维导图和复习思考题等资源。旨在厚植学习的土壤，激发学生学习的兴趣，帮助学生归纳学习的要点，拓展知识的广度，开拓视野的宽度，加深思维的深度，提高学习的效率。本书在讲授知识的同时有机融入了党的二十大报告内容，便于提高学生的职业素养和道德素养。

本书编写的任务分工是：路立峰老师负责编写方剂与中成药认知模块及内科病问病荐药模块中的咳嗽问病荐药、胸痹问病荐药；刘相晨老师负责编写问病荐药认知与技能模块；崔璀老师负责编写内科病问病荐药中的感冒问病荐药，刘今朝老师负责编写内科病问病荐药中的热证问病荐药和风湿痹痛问病荐药，赵颖老师负责编写内科病问病荐药中的便秘问病荐药和泄泻问病荐药，郭梅老师负责编写内科病问病荐药中的胃痛问病荐药和虚劳问病荐药，周碧兰老师负责编写内科病问病荐药中的头痛问病荐药和失眠问病荐药；杨冰冰老师负责编写皮肤科、外科病问病荐药模块；姬洁莹老师负责编写五官科病问病荐药模块；任旻琼老师负责编写妇科病问病荐药模块；李勇老师负责编写儿科病问病荐药模块；张媛媛老师负责各项目的思维导图制作及课程思政元素的收集、整理、修改和审核。

由于编者水平和经验所限，编写内容尚有一定的不足，敬请各位读者提出建议和指导，在此深表谢意。

本书得到了化学工业出版社及各参编单位的大力支持，在此表示衷心感谢！

编者

2023 年 2 月

目录

模块一　方剂与中成药认知　/　001

项目一　方剂认知　/　001
　　任务一　知史鉴今　/　002
　　任务二　以法统方　/　005
　　任务三　组方用药　/　007
项目二　中成药认知　/　013
　　任务一　中成药剂型认知　/　014

任务二　中成药命名认知　/　017
任务三　中成药说明书认知　/　019
任务四　非处方与处方中成药辨识　/　022
任务五　中成药应用指导　/　024
任务六　中成药陈列设计　/　028
任务七　中成药贮藏养护　/　029

模块二　问病荐药认知与技能　/　034

项目一　问病辨证认知　/　034
　　任务一　十问认知　/　035
　　任务二　辨证　/　037

项目二　问病荐药技能　/　045
　　任务一　问病　/　046
　　任务二　荐药　/　048

模块三　内科病问病荐药　/　052

项目一　感冒问病荐药　/　052
　　任务一　感冒认知　/　053
　　任务二　感冒问病　/　053
　　任务三　方药推荐　/　054
　　任务四　健康指导　/　064
项目二　咳嗽问病荐药　/　067
　　任务一　咳嗽认知　/　068
　　任务二　咳嗽问病　/　069
　　任务三　方药推荐　/　070
　　任务四　健康指导　/　081
项目三　热证问病荐药　/　084
　　任务一　热证认知　/　085
　　任务二　热证问病　/　085
　　任务三　方药推荐　/　086
　　任务四　健康指导　/　097

项目四　便秘问病荐药　/　100
　　任务一　便秘认知　/　101
　　任务二　便秘问病　/　101
　　任务三　方药推荐　/　102
　　任务四　健康指导　/　111
项目五　泄泻问病荐药　/　113
　　任务一　泄泻认知　/　114
　　任务二　泄泻问病　/　115
　　任务三　方药推荐　/　116
　　任务四　健康指导　/　123
项目六　胃痛问病荐药　/　126
　　任务一　胃痛认知　/　127
　　任务二　胃痛问病　/　128
　　任务三　方药推荐　/　129
　　任务四　健康指导　/　136

项目七　虚劳问病荐药 / 139
　　任务一　虚劳认知 / 140
　　任务二　虚劳问病 / 140
　　任务三　方药推荐 / 142
　　任务四　健康指导 / 155
项目八　头痛问病荐药 / 158
　　任务一　头痛认知 / 159
　　任务二　头痛问病 / 160
　　任务三　方药推荐 / 161
　　任务四　健康指导 / 164
项目九　失眠问病荐药 / 167
　　任务一　失眠认知 / 168
　　任务二　失眠问病 / 169

　　任务三　方药推荐 / 170
　　任务四　健康指导 / 179
项目十　胸痹问病荐药 / 182
　　任务一　胸痹认知 / 183
　　任务二　胸痹问病 / 183
　　任务三　方药推荐 / 184
　　任务四　健康指导 / 192
项目十一　风湿痹痛问病荐药 / 195
　　任务一　风湿痹痛认知 / 196
　　任务二　风湿痹痛问病 / 196
　　任务三　方药推荐 / 197
　　任务四　健康指导 / 202

模块四　皮肤科、外科病问病荐药 / 205

项目一　疮疡问病荐药 / 205
　　任务一　疮疡认知 / 206
　　任务二　疮疡问病 / 206
　　任务三　方药推荐 / 207
　　任务四　健康指导 / 211
项目二　疹痒问病荐药 / 213
　　任务一　疹痒认知 / 214
　　任务二　疹痒问病 / 214

　　任务三　方药推荐 / 215
　　任务四　健康指导 / 218
项目三　痔疮问病荐药 / 220
　　任务一　痔疮认知 / 221
　　任务二　痔疮问病 / 221
　　任务三　方药推荐 / 222
　　任务四　健康指导 / 225

模块五　五官科病问病荐药 / 227

项目一　眼病问病荐药 / 227
　　任务一　眼病认知 / 228
　　任务二　眼病问病 / 228
　　任务三　方药推荐 / 229
　　任务四　健康指导 / 233
项目二　耳病问病荐药 / 235
　　任务一　耳病认知 / 236
　　任务二　耳病问病 / 236
　　任务三　方药推荐 / 237
　　任务四　健康指导 / 239

项目三　鼻病问病荐药 / 241
　　任务一　鼻病认知 / 242
　　任务二　鼻病问病 / 242
　　任务三　方药推荐 / 243
　　任务四　健康指导 / 247
项目四　咽喉病问病荐药 / 250
　　任务一　咽喉病认知 / 251
　　任务二　咽喉病问病 / 251
　　任务三　方药推荐 / 252
　　任务四　健康指导 / 260

模块六　妇科病问病荐药　/ 262

项目一　月经不调问病荐药　/ 262
　　任务一　月经不调认知　/ 263
　　任务二　月经不调问病　/ 264
　　任务三　方药推荐　/ 265
　　任务四　健康指导　/ 272
项目二　带下病问病荐药　/ 275
　　任务一　带下病认知　/ 276
　　任务二　带下病问病　/ 276

　　任务三　方药推荐　/ 277
　　任务四　健康指导　/ 281
项目三　乳癖病问病荐药　/ 283
　　任务一　乳癖病认知　/ 284
　　任务二　乳癖病问病　/ 284
　　任务三　方药推荐　/ 285
　　任务四　健康指导　/ 287

模块七　儿科病问病荐药　/ 289

项目一　小儿感冒问病荐药　/ 289
　　任务一　小儿感冒认知　/ 290
　　任务二　小儿感冒问病　/ 290
　　任务三　方药推荐　/ 291
　　任务四　健康指导　/ 294
项目二　小儿咳嗽问病荐药　/ 297
　　任务一　小儿咳嗽认知　/ 298
　　任务二　小儿咳嗽问病　/ 299
　　任务三　方药推荐　/ 299
　　任务四　健康指导　/ 303
项目三　小儿热证问病荐药　/ 305
　　任务一　小儿热证认知　/ 306
　　任务二　小儿热证问病　/ 306

　　任务三　方药推荐　/ 307
　　任务四　健康指导　/ 309
项目四　小儿泄泻问病荐药　/ 312
　　任务一　小儿泄泻认知　/ 313
　　任务二　小儿泄泻问病　/ 313
　　任务三　方药推荐　/ 314
　　任务四　健康指导　/ 317
项目五　小儿伤食问病荐药　/ 319
　　任务一　小儿伤食认知　/ 320
　　任务二　小儿伤食问病　/ 320
　　任务三　方药推荐　/ 321
　　任务四　健康指导　/ 323

参考文献　/ 326

方剂和中成药名称索引　/ 327

二维码资源目录

序号	名称	资源类型	图书页码
1	知史鉴今	PPT	2
2	以法统方	PPT	5
3	组方用药	PPT	7
4	中成药剂型认知	PPT	14
5	中成药命名认知	PPT	17
6	中成药说明书认知	PPT	19
7	非处方与处方中成药辨识	PPT	22
8	中成药应用指导	PPT	24
9	中成药陈列设计	PPT	28
10	中成药贮藏养护	PPT	29
11	十问认知	PPT	35
12	辨证	PPT	37
13	问病	PPT	46
14	荐药	PPT	48
15	感冒认知	PPT	53
16	感冒问病	PPT	53
17	方药推荐	PPT	54
18	健康指导	PPT	64
19	咳嗽认知	PPT	68
20	咳嗽问病	PPT	69
21	方药推荐	PPT	70
22	健康指导	PPT	81
23	热证认知	PPT	85
24	热证问病	PPT	85
25	方药推荐	PPT	86
26	健康指导	PPT	97
27	便秘认知	PPT	101
28	便秘问病	PPT	101
29	方药推荐	PPT	102
30	健康指导	PPT	111
31	泄泻认知	PPT	114
32	泄泻问病	PPT	115

序号	名称	资源类型	图书页码
33	方药推荐	PPT	116
34	健康指导	PPT	123
35	胃痛认知	PPT	127
36	胃痛问病	PPT	128
37	方药推荐	PPT	129
38	健康指导	PPT	136
39	虚劳认知	PPT	140
40	虚劳问病	PPT	140
41	方药推荐	PPT	142
42	健康指导	PPT	155
43	头痛认知	PPT	159
44	头痛问病	PPT	160
45	方药推荐	PPT	161
46	健康指导	PPT	164
47	失眠认知	PPT	168
48	失眠问病	PPT	169
49	方药推荐	PPT	170
50	健康指导	PPT	179
51	胸痹认知	PPT	183
52	胸痹问病	PPT	183
53	方药推荐	PPT	184
54	健康指导	PPT	192
55	风湿痹痛认知	PPT	196
56	风湿痹痛问病	PPT	196
57	方药推荐	PPT	197
58	健康指导	PPT	202
59	疮疡认知	PPT	206
60	疮疡问病	PPT	206
61	方药推荐	PPT	207
62	健康指导	PPT	211
63	疹痒认知	PPT	214
64	疹痒问病	PPT	214

序号	名称	资源类型	图书页码
65	方药推荐	PPT	215
66	健康指导	PPT	218
67	痔疮认知	PPT	221
68	痔疮问病	PPT	221
69	方药推荐	PPT	222
70	健康指导	PPT	225
71	眼病认知	PPT	228
72	眼病问病	PPT	228
73	方药推荐	PPT	229
74	健康指导	PPT	233
75	耳病认知	PPT	236
76	耳病问病	PPT	236
77	方药推荐	PPT	237
78	健康指导	PPT	239
79	鼻病认知	PPT	242
80	鼻病问病	PPT	242
81	方药推荐	PPT	243
82	健康指导	PPT	247
83	咽喉病认知	PPT	251
84	咽喉病问病	PPT	251
85	方药推荐	PPT	252
86	健康指导	PPT	260
87	月经不调认知	PPT	263
88	月经不调问病	PPT	264
89	方药推荐	PPT	265
90	健康指导	PPT	272
91	带下病认知	PPT	276
92	带下病问病	PPT	276
93	方药推荐	PPT	277
94	健康指导	PPT	281
95	乳癖病认知	PPT	284
96	乳癖病问病	PPT	284

序号	名称	资源类型	图书页码
97	方药推荐	PPT	285
98	健康指导	PPT	287
99	小儿感冒认知	PPT	290
100	小儿感冒问病	PPT	290
101	方药推荐	PPT	291
102	健康指导	PPT	294
103	小儿咳嗽认知	PPT	298
104	小儿咳嗽问病	PPT	299
105	方药推荐	PPT	299
106	健康指导	PPT	303
107	小儿热证认知	PPT	306
108	小儿热证问病	PPT	306
109	方药推荐	PPT	307
110	健康指导	PPT	309
111	小儿泄泻认知	PPT	313
112	小儿泄泻问病	PPT	313
113	方药推荐	PPT	314
114	健康指导	PPT	317
115	小儿伤食认知	PPT	320
116	小儿伤食问病	PPT	320
117	方药推荐	PPT	321
118	健康指导	PPT	323
1	复习思考题答案	word	11
2	复习思考题答案	word	33
3	复习思考题答案	word	43
4	复习思考题答案	word	50
5	复习思考题答案	word	65
6	复习思考题答案	word	82
7	复习思考题答案	word	99
8	复习思考题答案	word	112
9	复习思考题答案	word	124

序号	名称	资源类型	图书页码
10	复习思考题答案	word	137
11	复习思考题答案	word	157
12	复习思考题答案	word	165
13	复习思考题答案	word	180
14	复习思考题答案	word	193
15	复习思考题答案	word	203
16	复习思考题答案	word	211
17	复习思考题答案	word	219
18	复习思考题答案	word	226
19	复习思考题答案	word	234
20	复习思考题答案	word	240
21	复习思考题答案	word	248
22	复习思考题答案	word	261
23	复习思考题答案	word	273
24	复习思考题答案	word	282
25	复习思考题答案	word	288
26	复习思考题答案	word	295
27	复习思考题答案	word	304
28	复习思考题答案	word	310
29	复习思考题答案	word	318
30	复习思考题答案	word	324

模块一

>>> 方剂与中成药认知 <<<

项目一　方剂认知

 学习目标

[知识目标]

1. 掌握常用的治法、组方目的、组方原则及组方变化。
2. 熟悉方剂知史鉴今。
3. 了解方剂与治法的关系。

[技能目标]

1. 学会运用"君臣佐使"分析处方。
2. 学会依据病情选择正确治法。

[素质目标]

1. 培养学生传承精华、守正创新的责任感。
2. 培育学生合理用药、科学用药的意识。
3. 树立学生关爱健康、服务健康的理念。

案例导入

　　中医药的发展，是一个不断传承、不断创新的过程。方剂历经千年实践检验，已是中医理法方药的重要组成部分，已成为中医临床诊疗的工具，也是现代中医药传承创新的主要研究对象。

　　讨论：如何从方剂的起源与发展中，做到知史鉴今、观照未来？

任务一　知史鉴今

知史鉴今

方剂的起源历史悠久，至今已有 2000 余年的历史。早在原始社会，我们的祖先就开始认识药物、发现药物和使用药物，并将这些药物运用到疾病的预防与治疗过程中。方剂的起源与发展，大致经历了以下几个阶段。

一、先秦时期：方剂产生孕育期

随着人类社会和生产力的发展与进步，先民们在同自然的斗争中，在长期的生活和生产实践中，经过世代积累的口尝身受，经过认识药物的不断深入，医学知识日益丰富，逐步掌握了应用药物治疗疾病的技能，也逐步积累了日渐丰富的药物知识。随着药物利用的不断发展，由单味药物的使用发展到多味药物的组合，由简单加工到产品制作，有意或无意间发现药物同用可提高疗效，并减轻不良反应和毒性，也开始逐渐有意识地选择药物，进行药物加工、配伍、调剂或制作成各种应用载体，用于预防、治疗疾病和养生保健。于是产生了最初的方剂和中成药。

夏商周时期，产生了较原始社会更发达的农业，先祖们开始将剩余的农产品制作成各种产品。如用剩余产品来酿酒、用酒制药，也有伊尹制汤液的记载。汤液的发明，提高了药物的疗效，标志着方剂的诞生。

成书于战国晚期的《五十二病方》是我国现存最早的一部方书。原书未见书名，《五十二病方》是整理者在 1973 年对湖南长沙马王堆 3 号汉墓中发现的帛书和竹木简进行整理，依据其内容分 52 题而命名的。全书共有医方 283 个，用药 242 种，涉及 100 余种病证。药方的用法，既有内服，也有外用。内服有丸、汤、饮、散等，外用有敷、浴、蒸、熨等。书中有丸、散、酒、丹、油膏等十余种剂型，剂型制作精细，方法较多。

成书于春秋战国时期的《黄帝内经》是我国现存最早的医学理论著作。全书载方 13 首，其中汤剂 4 首，成药 9 首，含酒、丹、丸、膏、散等多种剂型。13 首方剂数目虽少，但剂型丰富，药物炮制讲究，制剂用法古朴，给药途径特色鲜明。全书总结性提出"君臣佐使"的方剂配伍原则。

二、两汉时期：方剂形成奠定期

东汉著名医家张仲景所著《伤寒杂病论》，被后世称为"方书之祖"。该书以《内经》理论为基础，结合《八十一难》等著作，通过自己的临床实践，创造性地融理、法、方、药于一体。由于战乱等原因，经晋代王叔和及宋代林亿等先后整理，将《伤寒杂病论》编辑为《伤寒论》和《金匮要略》，并流传至今。《伤寒论》载方 113 首，主要以六经辨证为主；《金匮要略》载方 245 首，主要以脏腑辨证为主。书中系统论述了外感、内伤的病因、病机、诊法和方药。所载方剂有理有法、组方谨严、选药精当、主次分明、变化巧妙，为古今中外医家所推崇，尊为"经方"。《伤寒杂病论》记载成药六十余种，有丸、散、膏、丹、洗、浴、栓、熏、滴耳、灌鼻等十余种剂型，并记载了方药的制作方法和使用方法并首创炼蜜、动物胶汁作丸剂赋形剂。

三、魏晋南北朝时期：方剂注重实用期

魏晋南北朝时期是中国历史上政权更迭最频繁的时期。医家在临床遣方用药上，多注重实用，略于理论探讨，提倡用药简捷，价格便宜，注重疗效，形成了简、便、廉、验的中医药用药特色。

中医药献给世界的礼物

　　世界卫生组织报告，全世界有数十亿人口生活在疟疾流行区，每年约2亿人患疟疾，百余万人被夺去生命。中国医药学家屠呦呦从整理历代医药典籍入手，四处拜访名医，编辑了640首中药抗疟单验方。面对筛选的大量样品缺乏抗疟效果的实际情况不气馁，经过对200多种中药的380多个提取物进行筛选，最后锁定为青蒿。但大量试验表明，青蒿的抗疟效果并不理想。屠呦呦又查阅文献，受《肘后备急方》所载"青蒿一握，以水二升渍，绞取汁，尽服之"可治"久疟"的启发，改用低沸点溶剂提取青蒿素，效价更高。之后，青蒿素拯救了成百上千万人的生命。《肘后备急方》为现代青蒿素的研制提供了宝贵的经验。中医药是献给世界的礼物，为全世界清除疟疾作出了杰出贡献，为人类健康的改善起到了立竿见影的作用。

　　东晋医家葛洪所著《肘后备急方》是中国第一部临床急救手册。该书共收单方510首、复方494首，论述文字十分简要，并载录药方用法。所载药方及用法，为葛氏亲身实践后所收录，最能体现简、便、廉、验用药特色。所载之方为治疗脑卒中、昏厥、外伤、中毒等各种急性病症的有效方剂，亦是治疗水肿、黄疸、腹痛等慢性病急性发作的有效方药。后世葱豉汤、黄连解毒汤等，皆为此书首见。书中首次使用了"成药剂"之名，并专章论述中成药，进一步丰富了中成药剂型内容，增加了浓缩丸、蜡丸、尿道栓、硬膏等剂型。

　　南北朝梁代陶弘景所著《本草经集注》载药730种。该书详尽论述药物的形态、产地、采制和剂量，指出药材产地和采制方法与临床疗效关系密切，并考定了古今用药的度量衡，规定了汤、酒、膏、丸的制作规范。

　　晋人刘涓子初辑、南齐龚庆宣整理的《刘涓子鬼遗方》为现存最早的外科方书。该书主要收录和论述金疮、痈疽、疥癣、火烫伤等外科方剂。《刘涓子鬼遗方》反映了魏晋南北朝时期外科的用药成就，为儿科、妇科、喉科、眼科等方书的产生起到了启蒙作用。

四、隋唐时期：大部方书出现期

　　隋唐时期是我国古代文明史上的鼎盛时期，政权统一，经济发达，产生了内容丰富的综合性方书和临床医学著作。

　　唐代孙思邈所著《备急千金要方》和《千金翼方》，被誉为中国最早的临床百科全书。两书各30卷。《备急千金要方》为唐代以前诊治经验之大成，提倡内科病以"五脏六腑为纲，寒热虚实为目"，开创了脏腑分类方剂的先河，载方5300余首。《千金翼方》系统论述了六经辨证、内科杂病、外科疮肿、阴阳表里虚实，载方2200余首，以补《备急千金要方》之不足。现今广泛使用的独活寄生汤、磁朱丸、紫雪丹、温胆汤等，均源于此书。此书首次提出采用蜡密封包裹丸剂可防潮。

　　唐代王焘辑录的《外台秘要》，全书40卷，载方近7000首。该书整理并保存了一大批唐代及唐代以前的名方和海外传来的方剂，使用了苏合香、丁香、槟榔、麝香、荜茇等进口药材。现今冠心苏合香丸、苏冰滴丸等现代制剂均源于书中所载苏合香丸。

五、宋金元时期：方剂全面发展期

　　宋金元时期国家统一，经济振兴，科学技术达到了前所未有的高峰，方剂的发展也随之进入到高峰发展期，使方剂向标准化和规范化大步前进。

　　北宋太医局编制的《太平惠民和剂局方》，是我国历史上第一部由政府编制颁行的成药药典，也是世界上第一部由官方主持编撰的成药标准。该书经160余年多次修订而成，载方788首。所有方剂均来自民间常用的有效方，并记述了主治、配伍及具体修制法。现代常用的至宝丹、藿香正气散、逍遥散等著名临床成方制剂均源于此。

北宋王怀隐、王祐等奉敕编写的《太平圣惠方》，是我国历史上第一部由政府组织编写的方书。全书载方 16834 首，是宋以前医方集成之鸿著。该书按证列方，内容丰富，条理清楚，主治详明，先列诊法，次述处方用药，后述病证及治方，是《备急千金要方》《外台秘要》之后由政府颁行的又一部临床实用方书。

宋徽宗时期由政府组织编写的《圣济总录》，全书 200 卷，载方约 2 万首。该书既有理论，又有经验，在理论方面，既引据经典医籍，又注意结合各家论说；在方药方面，以经验良方、医家秘方为主，疗效比较可靠。本书较全面地反映了北宋时期医学发展的水平和成就。

同一时期，受政府重视医学的影响，个人方书著作不断涌现。当以严用和的《济生方》、许叔微的《普济本事方》、陈言的《三因极一病证方论》、钱乙的《小儿药证直诀》与陈自明的《妇人大全良方》为代表。现代常用的归脾丸、济生肾气丸、四神丸、六味地黄丸、温经汤等方剂均源于此。

金元时期，医学流派百家争鸣，医学思想熠熠生辉。张元素著《医学启源》化裁古方，自制新方，自成学派。刘完素著《宣明论方》，提"六气皆从火化"之说，长于清凉解毒，创防风通圣散、六一散等，为后世称为"寒凉派"。张从正著《儒门事亲》，提"病由邪生，攻邪已病"之说，长于偏攻慎补，创木香槟榔丸、禹功散等，为后世称为"攻下派"。李东垣著《脾胃论》，提"脾胃内伤，百病由生"之说，长于补土扶正，创补中益气汤、朱砂安神丸等，为后世称为"补土派"。朱震亨著《丹溪心法》，提"阳常有余，阴常不足"之说，长于滋阴泻火，创大补阴丸、越鞠丸等，为后世称为"滋阴派"。

金代医家成无己所著《伤寒明理论》，是第一部方剂理论剖析的专著。该书首次运用"君臣佐使"的理论，对伤寒论中的 20 首方剂进行组方分析，研究组方原理和方药配伍，以经注论，以论证经，开创方论研究的先河，使方剂研究从经验上升为理论，为后世明辨伤寒之理，体会伤寒之用，于临床诊断等方面作出了阐释，推动了方剂的流传与发展。

六、明清时期：方药共荣返约期

明代侧重方药共同发展，方书众多，内容丰富。方剂理论日趋完善，中成药发展较为全面。明代朱橚编纂的《普济方》，是我国现存规模最大的一部方书，为 15 世纪以前方书之大成。全书 426 卷，载方 61739 首。书中多为成药，将膏药、丹药、药酒等制剂专篇介绍。李时珍所著《本草纲目》附方 11096 首，其中不乏简便而灵验的单方；此外，还收载四十余种中成药剂型。王肯堂著《证治准绳》，广收灵验之方，为医界所称道。张介宾著《景岳全书》，创制新方八阵，详述其自创的 186 首新方，主张善补阴者必于阳中求阴、善补阳者必于阴中求阳，创设左归丸、右归丸等，制方通灵活变，有规可循，立论和治法为后世所推崇。自宋代陈自明著《外科精要》后至明代，精通中医外科学的医家及著作增多。如陈实功的《外科正宗》，收载 211 首中成药，为明代最具代表性的外科学著作，书中不仅收录治疗瘰疬和风疹的消风散、治疗破伤风的玉真散，还收录了冰硼散、如意金黄散等成药。

清代虽未能留下鸿篇巨制的方书，但方剂学的发展特色鲜明、成就突出。清代方书言简意赅、由博返约，各种验方、单方辑本不断增多。方书以入门方歌形式大量出现，深受医药学徒和临床医生欢迎，流传至今盛行不衰。如陈修园的《时方歌括》、张秉成的《成方便读》等便于诵读和记忆的方书，可作为初学入门读物，推动了方剂知识的普及。汪昂的《医方集解》收录正方 370 余首，附方 490 余首，全书先释受病之由，次说用药之意，再说分别宜忌；选药精当，药效突出，使用方法翔实，促进了方剂释义的深入。清代方书的书写格式，出现了先言功用、后列主治的变化；方书的分类，也引入了按功用和治法分类的方法。清代起，温病学派开始兴起，继明末清初吴有性的《温疫论》后，叶天士著《温热论》，分析了温邪传变的规律，首创温病卫气营血辨证大纲。吴鞠通著《温病条辨》，创立了三焦辨证纲领，创制了银翘散、桑菊饮、安宫牛黄丸等系列温热急症的救急成药。

七、近现代时期：传承守正创新期

民国以来，受西方医学冲击影响，中医药面临新的挑战，中医界变革图新，方剂发展进入了一个新转折期。张锡纯著《医学衷中参西录》，首开中西药合用创新方之先河，主张师古而不泥古，参西而不背中，结合西医诊断，合用中西药创制新方。如创制石膏阿司匹林汤，治疗关节肿痛而有实热者。

中华人民共和国成立以后，中医药事业得到了蓬勃发展，迎来了发展振兴的战略机遇期。70多年来，对一大批古代的重要方书进行了系统的挖掘和保护，对《肘后备急方》《备急千金要方》《外台秘要》《太平惠民和剂局方》《圣济总录》《普济方》等进行了校刊出版、影印或辑复，极大地保护了古方古籍，也为方剂学的研究提供了极大的便利。对古今医方、验方、方书辞典或其他方剂工具书进行了重新编辑，尤以南京中医药大学主编的《中医方剂大辞典》最具代表性。此书内容浩瀚，考订严谨，汇集了古今方剂学研究的成果，共1800万字，分11个分册，收录方剂96592首，填补了《普济方》问世以来缺少大型方书的空白，达到了较高的水平。同时，国家设立了各级药品监督管理部门及检验机构，先后颁布或修订了《中华人民共和国药典》《药品生产质量管理规范》《中华人民共和国药品管理法》等，以加强中成药的生产、销售管理。先后颁布或修订了《中成药临床应用指导原则》《国家基本药物临床应用指南》《药品不良反应报告和监测管理办法》等，以规范中成药的使用，提高中成药的临床疗效，减少不良反应发生，保障患者用药安全。并在2017年实施了《中华人民共和国中医药法》，以保持和发挥中医药特色和优势，并依法保障中医药事业的发展，促进健康中国建设。

任务二 以法统方

以法统方

法，又称为治法，是在辨清证候、审明病因、辨清病机的基础上，采取的有针对性的治疗方法。治法是在长期医疗实践的基础上形成的，经历了实践、理论、实践的认知过程，首先由实践总结成经验，再由经验上升为理论，然后又用于临床实践，指导遣药组方和成药运用。

治法有两个层次，分别是治疗大法和具体治法。治疗大法是针对某一类病机共性确定的治法，具有高度的概括性；而具体治法是针对具体证候所确定的治疗方法，具有高度的针对性。如一个感冒患者，经过四诊合参，审证求因，确定其为风热所致的表热证后，根据表证当用汗法、治热以凉的治疗大法，决定用辛凉解表的具体治法，选用相应的有效成方加减或自行选药，以辛凉解表，如法煎服，使汗出表解，邪去人安。

一、常用治法

在长期的医疗实践中，历代医家根据前人的经验与自己的心得，总结出了一系列的治法，形成了治法体系，服务于临床，用于不同疾病以及同一疾病不同发展阶段的治疗。对治法的形成和总结做出了突出贡献的，当推清代医家程钟龄。他将众多的治法进行了归纳和总结，最终概括为"八法"，并在其著作《医学心悟》中提出"论治病之方，则又以汗、和、下、消、吐、清、温、补，八法尽之。盖一法之中，八法备焉。八法之中，百法备焉"。后世医家遵从简明扼要的"八法"理论，并把"八法"作为常用治法的代表。

（一）汗法

汗法，又称为解表法，是指通过开泄腠理、调和营卫、宣发肺气，使在表的外感六淫之邪随汗而解的治疗方法。适用于外感表证、麻疹初期疹出未透、疮疡初起以及水肿、泄泻、痢疾而有恶寒发热，头身痛者。出汗虽不是目的，但却是手段。通过出汗，可开腠理、和营卫、畅肺气、通血脉，从而祛邪外出、调和正气。

（二）吐法

吐法是指通过诱发呕吐，使停留在咽喉、胸膈、胃脘等部位的痰饮、宿食、毒物从口而出的治疗方法。适用于痰涎壅盛咽喉、顽痰停滞胸膈、宿食壅阻胃脘、毒物停留胃腑，亦可适用于脑卒中痰壅、痰涎壅盛之癫狂、喉痹等。吐法虽适用于病位居上、病势急暴、内蓄实邪、体质壮实之证，但极易伤人胃气，故体虚气弱、妇人新产、孕妇等均应慎用。

（三）下法

下法是指通过泻下、荡涤、攻逐，使停留于胃肠的宿食、燥屎、冷积、瘀血、结痰、停水等从下窍而出的治疗方法。适用于饮食积滞、大便秘结、瘀血内阻、虫积、水饮内停等胃肠积滞形症俱实之证。下法力大势猛，长于泻下荡涤、攻逐痰饮，极易耗伤正气，故孕妇、年老体弱、失血及产后妇女、经期妇女均应慎用。

（四）和法

和法是指通过和解或调和的方法，使半表半里之邪，或脏腑、阴阳、表里失和之证得以解除的治疗方法。适用于邪犯少阳、肝脾不和、寒热错杂、肠胃不和、表里同病等。和法是通过和解或调和的方式，解除病邪，恢复脏腑阴阳平衡，与汗法、吐法、下法的攻邪不同，亦与补法的扶正有异。

（五）温法

温法是指通过温里、祛寒、回阳、通脉，使里寒祛、阳气复、经脉通，以除里寒之邪的治疗方法。适用于中焦虚寒、亡阳厥逆、寒凝经脉等里寒证。因里寒证病位不同、部位有别、程度有异，温法又分为温中祛寒、回阳救逆和温经散寒。寒邪伤人肌表的表寒证，当以解表散寒。

（六）清法

清法是指通过清热、泻火、解毒、凉血、清虚热，以清除里热之邪的治疗方法。适用于里热证、火证、热毒证以及虚热证等里热病证。里热之热，可在气分、营分、血分，亦可在某一脏腑或热壅成毒，清法又分清气分热、清营凉血、清热解毒、清脏腑热、解毒消痈等。外感六淫所致的表热证，当以辛凉解表。

🔁 **课堂互动**　表寒与里寒、表热与里热应如何区别？

（七）消法

消法是指通过消食导滞、行气活血、化痰利水、驱虫，使气、血、痰、食、水、虫等渐积形成的有形之邪渐消缓散的治疗方法。适用于饮食停滞、气滞血瘀、癥瘕积聚、水湿内停、痰饮不化、疳积虫积以及疮疡痈肿等形成的有形实邪。消法与下法，虽同是治疗内蓄有形实邪之法，但在适应病证上有所不同。消法所治，病位在脏腑、经络、肌肉之间，邪坚病固而病势较缓，为渐积而成，多属虚实夹杂。

（八）补法

补法是指通过补益人体气血阴阳，纠正人体气血阴阳或脏腑虚弱证候的治疗方法。适用于各种虚证。补法既有补益气、血、阴、阳的不同，又有分补肝、心、脾、肺、肾的侧重；既有气血双补、阴阳并补，又有脏腑同调、母子同补。正虚不足祛邪时，可配伍它法，以扶正祛邪。如有外邪，不宜单用补法，以免"闭门留寇"。

八法是对具体治疗方法的高度概括，并不能代表临床所有的治疗大法。由于疾病发展方向变化多端，致病因素交错复杂，单一的治疗方法很难完全起到治愈作用，往往需要不同治法间的相互配合，正如程钟龄在《医学心悟》中说："一法之中，八法备焉，八法之中，百法备焉"。如内治法中的开窍法、固涩法、安神法、息风法，外治法中的敷、贴、熏、洗、喷等，均在八法之外，均是对八法的补充和完善。因此，临证处方，必须针对具体病证，灵活运用，体现法中有法，方能收到满意的疗效。

知识拓展

> 因人、地、时不同，因病情轻、重、缓、急有异，因体质强弱有别，补法亦有不同。平补法，主要适用于一般的体质虚弱、无病，以及病后气、血虚损患者的进补。调补法，主要适用于全身功能衰减的年高老人和久病之人，或脾胃过于虚弱、消化功能较差的人。清补法，主要适用于阴虚体质、病后邪热未清以及夏秋季的进补。温补法，主要适用于阳虚之人以及冬季的进补。峻补法，适用于极度虚衰、病情垂危的患者。

二、方剂与治法

在临床辨证论治的过程中，辨证的目的在于确定病机，论治的关键在于确立治法；治法是为病机而立，方剂是为治法而设。方剂必须针对病机，体现治法。治法和方剂的关系可以概括为：治法是指导遣药组方的原则，而方剂是体现和完成治法的主要手段，即"方从法出，法随证立"。以法统方，包括以法组方、以法遣方、以法类方、以法释方。治法与方剂二者之间的关系是相互为用、辨证统一、密不可分的。

任务三　组方用药

组方是指在辨证论治的基础上，将各具特性、功用不同的药味，组合在一起，形成一个新的有机整体的过程。组方是中医临床用药的主要形式，也是方剂组成的基础。如徐灵胎云："药有个性之专长，方有合群之妙用。"

组方用药

一、组方目的

运用组方，不外乎增效、减毒两个方面。"用药有利有弊，用方有利无弊"，如何充分发挥药物对治疗疾病有"利"的一面，同时又能控制、减少甚至消除药物对人体有"弊"的一面，是组方的最根本目的。一般来说，药物组方的目的，主要有以下四个方面。

（一）增强药效

功用相近的药物配伍使用，能增强疗效。如麻黄配桂枝，以增强发汗散寒；荆芥配防风，以增强疏风解表；薄荷配茶叶，以增强清利头目；桃仁配红花，以增强活血祛瘀；附子配干姜，以增强温阳散寒。

（二）控制方中多功用单味中药的发挥方向

除少数单方外，方剂多由多味药物组成，由于每一药味具有多种功能，通过组建配伍药对，构建新的配伍环境，可以控制方中多功用单味中药的发挥方向，从而满足临床用药需求。桂枝具有解表散寒、调和营卫、温经止痛、温经活血、温阳化气、平冲降逆等多种功用，如与麻黄相配，可发汗解表；与芍药相配，可调和营卫、调和阴阳；与细辛相配，可温经止痛；与丹皮、赤芍相配，可温经活血；与茯苓、白术相配，可温阳化气；与茯苓、甘草相配，可平冲降逆。

（三）扩大治疗范围，适应复杂病情

在长期的医疗实践中，形成了针对基础病机行之有效的基础方剂，可根据病情的变化，随证配伍，扩大这些基础方剂的治疗范围，以满足复杂病情的需要。如主治食少便溏、面色萎黄、声低息短、倦怠乏力、脉来虚软的四君子汤，是脾胃气虚证的基础方，具有益气健脾的功用。若脾虚生湿，湿阻气机，致胸脘痞闷不舒，而出现脾胃气虚兼气滞证，可在四君子汤基础上配伍陈皮，即异功散，以益气健脾、行气化滞；若脾虚生痰湿，痰湿内阻，致恶心呕吐、胸脘痞闷、咳嗽痰多稀白等，而出现脾胃气虚兼痰湿证，则再配半夏，即六君子汤，以健脾益气、燥湿化痰；若病情进一步发展，出现纳呆、嗳气、脘腹胀满或疼痛、呕吐、泄泻等，而出现脾胃气虚兼痰阻气滞证，则可配伍木香、砂仁，即香砂六君子汤，以益气健脾、行气化痰。通过随证配伍，可扩大治疗范围，适应复杂病情。

（四）降低或消除药物的毒副作用

降低或消除药物的毒副作用，主要反映在两个方面：一是利用七情配伍中的相杀和相畏；二是利用多味功用相近毒性药物的配伍。生姜配伍半夏，则是利用生姜能减轻或消除半夏的毒性，属七情配伍中的相杀。十枣汤中的甘遂、芫花、大戟均有毒，泻下逐水功用相近，三药习惯用量亦大致相似，在组成十枣汤时，以三味各等分为末，枣汤调服。其三味药合用总量相当于单味药的常用量，可降低单味药的峻下逐水伤正之弊。在功用相近的多味药物同用时，可减少单味药物的用量。根据同性毒力共振、异性毒力相制的机理，多味药物之间的副作用发挥方向不尽一致，就可以在保障治疗效果的基础上最大限度地控制和减轻毒副作用。降低或消除毒副作用的方法，还可在道地药材的选择、药物的加工炮制、药物的用量控制、剂型选择和煎药服药方法等方面进行全面控制。

可见，通过组方，使各具特性的药物最大限度地纠其偏性，制其毒性，控制作用方向，改变或增强药效，降低或消除毒副作用，使其相辅相成或相反相成融为一体，适应病情，满足临床需要。

二、组方原则

方剂的组方，是根据病情的需要，在辨证立法的基础上，选择合适的药物，按照一定的组方原则，妥善配伍而成的。在组织不同作用和地位的药物时，还应符合严密的"君臣佐使"的组方原则，做到主次分明、全面兼顾、扬长避短、提高疗效。

把"君臣佐使"作为组方原则的，最早见于《黄帝内经》。《素问·至真要大论》曰："主病之为君，佐君之为臣，应臣之为使。"其后，金人张元素有"力大者为君"之说。明代何柏斋提出："主治者，君也。辅治者，臣也。与君药相反而相助者，佐也。引经及引治病之药至病所者，使也。"历代医家虽对"君臣佐使"的含义作了一定的阐发，但还不够系统和全面。"君臣佐使"是从多元用药的角度，论述各药在方中的地位和配伍后的性效变化规律。它是中医遣药组方原则的高度概括，是七情配伍的进一步发展，对学习研究中药成方和指导临床合理用药具有重要的意义。

（一）君药

君药，又称"主药"，是针对主病或主证起主要治疗作用的药物。君药是为病证的主要病因、病机或主要症状而设的，是方剂的核心，在方中不可缺少。其特点是药味少、药力强、用量大。

（二）臣药

臣药，又称为"辅药"，是辅助君药加强治疗主病或主证的药物或是针对兼病或兼证起主要治疗作用的药物。其特点为药力、药量次于君药。

（三）佐药

佐药含义有三：佐助、佐制和反佐。佐助，即助君药、臣药加强治疗作用，或直接治疗次要

的兼病或兼证。佐制，即用以消除或减弱君、臣药的毒性，或制约君、臣药峻烈之性。反佐，即病重邪甚，患者拒不受药时，配用与君药药性相反而与病性相同，又能在治疗中起相成作用的药物，以防止药病格拒。其特点为药力、药量次于臣药；佐助、佐制使用频次较大，而反佐使用较少。

（四）使药

使药含义有二：引经与调和。引经，即能引领方中诸药直至特定病所，起到向导作用。如桔梗载药上行，治上部疾患；牛膝引血下行，治下部疾患。调和，即调和方中诸药性能和作用，协同起效。其特点为药味较少，用量较小。

方剂"君臣佐使"地位的确定，主要是以药味在方中所起作用的主次来区分的，还与药效大小、用量多少有关。每一方剂"君臣佐使"是否齐备，具体药味剂量几何，当由具体病情、治疗要求和所选药物的功能来决定。

麻黄汤出自《伤寒论》，主治外感风寒表实证，症见恶寒发热、头痛身疼、无汗而喘、舌苔薄白、脉浮紧等。其病机为外感风寒，卫阳被遏，营阴郁滞，肺气不宣。治法为辛温发汗，宣肺平喘。其方义分析如下：

麻黄为君药（主药），性味辛温，发汗解表以散风寒；宣发肺气以平喘逆。

桂枝为臣药（辅药），性味辛甘温，解肌发表，助麻黄发汗散寒；温通经脉，解头身之疼痛。

杏仁为佐药，性味苦平，降气止咳平喘，配伍麻黄，一宣一降，助麻黄宣肺平喘。

炙甘草为使药，性味甘温，调和诸药。

通过对麻黄汤的分析，可知遣药组方时既要针对病机考虑配伍用药的合理性，又要按照组成的基本结构要求，将方药组合成为一个主次分明、全面兼顾的有机整体，使之更好地发挥整体效果。值得注意的是，任何方剂组成中，君药不可缺少。一般来说，君药的药味较少、药量大，但也有力大势猛但用量少而做君药的。若遇药味繁多的大方或多个基础方剂组合而成的"复方"，只需按其组成方药的功用归类分析，分清主次即可。

> 📖 **课堂拓展**
>
> "方证相应"起源于《伤寒论》，并有麻黄证、桂枝证等提法。方证相应是中医理法方药规律的具体体现。普遍被理解为一个方的功效与其所对应"证"具有统一性、针对性和动态性，即有是证，用是方。它强调了方药与病证之间的内在联系，即方剂的功用是特定方药与特定病证之间相互作用的结果。它包括一方对一证、一方对多证（同方异证）以及多方对一证（异方同证）等形式。

三、组方变化

方剂是针对某些特定的病证制定的，它的组成不是一成不变的，而是有很大的灵活性。由于患者体质、年龄、性别、生活习惯的不同，所处的生活环境、季节、气候因素的差异，再加之病情的复杂变化，故在遣药组方时，应做到"师其法而不泥其方，师其方而不泥其药"。因此在临证运用成方时，不可囿于成方，应当通过灵活变化来适应具体病情的需要。方剂的组方变化主要有以下三种形式。

（一）药味增减变化

药味增减变化是指在主病、主证、基本病机以及君药不变的前提下，改变方中次要药物，适应病情变化的需要。它包括佐使药味增减和臣药增减变化两种形式。如由桂枝、芍药、生姜、大枣、甘草等五药组成的桂枝汤，主治外感风寒表虚证，用于头痛发热、汗出恶风、舌苔薄白、脉浮缓或浮弱等。若加厚朴以下气除满，入苦杏仁以降逆平喘，而为桂枝加厚朴杏子汤，以治宿有喘病，又感风寒而见桂枝汤证者。或可加葛根以解肌舒筋，而为桂枝加葛根汤，以治桂枝汤证兼项背强而不舒。亦可减芍药，而为桂枝去芍药汤，以治桂枝汤证因误下而兼见胸满，但桂枝汤证仍在者。此三例是在主病、主证、君药不变的前提下，改变方中的臣药、佐药，以适合兼证变化的需要。由此可见，在选用成方加减时，不仅君药不可减去，而且应注意所治病证的病机、主证都与原方基本相符。

（二）药量增减变化

药量增减变化是指方剂中的组成不变，根据病情需要，将方中的药量进行增减，从而改变该方功用和主治证候，满足病情变化的需要。药量增减变化未改变"君臣佐使"关系，但药力大小有别，致其主治证候、功用发生变化，如四逆汤与通脉四逆汤（见表1-1）。药量增减变化亦会改变原方君药，引起"君臣佐使"关系变化，致其主治证候、功用发生变化，如小承气汤与厚朴三物汤（见表1-2）。可见，药量的增加或减少，可以是单纯药力的改变，也可以改变"君臣佐使"关系，从而改变主治证候和功用。

表1-1　四逆汤与通脉四逆汤比较表

方剂名称	药物组成			主治证候	功用
	君	臣	佐使		
四逆汤	生附子一枚	干姜一两五钱	炙甘草二两	阳微寒盛所致的四肢厥逆、恶寒蜷卧、下利、脉微细	回阳救逆
通脉四逆汤	生附子一枚（大者）	干姜三两	炙甘草二两	阴寒极盛格阳于外所致的四肢厥逆、身反不恶寒、下利清谷、脉微欲绝	回阳通脉

表1-2　小承气汤与厚朴三物汤比较表

方剂名称	药物组成			主治证候	功用
	君	臣	佐使		
小承气汤	大黄四两	枳实三枚	厚朴二两	阳明腑实证（热秘）所致的潮热谵语、大便秘结、腹痛拒按	泻热通便
厚朴三物汤	厚朴八两	枳实五枚	大黄四两	气滞便秘（气秘）所致的脘腹满痛不减、大便秘结	行气通便

（三）剂型更换变化

剂型更换变化是指同一方剂的药物、药量不变，将应用的剂型加以改变，改变其药效快慢和药力大小峻缓，适应病情变化的需要。"汤者荡也，去大病用之。散者散也，去急病用之。丸者缓也，不能速去之"。剂型的更换常与病情的需要和药物的特点有关。病情不同，选择的剂型也应有所不同，若病情重、病势急，宜汤剂速治；若病情轻、病势缓，宜丸剂缓治。如理中丸改为汤剂内服，则作用快而力峻，适用于脾胃虚寒证急重者；若证轻缓，则宜丸剂，取其作用慢而力缓。如《金匮要略》桂枝茯苓丸原为瘀阻胞宫证而设，有活血祛瘀、缓消癥块之效，但《济阴纲目》将本方改为汤剂，易名催生汤，用于产妇临产，见腹痛、腰痛而胞浆已下时服，有催生之功。

药味增减变化、药量增减变化、剂型更换变化等变化形式，可单独应用，也可相互结合使用，但有时却难截然分开。通过这些变化，领悟方剂组方变化的精髓，理解方剂在临床中的具体运用特点，把握方剂的组成变化内涵，方能化裁随心，以应万变之病情，达到预期的治疗目的。

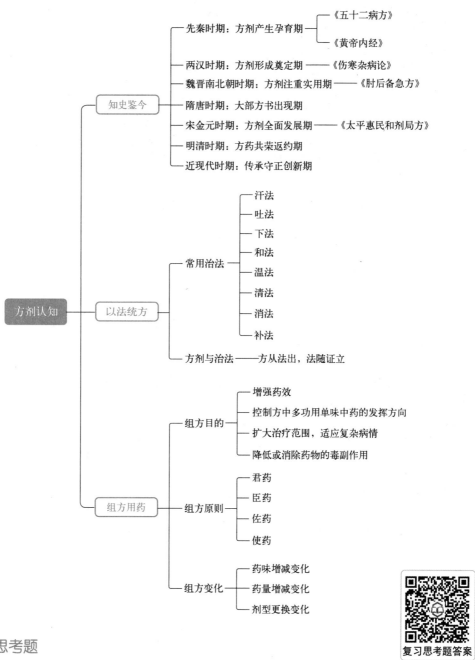

先秦时期：方剂产生孕育期 ——《五十二病方》
                              《黄帝内经》

两汉时期：方剂形成奠定期 ——《伤寒杂病论》

魏晋南北朝时期：方剂注重实用期 ——《肘后备急方》

知史鉴今 —— 隋唐时期：大部方书出现期

宋金元时期：方剂全面发展期 ——《太平惠民和剂局方》

明清时期：方药共荣返约期

近现代时期：传承守正创新期

常用治法 —— 汗法
             吐法
             下法
             和法
             温法
             清法
             消法
             补法

方剂认知 —— 以法统方

方剂与治法 —— 方从法出，法随证立

组方目的 —— 增强药效
             控制方中多功用单味中药的发挥方向
             扩大治疗范围，适应复杂病情
             降低或消除药物的毒副作用

组方用药 —— 组方原则 —— 君药
                         臣药
                         佐药
                         使药

组方变化 —— 药味增减变化
             药量增减变化
             剂型更换变化

复习思考题答案

复习思考题

一、填空题

1. 我国现存最早的一部方书是（　　），我国历史上第一部成药药典是（　　）。

2. 首提"君臣佐使"组方理论的方书是（　　），被誉为"方书之祖"的是（　　）。

3. （　　）是指导遣药组方的原则，而（　　）是体现和完成治法的主要手段。

4. 常用的治疗方法有（　　　　　）等八种。

5. 方剂组方的原则是（　　　　）。

6. 方剂组方变化有（　　　　）、（　　　　）、（　　　　）等三种形式。

二、选择题

（一）单选题

1. 第一次用了"成剂药"这一术语的医家是（　　）。

A. 张仲景　　　　　　B. 孙思邈　　　　　C. 王焘　　　　　　D. 葛洪

2. 将治法概括为"八法"的是（　　）。

A. 张仲景　　　　　　B. 成无己　　　　　C. 程钟龄　　　　　D. 汪昂

3. "八法"不包括（　　）。

A. 汗法　　　　　　　B. 固法　　　　　　C. 消法　　　　　　D. 下法

4. 和法适用范围不包括（　　）。

A. 和解少阳　　　　　B. 调和肝脾　　　　C. 调和肠胃　　　　D. 里寒证

5. 对主病主证起到主要治疗作用的是（　　）。

A. 君药　　　　　　　B. 臣药　　　　　　C. 佐药　　　　　　D. 使药

（二）多选题

1. 佐药含义有（　　）。

A. 佐助　　　　　　　B. 佐制　　　　　　C. 反佐　　　　　　D. 调和

2. 方剂配伍的目的有（　　）。

A. 增强药效　　　　　　　　　　　　　B. 控制方中多功用单味中药的发挥方向

C. 扩大治疗范围，适应复杂病情　　　　D. 降低或消除药物的毒副作用

3. 汗法可适用于（　　）。

A. 外感表证　　　　　　　　　　　　　B. 麻疹初期疹出未透、疮疡初起

C. 水肿　　　　　　　　　　　　　　　D. 痢疾

4. 臣药的作用有（　　）。

A. 辅助君药加强治疗主病或主证　　　　B. 对主病主证起到主要治疗作用

C. 针对兼病或兼证起主要治疗作用　　　D. 消除或减弱君、臣药的毒性

三、分析题

1. 处方分析

玉屏风方是治疗表虚自汗的常用方，用于汗出恶风，面色㿠白，舌淡，舌苔薄白，脉浮虚等。其处方为黄芪15g、炒白术10g、防风9g。

请分析此处方的"君臣佐使"，并简要说明理由。

2. 案例分析

某患者近日偶感风寒，出现恶寒发热，无汗，鼻塞，流清涕，舌苔薄白，脉浮。

请分析此患者应予何法治疗，并简要说明理由。

项目二　中成药认知

学习目标

[知识目标]

1. 掌握中成药的传统命名、中成药说明书内容、中成药应用原则、中成药使用方法及中成药变质原因。

2. 熟悉中成药陈列原则及中成药贮藏养护。

3. 了解中成药常用剂型、特点及中成药的现代命名。

[技能目标]

1. 学会解析中成药命名的能力。

2. 学会辨识非处方与处方中成药、选用非处方中成药的能力。

3. 学会设计中成药陈列的能力。

[素质目标]

1. 培养学生传承精华、守正创新的责任感。

2. 培育学生合理用药、科学用药的意识。

3. 树立学生关爱健康、服务健康的理念。

案例导入

某患者，男，24岁。近日出现咳嗽、痰多、喘息等，前来就诊购药。医药工作人员向其推荐祛痰止咳颗粒、橘红痰咳液两种中成药治疗。

讨论：橘红痰咳液属哪种剂型？有何特点？祛痰止咳颗粒与橘红痰咳液是否可以同时服用？应如何开展中成药的应用指导？

任务一　中成药剂型认知

中成药剂型认知

　　剂型是方剂组成以后，根据病情与药物的特点而制成的一定的制剂形态。剂型可改变药物的作用性质，能改变药物的作用速度，可降低或消除药物的毒副作用，还可产生靶向作用。按形态分类，可分为液体剂型、固体剂型、半固体制剂和气体剂型。

一、液体剂型

（一）合剂（口服液）

合剂是饮片用水或其他溶剂，采用适宜方法，经浓缩制成的口服液体制剂。单剂量灌装者又称为口服液。合剂吸收好，起效快，体积小，便于携带，服用方便，易保存。如小青龙合剂、四物合剂、抗病毒口服液等。

（二）糖浆剂

糖浆剂是含有药物、药材提取物或芳香物质的口服浓蔗糖水溶液。糖浆剂含蔗糖量应不低于45％（g/mL），可分为单糖浆、药用糖浆、芳香糖浆。糖浆剂可掩盖某些药物的不良气味，改善口感，易于服用，深受儿童欢迎。如急支糖浆、小儿百部止咳糖浆、儿康宁糖浆等。

（三）酒剂

酒剂是饮片用蒸馏酒提取制成的澄清液体制剂。酒剂以谷类酒为原料，多供内服，也可外用；必要时加糖或蜂蜜矫味、着色。酒剂制备简便，服用量小，使用方便，吸收迅速，不易霉变，易于保存。如三两半药酒、冯了性风湿跌打药酒、国公酒等。

（四）酊剂

酊剂是饮片用规定浓度的乙醇提取或溶解而制成的澄清液体制剂，也可用流浸膏稀释制成。多供内服，少数外用；但是不加糖或蜂蜜矫味、着色。酊剂成分纯净，有效成分含量高，服用剂量小，使用方便，吸收迅速，不易生霉。如消肿止痛酊、云香祛风止痛酊、远志酊等。

（五）露剂

露剂是含挥发性成分的饮片用水蒸气蒸馏法制成的芳香水剂。临床多供内服，露剂能够保存药材固有的香味，便于服用和吸收。如金银花露等。

（六）搽剂

搽剂是饮片用乙醇、油或适宜的溶剂制成的液体制剂，供无破损皮肤揉擦用。搽剂常用的溶剂有水、乙醇、液状石蜡、甘油或植物油等。如獾油搽剂、七味姜黄搽剂、骨友灵搽剂等。

（七）注射剂

中药注射剂是指饮片经提取、纯化后制成的供注入体内的溶液、乳状液及供临用前配制成溶液的粉末或浓溶液的无菌制剂。

二、固体剂型

（一）丸剂

丸剂是指药材细粉或药材提取物与适宜的黏合剂制成的球形或类球形的固体制剂。丸剂溶散慢、释药缓、可延长药效、降低毒性或刺激性、减少不良反应。中药丸剂包括蜜丸、水蜜丸、水丸、糊丸、浓缩丸和滴丸等。

1. 蜜丸

蜜丸是药物细粉以炼蜜为黏合剂制成的丸剂。分为大蜜丸和小蜜丸两类，蜜丸质柔润，吸收慢，作用缓。如桂枝茯苓丸、山楂丸、都梁丸等。

2. 水蜜丸

水蜜丸是药材细粉以蜂蜜和水为黏合剂制成的丸剂。与蜜丸相似，水蜜丸作用缓慢持久，含水量低，易保存和服用。如二至丸、四物益母丸、四制香附丸等。

3. 水丸

水丸是药材细粉以水或黄酒、醋、药汁等为黏合剂制成的丸剂。与蜜丸相比，水丸丸粒小，易溶散，吸收好，显效快。如六君子丸、防风通圣丸、四妙丸等。

4. 糊丸

糊丸是药物细粉用米粉、米糊或面糊为黏合剂制成的丸剂。糊丸崩解慢，可延长药效，能减少胃肠道刺激。如西黄丸、小金丸、癫狂龙虎丸等。

5. 浓缩丸

浓缩丸是饮片或部分饮片提取浓缩后，与适宜的辅料或其余饮片细粉，以水、炼蜜或炼蜜和水为黏合剂制成的丸剂。浓缩丸体积小，服用方便，药效发挥好，保存长久，不易霉变。如逍遥丸（浓缩丸）、百合固金丸（浓缩丸）、六味地黄丸（浓缩丸）等。

6. 滴丸

滴丸是饮片提取浓缩后，与适宜的基质加热熔融混匀，滴入不相混溶、互不作用的冷凝介质中制成的球形或类球形制剂。滴丸基质包括水溶性基质和非水溶性基质。滴丸工艺条件易于控制，质量稳定，剂量准确，并具有速效、高效、长效的特点。如复方丹参滴丸、治咳川贝枇杷滴丸、穿心莲内酯滴丸等。

（二）散剂

散剂是饮片或与适宜的辅料经粉碎、均匀混合制成的干燥粉末状制剂。可分为内服散剂和外用散剂两类。散剂制备工艺简单，剂量易于控制，易分散，起效快，覆盖面积大。如冰硼散、银翘散、川芎茶调散等。

（三）颗粒剂

颗粒剂是饮片提取物与适宜的辅料或饮片细粉制成的颗粒状制剂。可分为可溶型、混悬型、泡腾型、无糖型和有糖型。颗粒剂体积小，起效快，口感好，服用方便。如板蓝根颗粒、小柴胡颗粒、解郁安神颗粒等。

（四）胶囊剂

胶囊剂是药材用适宜方法加工后，加入适宜辅料填充于空心胶囊或密封于软质囊材中的制剂。可分为硬胶囊、软胶囊（胶丸）、缓释胶囊、控释胶囊和肠溶胶囊，主要供口服。胶囊剂可掩味，改善药物稳定性，起效迅速，服用携带方便，还可实现定时定位释放。

1. 硬胶囊剂

硬胶囊剂是采用适宜的制剂技术，将中药细粉或提取物与适宜辅料制成的均匀粉末、颗粒、小片、小丸、半固体或液体等，充填于空心胶囊中的胶囊剂。如连花清瘟胶囊、银翘解毒胶囊、女金胶囊等。

2. 软胶囊剂

软胶囊剂是将中药提取物溶解或分散在适宜的辅料中制备成的溶液、混悬液、乳状液或半固体，密封于软质囊材中的胶囊剂。如蛇胆川贝软胶囊、藿香正气软胶囊、牛黄解毒软胶囊等。

（五）片剂

片剂是中药提取物、提取物加饮片细粉或饮片细粉与适宜辅料混匀压制成的圆片状或异形片状的固体制剂。分为全粉末片、半浸膏片、浸膏片、提纯片，主要供内服。片剂剂量准确，质量稳定，溶出度好，生物利用度高，服用携带方便。如元胡止痛片、牛黄上清片、葛根芩连片等。

（六）茶剂

茶剂指饮片或提取物（液）与茶叶或其他辅料混合制成的内服制剂。分为块状茶剂、袋装茶剂和煎煮茶剂。茶剂体积小，用量少，便于携带，服用方便，且能较多地保留挥发性成分，易于生产。如玉屏风袋泡茶、板蓝根茶、复方消食茶等。

（七）栓剂

栓剂是饮片提取物或饮片细粉与适宜基质制成供腔道给药的固体制剂。可分为直肠栓、阴道栓和尿道栓。栓剂不受胃肠道酸碱性或酶的破坏，可避免药物对胃黏膜的刺激性，可避免肝脏首过效应。如消糜栓、银翘双解栓、双黄连栓等。

（八）锭剂

锭剂是药物细粉与适量黏合剂制成的不同形状的固体制剂。常用的黏合剂有糯米糊、蜂蜜或处方中具有黏性的药物，如蟾酥、胆汁等。内服时，可吞服或研细后用水、黄酒化服；外用时，多研细用醋调敷，少数为内外兼用。如万应锭、紫金锭、拨云锭等。

三、半固体制剂

（一）煎膏剂（膏滋）

煎膏剂是饮片用水煎煮，取煎煮液浓缩，加炼蜜或糖（或转化糖）制成的半流体制剂。分为糖膏和蜜膏。煎膏剂药物浓度高，体积小，稳定性好，口感好，服用方便。如养阴清肺膏、川贝雪梨膏、龟鹿二仙膏等。

（二）贴膏剂

贴膏剂是指将中药提取物与适宜的基质和基材制成的膏状物，涂布于背衬材料上供皮肤贴敷，可产生全身性或局部作用的一种薄片状柔性制剂。常分为橡胶膏剂和凝胶膏剂。贴膏剂无肝脏首过效应，可避免胃肠道破坏，毒副作用小，药效持久，使用方便。如狗皮膏、麝香镇痛膏、天和追风膏等。

（三）软膏剂

软膏剂是中药提取物与油脂性或水溶性基质混合制成的均匀的半固体外用制剂。可分为溶液型软膏剂和混悬型软膏剂。软膏剂适用于慢性皮肤病，能保护创面，润滑皮肤，起到局部或全身治疗作用。如老鹳草软膏、京万红软膏、紫草软膏等。

四、气体剂型

（一）喷雾剂

喷雾剂指原料药物或与适宜辅料填充于特制的装置中，使用时借助手动泵的压力、高压气体、超声振动或其他方法将内容物呈雾状物释出，直接喷至腔道黏膜或皮肤等的制剂。按用药途径，可分为吸入喷雾剂、鼻用喷雾剂及用于皮肤、黏膜的喷雾剂。喷雾剂定位准确，分布均匀，起效快，避免肝脏首过效应和胃肠道的破坏。

（二）气雾剂

气雾剂是提取物、药材细粉与适宜的抛射剂共同封装在具有特制阀门装置的耐压容器中，使用时借助抛射剂的压力将内容物呈雾状、泡沫状或其他形态喷出的制剂。按用药途径，可分为吸入气雾剂和非吸入气雾剂。气雾剂起效快，定位准，制剂稳定性好，使用方便。

此外，其他固体剂型还有糕剂、熨剂、条剂、钉剂、线剂、曲剂、棒剂、灸剂、烟剂等；液体制剂还有乳剂、洗剂、油剂等。

任务二　中成药命名认知

中成药的命名是药品标准工作的基础内容之一。中成药只有通用名，而没有商品名，又因其非单一化学成分组成，故而中成药通用名的命名不同于化学药。在长期的发展过程中，中成药通用名的命名形成了独具中医药传统文化特色的命名方式。

中成药命名认知

一、中成药传统命名

中成药的使用历史悠久、品种繁多、方证多样，制方命名人因所处历史时期、所接受文化熏陶、所形成思想思维的不同，中成药的传统命名呈现多元化、多样化。中成药的命名虽然相对复杂，但仍有规律可循。

（一）采用处方来源＋剂型命名

如金匮肾气丸（源于《金匮要略》）、局方牛黄清心丸（源于《太平惠民和剂局方》）、千金止带丸（源于《千金方》）等，均是采用处方来源＋剂型命名。

（二）采用处方主药或全部药味＋剂型命名

处方中的药味是中成药命名的关键因素。以处方主药＋剂型命名，多见于复方制剂，如银翘散、葛根芩连丸、半夏天麻丸等。以处方全部药味＋剂型命名，仅见于单方制剂，如益母草膏、板蓝根颗粒、罗布麻茶等；亦可见于药味数较少的小复方，如香连丸、良附丸、黛蛤散等。

（三）采用处方功能＋剂型命名

在中成药命名中，处方功能是仅次于处方药味的第二关键因素。如补中益气丸、养血退热丸、养阴清肺膏等，均是采用处方功能＋剂型命名。处方功能也可用比喻、双关、借代、对偶等修辞手法表示，如玉屏风颗粒、更衣片、舟车丸、益肺健脾颗粒等。

（四）采用处方主药＋功能＋剂型命名

处方主药＋功能＋剂型命名可看作是处方主药＋剂型命名与处方功效＋剂型命名的复合型。如沉香化滞丸、香砂养胃丸、艾附暖宫丸等，均是采用处方主药＋功能＋剂型命名。

（五）采用中医理论或病证＋剂型命名

如用于肝火犯胃的左金丸、治疗心脾两虚的归脾丸、主治阴虚火旺的大补阴丸等，是采用五行理论、脏腑学说、阴阳学说等中医理论＋剂型命名；治疗肝郁脾虚痛泻证的痛泻要方、主治阳郁厥逆证的四逆散、用于外感病邪犯少阳证的少阳感冒颗粒等，均是采用中医病证＋剂型命名。

（六）采用药味数＋处方主药＋剂型命名或药味数＋剂型命名

如五苓散、六味地黄丸、九味羌活颗粒等，均是以药味数＋处方主药＋剂型命名；而四物颗粒，则是以药味数＋剂型命名。

（七）采用成药外观＋剂型命名

成药外观包括颜色、形状、气、味等，而多以颜色、形状进行成药的命名。如紫雪散，以其外观棕红色、粉末质地如雪疏松而得名，是以成药外观性状＋剂型命名；桃花散，以其粉末粉红、色淡如桃花而得名，是以成药外观颜色＋剂型命名；再如紫金锭，以其色暗棕色如紫金、状如长方形或棍状的块体而得名，亦是以成药外观性状＋剂型命名。

（八）采用服用剂量＋剂型命名或主药＋使用方法＋剂型命名

如九分散、七厘散、一粒珠等，均是以服用剂量＋剂型命名；而川芎茶调散、梅花点舌丸、牛黄嚼化丸等，均是以主药＋使用方法＋剂型命名。

（九）采用人名姓氏＋功能＋剂型命名或成方创始人＋主治病证＋剂型命名

如黄氏响声丸、周氏回生丸、阮氏上清丸等，均以人名姓氏＋功能＋剂型命名。而冯了性风湿跌打药酒、马应龙麝香痔疮膏、白敬宇眼膏等，均是以成方创始人＋主治病证＋剂型命名。

（十）采用中华传统文化＋剂型命名或典故传说＋剂型命名

道家、儒家、佛家等中华传统文化源远流长，对中成药的命名影响深远。如白虎合剂、小青龙颗粒、坎离砂、逍遥散、玉真散等，是以传统道家思想＋剂型命名；而保和丸、四君子丸、孔圣枕中丸等，是以儒家中和思想＋剂型命名；而天王补心丹、金刚丸等，是以佛家思想＋剂型命名。再如华佗延寿酒、史国公酒、青娥丸等，均是以典故传说＋剂型命名，其中华佗延寿酒取其寓意药效神奇之意；史国公酒以纪念史可法取其治筋骨，效如桴鼓之意。

此外，有采用药物组成比例＋剂型命名的，如六一散、九一散；亦有采用传统节气＋剂型命名的，如二至丸；还有以服用时间（时节）＋剂型命名的，如鸡鸣散、午时茶颗粒等。

二、中成药现代命名

在《中国药品通用名称命名原则》技术要求、原则的基础上，国家食品药品监督管理总局在2017年印发了《中成药通用名称命名技术指导原则》（简称《技术指导原则》），以规范中成药的命名，以体现传统中医药文化特色。《技术指导原则》具体规定如下。

（一）基本原则

1. 科学简明，避免重名

中成药通用名称应科学、明确、简短、不易产生歧义和误导，避免使用生涩用语；一般字数不超过8个字（民族药除外，可采用约定俗成的汉译名）；不应采用低俗、迷信用语；名称中应明确剂型，且剂型应放在名称最后；名称中除剂型外，不应与已有中成药通用名重复，避免同名异方、同方异名的产生。

2. 规范命名，避免夸大疗效

一般不应采用人名、地名、企业名称或濒危受保护动、植物名称命名；不应采用代号、固有特定含义名词的谐音命名；不应采用现代医学、药理学、解剖学、生理学、病理学或疗效学的相关用语命名（如癌、消炎、降糖、降压、降脂等）；不应采用夸大、自诩、不切实际的用语（如强力、速效、御制、秘制等）以及灵、宝、精等，但名称中含药材名全称及中医术语的除外。

> ↻ **课堂互动** 灵芝颗粒、黄精丸、黄精养阴糖浆、固精补肾丸的命名是否规范？是否有夸大疗效之嫌？

3. 体现传统文化特色

将传统文化特色赋予中药方剂命名是中医药的文化特色之一，因此，中成药命名可借鉴古方命名充分结合美学观念的优点，使中成药的名称既科学规范，又体现一定的中华传统文化底蕴。但是，名称中所采用的具有文化特色的用语应当具有明确的文献依据或公认的文化渊源，并避免夸大疗效。

（二）单味制剂命名

（1）一般应采用中药材、中药饮片、中药有效成分、中药有效部位＋剂型命名。
（2）可采用中药有效成分、中药有效部位＋功能＋剂型命名。
（3）中药材人工制成品的名称应与天然品的名称有所区别。

（三）复方制剂命名

根据处方组成的情况，中药复方制剂可酌情采用下列方法命名。
（1）采用处方主要药材名称的缩写＋剂型命名，但其缩写不能组合成违反其他命名要求的含义。

（2）采用中医术语表述的主要功能＋剂型命名。可直接以功能命名，也可采用比喻、双关、借代、对偶等各种修辞手法来表示方剂功能。

（3）采用药物味数＋剂型命名。

（4）采用剂量（入药剂量、方中药物剂量比例、单次剂量）＋剂型命名。

（5）以药物颜色＋剂型命名。

（6）以服用时间＋剂型命名。

（7）可采用君药或主要药材名称＋功能＋剂型命名。

（8）可采用药味数＋主要药材名称，或者药味数＋功能或用法＋剂型命名。

（9）可采用处方来源（不包括朝代）＋功能或药名＋剂型命名。

（10）可采用功能＋药物作用的病位（中医术语）＋剂型命名。

（11）可采用主要药材和药引结合＋剂型命名。

（12）儿科用药可加该药临床所用的科名。

（13）可在命名中加该药的用法。

（14）在遵照命名原则条件下，命名可体现阴阳五行、古代学术派别思想、古代物品的名称等，以突出中国传统文化特色。

任务三　中成药说明书认知

中成药说明书是载明中成药重要信息的法定文件，是医护人员及患者选用药品的法定指南，是医务人员、患者了解药品的重要途径。说明书的规范程度与医疗质量密切相关。

中成药说明书
认知

一、中成药说明书的法定地位

中成药说明书包含着药品安全性、有效性的重要科学数据、结论和信息，用以指导安全、合理使用药品。中成药说明书可作为假药劣药判定、缺陷药品召回、虚假药品广告鉴定的认定依据。

二、中成药说明书的作用意义

中成药说明书既是医师、药师、护师和患者合理用药的科学依据，也是对患者进行用药指导的重要媒介，还是药品生产、供应部门向医药卫生人员和人民群众宣传介绍药品特性、指导合理用药和普及医药知识的主要媒介。

三、中成药说明书的主要内容

中成药说明书的主要内容应包括药品名称、成分、性状、功能主治、规格、用法用量、不良反应、禁忌、注意事项、药理毒理或相互作用、贮藏、包装、有效期、执行标准、批准文号、上市许可持有人（含名称、地址）、生产企业（含企业名称、生产地址、邮政编码、电话号码、传真号码、网址）等信息。

说明书标题下方写明忠告语，处方药忠告语为"请仔细阅读说明书并在医师指导下使用"，非处方药忠告语为"请仔细阅读说明书并按说明使用或在医师指导下购买和使用"。外用制剂在说明书的右上角标明专用标识"外"，内服制剂则不标。对于既可内服，又可外用的中药制剂，可不标注外用药品标识。

（一）药品名称

药品名称包含通用名称和汉语拼音，其中药品通用名称必须使用黑色或者白色，不得使用其他颜色。

（二）成分

组方中的全部中药药味均应列出，药味按"君臣佐使"顺序或者主药、辅药的顺序依次排列，且应与功能主治一致。

（三）性状

中成药的性状包括药品的颜色、外形、气、味等。部分中成药说明书性状见表1-3。

表1-3　部分中成药说明书性状表

中成药名称	性状
九味羌活颗粒	棕黄色的颗粒；气香，味甜、微苦
元胡止痛口服液	棕黄色至棕红色的液体；气微，味微苦、甜、酸
养阴清肺膏	棕褐色稠厚的半流体；气香，味甜，有清凉感
麻仁丸	黄褐色至棕褐色的水蜜丸、小蜜丸或大蜜丸；味苦
复方丹参片	糖衣片或薄膜衣片，除去包衣后显棕色至棕褐色；气芳香，味微苦
小儿惊风散	橘黄色或棕黄色的粉末；气特异，味甜、咸
十滴水软胶囊	棕色的软胶囊，内容物为含有少量悬浮固体浸膏的黄色油状液体；气芳香，味辛辣

（四）功能主治

中成药的功能主治一般包括功能与主治两部分，并且功能与主治之间，用句号分开。功能是根据处方组成、中医理论、临床试验结果用中医术语表述；而主治一般用相应的中医证候或中医病机表述，包括相应的症状和体征。

中成药的功能主治能体现出疾病治疗、证候治疗和症状治疗的区别，能科学反映出缓解或减轻症状、辅助治疗的不同，也能说明病证的病情、分期、分型的临床试验结果。

部分中成药说明书功能主治见表1-4。

表1-4　部分中成药说明书功能主治表

中成药名称	功能主治
连花清瘟颗粒	清瘟解毒，宣肺泄热。用于治疗流行性感冒属热毒袭肺证，症见发热、恶寒、肌肉酸痛、鼻塞流涕、咳嗽、头痛、咽干咽痛、舌偏红、苔黄或黄腻
小柴胡颗粒	解表散热，疏肝和胃。用于外感病，邪犯少阳证，症见寒热往来、胸胁苦满、食欲不振、心烦喜呕、口苦咽干
参苏丸	益气解表，疏风散寒，祛痰止咳。用于身体虚弱、感受风寒所致感冒，症见恶寒发热、头痛鼻塞、咳嗽痰多、胸闷呕逆、乏力气短
胃复春片	健脾益气，活血解毒。用于胃癌前期病变、胃癌手术后辅助治疗、慢性浅表性胃炎属脾胃虚弱证者
消渴丸	滋肾养阴，益气生津。用于气阴两虚所致的消渴病，症见多饮、多尿、多食、消瘦、体倦乏力、眠差、腰痛；2型糖尿病见上述证候者

（五）用法用量

中成药的用法用量一般包括用法与用量两部分，并且用法与用量之间，用句号分开。用法能明确详细地列出该中成药的使用方法，包括给药途径（口服、外用、注射等）、给药时间（饭前、饭后、睡前等）、给药方式（开水冲服、开水泡服、舌下含化等）等。用量一般以"一次××（或者××~××）袋（片、粒、丸、毫升），一日×（或××~××）次"表示。

有特殊要求的，可在用法用量中标识出来，如加注"临用前……"等。此外，用法用量中还可见"小儿（儿童）酌减""或遵医嘱"等。

（六）不良反应

不良反应是指合格药品在正常用法、用量下，发生的与用药目的无关的有害反应。来源于规范临床试验的不良反应，以频率的高低顺序列出；在同类不良反应中，较严重的不良反应列在前。没有来源于规范临床试验的不良反应发生资料的，不良反应按其严重程度从重到轻的顺序列出。此外，尚不清楚有无不良反应的，可在不良反应项下以"尚不明确"表示。

（七）禁忌

禁忌是该中成药不能应用的各种情况，说明其用药的危险性明确超出其可能的治疗价值。禁忌包含过敏反应、特殊人群、性别、疾病状态、中医体质或证候等。此外，尚不清楚有无禁忌的，可在禁忌项下以"尚不明确"表示。

（八）注意事项

注意事项应该列出使用该药品时注意的问题，包括但不限于需要慎用的情况（肝功能、肾功能、心脏病、高血压等）、影响药效的因素（烟、酒、饮食等）等。此外，尚不清楚有注意事项的，可在注意事项项下以"尚不明确"表示。

（九）有效期

药品有效期是指该药品被批准的使用期限，表示该药品在规定的贮存条件下能够保证质量的期限。药品有效期以月来表示，通常标识为××个月（××用阿拉伯数字表示）。如某中成药生产日期为 2019 年 6 月，有效期为 24 个月，则表示该中成药自生产日期起，至 2021 年 5 月有效；如某中成药生产日期为 2019 年 6 月 30 日，有效期为 24 个月，则表示该中成药自生产日期起，至 2021 年 6 月 29 日有效。超过有效期的中成药，为失效药品；失效药品一定不能售卖和应用。

（十）批准文号

批准文号是药品生产合法的标志，是国家药品监督管理部门对生产企业按法定标准、生产工艺和生产条件生产某一药品的法律认可凭证。

药品批准文号的格式为：国药准字＋1 位字母＋8 位阿拉伯数字。而中成药批准文号的格式为：国药准字＋Z＋8 位阿拉伯数字，其中 Z 代表中药；8 位阿拉伯数字中的第 1、2 位代表批准文号的来源（表 1-5），第 3、4 位代表批准此中成药生产的公元纪年的后两位数字，而第 5、6、7、8 位（即最后四位数字）代表顺序号。

表 1-5　批准文号第 1、2 位数字代码来源表

代码	来源	代码	来源	代码	来源	代码	来源
10	原卫生部	19	国家药品监管部门	20	国家药品监管部门	15	内蒙古自治区
12	天津市	13	河北省	14	山西省	31	上海市
21	辽宁省	22	吉林省	23	黑龙江省	35	福建省
32	江苏省	33	浙江省	34	安徽省	42	湖北省
36	江西省	37	山东省	41	河南省区	46	海南省
43	湖南省	44	广东省	45	广西壮族自治	53	云南省
50	重庆市	51	四川省	52	贵州省	63	青海省
54	西藏自治区	61	陕西省	62	甘肃省		
64	宁夏回族自治区	65	新疆维吾尔自治区	11	北京市		

其他来源于古代经典名方的中药复方制剂

在抗击新冠疫情中，中医药工作者基于古代经典名方加减化裁，开发出清肺排毒颗粒、化湿败毒颗粒和宣肺败毒颗粒三个中药复方制剂。并在 2021 年分别获得国药准字 C20210001、C20210002 和 C20210003 三个批准文号，其中 C 为中国与经典两个英文单词的首字母，代表古代经典名方中药复方制剂。三个来源于古代经典名方加减化裁的中药复方制剂获批，是对中医临床使用古代经典名方实践的尊重，凸显了中医药学术传承与中医临床用药特点；是古典医籍精华的梳理和挖掘的体现，强而有力地促进了中药的传承与发展。

若港、澳、台生产企业生产的中成药在中国大陆进行销售，亦须获得批准文号。批准文号的格式为：国药准字 ZC＋4 位年号＋4 位顺序号；其中 Z 代表中成药，C 代表国产。如香港某企业生产的京都念慈菴蜜炼川贝枇杷膏，其批准文号为国药准字 ZC20160005。

若从其他国家进口的中成药，在中国大陆注册销售，须获得进口药品注册证。进口药品注册证号的格式为：国药准字 ZJ＋4 位年号＋4 位顺序号；其中 Z 代表中药，J 代表进口。如东南亚某国家某企业生产的和胃整肠丸，其批准文号为国药准字 ZJ20191000。

任务四　非处方与处方中成药辨识

一、非处方与处方中成药认知

为保障人民用药安全有效、使用方便，根据药品品种、规格、适应证、剂量及给药途径的不同，我国实行处方药与非处方药分类管理。

非处方与处方中
成药辨识

非处方药是不需要执业医师或执业助理医师处方即可自行判断、购买和使用的药品；处方药是必须凭执业医师或执业助理医师处方才可调配、购买和使用的药品。

非处方药除具备安全有效、质量稳定的药品属性外，还具有药品说明书通俗简便易懂、患者不需要医师处方便可在药店或商店自行购买的特点，主要用于治疗轻病、轻证或慢性疾病，且疗效确切。

二、非处方与处方中成药辨识

（一）分辨非处方与处方中成药

非处方药的包装、标签和说明书上均有特有标识 OTC（Over The Counter 的首字母）。根据药品安全性，非处方药分为甲类 OTC 和乙类 OTC，乙类比甲类更安全。甲类（红色）非处方药可在药店、医院销售；而乙类（绿色）非处方药既可在药店销售，亦可在商场、超市等商业企业零售。处方药只准在专业性医药报刊上进行广告宣传，非处方药经审批可以在大众传播媒介进行广告宣传。

（二）识别非处方与处方中成药

非处方中成药与处方中成药之间是紧密联系，又相互独立的。处方中成药与非处方中成药转换评价属药品上市后评价范畴；非处方中成药是经临床长期使用，并由国家药品监督管理部门遴选、审批、发布和调整工作的。对一些处方中成药可经国家药品监督管理部门组织论证和审定，转化为非处方中成药；而有些非处方中成药虽然经多年临床使用，但出现了新的或严重的不良反应，有悖于应用安全、疗效确切、质量稳定、使用方便的非处方药遴选原则，因此，由国家药品监督管理部门调整成处方药。如为满足新冠肺炎防控需要，国家药监局（国家药品监督管理局）在 2020 年 3 月发布公告，将金花清感颗粒由处方药转换为甲类非处方药。非处方中成药与处方中成药的区别见表 1-6。

表 1-6 非处方中成药与处方中成药区别表

内容	非处方中成药	处方中成药
特有标识	有 OTC	无 OTC
疾病诊断	患者自我辨别	医师诊断
疾病类型	病情轻	病情重
取药凭证	不需处方	需处方
取药地点	医院中成药房、药店、超市(乙类)	医院中成药房、药店(凭医生处方)
服药时间	短,有限定	长,医嘱指导
给药途径	口服、外用为主	口服、外用、注射
宣传对象	消费者	医生
广告范围	审批后,可上大众传媒或广告	专业性医药报刊

三、非处方中成药选用

（一）正确判断疾病

患者购药前，应根据症状，结合自己掌握的医药知识，对疾病做出正确的判断；或者向执业医师或执业助理医师、执业药师或者销售药品的专业人员进行咨询，以便正确地选择药品。

（二）审查药品包装

患者应到信誉好、资质全的正规药店购买和选用非处方药，并仔细查看药品外包装上的药品名称、功能主治、批准文号、生产日期、有效期、生产厂家等信息。不购买包装破损或封口已经打开的药品。

（三）索取购药凭证

购买药品后，应要求开具发票、写清药名等，并索取凭证，妥善保存，以备不测。

（四）看药品说明书

查看非处方中成药的药品说明书，按说明书仔细阅读药品名称、性状、功能主治、规格、用法用量、禁忌、注意事项、贮藏、有效期、批准文号等内容。患者应将药品说明书的主治与自己的症状核对，判定是否适用。

（五）准确合理用药

在药品说明书指导下，根据患者的性别、年龄、体质、病情等因素，准确掌握合适的用法、用量和疗程。不可少服，也不可超量或久服，更不可无病用药。剂量过少，药力不够，药效不明显；超量或久服，会增加毒副反应，甚至引起中毒；同时，更要避免滥用药物，既要杜绝无病用药，又要防止病愈用药。若列有用药禁忌的，应在执业医师或执业药师指导下用药；若服药三天后，症状未消除或缓解，应及时去医院就医。

（六）妥善保管药品

没有用完且在有效期内的药品，应妥善保管好，并按照药品说明书贮藏项下的要求保存。贮藏时，既要考虑温度、湿度、光线对药品质量的影响，避免高温、高湿和强光的影响；又要考虑药品标签上的药品名称、服用方法、有效期等信息的完整性，避免误服误用；更要定期检查药品有效期和质量，以免药品过期或变质。同时，贮藏时应放到儿童不易拿到的地方，以免误服，造成伤害。

任务五　中成药应用指导

中成药应用指导

每种中成药都有特定的功能和相应的适应证，临床用药须根据患者的病情和中成药的性能选用，掌握正确的使用方法，才能保证用药安全、疗效准确。合理地选择和使用中成药，是中成药应用的首要环节，因此有必要对中成药的应用原则和方法加以重视。

一、应用基本原则

（一）辨证用药原则

辨证用药是依据中医理论，辨清疾病的证候，针对证候确定具体治法，再依据治法，选定适宜的中成药。证是对疾病在某一发展阶段的病理概括。辨证，是将四诊所收集的资料、症状和体征，通过综合分析，辨清疾病的病因、病性、病位以及邪正关系，并概括为某种证的过程。用药是辨证施治的重要环节，是选择对证的方剂或中成药进行治疗，是完成治法的主要手段。

（二）辨病辨证结合用药原则

辨病用药是针对中医的疾病或西医诊断明确的疾病，根据疾病特点选用相应的中成药。临床使用中成药时，可将中医辨证与中医辨病相结合、西医辨病与中医辨证相结合，选用相应的中成药。可以西医的疾病名称、病理状态、理化检查结果做参考，但不能仅根据西医诊断来选用中成药。

（三）引申使用原则

引申使用是指在辨证论治的治疗原则下，采用异病同治的方法辨证选用中成药，扩大中成药的适用范围，满足病情的需要。

（四）剂型选择

合理正确地选择剂型，有利于增强疗效、降低毒性、扩大用药范围。应根据患者的体质强弱、病情轻重缓急及各种剂型的特点，选择适宜的剂型。剂型不同，药物的作用、疗效亦会不同。一般来说，注射剂比口服制剂吸收快、作用明显，相同的药物因制剂剂型不同和给药途径的差异，可有不同的适应范围。

知识拓展

药物组成相同，而剂型不同、给药途径不同，药物功能主治亦有差异。如清开灵系列中成药由胆酸、珍珠母、猪去氧胆酸、栀子、水牛角、板蓝根、黄芩苷、金银花组成。清开灵口服液（颗粒、片、软胶囊、泡腾片、胶囊）具有清热解毒、镇静安神功效，用于外感风热时毒、火毒内盛所致高热不退、烦躁不安、咽喉肿痛、舌质红绛、苔黄、脉数者；上呼吸道感染、病毒性感冒、急性化脓性扁桃体炎、急性咽炎、急性气管炎、高热等病症属上述证候者。而清开灵注射液具有清热解毒、化痰通络、醒神开窍功效，用于热病、神昏、脑卒中偏瘫、神志不清；急性肝炎、上呼吸道感染、肺炎、脑血栓形成、脑出血见上述证候者。

若患者病情重，应选择药物释放速度快、起效迅速的注射液及舌下含化的片剂和丸剂等；若患者病程长，缠绵难愈，需长期服药，当选择释放缓慢、作用持久的丸剂和膏剂等；若需特定部位给药，则应选择外用膏剂、包衣片、搽剂和栓剂等。

（五）剂量选择

中成药的使用剂量，应严格遵守药品说明书中的规定用药。中成药使用剂量过小，则药力不足，治疗效果大打折扣；使用剂量过大，则药力过猛，有可能产生毒副作用。对于有明确使用剂量的，超剂量使用时应慎重，特别是药性猛烈、含有毒性药物的中成药，超剂量使用更应慎重，更不宜久服；有使用剂量范围的，老年人使用剂量时应取偏小值。

（六）合理选择给药途径

能外用给药的，不口服给药；能口服给药的，不采用注射给药；能肌内注射给药的，不选用静脉注射或滴注给药。

二、联合用药原则

（一）中成药与中成药联合使用

中成药与中成药联合使用，是中成药临床应用的主要形式之一。当疾病复杂时，一个中成药不能满足所有证候，可以联合应用多种中成药。多种中成药的联合应用，应遵循药效互补和增效减毒的原则。但是不宜叠加使用功能相同或基本相同的中成药；避免重复使用药性峻烈的或含毒性成分的中成药；合并用药时，注意中成药的各药味、各成分间的配伍禁忌。

1. 药效互补

药效互补的使用自古就有。如明代薛已将治疗中气不足的补中益气丸与治疗肾阴不足的六味地黄丸联合使用，以适应复杂病情，治疗气阴不足。

2. 增效减毒

（1）增效　中药相须和相使配伍当属增效。如附子理中丸与四神丸联合使用同治五更泄泻，因附子理中丸主治脾胃虚寒泄泻，配以主治肾阳不足泄泻的四神丸，二者联用同治脾肾阳虚之五更泄泻，可以增强温肾运脾、涩肠止泻之功，当属相须配伍以增效。二陈丸与平胃散联合使用同治痰湿证，因二陈丸主治湿痰证，辅以主治湿滞脾胃证的平胃散，二者联用同治痰湿，可明显增强二陈丸燥湿化痰之功，当属相使配伍以增效。

（2）减毒　中药相杀与相畏配伍当属减毒。如主治二便不通、阳实水肿证的舟车丸与主治脾胃气虚证的四君子丸联合使用，可用四君子丸补气之功抑制或消除舟车丸峻下通水伤正之弊。又如主治肾虚腰痛的青娥丸与主治肝肾阴虚的二至丸联合使用，可用二至丸滋补肾阴之功抑制或消除青娥丸温补生火之弊。

此外，在一定条件下，一些病证还可采用中成药的内服与外用药联合使用。如治疗妇女宫冷不孕时，可内服艾附暖宫丸、外贴十香暖脐膏，共奏养血调经、暖宫散寒之功。

（二）中成药与药引的联合使用

药引是中药独特的服药方法，不仅具有引药归经、直达病所的作用，还具有提高药效、扶助正气、制约偏性、矫味矫臭等作用。临床常用的药引有生姜、酒、蜂蜜、米汤、红糖、盐、芦根、大枣、醋、清茶、灯芯草、葱白、苏叶、荆芥、薄荷、藕汁等（表1-7）。

表 1-7　中成药常用药引表

药引	用法	用量	病证	功能
生姜	水煎服	3～5 片	外感风寒表证、脾胃虚寒呕吐、风寒表实咳嗽等	解表散寒、温中止呕、化痰止咳
酒	送服	黄酒 15～20mL，白酒酌减	跌打损伤、风寒湿痹、妇女血寒经闭等	行药势、散风寒、活血
蜂蜜	冲服	1～2 汤匙	肠燥便秘、阴虚燥咳等	润肠和中、润肺止咳、缓急解毒
米汤	送服	适量	脾胃虚弱、气血不足等	补气健脾、止渴利尿
红糖	溶服	20～30g	血虚、血瘀、血寒、痛经、恶露不下等	补血活血、调经止痛、温经
盐	溶服	1～3g	肾阴亏虚、阴虚火旺、下焦疾病等	引药入肾、软坚散结、清热凉血
芦根	水煎服	10～15g	外感风热、瘟病初起等	清热生津
大枣	水煎服	3～12 枚	气血不足、心气虚等	补中益气、养血安神

（三）中成药与汤剂的联合使用

中成药与汤剂的联合使用有三种形式：中成药与汤剂同服、中成药与汤剂交替应用、中成药混入汤剂中包煎同用。

1. 中成药与汤剂同服

中成药与汤剂同服是根据病情的需要，经辨证论治、遣药组方，选用所需的中成药，用煎好的汤剂送服或化服选定的中成药。含有贵重药味或较多挥发成分的中成药，可适用于与汤剂同服。如安宫牛黄丸、局方至宝丹、活络丸、再造丸等。

2. 中成药与汤剂交替应用

中成药与汤剂交替服用是以汤剂为主要治疗手段，辅以中成药照顾兼症，实现标本兼治。如用天麻钩藤饮治疗肝阳上亢所致眩晕兼大便秘结者，以天麻钩藤饮为主，以平肝潜阳、滋养肝肾，交替使用当归芦荟丸以泄肝通腑，照顾兼症。中成药与汤剂交替服用还体现在服用时间上，如白天服汤剂，晚上服中成药。

3. 中成药混入汤剂中包煎同用

中成药混入汤剂中包煎同用是将中成药装入布袋或直接与饮片同煎，以使中成药内服后快速起效，可提高药效、照顾兼症、扶正祛邪等。如小儿遗尿兼气虚者，可将 6g 补中益气丸与固涩收敛缩尿之剂包煎，以固本缩尿。

（四）中成药与西药的联合使用

针对具体疾病制订用药方案时，根据中西药的主辅地位以确定给药剂量、给药时间及给药途径。中成药与西药如无明确禁忌，可以联合应用，给药途径相同的，应分开使用。应避免副作用相似的中西药联合使用，也应避免有不良相互作用的中西药联合使用。如大活络丸、人参再造丸、通宣理肺丸等麻黄类中药制剂，不宜与洋地黄、地高辛等强心药合用。因为麻黄中麻黄碱具有拟肾上腺素样作用，可收缩血管、升高血压、兴奋心脏，若合用强心药，会增加强心药对心脏的毒性。

中西药注射剂谨慎联合使用，尽可能选择不同的给药途径。如必须同一途径用药时，严禁混合配伍；还须注意两组药物之间一定要有充分的使用间隔时间。

三、儿童使用中成药原则

儿童使用中成药必须兼顾有效与安全，注意儿童生理的特殊性，根据不同年龄阶段儿童生理特点，选择恰当的药物、用药方法和用药剂量。儿童患者使用中成药的种类不宜多，应尽量采取口服或外用途径给药，慎重使用中药注射剂。

儿童使用中成药宜优先选用儿童专用药，并根据中成药说明书中的推荐剂量选择相应药量。

若无儿童专用中成药，应结合具体病情，在保证有效性和安全性的前提下，根据儿童年龄与体重选择相应药量。一般情况下，3岁以内服1/4成人量，3～5岁的可服1/3成人量，5～10岁的可服1/2成人量，10岁以上与成人量相差不大即可。

四、孕妇使用中成药原则

妊娠期妇女必须用药时，应选择对胎儿无损害的中成药。妊娠期妇女使用中成药，尽量采取口服途径给药，应慎重使用中药注射剂。

对已注明有孕妇禁用或慎用的中成药，应避免服用。含有砒霜、雄黄、轻粉、斑蝥、蟾酥、麝香、马钱子、乌头、附子、土鳖虫、水蛭、虻虫、三棱、莪术、商陆、甘遂、大戟、芫花、牵牛子、巴豆等毒性较强或药性猛烈的中成药，能导致妊娠期妇女流产或对胎儿有致畸作用，属妊娠禁忌。含有桃仁、红花、牛膝、蒲黄、五灵脂、穿山甲、王不留行、凌霄花、虎杖、卷柏、三七等通经祛瘀类中成药，含有枳实、大黄、芒硝、番泻叶、郁李仁等行气破滞类中成药，含有干姜、肉桂等辛热燥烈类中成药，含有冬葵子、瞿麦、木通、漏芦等滑利通窍类中成药，可能会导致妊娠期妇女流产等，属于妊娠慎用。

五、中成药应用方法

中成药的种类繁多、药效各异，但给药途径不外乎内服、外用和注射三种。

（一）内服

大多数中成药的给药途径以内服为主，但由于剂型、药性、功效、主治的不同，内服方式各异。内服方法有直接口服、开水送服、沸水冲服、调服、含化等。

（1）直接口服　是将药物直接服用的方法。如露剂、合剂（口服液）、糖浆剂、酒剂、口服酊剂、煎膏剂等液体或半流体制剂宜采用直接口服。

（2）开水送服　又称为吞服，是用温开水或凉开水或其他液体药引将中成药送入体内的方法。如蜜丸、水丸、浓缩丸、散剂、片剂、胶囊剂、片剂等固体制剂宜采用开水送服。

（3）沸水冲服　又称为开水冲服，是用沸水将药物泡汁或冲泡溶解服用的方法。如茶剂须用沸水泡汁代茶饮，颗粒剂可用沸水冲泡溶化稀释后服用。如茶剂、颗粒剂、煎膏等宜采用沸水冲服。

（4）调服　是用水、糖水、蜂蜜水或其他液体将药物调成糊状后服用的方法。儿童及吞咽困难者，可用水、糖水或蜂蜜水等调服，以矫味和避免呛喉。如小儿惊风散、小儿至宝丸等小儿内服散剂、丸剂宜采用调服。

（5）含化　又称为噙化，是将药物含于口中缓缓溶解后，使其在口腔局部组织发挥治疗作用，或者经舌下黏膜的血管吸收，直接进入到血液循环而发挥作用的方法。如牛黄噙化丸、复方丹参滴丸、复方草珊瑚含片等含片、滴丸剂宜采用含化。

此外，还有吸入、煎煮等内服方法。吸入是将药物进行雾化后，让患者直接吸入的给药方法，如复方丹参喷雾剂、心痛宁喷雾剂等气雾剂。

📖 课堂拓展

中成药煎煮服用，多见于中药煮散。中药煮散是在中医药理论指导下，将中药材适度粉碎，与水同煎，去（同）渣服用的一种制剂。因药味组成不同、用药目的各异，煎煮方式亦有差别。《中华人民共和国药典》（2020年版）收录的成方制剂中，三子散、三味蒺藜散、四味土木香散的用法是水煎服，而六一散的用法为包煎服，益元散的用法是煎服，而败毒散的用法是炖取汤服，黛蛤散的用法则随处方入煎剂。

（二）外用

外用的中成药绝大多数不能内服，尤其是含有汞、铅、砷等有毒成分的外用药，更不可能内服。中成药外用药因剂型、药性、功能、主治不同，外用方法也有差异。外用方法有撒布、调敷、涂擦、吹敷、点入、贴敷等。

（1）撒布　是将药粉直接均匀地撒布于患处，用消毒敷料或外贴膏固定的方法。如生肌散、珍珠散、云南白药等外用散剂多用撒布。

（2）调敷　是将药物用水（或茶水、酒、醋、蜂蜜、麻油、花椒油等液体辅料）调成糊状敷于患处，垫油纸后用纱布固定的方法。如用醋磨调紫金锭，用黄酒或白酒调大七厘散、九分散、五虎散等，用茶水、醋、葱酒或蜂蜜调如意金黄散等。外用锭剂或散剂可采用调敷。

（3）涂擦　是将药物直接涂于患处的方法。如癣湿药水、紫草油、生肌玉红膏等外用水剂、油膏剂、软膏剂等多用涂擦。

（4）吹敷　又称为吹布，是指将药物装入硬纸筒或特定包装中，吹到患处的方法。如用桂林西瓜霜吹喉，用冰硼散吹敷治口腔糜烂、牙龈肿痛等。治疗口腔溃疡、咽喉糜烂的外用散剂可用吹敷。

（5）点入　是指将药物直接点入眼睛或耳鼻等器官的方法。如用复方熊胆滴眼液滴眼，用鼻炎滴剂喷入鼻腔等。治疗五官科的滴眼剂、滴鼻剂、滴耳剂等多用点入。

（6）贴敷　是指将药物贴敷患处的方法。如将舒康贴膏、红药贴膏等直接贴敷，将狗皮膏加温软化后贴于患处等。黑膏药、橡胶膏剂等多用贴敷。

此外，还有熨烫、灸法等外用方法。熨烫是将布袋抖动至发热后置于患处的方法，如坎离砂等制剂宜采用熨烫。灸法是以艾绒为主要材料或在艾绒中掺入少量辛温香燥的药末，点燃后直接或间接熏灼体表穴位的一种治疗方法，又称艾灸。如无烟灸条、药艾条等制剂宜采用灸法。

（三）注射

中药注射液采用中药注射法给药。按照给药部位和方式的不同，分为皮下注射、肌内注射、静脉注射、穴位注射及患处局部注射等。其中静脉注射又分为静脉推注和静脉点滴两种，中药注射法的无菌操作要求和西药注射液完全相同。

任务六　中成药陈列设计

一、中成药陈列原则

中成药陈列是采用合理、科学、有效的陈列方法将各种中成药摆放在适宜位置，也是医院药房和零售药店日常工作的重要组成部分，有助于患者选用药品、医药人员取药和促进药品销售。

中成药陈列设计

（一）分开陈列

按照《药品经营质量管理规范》（GSP）要求，药品陈列应执行"四分开"原则：药品与非药品分开，处方药与非处方药分开，内服药与外用药分开，中药饮片、易串味药品与一般药品分开。中成药的陈列应按照科别、病证、分型的原则摆放。在经营中，可先将中成药按科别分类，然后再按照中成药的适应证或者功能主治进行分类，最后再按品种进行摆放。如果同一品种存在不同的剂型、剂量或者厂家，也应分开或者就近陈列。

（二）易见易取

陈列时需要将药品正面面向顾客，避免被其他商品挡住视线。货架的最上层不宜陈列过高、过重和易碎的中成药；而货架最底层的药品可以适当倾斜陈列或前进陈列。在端架、堆头或黄金位置，可以陈列主推新品或着力宣传的中成药，以利于药品的宣传和销售。

（三）先进先出

中成药都有自己的有效期和保质期，为了保证其在有效期和保质期内售卖和应用，陈列时可以按照进货的时间排列药品。把先进的或临效期药品放在货架前面，后进的药品放在货架后面，有助于在有效期和保质期内将其售卖和应用，有效防止药品过期或囤积。

二、中成药陈列设计

（一）整洁陈列

保持良好的清洁习惯，保持商品及陈列货架干净整洁；及时清除卖场污渍、水渍、垃圾、杂物，随时保持干净清洁。每组每层货架、柜台从左到右按照由高到低的顺序陈列，确保整齐。通过做好药品摆放、巡查管理、及时整理，保持药品的清洁、整齐与包装的完整。

（二）定位陈列

保持药品摆放的位置固定，勤加巡查管理，及时将放错位置的药品放归原处。同一品牌的中成药，可沿上下垂直方向陈列在不同高度的货架层位上。品名成分、功能主治及适用人群相同的商品可集中陈列。同时，又可根据季节、气温和需求量的变化，将应季中成药陈列在端架、堆头等醒目位置，以吸引顾客，促进销售。

（三）丰满陈列

保持药品货架丰满陈列状态，做到货架不留空位，追求多而不挤、少而不空。既要体现量感，又要体现美感。药品售出后，须立即将空位加货补齐，以便患者选购；当数量过少时，可以将其摆放在层板的最边缘，以便患者选购。

（四）美观陈列

摆放药品时，应尽量追求格调一致，色彩及层次搭配合理。在不影响整体美观和取药的前提下，可将药品分类摆放或适度穿插排列，也可将滞销药品与旺销药品穿插摆放，以利于销售。

（五）关联陈列

陈列药品时，可以将部分中成药进行关联陈列。如感冒类中成药与消炎止咳类、清热解毒类中成药关联销售；皮肤科用药与皮肤科外用药关联陈列；妇科药与儿科药关联陈列。关联陈列既有助于患者选购，又有助于促进连带性销售。

任务七　中成药贮藏养护

一、中成药变质原因

因中成药所含药味、成分及剂型的不同，在贮藏过程中，受温度、湿度、光线和空气的影响，极易引起虫蛀、发霉、软化、变形、变色、气味散失及沉

淀、混浊、酸败等各种变质现象，使药效降低或丧失。

（一）光线

紫外线是中成药发生化学反应的催化剂，能加速药品变色、分解和氧化。若保管不当，药品被日光直接照射，能引起氧化、还原、分解等反应，极易使油脂类中成药酸败、含乙醇类中成药浑浊、含苷类及色素类中成药分解。因此，中成药都应避光保管，避免阳光直射。

（二）空气

空气的组成很复杂，对药品质量影响最大的是氧气、臭氧和二氧化碳。氧气和臭氧能使还原性的药物发生氧化、变色和酸败；在室温条件下，氧气和臭氧还可使挥发油氧化而发生树脂化，而且能使脂肪油氧化而结块、酸败。而二氧化碳通过与药物接触，改变 pH，从而引起药品颜色、气味和质量的改变。因此，中成药一般要密闭或密封贮藏保管。

（三）温度

温度过高，不仅加速芳香挥发性成分挥发，而且使脂肪油成分出现泛油或酸败，更易使胶囊剂黏软变形、片剂裂片或变色、糖衣溶化粘连、软膏剂溶化分层。温度过低，则易使酒剂、酊剂、糖浆剂、露剂等产生沉淀，形成结晶，甚至发生变性而失效。因此，中成药的贮藏温度应在阴凉处保存。

（四）湿度

空气湿度过大，散剂、片剂、颗粒剂、胶囊剂等会发生潮解、变形、结块、霉变等。湿度过低，胶囊剂、膏剂等会发生风化或干裂。因此，中成药的适宜湿度应控制在相对湿度45％～75％。

（五）微生物

微生物的生长繁殖受环境的影响较大，室温 20～35℃、相对湿度 75％ 以上时，氧气更能使需氧菌和霉菌等微生物快速生长和繁殖，溶蚀药品，引起药品变质或失效。

二、中成药贮藏养护概述

中成药的贮藏养护，是发现药品质量风险、保障药品质量的重要举措，是对药品进行科学保养与维护的技术工作。

（一）药库中成药贮藏养护

1. 严控环境

保持良好的卫生环境，定期消毒以减少微生物污染。温度、湿度要适宜，平时应紧闭库门、柜门，尽量减少打开次数。药柜、药库需要安装温度、湿度监控装置，以保证适宜温度及湿度。

2. 分类贮藏

按照药品与非药品分开存放、内用药与外用药分开存放、易串味的或贵重的中成药单独存放的原则，将中成药分区存放。此外出现性质相互影响的中成药、品名或包装易混淆的中成药，也应分区或隔垛存放。分区药品虽不进行陈列，但也要摆放整齐，以利于管理；更不要在安全出口、消防通道等处堆放。

3. 定期检查

定期检查库存条件和药品质量。检查库区的卫生状况；每天上、下午各一次检查库房温湿度，如超出规定范围，应及时记录并采取调控措施。检查药品质量，主要检查药品包装、外观性状和有效期。中成药检查时，不仅要仔细检查包装是否完整、有无破损，而且要检查药品有无发霉、漏液、潮解、结块等，更要核对药品有效期；如发现问题，应按规定的要求和程序处理。

不同剂型性状要求见表1-8。

表 1-8　不同剂型性状要求表

剂型	性状要求
合剂（口服液）	澄清，不得有发霉、酸败、异物、变色、产生气体或其他变质现象，允许有少量摇之易散的沉淀
糖浆剂	澄清，不得有发霉、酸败、产生气体或其他变质现象，允许有少量摇之易散的沉淀
露剂	澄清，不得有沉淀和杂质，不得有异臭
酒剂、酊剂	澄清，允许有少量摇之易散的沉淀
煎膏剂	无焦臭、异味，无糖的结晶析出
丸剂	外观应圆整，大小、色泽应均匀，无粘连现象。蜡丸表面应光滑无裂纹，丸内不得有蜡点和颗粒；滴丸表面应无冷凝介质黏附
散剂	干燥、疏松、色泽一致
颗粒剂	干燥，颗粒均匀，色泽一致，无吸潮、软化、结块、潮解等现象
胶囊剂	整洁，不得有黏结、变形、渗漏或囊壳破裂等现象，并应无异臭
片剂	完整光洁，色泽均匀，有适宜的硬度和耐磨性
栓剂	30℃以下密闭贮藏，防止因受热、受潮而变形、发霉、变质

（二）家庭中成药贮藏养护

1. 贮藏环境

家中存储中成药的环境以洁净的阴凉干燥处为宜，不可存放于晾台、厨房炉灶、水池附近及阳光直射处等高温高湿环境。应控制温度 10～20℃、相对湿度 35%～75%。同时，贮藏位置应固定，并配置医药箱，以免儿童误服吞食。

2. 分开存放

内服药和外用药应分开存放。外用药多有刺激性、腐蚀性和毒性，内服将造成严重后果；有些外用中成药多有挥发性，易引起内服药污染和变味，从而影响药效。同时，对购买的药品可按照功用及治疗疾病等进行归类，以便查找。

3. 密封贮藏

各种剂型的中成药均应密封贮藏。多剂量包装的药品，用多少取多少，应用时只能倒出，不能倒回；不宜将瓶口直接对嘴服用。开启易发霉、变质的糖浆、口服液等中成药后，要及时使用，以免污染、变质；已打开包装的，可采取拧紧瓶盖、封好或夹紧包装盒等密封措施，以免污染药品，发生霉变、虫蛀、变色、泛油等变质现象。

4. 保管标签

已经开启的瓶装中成药，应按照标签说明书保管。贮藏中成药时，写明标签，标注药名用法，注明有效期，按药品说明书和标签规定的要求存放；对名称、规格有疑问的中成药，切勿贸然使用，以免服错药物或服用过期药品。

5. 定期检查

中成药的组方复杂，药品质量受环境影响较大，都有一定的有效期；药品有效期失效时，应及时丢弃过期药品。家中贮藏的中成药不宜过多，以免变质，造成医药资源紧张。在夏季，应勤检查所存中成药的质量，如发现变质现象应弃之不用。

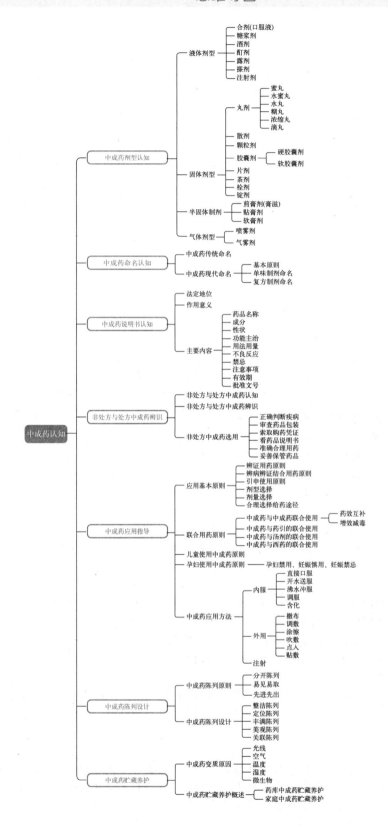

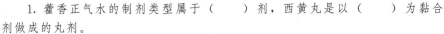

复习思考题

一、填空题

1. 藿香正气水的制剂类型属于（　　　）剂，西黄丸是以（　　　）为黏合剂做成的丸剂。

2. 清热解毒口服液的命名是采用（　　　　　），大黄清胃丸的命名是采用（　　　　　）。

3. （　　　　　）是药品生产合法的标志，药品批准文号中的国药准字Z代表（　　　　　）。

4. 非处方中成药的特有标识是（　　　　），可分为（　　　）和（　　　）两类。

5. 多种中成药的联合应用，应遵循的原则是（　　　）和（　　　）。

二、选择题

（一）单选题

1. 五苓散的命名方式是（　　　）。

A. 药味数＋剂型　　　　　　　　　　　　B. 药味数＋处方主药＋剂型命名

C. 处方主药＋药味数＋剂型命名　　　　　D. 处方主药＋剂型

2. 黄连上清片的使用方法是（　　　）。

A. 直接口服　　　　B. 开水送服　　　　C. 沸水冲服　　　　D. 调服

3. 属妊娠禁忌的是（　　　）。

A. 含枳实的中成药　　　　　　　　　　　B. 含乌头的中成药

C. 含红花的中成药　　　　　　　　　　　D. 含漏芦的中成药

4. 补中益气丸与六味地黄丸联合可（　　　）。

A. 增效　　　　B. 减毒　　　　C. 增效减毒　　　　D. 药效互补

5. 3～5岁儿童使用成人药时，可服用成人量的（　　　）。

A. 四分之一　　　B. 三分之一　　　C. 二分之一　　　D. 三分之二

（二）多选题

1. 中成药说明书的主要内容包括（　　　）。

A. 性状　　　　B. 名称　　　　C. 成分　　　　D. 批准文号

2. 中成药应用原则包括（　　　）。

A. 应用基本原则　　　　　　　　　　　　B. 联合用药原则

C. 儿童使用中成药原则　　　　　　　　　D. 孕妇使用中成药原则

3. 药品分开陈列执行的原则是（　　　）。

A. 药品与非药品分开　　　　　　　　　　B. 处方药与非处方药分开

C. 内服药与外用药分开　　　　　　　　　D. 中药饮片、易串味药品与一般药品分开

4. 中成药变质的原因有（　　　）。

A. 光线　　　　B. 空气　　　　C. 温度　　　　D. 湿度

三、分析题

某患者，女性，18岁，1天前外出淋雨，回家后自恃体健，未及时更衣，当晚即腹痛泄泻，前来购药。现症见：腹痛腹泻，泻下急迫，泻而不爽，粪便色黄而臭，肛门灼热，大便日行4～6次，小便短赤，烦热口干渴，舌红苔黄腻。

该患者应如何选用治疗泄泻的中成药？若此药尚未用完，该药品应如何贮藏？

模块二

>>> 问病荐药认知与技能 <<<

项目一 问病辨证认知

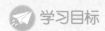 学习目标

[知识目标]

1. 掌握十问的内容、八纲辨证的临床表现、脏病辨证的症状表现、气病辨证的症状表现、血病辨证的症状表现。

2. 熟悉十问的临床意义、腑病辨证的症状表现、气血同病辨证的症状表现。

3. 了解脏腑同病辨证的症状表现及津液病辨证的症状表现。

[技能目标]

1. 学会运用十问进行问诊的能力。

2. 学会运用八纲辨证、脏腑辨证、气血津液辨证的知识进行辨证分析。

[素质目标]

1. 培养学生传承精华、守正创新的责任感。

2. 培育学生合理用药、科学用药的意识。

3. 树立学生关爱健康、服务健康的理念。

案例导入

　　某患者，女，36 岁。行经期间，因感受风寒，身体出现不适，前来药店就诊购药。

　　讨论：如何展开中医问诊？问诊的内容包括哪些方面？该患者患有什么病？病因是什么？应如何开展中成药的应用指导？

任务一 十问认知

十问认知

十问的内容包括：问寒热、问汗、问头身、问二便、问饮食、问胸腹、问耳目、问月经、问带下和问小儿等。

一、问寒热

问寒热，指询问患者有无怕冷或发热的感觉。常见类型有恶寒发热、寒热往来、但寒不热和但热不寒四种（表2-1）。

表2-1 问寒热

内容	临床意义
恶寒发热	恶寒重发热轻，为风寒表证；发热重恶寒轻，为风热表证；发热轻而恶风，为伤风表证
寒热往来	寒热往来，发无定时，为伤寒少阳证；寒热往来，发有定时，伴有头痛剧烈、口渴，常见于疟疾
但寒不热	新病恶寒，为里实寒证；久病畏寒，为里虚寒证
但热不寒	壮热，为里实热证；日晡潮热，为阳明腑实证；阴虚潮热，多属阴虚火旺证；低热，多见于温病后期、气虚发热、阴虚发热、气郁发热及小儿夏季热

二、问汗

问汗时，应先询问有无汗出；若有汗，则应再问汗出时间、多少、部位及其兼症（表2-2）。

表2-2 问汗

内容	临床意义
特殊汗	自汗，多见气虚证和阳虚证；盗汗，多见阴虚内热证；绝汗，亡阴或亡阳表现；战汗，预示疾病的转归
局部汗	头汗，为上焦热盛；半身汗出，多见于脑卒中、痿证；手足汗出，为阴虚内热，或阳明燥热，或脾胃湿热；心胸汗出，虚证

三、问头身

问头身，应询问疼痛的性质、部位及头晕等（表2-3）。

表2-3 问头身

内容	临床意义
疼痛性质	胀痛，为气滞证；刺痛，为瘀血证；隐痛，为虚证；绞痛，为实证；重痛，为湿证；酸痛，湿邪侵袭肌肉关节；灼痛，为热证；冷痛，为寒证；掣痛，为筋脉失养，或阻滞不通
疼痛部位	胸痛，病位在心肺；胁痛，病位在肝胆；脘痛，病位在胃。上腹部痛，病位在脾胃；小腹部痛，病位在肾、膀胱、大小肠、胞宫；少腹部痛，病位在厥阴肝经。后脑部痛，连及项背，病在太阳经；前额疼痛，连眉棱骨，病在阳明经；头两侧痛，病在少阳经；颠顶痛，病在厥阴经；头痛连齿，病在少阴经
头晕	头晕胀痛，口苦，易怒，脉弦数，多为肝火上炎、肝阳上亢；面白，神疲乏力，舌淡脉弱，为气血亏虚证；头晕而重，如物缠裹，痰多苔腻，为痰湿内阻证；头晕耳鸣，遗精健忘，腰膝酸软，为肾虚精亏证；外伤后头晕刺痛，为瘀血阻滞证

四、问二便

问二便，包括问大便（大便次数、大便颜色、大便质地、排便感觉）、问小便（尿量、尿次、排尿感觉）（表 2-4）。

表 2-4　问二便

内容	临床意义
便次	实性便秘，多热邪内结或寒凝大肠；虚性便秘，多阴血津亏、气虚、阳虚。实证泄泻，多寒湿、湿热、食积或肝郁气滞；虚证泄泻，多脾虚、肾阳虚
便颜	大便黄褐，如糜而臭，舌苔黄腻，为大肠湿热证；大便灰白，伴溏结不调，多黄疸；大便有黏冻，伴脓血，为痢疾
便质	完谷不化，多脾肾阳虚或伤食；溏结不调，多肝郁或脾虚；便中带血，为胃肠血络受损
排便感觉	肛门灼热，多大肠实热；里急后重，为大肠湿热；肛门坠胀，为脾虚中气下陷
尿量	尿量多，为虚寒证或消渴病；尿量少，为津液不足或水肿
尿次	小便频数，短赤急迫，为下焦湿热；小便频数，量多色清，为下焦虚寒；小便不畅，点滴而出或小便不通，点滴不出，为肾阳不足，或湿热下注，或瘀血、结石阻塞
排尿感觉	小便涩痛，为淋证；余沥不尽，多肾气虚弱；小便失禁，多肾气不足

五、问饮食

问饮食包括问水饮、问食欲、问口味（表 2-5）。

表 2-5　问饮食

内容	临床意义
问水饮	口不渴饮，为寒证、湿证；口渴多饮，为消渴病；渴不多饮，为津伤或津液输布障碍；渴喜热饮，为痰饮内停证；口干，但欲漱水而不欲咽，为瘀血内阻证
问食欲	食欲减退，为脾胃亏虚证或湿困脾胃症；厌食，多为食滞、湿困脾胃证；消谷善饥，为胃热炽盛证；饥不欲食，为胃阴虚证
问口味	口淡，为脾胃虚弱证、寒湿中阻证及寒邪犯胃证；口苦，为实热证；口甜，为脾胃病；口酸，为肝胃郁热或伤食证；口咸，为肾虚或寒证；口涩，为燥热伤津或脏腑热盛证；口黏腻，为湿阻中焦证

六、问胸腹

问胸腹包括问胸部（胸闷、心悸、胁胀）和问腹部（脘痞、腹胀）（表 2-6）。

表 2-6　问胸腹

内容	临床意义
胸闷	胸闷，心肺气机不畅及肝气郁结
心悸	怔忡，心阳虚、心气虚；惊悸，心阴虚、心血虚、心阳虚、心气虚
胁胀	胁胀易怒，脉弦，多肝气郁结证；胁胀口苦，舌苔黄腻，为肝胆湿热证；胁胀，咳唾引痛，为悬饮证
脘痞	脘痞，嗳腐吞酸，为饮食伤胃证；脘痞，食少便溏，为脾胃虚弱证；脘痞，饥不欲食而干呕，为胃阴亏虚证；脘痞，纳呆呕恶，苔腻，为湿邪困脾证；脘痞，胃有振水声，为饮邪停胃证
腹胀	腹胀喜按，属虚证；腹胀拒按，属实证

七、问耳目

问耳目包括问耳（耳鸣、耳聋）和问目（目痒、目眩）（表 2-7）。

表 2-7　问耳目

内容	临床意义
耳鸣	渐觉耳鸣,声小如蝉鸣,多肾虚精亏或肝肾阴虚证;突发耳鸣,声大如蛙聒,为肝胆火旺证
耳聋	耳聋日久渐成,为肾精亏虚证;耳聋骤发,为肝胆火扰、痰浊上蒙,或风邪上袭证
目痒	两目痒如虫行,伴畏光流泪、灼热感,为肝经风火上扰证;两目微痒而势缓,为血虚证
目眩	目眩,伴面赤、头胀、头重,为风火上扰清窍,或痰蒙清窍证;目眩,伴神疲、气短头晕、耳鸣,为脾阳不升,或肝肾精亏证

八、问经带

问经带包括问月经(经期、经量、经色、经质及痛经)和问带下(表 2-8)。

表 2-8　问经带

内容	临床意义
经期	月经先期,为肝经血热或气虚不摄血;月经后期,多为血虚、血瘀、寒凝、痰阻、气滞;月经先后不定期,肝气郁滞或脾肾虚损,冲任失调
经量	月经过多,为血热、气虚不固、瘀阻冲任;月经过少,为营血不足、精血不足、寒凝、血瘀、痰湿阻滞;崩漏,多为气虚、血热、血瘀;闭经,多为肝气郁结、血瘀、湿盛痰阻
经色、经质	经色淡红质稀,为血虚、寒证;经色深红质稠,为血热、实证;经色暗紫有血块,为寒凝血瘀
痛经	周期性小腹疼痛,为气滞血瘀、气血两虚或肾精不足、湿热蕴结、寒凝或阳虚
问带下	带下色白,量多质稀,淋漓不绝,为脾虚湿注;带下色黄,质粘臭秽,为湿热下注;带下色赤,微有臭味,淋漓不断,为肝经郁热。

九、问小儿

可询问小儿出生前后情况、预防接种情况、发病原因等,还要了解小儿的喂养情况和坐、爬、立、走、出牙、学语的情况。

🌐 思政元素

继承经义,通权达变

明代张景岳将问诊内容归纳为《十问篇》,后经清代陈修园改为《十问歌》,即"一问寒热二问汗,三问头身四问便,五问饮食六胸腹,七聋八渴俱当辨,九问旧病十问因,再兼服药参机变,妇女尤必问经期,迟速闭崩皆可见,再添片语告儿科,天花麻疹全占验"。

十问是临床诊断治疗过程的高度概括,体现了对于医患关系的思考。中医药工作者须继承前人精华思想,并把握其要点,在诊疗过程中灵活运用。既能充分领会古人仁爱精神,又能因患者的实际情况做出相应的权变,满足实际需求。故应继承经义,指导临证;重视医患,不失人情;以期更好地把握问诊思想,为临床实践服务。

任务二　辨证

一、八纲辨证

八纲是指表、里、寒、热、虚、实、阴、阳八个纲领。其中阴、阳为总纲,用阴阳区分疾病类别和归纳病证;用表里辨别病位;用寒热辨别病性;用

辨证

虚实辨别正邪关系（见表 2-9）。

表 2-9 八纲辨证

辨证	临床表现
表证	发热恶寒(或恶风),头身疼痛,鼻塞,流涕,咽喉痒痛,喷嚏,咳嗽,舌淡红薄,脉浮
里证	但热不寒或但寒不热,以心悸、咳喘、腹痛、呕吐等脏腑症状为主症。 寒热往来,胸胁苦满,属半表半里证
寒证	畏寒喜暖,口淡不渴,面白,肢冷蜷卧,痰涕清稀,小便清长,大便溏薄,舌淡苔白,脉迟紧
热证	恶热喜冷,口渴欲饮,面赤,烦躁,痰涕黄稠,小便短黄,大便干结,舌红苔黄燥,脉数
虚证	精神萎靡,声息低微,疼痛喜按,大便稀溏,小便清长,舌淡嫩少苔,脉无力
实证	精神兴奋,声高气粗,疼痛拒按,大便秘结,小便黄赤,舌苔厚腻,脉有力
阴证	精神萎靡,面色苍白,形寒肢冷,便溏尿清,口不渴,舌苔白,脉细弱
阳证	精神兴奋,面色红亮,壮热不恶寒,便秘尿赤,口渴喜冷饮,舌红苔黄,脉数

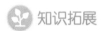 知识拓展

　　医圣张仲景根据病邪入侵经络、脏腑的深浅程度，患者体质的强弱，正气的盛衰以及病势的进退缓急，把疾病发生、发展过程中所出现的各种症状，加以综合分析，寻找发病的规律，确定不同的治疗原则。他创造性地把外感热性病的所有症状归纳为六个综合征和八个辨证纲领，以六经即太阳、少阳、阳明、太阴、少阴、厥阴，来分析归纳疾病的演变和转归，以八纲即阴阳、表里、寒热、虚实，来辨别疾病的属性、病位、邪正消长和病态表现。因此，辨证论治成为指导后世医家临床实践的基本准绳。

二、脏腑辨证

　　脏腑辨证，是对四诊所收集的各种病情资料，根据脏腑的生理功能及病理特点，进行分析、归纳，辨别疾病所在脏腑部位和病性的一种辨证方法。

（一）心病辨证

　　心病辨证首辨虚实。心气虚、心阳虚、心血虚、心阴虚等为虚证；心脉痹阻和心火亢盛属实证（见表 2-10）。

表 2-10 心病辨证

辨证	相同症	不同症
心气虚	心悸、怔忡,胸闷,气短自汗	神疲乏力,动则尤甚,面色淡白,舌淡,脉虚
心阳虚		心胸疼痛,畏寒肢冷,面色㿠白或面唇青紫,舌质淡胖或紫暗,苔白滑,脉弱或结代
心血虚	心悸、失眠,多梦,健忘	头晕眼花,面色淡白或萎黄,唇舌色淡,脉细无力
心阴虚		心烦,口燥咽干,形体消瘦,两颧潮红,或手足心热
心脉痹阻	心悸怔忡,心胸憋闷疼痛,痛引肩背内臂,舌质晦暗或有青紫斑点,脉细、涩、结、代	
心火亢盛	心烦失眠,舌上生疮,小便短赤,灼热涩痛,发热,口渴,面红舌赤,苔黄脉数	

（二）肺病辨证

肺病辨证首辨虚实，次辨外感、内伤。肺气虚和肺阴虚为内伤虚证；风寒犯肺、风热犯肺、燥邪犯肺为外感实证，肺热炽盛、痰热壅肺和寒痰阻肺为内伤实证（见表 2-11）。

表 2-11　肺病辨证

辨证	相同症	不同症
肺气虚	咳喘无力	少气懒言，语声低怯，动则尤甚，神疲体倦，面白，自汗，恶风，舌淡苔白，脉弱
肺阴虚		干咳无痰，或痰少而黏，甚或痰中带血，声音嘶哑，形体消瘦，口干咽燥，五心烦热，潮热盗汗，两颧潮红，舌红少津，脉细数
肺热炽盛	咳嗽，气喘，息粗，胸闷	胸痛，气息灼热，咽喉红肿疼痛，发热，口渴，大便秘结，小便短赤，舌红苔黄，脉数
痰热壅肺		咯痰黄稠量多，喉中痰鸣，或咳吐脓血，发热，口渴，小便短赤，大便秘结，舌红苔黄腻，脉滑数
寒痰阻肺		痰多色白，形寒肢冷，舌淡苔白腻或白滑，脉濡缓或滑
风寒犯肺	咳嗽	痰稀色白，恶寒发热，鼻塞流清涕，头身疼痛，无汗，苔薄白，脉浮紧
风热犯肺		痰稠色黄，发热微恶风寒，鼻塞流浊涕，口干微渴，咽喉肿痛，舌尖红，苔薄黄，脉浮数
燥邪犯肺		干咳无痰，或痰少而黏，或痰中带血，口唇舌鼻咽干燥，发热恶风寒，苔薄干，脉浮数或浮紧

（三）脾病辨证

脾病辨证首辨虚实。脾气虚、脾虚气陷、脾阳虚和脾不统血为虚证；寒湿困脾和湿热蕴脾属实证（见表 2-12）。

表 2-12　脾病辨证

辨证	相同症	不同症
脾气虚	纳少，便溏，神疲乏力，气短懒言，舌淡苔白	肢体倦怠，面色萎黄，脉缓或弱
脾虚气陷		眩晕，久泄，脘腹坠胀，食后益甚，或肛门重坠，甚或内脏下垂，或脱肛，面白无华，脉缓或弱
脾不统血		各种慢性出血（呕血、便血、尿血、肌衄、鼻衄、齿衄、妇女月经过多、崩漏），面色萎黄，脉细弱
脾阳虚		腹痛绵绵，喜温喜按，完谷不化，畏寒肢冷，或肢体浮肿，舌质淡胖，有齿痕，舌苔白滑，脉沉迟无力
寒湿困脾	腹胀，便溏，纳呆，恶心，口黏，头身困重，苔腻，脉濡	腹痛，面色晦黄，或妇女白带量多，小便短少，舌淡胖，脉濡缓或沉细
湿热蕴脾		口苦，渴不多饮，便溏不爽，小便短黄，或身热不扬，汗出热不解，面目鲜明，或皮肤瘙痒，舌质红，苔黄腻，脉濡数

⟳ **课堂互动**　如何区别寒湿困脾和湿热蕴脾证？

（四）肝病辨证

肝病辨证首辨虚实，但也要注意虚实夹杂。肝阴虚和肝血虚为虚证；肝气郁结、肝火上炎和寒凝肝脉为实证；肝阳上亢和肝风内动，则属虚实夹杂（见表 2-13）。

表 2-13　肝病辨证

辨证	相同症	不同症
肝阴虚	头晕,目疾(眼花、目涩、视力减退)	胁肋隐隐灼痛,口燥咽干,五心烦热,两颧潮红,潮热盗汗,舌红少苔,脉弦细数
肝血虚		爪甲不荣,肢体麻木,失眠多梦,妇女月经量少、色淡,甚则闭经,面唇淡白,舌淡,脉细
肝气郁结	无明显相同症	胸胁,少腹胀痛,走窜不定,情志抑郁,善太息,妇女乳房胀痛、月经不调、痛经、闭经,苔薄白,脉弦
肝火上炎		头目眩晕,耳鸣耳聋,面红目赤,口苦口干,急躁易怒,胁肋灼痛,大便秘结,小便短黄,舌红苔黄,脉弦数
寒凝肝脉		少腹冷痛,阴囊收缩,睾丸抽痛,或颠顶冷痛,遇寒痛甚,恶寒肢冷,舌苔白,脉沉弦或沉紧
肝阳上亢	眩晕耳鸣,头目胀痛,面红目赤,急躁易怒,失眠多梦,腰膝酸软,头重脚轻,舌红少津,脉弦或弦细数	
肝风内动	眩晕、麻木、抽搐、震颤等动摇症状	

（五）肾病辨证

肾病辨证以虚证居多。虚证有肾精不足、肾阴不足、肾阳不足、肾气不固和肾不纳气（见表 2-14）。

表 2-14　肾病辨证

辨证	相同症	不同症
肾精不足	腰膝酸软,耳鸣耳聋	健忘恍惚,发脱齿摇,小儿发育迟缓、囟门迟闭,成人性欲减退、不育不孕,舌淡苔白,脉弱
肾阴不足		形体消瘦,潮热盗汗,五心烦热,咽干颧红,或阳强易举,遗精早泄,或经少经闭、崩漏,舌红少苔,脉细数
肾阳不足		腰膝酸冷,畏寒肢冷,面色㿠白或黧黑,尿频清长,夜尿多,性欲冷淡,或阳痿、滑精早泄,或宫寒不孕,白带清稀量多,舌淡苔白,脉沉细无力
肾气不固		神疲乏力,小便频数清长,夜尿频多,或遗尿,或尿后余沥不尽,或尿失禁,男子滑精早泄,女子月经淋漓不尽,带下清稀量多,舌质淡,舌苔白,脉弱
肾不纳气		久病咳喘,呼多吸少,气不接续,动则喘甚,或自汗神疲,声音低怯,舌淡苔白,脉沉弱;或喘息加剧,冷汗淋漓,肢冷面青,脉浮大无根

（六）腑病辨证

腑病辨证以实证居多。实证有小肠实热、大肠湿热、肠热腑实、胃热炽盛、食滞胃脘、寒滞胃脘、胆郁痰扰、膀胱湿热等；胃阴虚为虚证；肠燥津亏为虚实夹杂。见表 2-15。

表 2-15　腑病辨证

辨证	症状表现
小肠实热	小便短赤,灼热涩痛,尿血,心烦口渴,口舌生疮,舌红苔黄,脉数
大肠湿热	腹痛,腹泻,肛门灼热,或暴注下泻,色黄味臭,或下痢赤白脓血,里急后重,口渴,小便短赤,舌红苔黄腻,脉滑数或濡数

辨证	症状表现
肠热腑实	腹部硬满、疼痛拒按,大便秘结,或热结旁流,气味恶臭,壮热,或日晡潮热,汗出口渴,舌质红,苔黄厚而燥,脉沉数有力
胃热炽盛	胃脘灼痛、拒按,消谷善饥,口气臭秽,齿龈红肿疼痛,渴喜冷饮,大便秘结,小便短黄,舌红苔黄,脉滑数
食滞胃脘	胃脘胀满、疼痛拒按,厌食,嗳腐吞酸,或呕吐酸馊食物,吐后胀痛得减,或腹胀腹痛,泻下不爽,肠鸣,矢气臭如败卵,大便酸腐臭秽,舌苔厚腻,脉滑
寒滞胃脘	胃脘冷痛剧烈,得温痛减,遇寒加重,吐后痛缓,或口泛清水,口淡不渴,恶寒肢冷,舌淡苔白润,脉弦紧或沉紧
胆郁痰扰	惊悸失眠,胆怯易惊,烦躁不安,犹豫不决,口苦呕恶,胸胁闷胀,眩晕耳鸣,舌红苔黄腻,脉弦数
膀胱湿热	尿频,尿急,尿道灼痛,小便短黄或混浊,或尿血,或尿中有砂石,小腹胀痛,或腰腹掣痛,舌红苔黄腻,脉滑数
胃阴虚	胃脘隐隐灼痛,嘈杂不舒,饥不欲食,干呕呃逆,口燥咽干,大便干结,小便短少,舌红少苔,脉细数
肠燥津亏	大便干燥,状如羊屎,腹胀作痛,口干,口臭,头晕,舌红少津,苔黄燥,脉细涩

(七)脏腑同病辨证

脏腑同病是同时出现两个或两个以上脏腑的病症,多发生于具有表里、生克、乘侮关系的脏腑。见表 2-16。

表 2-16　脏腑同病辨证

辨证	症状表现
心肺气虚	心悸,胸闷,咳喘,神疲乏力,气短懒言,动则尤甚,咯痰,自汗,面白,舌淡苔白,脉弱或结、代
心脾两虚	心悸,怔忡,失眠,多梦,食欲不振,腹胀便溏,面色萎黄,神疲乏力,或各种慢性出血,血色淡,舌淡嫩,脉弱
心肾不交	心烦,心悸,失眠,多梦,头晕,耳鸣,腰膝酸软,梦遗,口燥咽干,五心烦热,潮热盗汗,舌红少苔,脉细数
脾肺气虚	久咳不止,气短而喘,咳声低微,咯痰清稀,食欲不振,腹胀便溏,面白无华,神疲乏力,声低懒言,或见面浮肢肿,舌淡苔白滑,脉弱
心肾阳虚	心悸,怔忡,腰膝酸冷,精神萎靡,肢体浮肿,小便不利,形寒肢冷,舌胖,淡暗或青紫,苔白滑,脉弱
肺肾阴虚	咳嗽痰少,或痰中带血,或声音嘶哑,腰膝酸软,形体消瘦,口燥咽干,骨蒸潮热,盗汗,颧红,男子遗精,女子经少或崩漏,舌红少苔,脉细数
脾肾阳虚	腰膝或下腹冷痛,久泄久痢,或五更泄泻,完谷不化,便质清冷,或全身浮肿,小便不利,形寒肢冷,面色苍白,舌淡胖,苔白滑,脉沉迟无力
肝肾阴虚	头晕目眩,胸胁隐痛,两目干涩,耳鸣健忘,腰膝酸软,口燥咽干,五心烦热,颧红,男子遗精,女子经少,舌红少苔,脉细数
肝胃不和	脘胁胀痛或窜痛,胃脘痞满,呃逆,吞酸嘈杂,饮食减少,情绪抑郁,善太息,或烦躁易怒,舌淡红,苔薄白,脉弦
肝火犯肺	胸胁灼痛,急躁易怒,头胀头晕,咳嗽阵作,痰黄黏稠,甚则咳血,烦热口苦,面红目赤,舌红苔薄黄,脉弦数
肝胆湿热	胁肋胀痛,纳呆腹胀,泛恶欲呕,口苦,身目发黄,小便短黄,或阴部潮湿、瘙痒,阴器肿痛,带下黄臭,舌红,苔黄腻,脉弦滑数
肝郁脾虚	胸胁胀满窜痛,腹胀纳呆,腹痛欲泻,泻后痛减,或便溏不爽,肠鸣矢气,善太息,情志抑郁,或急躁易怒,舌苔白,脉弦或缓

三、气血津液辨证

（一）气病辨证

气病辨证常见证型有气虚、气陷、气滞和气逆（见表 2-17）。

表 2-17　气病辨证

辨证	主症	兼症
气虚	神疲乏力，少气懒言	气短，头晕目眩，自汗，动则尤甚，舌质淡嫩，脉虚
气陷	腹部坠胀，或内脏下垂、脱肛	神疲气短，头晕眼花，或久泄久痢，舌质淡嫩，脉虚
气滞	胀闷疼痛	胸胁脘腹等处胀痛，随情绪变化而增减，嗳气、矢气、太息后减轻
气逆	咳嗽，喘促（肺气上逆）；恶心，呕吐（胃气上逆）；头痛，眩晕（肝气上逆）	胸部胀闷疼痛；或胃脘胀闷，呃逆，嗳气；或急躁易怒，甚至昏厥，呕血

（二）血病辨证

血病辨证常见证型有血虚、血瘀、血热和血寒（见表 2-18）。

表 2-18　血病辨证

辨证	主症	兼症
血虚	面色淡白或萎黄，口唇、爪甲色淡	头晕眼花，心悸，失眠多梦，健忘，肢体麻木，妇女经期错后，经血量少色淡，闭经，舌淡苔白，脉细无力
血瘀	疼痛、肿块、出血	唇甲青紫，或皮下紫斑，或肌肤甲错，舌有紫色斑点，脉细涩或结、代
血热	各种急性出血	咳血、吐血、衄血、尿血、便血、崩漏，女子月经量多或月经先期，血色鲜红，质地黏稠，舌红绛，脉弦数
血寒	手足或局部冷痛，得温则减	肤色紫暗发凉，形寒肢冷，或少腹拘急冷痛，或妇女月经错后，经色紫暗、有血块，舌淡紫，苔白润或滑，脉沉迟

（三）津液辨证

津液辨证常见证型有津液亏虚、水停、痰饮和饮证（见表 2-19）。

表 2-19　津液辨证

辨证	主症	兼症
津液亏虚	口、鼻、唇、舌、咽、皮肤干燥	口渴欲饮，小便短黄，大便干结，舌红少津，脉细数无力
水停	头面、肢体或全身浮肿	小便短少不利，周身困重，舌淡胖，苔白滑，脉濡或缓
痰饮	咳嗽痰多	痰质黏稠，胸脘痞闷，恶心纳呆，呕吐痰涎，头晕目眩，形体肥胖，或喉间痰鸣，舌苔腻，脉滑
饮证	痞胀、闷痛、水肿、重痛	脘腹痞胀，泛吐清水，或肋间饱满，胀痛，或身体、肢节疼重，或咳嗽痰多，质稀色白，甚则喉间哮鸣，舌苔白滑，脉弦或滑

（四）气血同病辨证

气血同病辨证常见证型有气血两虚、气虚血瘀、气不摄血、气滞血瘀和气随血脱（见表 2-20）。

表 2-20　气血同病辨证

辨证	主症	兼症
气血两虚	神疲乏力,少气懒言,面色淡白,口唇爪甲色淡	自汗,头晕目眩,心悸失眠,形体消瘦,月经错后,经血量少色淡,甚或闭经,舌质淡白,脉弱或虚
气虚血瘀	倦怠乏力,少气懒言,胸胁或其他部位疼痛如刺	面色淡白或面色暗滞,痛处固定不移、拒按,舌淡暗或淡紫或有紫斑、紫点,脉涩
气不摄血	各种慢性出血(鼻衄、齿衄、皮下紫斑、吐血、便血等)	面色淡白无华,神疲乏力,少气懒言,心悸失眠,舌淡白,脉弱
气滞血瘀	局部胀闷,走窜疼痛,甚或刺痛,疼痛固定、拒按	情志抑郁,急躁易怒,或妇女经行不畅,经色紫暗有血块,经闭,舌质紫暗或有紫斑、紫点,脉弦或涩
气随血脱	大量出血	突然面色苍白,气少息微,大汗淋漓,手足厥冷,舌淡,脉微

思维导图

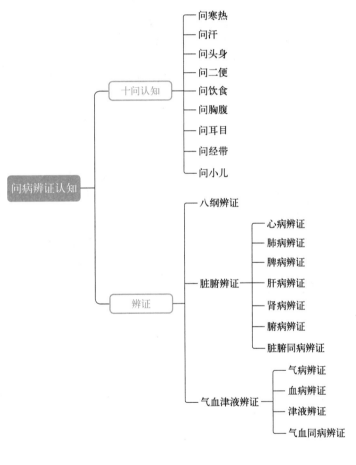

复习思考题

一、填空题

1. 恶寒重发热轻,为（　　　）证;发热重恶寒轻,为（　　　）证;寒热往来,发无定时,为（　　　）证。

2. 自汗,多见（　　　）证和（　　　）证;盗汗,多见（　　　）证。

3. 胀痛,为（　　　）证;刺痛,为（　　　）证;隐痛,为（　　　）证;绞痛,为（　　　）

证；重痛，为（　　）证。

4. 大便黄褐，如糜而臭，舌苔黄腻，为（　　）证；大便有黏冻，伴脓血，为（　　）证。

5. 心悸，失眠多梦，健忘，面色淡白或萎黄，唇舌色淡，脉细无力，为（　　）证；干咳，痰少而黏，或痰中带血，口唇舌鼻咽干燥，发热恶风寒，苔薄干，脉浮数，为（　　）证。

6. 头目眩晕，耳鸣耳聋，口苦口干，急躁易怒，胁肋灼痛，小便短黄，舌红苔黄，脉弦数，为（　　）证；腰膝酸软，耳鸣耳聋，发脱齿摇，小儿发育迟缓，囟门迟闭，成人不育不孕，舌淡苔白，脉弱，为（　　）证。

7. 腹部坠胀，或内脏下垂、脱肛，神疲气短，舌质淡嫩，脉虚，为（　　）证；咳血、吐血、衄血、尿血、便血，血色鲜红，质地黏稠，舌红绛，脉弦数，为（　　）证。

二、选择题

（一）单选题

1. 前额疼痛，连眉棱骨，病位在（　　）。

A. 太阳经　　　　　　B. 阳明经　　　　　　C. 少阳经　　　　　　D. 少阴经

2. 里急后重是（　　）。

A. 大肠实热　　　　　B. 大肠湿热　　　　　C. 脾虚中气下陷　　　D. 脾肾阳虚

3. 畏寒喜暖，口淡不渴，面白，肢冷蜷卧，小便清长，舌淡苔白，脉迟紧，为（　　）。

A. 寒证　　　　　　　B. 热证　　　　　　　C. 虚证　　　　　　　D. 表证

4. 心烦失眠，舌上生疮，小便赤涩疼痛，口渴，面红舌赤，苔黄脉数，为（　　）。

A. 心火亢盛　　　　　B. 肝火上炎　　　　　C. 小肠实热　　　　　D. 胃热炽盛

5. 神疲乏力，少气懒言，面色淡白，口唇爪甲色淡，舌质淡白，脉弱或虚，为（　　）。

A. 气虚　　　　　　　B. 血虚　　　　　　　C. 气血两虚　　　　　D. 气虚血瘀

（二）多选题

1. 月经过多的原因有（　　）。

A. 血热　　　　　　　B. 气虚不固　　　　　C. 瘀阻冲任　　　　　D. 肝气郁结

2. 气病辨证常见证型有（　　）。

A. 气虚　　　　　　　B. 气陷　　　　　　　C. 气滞　　　　　　　D. 气逆

3. 肝病辨证中，为实证的有（　　）。

A. 肝气郁结　　　　　B. 肝火上炎　　　　　C. 寒凝肝脉　　　　　D. 肝阳上亢

4. 肾阴不足的症状表现有（　　）。

A. 形体消瘦，潮热盗汗　　　　　　　　　　B. 五心烦热

C. 阳强易举　　　　　　　　　　　　　　　D. 舌红少苔，脉细数

三、分析题

1. 问病辨证分析

李某，女，24岁，素有胃疾。七天前因贪食冷饮后，胃部疼痛加剧，吃温热食物后疼痛减轻，前来就诊，无恶寒发热，无汗，症见胃痛，泛吐清水，食少纳呆，手足不温，大便溏薄，舌淡苔白，脉虚弱。

请根据患者症状，作出辨证分析。

2. 问病辨证分析

王某，女，21岁。七天前因着凉后发热，服药后，热减，但见咳嗽剧烈。症见咳痰黄稠，量多，胸闷，喘促，体温37.8℃，小便短赤，大便秘结，舌红苔黄腻，脉滑数。

请根据患者症状，作出辨证分析。

项目二　问病荐药技能

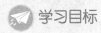 学习目标

[知识目标]

    1. 掌握问病的内容及荐药的原则。

    2. 熟悉问病注意及荐药技术。

    3. 了解问病的含义及意义。

[技能目标]

    1. 学会运用问病技巧开展问病的能力。

    2. 学会运用荐药技巧开展荐药的能力。

[素质目标]

    1. 培养学生传承精华、守正创新的责任感。

    2. 培育学生合理用药、科学用药的意识。

    3. 树立学生关爱健康、服务健康的理念。

案例导入

    某患者，男，26岁，近日因吃烧烤，出现大便秘结、口舌生疮、小便短赤等，前来就诊购药。

    讨论：如何开展问病？问病时应注意什么？可向此患者推荐何种中成药？应如何开展中成药的应用指导？

任务一　问病

问病，是指通过有目的的询问，了解疾病的发生、发展和经过，掌握现在症状和其他疾病的关联情况，以获取患者的疾病基本信息，用于疾病的诊断。问病，不仅能较全面地掌握疾病基本情况，为治疗提供可靠依据，还能了解患者的思想动态，有助于开展治疗。

问病的内容主要包括一般情况、主诉、现病史、既往史、个人生活史、婚育史、家族病史等方面。

一、问病内容

（一）问一般情况

问一般情况包括问患者姓名、年龄、性别、民族、职业、婚姻情况、籍贯、工作情况、联系方式等。问一般情况便于联系患者，并有利于掌握与疾病有关的资料。

（二）问主诉

问主诉包括问询主要症状、体征和持续时间。问主诉可了解患者最明显、最痛苦的症状，是认识疾病的主要线索。问主诉时，可将持续的时间、部位、性质以及伴随症状简明扼要地记录。

（三）问现病史

问现病史是按疾病发生的时间顺序，询问患者疾病的发生、发展及诊治经过。问现病史不仅能掌握患者的病变过程，还可辨识疾病的原因、部位及性质。

1. 问起病情况

要询问起病的环境与时间，是否有明显的病因或诱因，是否有传染病接触史，以及起病的轻重缓急，疾病初起的症状、部位、性质、持续时间和程度等。问发病时间，可判断疾病的表、里、虚、实；问发病原因或诱因，可推测疾病的病因与病性。

2. 问演变过程

询问从起病到就诊时病情发展变化的主要情况，包括症状的性质、部位、变化程度、影响变化的因素。问疾病的演变过程，是了解正邪斗争的过程，有助于对机体正气的盛衰、预后的良恶作出初步的判断。

3. 问诊疗过程

问清疾病的诊察治疗过程是决定治疗的重要参考。询问疾病的诊断与治疗，可为当前的诊断和治疗提供重要的参考和借鉴。问诊疗过程包括患者的既往诊治情况，是否服用药物治疗，服用药物的名称、剂量和疗效等。

4. 问现有症状

现有症状是整个疾病的主要组成部分。通过询问就诊的全部自觉症状，可以帮助分析病情、摸清疾病规律、做出准确诊断。问现有症状是问诊的主要内容，具体见"十问"。

（四）问既往史

既往史，是患者既往健康情况和曾患过的主要疾患，可作为诊断现有疾病的参考。询问患者平素的身体健康状况和既往的患病情况，重点询问过去有无患过何种疾病以及手术、外伤、中毒和过敏史等。

（五）问个人生活史

问个人生活史包括询问患者的生活经历、起居饮食习惯、烟酒嗜好、有无遗传疾病等。

（六）问婚育史

问婚育史包括问婚姻史和生育史。婚姻史有结婚情况和配偶情况，生育史有孕、胎、产和子女健康情况。女性患者还需问月经带下史，主要包括月经周期、行经天数、经量、经色、经质、经期症状、末次月经时间、白带颜色和量等。

（七）问家族病史

问家族病史是问患者直系亲属或与患者密切接触人的健康情况，问家族病史可帮助诊断某些传染病和遗传性疾病。

此外，小儿患者大多不能准确表述自己的病情，可向家长或陪护者问询，以进一步了解小儿年龄、生长发育、睡眠和饮食情况等。

通过问病，对患者的致病信息进行收集、分析和综合，初步判断疾病产生的原因、诱因。对病情做出轻重急缓的预判，有助于把握疾病发展的方向，采取相应的治疗方法，利于帮助患者选择合适的中成药。

💬 **课堂互动** 肝肾功能不全患者服用中成药时应注意哪些事项？

二、问病注意

问病过程，是与患者语言沟通的过程。良好的沟通技巧，能联络与患者之间的感情，能获取准确、使关键的疾病信息，能让患者感受良好的药学服务。为使疾病诊断更准确、药物推荐更精准、使患者疾患痛苦更小，问病时，应注意问病态度、问病语言、谈话时间、特殊人群等。

（一）问病态度

问病时，保持和蔼、热情、耐心、认真的问病态度。和蔼、热情的问病态度，能让患者感受药学服务之道；耐心、认真的问病态度，能让患者感悟药学人员的职业情操。认真地倾听，能使患者感到关注和重视，进而使患者在心理上产生安全感，对问诊者产生信任感。问病时，要仔细听取、揣摩患者表述信息的内容和意思，不可无故打断患者的陈述，以免打断患者的思路和内容的连贯性。同时，还要注意适当给予患者点头、微笑、手势、体位等非语言方面的反馈，切忌敷衍了事或流露出急躁情绪。问病时，忌用悲观、惊讶的语言和表情，以免给患者带来不良刺激，增加思想负担。与患者交谈时，应做到眼睛始终注视患者，通过观察患者的表情变化，判断其对问题的理解和接受程度。

（二）问病语言

问病语言要通俗、简便、易懂。使用通俗、易懂的语言，能有效避免患者因听不懂询问内容而延误病情或造成用药错误。问病时，尽量避免使用专业术语，注意多使用服务性用语；尽量多使用短句，避免使用长句；尽量避免使用疑问句，注意多使用开放式的提问。问病时，可适当给予启发式的提问，避免套问和揭示性诱问。启发式的提问能帮助患者准确、全面地叙述病情，有助于获取准确的疾病资料；而套问和揭示性诱问易使患者在不甚解其意的情况下随声附和，增加疾病判断和给药推荐的困难。

（三）谈话时间

询问时间不宜过长。若询问时间过长，获取的信息过于冗杂，不利于对病情的掌握。在询问前，可给患者发放问病资料，以节省谈话时间。在问病的过程中，要边听患者的叙述，边观察患者，边及时分析患者所陈述症状间的内在联系，分清主次、辨明因果、抓住主要矛盾，问清症状主次，对主病主证做出准确分析。在倾听患者陈述病情时，要根据所述事实，联想到有哪些可能的疾病，再详细询问，确定证型，便于推荐药品。特别是对诊断和鉴别诊断有意义的部分，一定要询问得清楚无误。

 知识拓展

> 明代张景岳认为问诊为"诊病之要领，临证之首务"。问病，论其境，当安静舒适，无外界干扰，以顾护患者隐私；论其人，当问者不烦，病者不厌，以展现人文关怀；论其语，当通俗易懂，避免套问，以促进医患和谐。此外，医药工作者的外表形象非常重要。衣着整洁、行为礼貌，有助于促进与患者的关系，拉近与患者的距离，容易获取患者的信任，使患者感到温暖、值得信赖。仪表端庄、礼节文明，还能启发和鼓励患者提供客观、真实的医疗资料。因而，与患者的沟通，既要掌握平等、尊重、保密的原则，又要注意语言和非语言的交流；既要理解患者疾患的痛苦，又要把握灵活的原则。

（四）特殊人群

特殊人群包括婴幼儿、老年人、孕妇、哺乳期患者和肝肾功能不全患者。对婴幼儿和记忆力减退或反应迟钝的老年人，应将药品的用法用量以提示标签的形式书写清楚，向其家属或亲属交代清晰，并叮嘱家属或亲属敦促其按时、按量服用。鉴于老年人的视力、听力和用药依从性差，应反复交代药品的用法、禁忌证和注意事项，直至患者完全理解。

任务二 荐药

一、荐药原则

荐药，是在问病辨证的基础上，向患者提供科学、合理、客观、可靠的用药指导和咨询服务。提供安全、有效、经济、适当的药品，是荐药的基本原则；保障用药安全、维护患者健康，是荐药的最终目的。

荐药

（一）安全原则

安全原则是荐药的首要原则。药品的安全性，是药学技术人员保护患者和公众切身利益的直接体现，保障患者尽可能以最小的治疗风险获取最大的治疗效果。它既不是指药品的毒副作用最小，也不是指药品无不良反应。就药品安全性而言，非处方药高于处方药，乙类非处方药高于甲类非处方药；外用法高于内服法，内服法高于注射法。

（二）有效原则

有效原则是荐药的第二遵循原则。药品的有效性须以用药安全为前提，确保所选择的药品能有效防治疾病。推荐药品，可以是某一中成药单行使用，也可以是多种中成药相须、相使使用，也可以多种中成药相杀相畏使用，还可以是中西成药联合配伍应用。荐药时，应以病情需要为根本出发点，药学技术人员可根据病情、工作经验和患者的具体要求，进行药品推荐。同时，应以患者用药后能迅速达到预期目的、解除患者的病痛、提高使用者的健康水平为最佳标准。

（三）经济原则

经济原则是在安全和有效原则前提下，减轻患者经济负担、降低医药资源消耗、保护环境。用药经济，不是指少用或使用廉价药品，而是指以较低的医药资源和最少的经济付出，获取最大的社会效益。用药应倡导经济实用，除所推荐的药物用法简便外，还必须不滥用药。

（四）适当原则

适当原则是药品的适用性原则。推荐药物，应推荐治疗目标适当、功能主治适当、剂型适当、用法用量适当、服用时间适当、疗程适当的药品，以达到适当的治疗目标。

1. 治疗目标适当

药学技术人员应与患者积极沟通、达成共识，对治疗结果有准确的认识，用积极、客观和科学的态度认识病情的减轻或消除、疾病的治愈，消除治疗水平和条件对药物治疗目标的限制，在现实条件下确保双方都能接受并达到治疗期望。

2. 功能主治适当

中成药都有其特定的适应证和功能主治；若超出其适应证和功能主治，中成药的疗效将大打折扣。可根据患者的身体状况、问病收集的症状和体征，做出准确辨证，推荐最为适当的药物，满足治疗的需要。如需多种药物配伍使用时，还必须注意适当地合并用药，合并用药的种类不宜超过三种。

3. 剂型适当

荐药时，不仅要根据药物性质或患者的职业、工作、身体情况，还要根据治疗目的、给药途径和使用注意等，选择适宜的剂型，以利于患者服用、携带、贮藏。

4. 用法用量适当

在确定好推荐的药品后，应按药品说明书推荐的用法用量服用。病情相对复杂时，可结合病情轻重，确定适宜的给药剂量和使用次数，提供患者个体化的用药指导。

5. 疗程适当

根据病情轻重缓急，确定给药疗程，以充分发挥药物的作用，并减少不良反应的发生。疗程过短，则难以收到预期疗效；疗程过长，则可能给患者带来新的伤害。不宜推荐毒副作用强烈、作用猛烈的中成药长时间服用。

二、荐药技术

（一）对证用药

中成药有其特定的功能和主治，但并非仅作治疗特定疾病或症状的固定药，可引申使用，扩大适用范围，满足病情需要。故可辨病辨证选药，因病因证荐药。此外，由于患者性别、年龄、体质以及病程长短的差异，用药后疗效也存在一定程度的不同，故选用药物应因病、因时、因人制宜，辨证施治，对证用药，方能收到良好的治疗效果。

（二）配伍用药

中药配伍有七情，七情作用各不同。恰当的配伍，可协同增效，可降低毒性，可减轻副作用，或避免耐药性，还可扩大适用范围。若配伍失当，则适得其反，造成药效降低、毒性增大，产生不良后果。中成药与中成药的配伍，也应遵循十八反、十九畏配伍禁忌；中成药与化学药的配伍，在没有充分实验数据或实践经验时，应慎之又慎。

（三）合理用药

合理用药不仅能最大限度发挥药物的治疗作用、最大程度降低药物的不良反应，而且能使患者以最少的支出，获得最好的治疗效果，以及最有效地利用卫生资源，减少浪费。以某种中成药治疗某种病证，在选用时是否合理，仅是与同类药物比较而言。鉴于对疾病病因病机的认识深化，随着中成药功能主治研究的深入，不同时期合理使用中成药的标准亦有差异。病情单一，可能使用一种中成药即可；若病情复杂，数病相兼，就需中成药的配合使用，以适应复杂的病情。药物联用，必有宜忌。可见，合理用药是相对的、可动态发展的。合理用药与广大人民群众的身体健康密切相关，是临床用药安全的重要保障，更是药学技术人员应当熟练掌握的基本技能。

思维导图

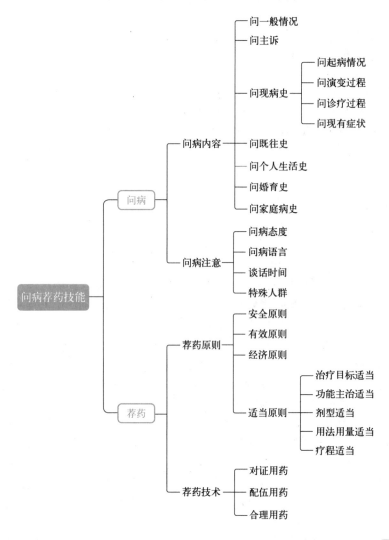

复习思考题

一、填空题

1. 问病的内容主要包括一般情况、（　　　）、（　　　）、（　　　）、个人生活史、家族病史等方面的内容。

复习思考题答案

2. 问主诉，包括问询（　　　　）、（　　　　）和（　　　　）。

3. 问病史，应注意（　　　）、（　　　）、（　　　）和特殊人群等。

4. 荐药的基本原则有（　　　）、（　　　）、（　　　）和（　　　）。

5. 荐药技术包含（　　　）、（　　　）和（　　　）。

二、选择题

（一）单选题

1. 问病中，下列做法正确的是（　　　）。

A. 给予启发式的提问　　　　　　　　B. 尽量减少肢体语言

C. 套问和揭示性诱问　　　　　　　　D. 询问时间越长越好

2. 荐药过程中，下列做法合理的是（　　　）。

A. 合并用药可达 4 种　　　　　　　　B. 推荐昂贵价高药品

C. 推荐剂型先进的药品　　　　　　　D. 应辨证用药

3. 不属于问病注意的是（　　　）。

A. 语言通俗易懂　　　　　　　　　　B. 态度和蔼认真

C. 使用专业术语　　　　　　　　　　D. 关注特殊人群

4. 问病过程中，行为不妥当的是（　　　）。

A. 认真聆听　　　　　　　　　　　　B. 不打断患者的陈述

C. 表现出悲观、惊讶的语言　　　　　D. 眼睛始终注视患者

5. 荐药的首要原则是（　　　）。

A. 安全　　　　　　B. 有效　　　　　　C. 经济　　　　　　D. 适当

（二）多选题

1. 问一般情况包括（　　　）。

A. 患者姓名　　　　　B. 年龄　　　　　C. 性别　　　　　D. 联系方式

2. 问现病史包括（　　　）。

A. 问起病情况　　　B. 问演变过程　　　C. 问诊疗过程　　　D. 问现有症状

3. 荐药适当原则有（　　　）。

A. 治疗目标适当　　　　　　　　　　B. 功能主治适当

C. 剂型适当　　　　　　　　　　　　D. 用法用量适当

4. 属于个人生活史范畴的有（　　　）。

A. 生活经历　　　　B. 起居饮食习惯　　　C. 烟酒嗜好　　　D. 有无遗传疾病

三、分析题

某患者，女性，18 岁，因夏日天气炎热，开空调吹风，出现发烧、腹泻等症状，前来购药。该如何对此患者开展问病？该如何推荐合适的中成药？

模块三
>>> 内科病问病荐药 <<<

项目一　感冒问病荐药

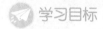 学习目标

[知识目标]

1. 掌握麻黄汤、桂枝汤、九味羌活丸（口服液、颗粒）、小柴胡颗粒（片、泡腾片、胶囊）、银翘散、桑菊饮、藿香正气水（软胶囊、滴丸、口服液）、败毒散的组成、功能、主治、组方分析及注意事项。

2. 熟悉感冒的概念、分类、病因病机、治疗原则、辨证分型、注意事项及用药指导。

3. 了解感冒清热颗粒（口服液、咀嚼片、胶囊）、午时茶颗粒（胶囊）、双黄连颗粒（口服液、片、胶囊）、羚羊感冒片、连花清瘟胶囊（片、颗粒）、保济丸（口服液）、参苏丸、玉屏风颗粒（口服液、胶囊、袋泡茶）的功能、主治及注意事项。

[技能目标]

1. 学会感冒病的问病技巧。

2. 学会感冒病的方药推荐。

[素质目标]

1. 培养学生传承精华、守正创新的责任感。

2. 培育学生合理用药、科学用药的意识。

3. 树立学生关爱健康、服务健康的理念。

案例导入

谭某，男，69岁，患者体形较胖，自述春节前，由于劳累，某日晚饭后出现恶寒发热，其热不扬，但觉时时形寒，自汗出，头痛鼻塞，咳吐白痰，周身倦怠无力，动则气短。近一月来，病情反复发作，昨日参加志愿活动，晚上出现身上发冷，体温38.2℃，汗多，头痛，鼻塞，咳嗽，声重，吐白色稀痰，体倦乏力，动则气短，食欲欠佳，舌质淡红，舌体偏大，边有齿痕，苔薄白，脉浮无力。

讨论：此患者患有何种疾病？此病产生的病因是什么？可选用何种方剂或中成药？请为此患者介绍该方药的功能、主治、组成及注意事项，并提供健康指导。

任务一　感冒认知

感冒认知

一、感冒概念

感冒是因感受风邪或时疫，引起肺卫功能失调，出现恶寒、发热、鼻塞、流涕、喷嚏、头痛、全身不适等主要临床表现的一种外感疾病。本病四季均可发生，尤以冬、春为多见。病情有轻重的不同，轻者一般通称伤风或冒风、冒寒；如果病情较重，并在一个时期内广泛流行，发病者证候类似，称时行感冒。现代医学的普通感冒、上呼吸道感染、流行性感冒等，均属中医感冒范畴。

二、感冒分类

感冒病位在肺卫，根据病邪性质不同，感冒有风寒感冒、风热感冒、暑湿感冒、时疫感冒和气虚感冒之分。

三、病因病机

感冒病因有虚实之别，其中风寒、风热、暑湿、时疫，属实；气虚、阴虚、阳虚，属虚。感冒病因病机为气候突变，六淫或疠气肆虐，冷热失调，人体卫外之气未能及时应变，以致外邪贼风伤人，肺气失宣。

风寒感冒，因风寒之邪，从口鼻或皮毛侵入，侵袭人体，闭塞皮毛，邪郁于肺，卫阳遏郁，营卫失和而致。

风热感冒，因风热之邪，侵袭卫表，热郁肌腠，致卫表失和，肺失清肃而致。

暑湿感冒，因夏日露宿，或饮冷过度，或冒雨湿凉，暑邪侵袭，与湿相合，挟湿犯表，遏郁卫气，重浊伤气而致。

时疫感冒，因外感时令疫疠之邪，口鼻而入，首犯肺卫，肺失宣发，腠理卫气郁滞，邪正相争于肌表而致。

气虚感冒，因正气不足，或护卫不当，或久病体弱，或过于劳累，或久咳久喘，耗损肺气，卫外不固，为风寒侵犯所致。

四、治疗原则

感冒由外邪客于肌表引起，"其在皮者，汗而发之"，可采用解表祛邪的治疗原则。辛温发汗，以散风寒；辛凉清解，以疏风热；清暑祛湿，以除暑湿；清热解毒，以治时疫。若气虚感冒，当以补益之法，扶正解表并施。

任务二　感冒问病

一、问病要点

感冒问病

1. 问虚实

病程短，痊愈快，一般以风寒、风热、暑湿症状为主，属实；病程长，常呈反复感邪、反复发病之势，同时兼有气、血、阴、阳虚损症状，属虚。

2. 问病因

恶寒重，发热轻，鼻塞，流清鼻涕，痰液清稀色白，咽不痛，脉浮紧，属风寒；恶寒轻，发热重，鼻塞，流黄稠涕，痰液稠厚色黄，咽痛，脉浮数，属风热；发于夏季，身热不扬，恶风少汗，头昏身重，胸闷纳呆，苔腻，脉濡，属暑湿；发病急，病情重，类似风热感冒，寒战高热，头身疼痛剧烈，咽痛，脉浮数，属时疫；素体虚弱，倦怠乏力，轻度发热，属气虚。

3. 问兼夹

感冒兼夹多见于暑湿。见于夏季，以身热，心烦口渴，小便短赤，舌苔黄腻，多夹暑邪；见于长夏季节，以恶心呕吐，腹泻，多夹湿邪。

二、辨证分型

感冒的辨证分型有风寒感冒、风热感冒、暑湿感冒、时疫感冒和气虚感冒。

三、辨证用药

1. 风寒感冒

临床表现有恶寒重，发热轻，无汗，头痛，肢节酸疼，鼻塞声重，时流清涕，喉痒，咳嗽，痰吐稀薄色白，舌苔薄白，脉浮或浮紧。其病多因风寒犯表，治宜辛温解表，宣肺散寒。风寒感冒的代表方药有麻黄汤、桂枝汤、九味羌活丸、感冒清热颗粒等。

2. 风热感冒

风热感冒，临床表现有发热，微恶风寒，或有汗，鼻塞喷嚏，流稠涕，头痛，咽喉疼痛，咳嗽痰稠，舌苔薄黄，脉浮数。其病多因风寒袭表，治宜辛凉解表，宣肺清热。风热感冒的代表方药有银翘散、桑菊饮、双黄连颗粒、羚羊感冒片、连花清瘟胶囊等。

3. 暑湿感冒

暑湿感冒多发生于夏季，临床表现有面垢身热汗出，或汗出不畅，身热不扬，身重倦怠，头昏重痛，或有鼻塞流涕，咳嗽痰黄，胸闷欲呕，小便短赤，舌苔黄腻，脉濡数。其病多因暑湿所致，治宜清暑祛湿，和中解表。暑湿感冒的代表方药有藿香正气水、保济丸等。

4. 时疫感冒

时疫感冒为多发于冬春季，多由感受疫气而生，传染性强。临床表现似风热感冒，发病急，病情重，突然恶寒发热，但以发热为主，体温高达 39℃ 以上，头身疼痛剧烈，面赤，目赤，口燥，咽痛，舌尖红，苔淡黄，脉浮数。其病多因时行疫气所致，治宜清热解毒，宣肺解表。时疫感冒的代表方药有抗病毒口服液、连花清瘟胶囊等。

⟳ 课堂互动　风热感冒与时疫感冒如何区别？

5. 气虚感冒

气虚感冒临床表现有因素体虚弱，易反复感冒，不耐风寒，常倦怠乏力，气短，恶寒较重，发热，汗出，鼻塞流涕，头痛，背部畏风寒，咳嗽咯痰无力，舌质淡，苔薄白，脉浮无力。其病多因气虚受邪所致。气虚感冒的代表方药有败毒散、参苏丸、玉屏风颗粒等。

任务三　方药推荐

一、风寒感冒用方药

方药推荐

麻黄汤

《伤寒论》

【功能】发汗解表，宣肺平喘。

【主治】外感风寒表实证。症见恶寒发热，头身疼痛，无汗而喘，舌苔薄白，脉浮紧。

【组成】麻黄、桂枝、苦杏仁、炙甘草。

【组方分析】本方为外感风寒、肺气失宣而设。风寒袭表，致卫阳被遏，营阴郁滞，腠理闭塞，经脉不通，故恶寒发热，无汗，头身疼痛；肺主宣降，寒邪束表，致肺气失宣，则上逆为喘；舌苔薄白，脉浮紧，是风寒在表之象。治宜发汗解表，宣肺平喘。

方中麻黄，发汗散寒，宣肺平喘，为君药。

桂枝，解肌发表，温通经脉，通达营卫，为臣药。桂枝既助君药发汗散寒，又可温通营卫。二药相须为用，增强发汗解表之功，使风寒去、营卫和。

苦杏仁，降气止咳平喘，为佐药。与麻黄相伍，一宣一降，复肺气宣降之权，使邪气去、肺气和。

炙甘草，既调和诸药，又缓麻、桂峻烈之性，使汗出而不耗伤正气，为佐使药。

诸药相伍，共奏发汗解表、宣肺平喘之功。

【临床应用】

（1）辨证要点　本品是治疗外感风寒表实证的基础方。以恶寒发热、无汗而喘、脉浮紧为辨证要点。

（2）现代应用　本品可用于感冒、流行性感冒、急性支气管炎、支气管哮喘等属外感风寒表实证者。

【用法用量】方中四药，以水九升，先煮麻黄，减二升，去上沫，内诸药，煮取二升半，去滓，温服八合。覆取微似汗，不须啜粥。现代则用水煎服，温覆取微汗。

【注意事项】药味虽少，但发汗力较强，不可过服，以免汗出太过而伤人正气。

桂枝汤
《伤寒论》

【功能】解肌发表，调和营卫。

【主治】外感风寒表虚证。症见恶风发热，汗出头痛，鼻鸣干呕，苔白不渴，脉浮缓或浮弱。

【组成】桂枝、芍药、炙甘草、生姜、大枣。

【组方分析】本方为外感风寒、卫气外泄、营阴不守、肺胃失和而设。外感风邪，其性开泄，使卫气失其固护、营阴失其内守，卫阳浮强而营阴虚弱，故恶风发热，汗出，头痛，脉浮缓或浮弱；邪气郁滞，肺胃失和，则鼻鸣干呕。治宜解肌发表，调和营卫。

方中桂枝，解肌发表，助卫阳，为君药。

芍药，益阴敛营，敛固外泄营阴，为臣药。与君药等量配伍，一治卫强，一治营弱，营卫同治，邪正兼顾，散中有收，汗中寓补。

生姜，解表散寒，助君臣药发散表邪，又温中止呕；大枣，补中益气，助臣药调补营阴。二药相合，补脾和胃，调和营卫，共为佐药。

炙甘草，调和诸药，助桂枝辛甘化阳以实卫，合芍药酸甘化阴以益营，为佐使药。

诸药配伍，发中有补，散中有收，营卫同治，邪正兼顾，阴阳并调，共奏解肌发表、调和营卫之功。

【临床应用】

（1）辨证要点　本品为治疗外感风寒表虚证的基础方，又是调和营卫、调和阴阳治法的代表方。以恶风、发热、汗出、脉浮缓为辨证要点。

（2）现代应用　本品可用于感冒、流行性感冒、各种低热、妊娠呕吐、冻疮、荨麻疹等属营卫不和者。

【用法用量】上五味，（㕮）咀，以水七升，微火煮取三升，去滓，适寒温，服一升。服已须臾，啜热稀粥一升余，以助药力。现代用法：以水煎服，温服取微汗。

【注意事项】凡外感风寒表实无汗者，禁用；禁食生冷、黏腻、酒肉等物。

九味羌活丸（口服液、颗粒）
《中华人民共和国药典》2020年版

【功能】疏风解表，散寒除湿。

【主治】外感风寒挟湿所致的感冒。症见恶寒，发热，无汗，头重而痛，肢体酸痛，口苦微渴，舌苔白或微黄，脉浮紧。

【组成】羌活、防风、苍术、细辛、川芎、白芷、地黄、黄芩、甘草。

【组方分析】本方为外感风寒湿邪、兼内有蕴热而设。风寒湿邪侵犯肌表，郁遏卫阳，闭塞腠理，阻滞经络，致气血运行不畅，故恶寒，发热，无汗，头重而痛，肢体酸楚疼痛；里有蕴热，故口苦微渴；苔白或微黄，脉浮，是表证兼里热之象。治宜发散风寒湿邪，兼清里热。

方中羌活，入太阳经，解表散寒，祛风除湿，止痹痛，为君药。

防风，为风中润药，祛风解表，胜湿止痛；苍术，入太阴经，健脾燥湿，祛风散寒。二药合用，助君药祛风散寒，除湿止痛，共为臣药。

细辛，入少阴经，解表散寒，祛风止痛；白芷，入阳明经，解表散寒，祛风止痛，兼可燥湿；川芎，主入少阳、厥阴经，行气活血，祛风止痛。三药合用，助君药臣药祛风散寒，除湿止痛。地黄，清血分热；黄芩，清气分热。二者合用，清泄里热，并防诸辛温燥烈之品助热伤津。五药合用，祛风散寒，除湿止痛，兼清里热，共为佐药。

甘草，调和诸药，为使药。

诸药合用，分经论治，内外同解，共奏疏风解表、散寒除湿之功。

【临床应用】

（1）辨证要点　本品为治疗外感风寒湿邪而兼里热证的常用方。以恶寒发热、头痛无汗、肢体酸楚疼痛、口苦微渴为辨证要点。

（2）现代应用　本品可用于感冒、风湿性关节炎、偏头痛、腰肌劳损等属外感风寒湿邪，兼有里热者。

【用法用量】丸剂：姜葱汤或温开水送服。一次6～9g，一日2～3次。口服液：口服。一次20mL，一日2～3次。颗粒剂：姜汤或开水冲服。一次1袋，一日2～3次。

【注意事项】本品为辛温燥烈之剂，风热表证及阴虚内热者，不宜使用。

感冒清热颗粒（口服液、咀嚼片、胶囊）
《中华人民共和国药典》2020年版

【功能】疏风散寒，解表清热。

【主治】风寒感冒。症见头痛发热，恶寒身痛，鼻流清涕，咳嗽咽干。

【组成】荆芥穗、薄荷、防风、柴胡、紫苏叶、葛根、桔梗、苦杏仁、白芷、苦地丁、芦根。

【组方分析】方中荆芥穗，气味轻扬，解表散风；防风，祛风解表，止痛。二药合用，疏风散寒，共为君药。

紫苏叶、白芷，解表散寒；薄荷、柴胡，疏风散热；葛根，解肌退热，生津止渴。五药合用，助君药解表散风，共为臣药。

桔梗、苦杏仁，宣肃肺气，化痰止咳；苦地丁，清热解毒；芦根，清热生津，止渴。四药合用，宣肺止咳，清热生津，共为佐药。

诸药合用，共奏疏风散寒、解表清热之功。

【临床应用】

（1）辨证要点　本品用于治疗外感寒邪、内有蕴热所致的风寒感冒。以恶寒、发热、鼻流清涕、咽干、舌苔薄白、脉浮为辨证要点。

（2）现代应用　本品可用于急性上呼吸道感染等属外感风寒、里有蕴热证者。

【用法用量】颗粒剂：开水冲服。一次1袋，一日2次。口服液：口服。一次10mL，一日2次。咀嚼片：咀嚼溶化后吞服。一次2片，一日2次。胶囊剂：口服。一次3粒，一日2次。

【注意事项】忌食生冷、油腻食物。

小柴胡颗粒（片、泡腾片、胶囊）

《中华人民共和国药典》2020 年版

【功能】解表散热、疏肝和胃。

【主治】

（1）伤寒少阳证　症见往来寒热，胸胁苦满，默默不欲饮食，心烦喜呕，口苦，咽干，目眩，舌苔薄白，脉弦。

（2）热入血室证　妇人伤寒，经水适断，寒热发作有时。

（3）黄疸、疟疾以及内伤杂病而见少阳证者。

【组成】柴胡、黄芩、党参、甘草、姜半夏、生姜、大枣。

【组方分析】少阳经脉循胸布胁，位于太阳、阳明表里之间。伤寒邪犯少阳，病在半表半里，邪正相争，邪胜欲入里并于阴，正胜欲拒邪出于表，故往来寒热；邪在少阳，经气不利，郁而化热，胆火上炎，而致胸胁苦满，心烦，口苦，咽干，目眩；胆热犯胃，胃失和降，胃气上逆，故默默不欲饮食而喜呕。若妇人经期，感受寒邪，邪热内传，热与血结，血热瘀滞，疏泄失常，故经水不当断而断，寒热发作有时。邪在表者，当从汗解；邪入里者，则当吐下。今邪既不在表，又不在里，而在表里之间，则非汗、吐、下所宜，宜和解少阳。

方中柴胡，透散少阳之邪，疏散少阳气郁，为君药。

黄芩，清泄少阳之热，为臣药。与君药配伍，一散一清，以和解少阳。

姜半夏、生姜，和胃降逆，止呕；党参、大枣，益气补脾，既扶正以祛邪，又益气以御邪内传，使正气旺盛，邪无内传之机。四药相合，以利脾胃气机之升降，共为佐药。

甘草，既助参、枣扶正，又调和诸药，为佐使药。

诸药合用，和解少阳，疏肝和胃，使邪气得解，枢机得利，共奏和解少阳之功。

【临床应用】

（1）辨证要点　本品为治疗伤寒少阳证的基础方，又是和解少阳法的代表方。以往来寒热、胸胁苦满、心烦喜呕、口苦、苔白、脉弦为辨证要点。

（2）现代应用　本品可用于感冒、流行性感冒、疟疾、慢性肝炎、肝硬化、急慢性胆囊炎、胆结石、急性胰腺炎、胸膜炎、中耳炎、产褥热、急性乳腺炎、睾丸炎、胆汁反流性胃炎、胃溃疡等属邪踞少阳、胆胃不和者。

【用法用量】开水冲服。颗粒剂：一次 1～2 袋，一日 3 次。片剂：口服。一次 4～6 片，一日 3 次。泡腾片：温开水冲溶后口服。一次 1～2 片，一日 3 次。胶囊剂：口服。一次 4 粒，一日 3 次。

【注意事项】风寒表证者，不宜使用。

午时茶颗粒（胶囊）

《中华人民共和国药典》2020 年版

【功能】祛风解表，化湿和中。

【主治】外感风寒，内伤食积证。症见恶寒发热，头痛身楚，胸脘满闷，恶心呕吐，腹痛腹泻，舌淡苔薄白，脉浮滑。

【组成】苍术、陈皮、柴胡、连翘、白芷、厚朴、枳实、山楂、羌活、前胡、防风、广藿香、甘草、六神曲（炒）、川芎、红茶、桔梗、炒麦芽、紫苏叶。

【组方分析】方中紫苏叶、柴胡，发散表邪；防风、羌活、白芷、苍术，解表散寒，祛风除湿。六药相合，发散风寒，化湿，共为君药。

六神曲（炒）、炒麦芽、山楂，消食导滞；陈皮、枳实，理气和胃。广藿香、厚朴，祛湿和中。七药同用，行气化湿和胃，共为臣药。

川芎，行气，祛风止痛；桔梗、前胡，宣肺利膈；连翘，清热散结，且制诸药之温燥。四药合用，共为佐药。

红茶，引药入脾胃；甘草，调和诸药。二药合用，共为佐药。

诸药配伍，共奏发散风寒、化湿和胃之功。

【临床应用】

（1）辨证要点　本品是外感风寒、内伤食积常用方。以恶寒发热、胸脘满闷、恶心呕吐、舌苔白腻、脉浮滑为辨证要点。

（2）现代应用　本品可用于胃肠型感冒、急性胃肠炎、胃肠功能紊乱、消化不良、过敏性肠炎等属外感风寒、内伤食积者。

【用法用量】口服。颗粒剂：开水冲服，一次1袋，一日1～2次。胶囊剂：一次6粒，一日1～2次。

【注意事项】风热感冒者，不适用。

二、风热感冒用方药

银翘散
《中华人民共和国药典》2020年版

【功能】辛凉透表，清热解毒。

【主治】温病初起证。症见发热，微恶风寒，无汗或有汗不畅，口渴头痛，咽痛咳嗽，舌尖红，苔薄白或薄黄，脉浮数。

【组成】连翘、金银花、桔梗、薄荷、淡豆豉、淡竹叶、牛蒡子、荆芥、芦根、甘草。

【组方分析】本方为温病初起而设。邪在卫分，卫气被郁，开合失司，故发热，微恶风寒，无汗或有汗不畅；温热毒邪犯肺，肺气失宣，则咳嗽；风热侵袭肺系门户，搏结气血，蕴结成毒，则咽痛红肿；温邪伤津，则口渴；舌尖红，苔薄白或微黄，脉浮数，为温病初起之象。治宜辛凉透表，清热解毒。

方中金银花、连翘重用，疏散风热，清热解毒，可辟秽化浊，透散卫分表邪，共为君药。

薄荷、牛蒡子，疏散风热，清利头目，解毒利咽；荆芥、淡豆豉，温而不燥，辛温解表，制性取用，助君药疏散表邪。四药合用，疏散风热，清利头目，共为臣药。

芦根、竹叶，清热生津；桔梗，宣肃肺气，止咳利咽。三药合用，同为佐药。

甘草，合桔梗以利咽止痛，又调和诸药，为使药。

诸药合用，共奏辛凉透表、清热解毒之功。

【临床应用】

（1）辨证要点　《温病条辨》称本方为"辛凉平剂"，是治疗外感风热表证的常用方。以发热、微恶寒、咽痛、口渴、脉浮数为辨证要点。

（2）现代应用　本品可用于急性发热性疾病的初起阶段，如感冒、流行性感冒、急性扁桃体炎、上呼吸道感染、肺炎、麻疹、流行性脑膜炎、乙型脑炎、腮腺炎等辨证属温病初起、邪郁肺卫者。皮肤病如风疹、荨麻疹、疮痈疖肿，亦可用之。

【用法用量】方中所用药物均系轻清之品，原方用法强调"香气大出，即取服，勿过煮"，体现了吴鞠通的"治上焦如羽，非轻不举"。现代用法：以温开水吞服或开水泡服。一次1袋，一日2～3次。

【注意事项】外感风寒及湿热病初起者，禁用；方中药物多为芳香轻宣之品，不宜久煎。

🌿 知识拓展

　　银翘散，源自清代吴鞠通《温病条辨》。本方谨遵《内经》"风淫于内，治以辛凉，佐以苦甘；热淫于内，治以咸寒，佐以甘苦"之训；又宗喻嘉言芳香逐秽之说，由东垣清心凉膈散变化而来。近几十年来，以银翘散为底方，先后形成了银翘散、银翘片、银翘合剂、银翘袋泡剂、银翘解毒片、银翘解毒液、银翘解毒丸、银翘解毒颗粒、银翘解毒胶囊、银翘解毒合剂、银翘伤风胶囊、精制银翘解毒片、复方银翘氨敏胶囊、复方银翘氨酚维C片等银翘系列中成药。

桑菊饮
《温病条辨》

【功能】疏风清热，宣肺止咳。

【主治】风温初起，表热轻证。症见但咳，身热不甚，口微渴，舌苔薄白，脉浮数。

【组成】桑叶、菊花、苦杏仁、连翘、薄荷、桔梗、甘草、芦根。

【组方分析】本方为风温袭肺、肺失清肃而设。温热病邪从口鼻而入，邪犯肺络，肺失清肃，故以咳嗽为主症；卫表不疏，但受邪轻浅，则身热不甚，口微渴；舌苔薄白，脉浮数，为风温在表之象。治宜疏风清热，宣肺止咳。

方中桑叶，疏散风热，清肺润燥；菊花，散风清热，清热解毒。二药相须为用，直走上焦，疏散肺中风热，共为君药。

苦杏仁，降气，止咳平喘；桔梗，宣肺，利咽。二药相合，一宣一降，相须为用，复肺宣降而止咳，共为臣药。

薄荷，疏散风热；连翘，清热解毒，疏散风热；芦根，清热生津。三药合用，散风清热，共为佐药。

甘草，调和诸药，为使药。

诸药相伍，疏散风热，宣降肺气，使表证解、咳嗽止，共奏疏风清热、宣肺止咳之功。

【临床应用】

(1) 辨证要点　《温病条辨》称本方为"辛凉轻剂"，为治疗风热犯肺咳嗽的常用方。以咳嗽、发热不甚、微渴、脉浮数为辨证要点。

(2) 现代应用　本品可用于感冒、急性支气管炎、上呼吸道感染、肺炎、急性结膜炎、角膜炎等属风热犯肺或肝经风热者。

【用法用量】水二杯，煮取一杯，日二服。现代用法：以水煎，温服。

【注意事项】风寒感冒，不宜使用；方中药物多为轻清之品，不宜久煎。

双黄连颗粒（口服液、片、胶囊）
《中华人民共和国药典》2020 年版

【功能】疏风解表，清热解毒。

【主治】外感风热所致的感冒。症见发热，咳嗽，咽痛。

【组成】金银花、黄芩、连翘。

【组方分析】方中金银花疏散风热，清热解毒，又辟秽化浊，为君药。

黄芩苦，清肺火及上焦实热，解毒；连翘，清热解毒，又散上焦风热而清心火。二药合用，共为臣药。

三药相合，药少力专，共奏疏风解表、清热解毒之功。

【临床应用】

(1) 辨证要点　本品是治疗风热感冒的常用方。以发热、咳嗽、咽痛、舌红苔黄、脉浮数为辨证要点。

(2) 现代应用　本品可用于由细菌和病毒感染引起的上呼吸道感染、急性支气管炎、慢性支气管炎急性发作、急性咽炎、急性扁桃体炎、肺炎、肺脓疡、急性肠炎、急性肾炎等外感风热者。

【用法用量】口服或开水冲服。颗粒剂：一次 10g，一日 3 次；六个月以下，一次 2～3g；六个月至一岁，一次 3～4g；一岁至三岁，一次 4～5g；三岁以上儿童酌量或遵医嘱。无蔗糖颗粒服用量减半。口服液：一次 20mL 或 10mL，一日 3 次；小儿酌减或遵医嘱。片剂：一次 4 片，一日 3 次；小儿酌减或遵医嘱。胶囊剂：一次 4 粒，一日 3 次；小儿酌减或遵医嘱。

【注意事项】风寒感冒，不适用；忌食辛辣、油腻食物。

羚羊感冒片

《中华人民共和国药典》2020 年版

【功能】清热解表。

【主治】流行性感冒。症见发热恶风，头痛头晕，咳嗽，胸闷，咽喉肿痛。

【组成】羚羊角、牛蒡子、淡豆豉、金银花、荆芥、连翘、淡竹叶、桔梗、薄荷素油、甘草。

【组方分析】方中金银花、连翘，疏散风热，清热解毒；羚羊角，清热解毒。三药合用，清热解毒，疏散风热，共为君药。

荆芥、淡豆豉、薄荷素油，解表散风；淡竹叶，清热利尿，导邪外出。四药合用，共为臣药。

牛蒡子，疏风解表，利咽解毒；桔梗，开宣肺气，利咽。二药合用，共为佐药。

甘草，清热解毒，调和诸药，为佐使药。

诸药相合，外散内清，共奏清热解表之功。

【临床应用】

(1) 辨证要点　本品是治疗流行性感冒的常用方。以发热、恶风、咽痛、舌红苔薄黄、脉浮数为辨证要点。

(2) 现代应用　本品可用于流行性感冒、急性上呼吸道感染、流行性腮腺炎、流行性脑膜炎初起等属风温初起或风热外袭证候者。

【用法用量】口服。一次 4～6 片，一日 2 次。

【注意事项】外感风寒，不适用；忌食辛辣、刺激性食物。

连花清瘟胶囊（片、颗粒）

《中华人民共和国药典》2020 年版

【功能】清瘟解毒，宣肺泄热。

【主治】流行性感冒属热毒袭肺证。症见发热，恶寒，肌肉酸痛，鼻塞流涕，咳嗽，头痛，咽干咽痛，舌偏红，苔黄或黄腻等。

【组成】连翘、金银花、炙麻黄、炒苦杏仁、石膏、板蓝根、绵马贯众、鱼腥草、广藿香、大黄、红景天、薄荷脑、甘草。

【组方分析】方中连翘、金银花，疏散风热，清热解毒，又辟秽化浊，共为君药。

炙麻黄，宣肺平喘，兼以解表；石膏，清解肺热；炒苦杏仁，降气止咳平喘。三药合用，清泄肺火，宣肺平喘，共为臣药。

板蓝根，清热解毒，凉血利咽；绵马贯众，清热解毒；鱼腥草，清热解毒，消痈排脓；薄荷脑，疏散风热，清利头目，利咽；广藿香，发表，芳香化浊；大黄，清热泻火，凉血解毒，兼通里泄热；红景天，益气活血，通脉平喘。七药相合，清肺解毒，宣肺泄热，化湿浊，利咽喉，共为佐药。

甘草，清热解毒，又调和诸药，为佐使药。

全方配伍，辛凉宣泄，苦寒清泄，共奏清瘟解毒、宣肺泄热之功。

【临床应用】

(1) 辨证要点　本品为治疗流行性感冒属热毒袭肺证的常用方。以发热、咳嗽、咽痛、舌红、苔黄为辨证要点。

(2) 现代应用　本品用于流行性感冒、上呼吸道感染、急性扁桃体炎、单纯疱疹等属热毒袭肺者；同时，也是新冠肺炎医学观察期的推荐治疗药物。

【用法用量】口服。胶囊剂：一次 4 粒，一日 3 次。片剂：一次 4 片，一日 3 次。颗粒剂：一次 1 袋，一日 3 次。

【注意事项】风寒感冒者，慎用；忌食辛辣、油腻食物。

先证用药

连花清瘟诞生于 2003 年"非典"时期，汲取中医药两千年抗疫三朝名方化裁而成，以东汉张仲景《伤寒杂病论》麻杏石甘汤与清代吴鞠通《温病条辨》银翘散为基础方，吸取明代吴又可《温疫论》治疫病用大黄经验，并加入芳香化湿护脾胃的藿香，提高免疫护正气的红景天。并在 2004 年取得国家药品批准文号上市。连花清瘟制剂是 H1N1（2009）、流感（2018）、新冠（2020）等病毒性传染公共卫生事件的核心防控药物，是国家已批准的治疗流感及轻型、普通型新冠肺炎的有效药物。临床研究显示，连花清瘟可缩短退热时间，改善肺部炎症，提高上呼吸道感染和新冠肺炎主要症状的治疗有效率。连花清瘟被列入"三方三药"，30 次被国家卫健委（国家卫生健康委员会）、国家中医药管理局以及各省推荐用于疫情防控，列入国家卫健委《新型冠状病毒感染诊疗方案（试行第十版）》，体现了中医药"先证用药、截断病势，整合调节、多靶干预"疫情防治的独特优势。

三、暑湿感冒用方药

藿香正气水（软胶囊、滴丸、口服液）

《中华人民共和国药典》2020 年版

【功能】解表化湿，理气和中。

【主治】外感风寒、内伤湿滞或夏伤暑湿所致的感冒。症见头痛昏重，胸膈痞闷，脘腹胀痛，呕吐泄泻，舌苔白腻，脉浮或濡缓；胃肠型感冒见上述证候者。

【组成】苍术、陈皮、姜厚朴、白芷、茯苓、大腹皮、生半夏、甘草浸膏、广藿香油、紫苏叶油。

【组方分析】本方为外感风寒、内伤湿滞、气机不畅、升降失常而设。夏月之季，外感风寒，卫阳被郁，故恶寒发热，头痛；内伤湿滞，湿浊中阻，气机不畅，故胸膈满闷，脘腹疼痛；湿阻气滞，脾胃不和，升降失常，故恶心呕吐，肠鸣泄泻；舌苔白腻，脉浮或濡缓，为外感风寒、内伤湿滞之征。治宜解表化湿，理气和中。

方中广藿香油，外散风寒，内化湿滞，辟秽和中，为君药。

白芷、紫苏叶油，发散风寒。二药相合，助君药外散风寒，内化湿浊，共为臣药。紫苏叶油，又醒脾宽中，行气止呕。

生半夏、陈皮，燥湿和胃，降逆止呕；茯苓，健脾助运，除湿和中，止泻；大腹皮、姜厚朴，行气化湿，畅中行滞，寓气行则湿化；苍术，健脾燥湿，祛风散寒。六药相合，化湿，理气，和中，共为佐药。

甘草浸膏，调和诸药，为使药。

诸药相合，外散风寒，内化湿浊，畅达气机，调和脾胃，升清降浊，共奏解表化湿，理气和中之功。

【临床应用】

（1）辨证要点　本品为治疗夏月感寒伤湿、脾胃失和证的常用方。以恶寒发热、上吐下泻、舌苔白腻、脉浮或濡缓为辨证要点。

（2）现代应用　本品可用于胃肠型感冒、急慢性胃肠炎、痢疾、副伤寒等属伤风感冒、内伤食滞者。亦可用于山岚瘴疟（恶性疟疾），为外出旅游常备药品。

【用法用量】口服。酊剂：一次 5～10mL，一日 2 次，用时摇匀。软胶囊剂：一次 2～4 粒，一日 2 次。滴丸剂：一次 1～2 袋，一日 2 次。口服液：一次 5～10mL，一日 2 次，用时摇匀。

【注意事项】本品重在化湿和胃，解表散寒之力较弱，故服后宜温覆以助解表；湿热霍乱之吐泻不可用；本品为乙醇制剂，应避免与头孢类药物同服，以免发生双硫仑样反应。

保济丸（口服液）
《中华人民共和国药典》2020 年版

【功能】解表，祛湿，和中。

【主治】暑湿感冒。症见发热头痛，腹痛腹泻，恶心呕吐，肠胃不适；亦可用于晕车晕船。

【组成】广藿香、苍术、白芷、化橘红、厚朴、菊花、蒺藜、钩藤、薄荷、茯苓、薏苡仁、广东神曲、稻芽、木香、葛根、天花粉。

【组方分析】方中广藿香芳香化浊，辛散解表；白芷、苍术，解表散寒、化湿宽中。三药合用，解表，化湿，和中，共为君药。

厚朴、化橘红，燥湿除满，下气和中；菊花、薄荷、蒺藜、钩藤，清宣透邪。六药合用，共为臣药。

广东神曲、谷芽、木香，行气和中；茯苓、薏苡仁，淡渗利湿；葛根，升清以助利湿；天花粉，生津，防止吐泻伤阴。七药合用，行气，利湿，和中，共为佐药。

诸药合用，解表，和中，燥湿，化湿，渗湿，内外分消表里之湿，共奏解表、祛湿、和中之功。

【临床应用】

（1）辨证要点　本品为治疗暑湿感冒常用方。以发热、胸膈满闷、上吐下泻、舌苔白腻、脉濡缓为辨证要点。

（2）现代应用　本品可用于急性胃肠疾病、消化不良等属暑湿型感冒者。

【用法用量】口服。丸剂：一次 1.85～3.7g，一日 3 次。口服液：一次 10～20mL，一日 3次；儿童酌减。

【注意事项】外感燥热者，不宜服用；忌食辛辣、油腻食物。

四、气虚感冒用方药

败毒散
《中华人民共和国药典》2020 年版

【功能】发汗解表，散风祛湿。

【主治】气虚，外感风寒湿证。症见憎寒壮热，项强头痛，肢体酸痛，无汗，鼻塞声重，咳嗽有痰，胸膈痞满，舌苔白腻，脉浮而重按无力。

【组成】党参、茯苓、枳壳、甘草、川芎、羌活、独活、柴胡、前胡、桔梗。

【组方分析】本方为正气虚，外感风寒湿邪而设。风寒湿邪袭于肌表，卫阳被遏，故憎寒壮热，无汗；寒主收引，湿性重着，寒湿客于肢体、骨节、经络，气血运行不畅，故项强头痛，肢体酸痛；风寒犯肺，肺失宣降，津液聚而不布，故咳嗽有痰，鼻塞声重；痰阻气机，故胸膈痞闷；舌苔白腻，脉浮按之无力，为气虚外感之象。治宜发汗解表，散风祛湿，益气。

方中羌活，解表散寒，祛风除湿，止痛；独活，祛风除湿，通痹止痛。二者合用，通治一身上下之风寒湿邪，共为君药。

柴胡，疏散退热；川芎，活血行气，祛风止痛。二药合用，助君药解表祛风，散寒止痛，共为臣药。

桔梗，宣肺；枳壳，理气宽中，行滞消胀；前胡，降气化痰，散风；茯苓，渗湿健脾。四药合用，升降相合，宽胸利气，化痰止咳。党参，健脾益肺，一助正气鼓邪外出，二可祛邪不伤正，三防邪复犯。五药合用，健脾祛湿，理气化痰，共为佐药。

甘草，补脾益气，调和诸药，为佐使药。

诸药相伍，共奏发汗解表、散风祛湿之功。

【临床应用】

（1）辨证要点　本品是治疗气虚外感风寒湿证的常用方。以憎寒壮热、四肢酸痛、无汗、脉浮、重按无力为辨证要点。

（2）现代应用　本品可用于感冒、流行性感冒、支气管炎、风湿性关节炎、痢疾、过敏性皮炎、湿疹等属外感风寒湿邪兼气虚者。

【用法用量】另加生姜、薄荷少许炖，取汤服。一次6～9g，一日1～2次。

【注意事项】本品药物多辛温香燥，外感风热及阴虚外感，忌用；时疫、湿温、湿热蕴结大肠所致的痢疾，不可用。

💡 **课堂拓展**

人参败毒散出自《太平惠民和剂局方》，由人参（去芦）、柴胡（去苗）、甘草、桔梗、川芎、茯苓（去皮）、枳壳（去瓤，麸炒）、前胡（去苗，洗）、羌活（去苗）、独活（去苗）组成。每服二钱，水一盏，入生姜、薄荷各少许，同煎七分，去滓，不拘时服。清代喻嘉言以神来之笔，遵循《黄帝内经》"清气在下则生飧泄"，用羌活、独活提举阳气，解表；桔梗、枳壳，行气，除里急后重。用此方治疗痢疾，创制逆流挽舟法，用于外邪内陷、里气不足导致的腹痛泻痢。

参苏丸
《中华人民共和国药典》2020年版

【功能】益气解表，疏风散寒，祛痰止咳。

【主治】气虚，外感风寒，内有痰湿证。症见恶寒发热，无汗，头痛鼻塞，咳嗽痰白，胸脘满闷，倦怠无力，气短懒言，苔白腻，脉弱。

【组成】党参、紫苏叶、葛根、前胡、茯苓、半夏（制）、陈皮、枳壳（炒）、桔梗、甘草、木香。

【组方分析】本方为脾肺气虚、外感风寒、痰湿内生而设。风寒袭表，卫阳遏郁，故恶寒发热，无汗，头痛鼻塞；痰湿内生，阻遏气机，故咳嗽痰白，胸脘满闷；脾肺气虚，故倦怠无力，气短懒言；苔白腻，脉弱，为气虚，内有痰湿之象。治宜益气解表，疏风散寒，祛痰止咳。

方中党参，健脾益肺；紫苏叶，解表散寒，行气宽中。二药合用，益气解表，疏风散寒，共为君药。

葛根，解肌退热；前胡，降气化痰，散风。二药合用，共为臣药。

半夏（制），燥湿化痰，降逆止呕；陈皮，理气健脾，燥湿化痰；茯苓，健脾，渗湿，以治生痰之源。三药合用，燥湿化痰，理气健脾。桔梗，宣肺，祛痰；枳壳（炒），理气宽胸。二药相合，治痰先治气，宣降结合，调整气机。木香，行气，健脾。六药合用，化痰与理气兼顾，升降复常，宣散表邪，开阖肺气。

甘草，合茯苓、党参益气健脾，兼调和诸药，为佐使药。

诸药相合，扶正以助驱邪，驱邪而不伤正，使正气复，风寒散，痰浊去，共奏益气解表、疏风散寒、祛痰止咳之功。

【临床应用】

（1）辨证要点　本品是治疗气虚外感风寒、内有痰湿证的常用方。以恶寒发热、咳嗽痰白、乏力气短、苔白腻、脉弱为辨证要点。

（2）现代应用　本品可用于上呼吸道感染、急性支气管炎等属气虚外感风寒兼有痰湿者。

【用法用量】口服。一次6～9g，一日2～3次。

【注意事项】痰热咳嗽、气喘，不宜用；风热感冒，不适用。

玉屏风颗粒（口服液、胶囊、袋泡茶）
《中华人民共和国药典》2020 年版

【功能】益气，固表，止汗。

【主治】表虚自汗证。症见自汗恶风，面色㿠白，舌淡，苔薄白，脉浮虚。亦治体虚易感风邪者。

【组成】防风、黄芪、炒白术。

【组方分析】本方为脾肺气虚，卫表不固而设。肺气虚，卫表不固，腠理不密，则易为风邪所袭，故时自恶风而易于感冒；表虚失固，营阴不能内守，津液外泄，故常自汗；脾气虚，气血化源不足，故面色㿠白；舌淡苔薄白，脉浮虚，为表虚之象。治宜益气实卫，固表止汗。

方中黄芪，内可补脾气益肺气，外可实卫固表止汗，内外同治，为君药。

炒白术，健脾益气，止汗，为臣药。脾气旺则土能生金，肺金足则固表实卫，二药相须为用，益气固表实卫，使气旺表实，汗不外泄，风邪不得侵袭。

防风，为风中之润药，祛风解表，为佐药。黄芪得防风，固表而不恋邪；防风得黄芪，祛邪而不伤正。

三药相伍，固卫气，实肌腠，兼疏风邪，共奏益气，固表，止汗之功。

【临床应用】

（1）辨证要点　本品为治疗表虚自汗的常用方。以汗出恶风、面色㿠白、舌淡、脉虚为辨证要点。

（2）现代应用　本品可用于过敏性鼻炎、上呼吸道感染等属表虚不固而外感风邪者；亦可用于小儿肾病综合征、小儿喘息型慢性支气管炎、哮喘、慢性支气管炎、支原体肺炎、角膜溃疡病、复发性口腔溃疡、慢性荨麻疹、慢性湿疹、慢性阻塞性肺病等属表虚不固而肺气虚者。

【用法用量】颗粒剂：开水冲服。一次 1 袋，一日 3 次。口服液：口服。一次 10mL，一日 3 次。胶囊剂：口服。一次 2 粒，一日 3 次。袋泡茶：开水浸泡 15 分钟后饮服。一次 2 袋，一日 2～3 次。

【注意事项】外感自汗或阴虚盗汗，不宜使用；本品宜饭前服。

任务四　健康指导

一、注意事项

感冒治疗期间，应注意调护，锻炼身体，增强体质，以御外邪。注意防寒保暖，在气候冷热变化时，随时增减衣服，避免受凉淋雨及过度疲劳；盛夏亦不可贪凉露宿。

健康指导

二、用药指导

一般忌用补敛之品，以免留邪。使用感冒药时，中病即止，不可过剂或久服，以免耗气伤阴。服药期间，应忌辛辣、生冷、油腻食物，以免影响药物吸收和药效的发挥。在感冒流行期间，尤当重视预防，服用防治方药。

中药汤剂多辛散轻扬之品，不宜久煎，不可过煮，可趁温热服，服后避风覆被取汗，或吃热稀饭、米粥以助药力。得汗为病邪外达之象，无汗是邪尚未祛。解表取汗，应以遍身微汗为佳，太过与不及，均不适宜。如汗出不彻，则表邪不解；如汗出太过，如水淋漓，则易耗伤气津，造成重感。

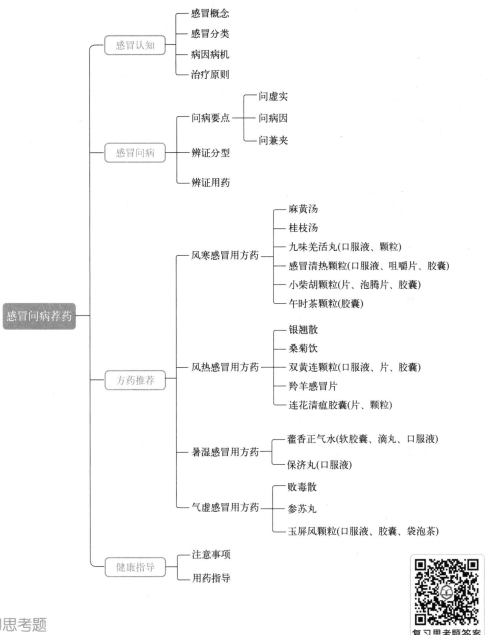

复习思考题

一、填空题

1.感冒的辨证分型可分为（　　　　）、（　　　　）、（　　　　）、（　　　　）和气虚感冒。

2.麻黄汤主治（　　　　）证，桂枝汤主治（　　　　）证，银翘散主治（　　　　）证，桑菊饮主治（　　　　）证，败毒散主治（　　　　）证。

3.九味羌活丸的功能是（　　　　　　），参苏丸的功能是（　　　　　）。

4.辛凉平剂是（　　　　），辛凉轻剂是（　　　　）。

5.双黄连颗粒的功能是（　　　　　），小柴胡颗粒的功能是（　　　　）。

二、选择题

（一）单选题

1. 感冒属于风寒感冒者，宜选用的中成药是（   ）。

A. 九味羌活丸   B. 羚羊感冒片   C. 连花清瘟胶囊   D. 保济

2. 桂枝汤的组成药味是（   ）。

A. 桂枝、芍药、生姜、大枣   B. 桂枝、芍药、生姜、大枣

C. 桂枝、炙甘草、生姜、大枣   D. 桂枝、芍药、炙甘草、生姜、大枣

3. 某患者症见往来寒热，胸胁苦满，默默不欲饮食，心烦喜呕，口苦，咽干，目眩，宜选用的中成药是（   ）。

A. 感冒清热颗粒   B. 小柴胡颗粒   C. 双黄连颗粒   D. 连花清瘟胶囊

4. 某患者，男，36 岁，夏日因受雨淋，出现恶寒发热，头痛昏重，脘腹胀痛，呕吐，泄泻，宜选择的中成药是（   ）。

A. 藿香正气软胶囊   B. 羚羊感冒片

C. 玉屏风颗粒   D. 感冒清热颗粒

5. 某患者，症见憎寒壮热，项强头痛，肢体酸痛，无汗，鼻塞声重，咳嗽有痰，胸膈痞满，宜选择的中成药是（   ）。

A. 参苏丸   B. 玉屏风颗粒   C. 小柴胡颗粒   D. 败毒散

（二）多选题

1. 藿香正气水的功能是（   ）。

A. 解表化饮   B. 解表化湿   C. 理气和中   D. 散风祛湿

2. 银翘散的功能是（   ）。

A. 辛凉透表   B. 宣肺止咳   C. 疏风清热   D. 清热解毒

3. 可用于风热感冒的中成药有（   ）。

A. 银翘散   B. 桑菊饮   C. 双黄连颗粒   D. 连花清瘟胶囊

4. 感冒的病因有（   ）。

A. 风寒   B. 风热   C. 暑湿   D. 气虚

三、分析题

1. 处方分析

桂枝 15g   葛根 15g   白芍 15g   炒苦杏仁 15g   生姜 5g   大枣 10g

请根据处方药物组成，分析此方适用于感冒的何种证型，并简要说明理由。

2. 案例分析

患者刘某，女，34 岁，前来就诊。主诉因受寒受凉，出现恶寒，发热，流清涕，2 日来，未服用药物治疗，出现体温 37.8℃，微恶寒，流浊涕，咽痛，口微渴，舌红苔薄黄，脉浮等。

请辨证分型，并为该患者推荐合适的中成药。

项目二　咳嗽问病荐药

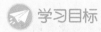 学习目标

[知识目标]

1. 掌握通宣理肺丸（片、胶囊、颗粒）、小青龙合剂（颗粒）、桂龙咳喘宁胶囊（颗粒）、急支糖浆、蜜炼川贝枇杷膏、二陈丸、止嗽定喘口服液、清气化痰丸、养阴清肺膏（丸、口服液）、百合固金丸（口服液、浓缩丸、片、颗粒）的功能、主治、组成、组方分析及注意事项。

2. 熟悉咳嗽的概念、分类、病因病机、治疗原则、辨证分型、注意事项及用药指导。

3. 了解杏苏止咳颗粒（口服液、糖浆）、川贝枇杷糖浆、止咳枇杷颗粒、杏苏散、桑杏汤、杏仁止咳合剂、橘红痰咳液、牛黄蛇胆川贝液、清肺抑火丸、复方鲜竹沥液、二母宁嗽丸、川贝雪梨膏的功能、主治及注意事项。

[技能目标]

1. 学会咳嗽病的问病技巧。

2. 学会咳嗽病的方药推荐。

[素质目标]

1. 培养学生传承精华、守正创新的责任感。

2. 培育学生合理用药、科学用药的意识。

3. 树立学生关爱健康、服务健康的理念。

案例导入

患者林某，男，37岁，因旅途感受风寒，出现寒热无汗，全身酸楚，头痛咳剧，曾服解表发汗剂，寒热稍退而增气急喘促，痰呈白沫量多，苔薄白，脉弦紧。

讨论：此患者患有何种疾病？此病产生的病因是什么？可选用何种方剂或中成药？请为此患者介绍该方药的功能、主治、组成及注意事项，并提供健康指导。

任务一 咳嗽认知

一、咳嗽概念

咳嗽认知

咳嗽，是指以外感或内伤等因素，导致肺失宣肃，肺气上逆，冲击气道，发出咳声或伴咯痰为临床特征的一种病证。它是清除呼吸道内分泌物或异物的反射性防御动作，是一种非特异性症状。它既是一个独立性的病证，又是肺系多种病证的一个症状。现代医学的呼吸道感染、急慢性支气管炎、支气管扩张、各种肺炎等均属中医咳嗽的范畴。

二、咳嗽分类

咳嗽多由外邪侵袭、肺气失宣所致；也可由脏腑功能失调，累及肺脏，肺气失肃而发生。因病因不同，咳嗽可分为外感咳嗽与内伤咳嗽两大类，而外感咳嗽又可分为风寒咳嗽、风热咳嗽和风燥咳嗽，内伤咳嗽又可分为痰湿咳嗽、痰热咳嗽及阴虚咳嗽等。

三、病因病机

咳嗽病因有外感与内伤之分。外感病因有风、寒、热、燥等；内伤病因有痰湿、痰热、阴虚等。咳嗽病机为邪气干肺，肺失宣降，致肺气上逆，发为咳嗽。病位在肺，与肝脾肾等脏器有关。

风寒咳嗽，因气候失常，或起居不慎，或冷暖失宜，风寒之邪从口鼻或皮毛侵入，内郁肺气，致肺失宣肃，肺气上逆。

风热咳嗽，因气候突变，或调摄不当，或冷热失常，风热之邪从口鼻或皮毛而入，风热犯肺，热灼肺津，灼液成痰，痰阻气机，致肺卫受感，肺失宣降。

风燥咳嗽，多发于秋季，或因气候突变，复感风燥，风燥之邪从鼻口侵入，耗伤肺津，致肺失清润，宣降失司。

痰湿咳嗽，因素体脾胃虚弱，或因脾虚日久，津液不输，津聚成痰，上渍于肺，痰壅肺气，致宣降失调，气逆而咳。

痰热咳嗽，因痰湿日久，郁而化热，或因肝郁气滞，日久化火，木火刑金，灼伤肺阴，或外邪入里，炼津成痰，致肺失宣肃，肺气上逆。

阴虚咳嗽，因素体阴虚，或因热性病后期，阴液受损，或阴虚火旺，伤肺灼津，致肺失濡润，气逆上引，肃降无权。

四、治疗原则

咳嗽的治疗应分清虚实。外感咳嗽，病位主要在肺，以邪实为主，当以宣肺祛邪为治疗原则。根据风寒咳嗽、风热咳嗽、风燥咳嗽的不同，治宜疏风、散寒、清热、润燥。内伤咳嗽，分虚实；以邪实正虚为主，当以祛邪扶正为治疗原则。邪实为主者，当祛邪止咳，或清肝泻肺；正虚为主者，又以养阴或益气为宜。此外，咳嗽的治疗，除直接治肺外，当根据病位所在，而选用健脾、益肾、治肝等治法。

任务二　咳嗽问病

一、问病要点

咳嗽问病

1. 问咳嗽特点

问咳嗽特点，包括问时间、问声音及问加重因素等。

（1）问咳嗽时间　咳嗽时作，白天多于夜间，咳而急剧，声重，或咽痒则咳作者，多为外感风寒、风热或风燥引起；早晨咳嗽，阵发加剧，咳嗽连声重浊，痰出咳减者，多为痰湿或痰热咳嗽；午后、黄昏咳嗽加重，或夜间有单声咳嗽，咳声轻微短促者，多属阴虚肺燥；夜卧咳嗽较剧，持续不已，少气或伴气喘者，为久咳致喘的虚寒证。

（2）问咳嗽声音　咳声低而气怯者，属虚；洪亮有力者，属实。咳声粗浊者，多为风热或痰热伤津者所致。咳声嘶哑而病势急、病程短者，为外感风寒、风热或风燥；病势缓而病程长者，为阴虚或气虚。

（3）问加重因素　饮食肥甘、生冷加重者，多属痰湿；情志郁怒加重者，多因气火；劳累、受凉加重者，多为痰湿、虚寒。

2. 问咳痰特点

问咳痰特点，包括问痰色痰质、问痰量及问气味等。

（1）问痰色痰质　质痰白而稀薄者，属风、属寒；痰黄而稠者，属热；痰白质黏者，属阴虚、燥热；痰白清稀、透明呈泡沫样，属虚、属寒；咯吐血痰者，多为肺热或者阴虚；咯痰而脓血相兼者，为痰热瘀结成痈之候；咯吐粉红色泡沫痰，咳而气喘，呼吸困难者，多属心肺阳虚，气不主血。

（2）问痰量　咳而少痰者，多属燥热、气火、阴虚；痰多者，常属湿痰、痰热、虚寒。

（3）问气味　咳痰有热腥味或腥臭气者，为痰热；咳痰有甜味者，属痰湿；咳痰有咸味者，属肾虚。

二、辨证分型

咳嗽的辨证分型有风寒咳嗽、风热咳嗽、风燥咳嗽、痰湿咳嗽、痰热咳嗽和阴虚咳嗽。其中，风寒咳嗽、风热咳嗽、风燥咳嗽为外感咳嗽，痰湿咳嗽、痰热咳嗽和阴虚咳嗽为内伤咳嗽。

三、辨证用药

1. 风寒咳嗽

临床表现主要为咳嗽声重、气急、咽痒、咳痰稀薄色白，并常伴鼻塞、流清涕、头痛、肢体酸楚，或见恶寒发热、无汗；舌苔薄白，脉浮或浮紧等。其病多因风寒袭肺，致肺气失宣，治宜疏风散寒，宣肺止咳。风寒咳嗽的代表方药有通宣理肺丸、小青龙合剂、桂龙咳喘宁胶囊、杏苏止咳颗粒等。

2. 风热咳嗽

临床表现主要为咳嗽气粗或咳声嘶哑、痰黏稠或黄稠、咯痰不爽，并常伴发热恶寒、鼻塞喷嚏、喉痒而干、咽痛、口渴；舌苔薄黄，脉浮数等。其病多因风热袭肺，致肺气失宣，治宜疏风清热，宣肺止咳。风热咳嗽的代表方药有急支糖浆、川贝枇杷糖浆、止咳枇杷颗粒等。

3. 风燥咳嗽

临床表现主要为干咳无痰或痰少而黏，甚或痰中带血、连声作呛，并常伴恶寒发热、鼻塞、喷嚏、咽干喉痒或咽喉干痛；舌红少津，脉浮数。其病多因燥邪伤肺，治宜疏风清肺，润燥止咳。风燥咳嗽的代表方药有杏苏散、桑杏汤、蜜炼川贝枇杷膏等。

4. 痰湿咳嗽

临床表现主要为咳嗽反复发作、咳声重浊、痰多色白黏腻或稠厚成块、晨起或食后咳甚、食甘腻食物加重，常伴有胸闷脘痞、呕恶食少、体倦、大便时溏；舌苔白腻，脉濡滑等。其病多因脾湿生痰，致肺气壅遏，治宜燥湿化痰，理气止咳。痰湿咳嗽的代表方药有二陈丸、橘贝半夏颗粒、杏仁止咳合剂、橘红痰咳液等。

5. 痰热咳嗽

临床表现主要为咳嗽气息粗促、痰多质黏或稠黄、咯吐不爽、甚咯血痰，常伴有胸胁胀满、咳时引痛、面赤，或有身热、口渴欲饮；舌红苔黄腻，脉滑数。其病多因痰热壅肺，致肺失肃降，治宜清热宣肺，化痰止咳。痰热咳嗽的代表方药有止嗽定喘口服液、清气化痰丸、清肺抑火丸、牛黄蛇胆川贝液、复方鲜竹沥液等。

6. 阴虚咳嗽

临床表现主要为干咳无痰或痰少而黏，甚至痰中带血、不易咯出，常伴有口干咽干、声音嘶哑、手足心热、午后烦热；舌红少苔或无苔，脉细数等。其病多因阴虚生燥，致肺失滋润，治宜滋阴润燥，润肺止咳。阴虚咳嗽的代表方药有养阴清肺膏、百合固金丸、川贝雪梨膏、二母宁嗽丸等。

⟲ **课堂互动**　风热咳嗽与痰热咳嗽应如何区别？

任务三　方药推荐

一、风寒咳嗽用方药

方药推荐

通宣理肺丸（片、胶囊、颗粒）

《中华人民共和国药典》2020 年版

【功能】解表散寒，宣肺止嗽。

【主治】风寒束表、肺气不宣所致的感冒咳嗽。症见发热，恶寒，咳嗽，鼻塞流涕，头痛，无汗，肢体酸痛。

【组成】紫苏叶、前胡、桔梗、苦杏仁、麻黄、甘草、陈皮、半夏（制）、茯苓、枳壳（炒）、黄芩。

【组方分析】方中紫苏叶，发表散寒，理气宽中；麻黄，发汗解表，宣肺平喘。二药同用，解表散寒，宣肺止嗽，共为君药。

前胡，降气化痰，宣散表邪；苦杏仁，降气化痰，止咳平喘；桔梗，开宣肺气，祛痰止咳。三药合用，宣降相合调肺脏。陈皮，理气健脾，燥湿化痰；制半夏，燥湿化痰；茯苓，健脾渗湿，以绝生痰之源。三药合用，燥湿化痰理脾气。六药合用，助苏、麻二药，理气止咳，共为臣药。

炒枳壳，理气宽中，化痰除痞；黄芩，清泻肺热，既防外邪内郁而化热，又防麻黄、制半夏温燥太过。二药同用，共为佐药。

甘草，祛痰止咳，调和诸药，为使药。

全方配伍，宣降共施，温中兼清，共奏解表散寒、宣肺止嗽之功。

【临床应用】

（1）辨证要点　本品是风寒袭肺所致感冒咳嗽常用方。以发热、恶风、咳嗽、鼻塞流涕、舌苔薄白、脉浮紧为辨证要点。

（2）现代应用　本品可用于感冒、气管炎、支气管炎、急性鼻炎、荨麻疹等属外感风寒、肺气不宣者。

【用法用量】口服。丸剂：水蜜丸一次 7g，大蜜丸一次 2 丸，一日 2～3 次。片剂：一次 4 片，一日 2～3 次。胶囊剂：一次 2 粒，一日 2～3 次。颗粒剂：一次 1 袋，一日 2 次。

【注意事项】风热或痰热咳嗽、阴虚干咳者不适用；孕妇慎用；忌烟、酒及辛辣、生冷、油腻食物。

<h2 style="text-align:center">小青龙合剂（颗粒）</h2>
《中华人民共和国药典》2020 年版

【功能】解表化饮，止咳平喘。

【主治】外寒内饮证。症见恶寒，发热，无汗，咳嗽气喘，痰白清稀，甚则喘息不能平卧，或肢体水肿，口不渴等。

【组成】麻黄、桂枝、白芍、干姜、细辛、炙甘草、法半夏、五味子。

【组方分析】风寒束表，卫阳被遏，故恶寒，发热，无汗；表寒引动内饮，致水寒相搏，肺失宣降，故咳嗽气喘，痰白清稀，口不渴；水停心下，阻滞气机，故喘息不能平卧；水饮溢于肌肤，故肢体水肿。治当以解表散寒，温肺化饮，止咳平喘。

方中麻黄，宣发肺气而平喘咳；桂枝，温阳化气而化里饮。麻黄、桂枝相须为用，既发汗散寒以解表邪，又温化利水而平咳喘，共为君药。

干姜、细辛，既温肺化饮，又助麻黄、桂枝解表祛邪，共为臣药。

五味子，敛肺止咳，以佐制辛温发散耗伤肺气；白芍，敛阴养血和营。二药与辛散之品相配，一散一收，既可止咳平喘，又可制约诸药辛散温燥太过之弊。法半夏，燥湿化痰，和胃降逆。三药相合，共为臣药。

炙甘草，化痰止咳，调和诸药，为佐使药。

全方八味，配伍严谨，散中有收，开中有合，解风寒，化水饮，复宣降，共奏解表化饮、止咳平喘之功。

【临床应用】

（1）辨证要点　本品为治疗外寒内饮证的常用方。用于治疗恶寒，发热，无汗，咳嗽气喘，痰白清稀，甚则喘息不能平卧，或肢体水肿，口不渴，舌苔薄白，脉浮紧。以恶寒、发热、咳喘、痰稀、舌苔薄白、脉浮紧为辨证要点。

（2）现代应用　本品可用于支气管炎、支气管哮喘、肺炎、肺心病、过敏性鼻炎、慢性支气管炎等属外寒内饮者。

【用法用量】口服。合剂：一次 10～20mL，一日 3 次。用时摇匀。颗粒剂：一次 1 袋，一日 3 次。

【注意事项】内热咳喘及虚喘者不适用；忌烟、酒及辛辣、生冷、油腻食物。

知识拓展

痰饮，中医病证，是体内水液未能被完全输送或充分转化利用，停聚在某些部位的一类病证。多因外感寒湿、饮食不当、劳累体虚导致。痰饮有广义和狭义之分，广义的痰饮为痰饮病证的总称，包括痰饮、悬饮、溢饮、支饮。狭义的痰饮指饮停胃肠之证，一般可表现为咳痰、喉中痰鸣、胸闷、苔腻、脉滑等，也有不见痰液排出，而表现为眩晕者。常见于现代医学的慢性支气管炎、支气管哮喘、渗出性胸膜炎、慢性阻塞性肺气肿、肺纤维化、慢性胃炎、心力衰竭、冠心病、心律失常、肾炎水肿等。

<h2 style="text-align:center">桂龙咳喘宁胶囊（颗粒）</h2>
《中华人民共和国药典》2020 年版

【功能】止咳化痰，降气平喘。

【主治】外感风寒，痰湿阻肺证。症见咳嗽，气喘，痰涎壅盛，舌苔白腻，脉浮紧。

【组成】桂枝、龙骨、白芍、生姜、大枣、炙甘草、牡蛎、黄连、法半夏、瓜蒌皮、炒苦杏仁。

【组方分析】方中桂枝，散风寒以化痰饮，助阳以通经络；龙骨，益阴敛营，安心神，敛固外泄营阴。两药合用，治卫强，扶营弱，散中有收，汗中寓补，使风寒解，营卫和，共为君药。

生姜，解表散寒，化痰止咳；白芍，益阴敛营；牡蛎，软坚散结，助龙骨益阴敛营；法半夏，燥湿化痰，降逆和胃。四药相合，共为臣药。

炒苦杏仁，降气止咳平喘；瓜蒌皮，清热化痰，利气宽胸；黄连，清热燥湿；大枣甘温，补中益气。四药相合，共为佐药。

炙甘草，止咳祛痰，调和诸药，为佐使药。

诸药合用，共奏止咳化痰、降气平喘之功。

【临床应用】

（1）辨证要点　本品为治疗外感风寒、痰湿阻肺证的常用方。以咳嗽、气喘、痰涎壅盛、舌苔白腻、脉浮紧为辨证要点。

（2）现代应用　本品可用于急慢性支气管炎等属外感风寒、痰湿阻肺者。

【用法用量】口服。胶囊剂：一次3粒，一日3次。颗粒剂：一次1袋，一日3次。

【注意事项】服药期间忌烟、酒、猪肉及生冷食物。

杏苏止咳颗粒（口服液、糖浆）
《中华人民共和国药典》2020年版

【功能】宣肺散寒，止咳祛痰。

【主治】风寒感冒所致的咳嗽、气逆。症见咳嗽声重，气急，咳痰稀薄色白，鼻塞，流清涕。

【组成】苦杏仁、紫苏叶、前胡、桔梗、陈皮、甘草。

【组方分析】方中苦杏仁，降气化痰，止咳平喘；紫苏叶，发散风寒，理气宽中。二药合用，温肺散寒，祛痰止咳，共为君药。

陈皮，理气健脾，燥湿化痰；桔梗，开宣肺气，利咽祛痰；前胡，降气化痰，与桔梗配伍，一升一降，调理肺气以祛痰止咳。三药相合，同助苦杏仁、紫苏叶祛痰止咳，共为臣药。

甘草，祛痰止咳，调和诸药，为佐使药。

诸药相配，外散风寒，内宣肺气，共奏宣肺散寒、止咳祛痰之功。

【临床应用】

（1）辨证要点　本品是治疗风寒感冒引起咳嗽的常用方。以咳嗽、咳痰稀薄色白、鼻塞流清涕、舌苔薄白、脉浮紧为辨证要点。

（2）现代应用　本品可用于上呼吸道感染引起的咳嗽、气逆。

【用法用量】口服。颗粒剂：一次12g，一日3次。口服液：一次10mL，一日3次。糖浆：一次10～15mL，一日3次；小儿酌减。

【注意事项】忌食辛辣、油腻食物；风热咳嗽者，不宜用。

二、风热咳嗽用方药

急支糖浆
《中华人民共和国药典》2020年版

【功能】清热化痰，宣肺止咳。

【主治】外感风热所致的咳嗽。症见发热，恶寒，胸膈满闷，咳嗽，咽痛。

【组成】鱼腥草、金荞麦、四季青、麻黄、紫菀、前胡、枳壳、甘草。

【组方分析】方中鱼腥草，清解肺热，消痈排脓；金荞麦，清热解毒，排脓祛痰，并能清肺化痰。二药并用，清热痰，消痰痈，共为君药。

麻黄，内宣肺气平喘，外开皮毛郁闭，使肺气宣畅，内降上逆之气，复肺司肃降之常；四季青，清泻肺火，清解热毒；前胡，降气化痰，散风清热。三药合用，宣散肺气，清热化痰，共为臣药。

紫菀，润肺下气，消痰止咳；枳壳，理气宽中，行滞消胀。二药合用，理气化痰止咳，共为佐药。

甘草，止咳化痰，调和诸药，为佐使药。

诸药相合，共奏清热化痰、宣肺止咳之效。

【临床应用】

（1）辨证要点　本品是治疗外感风热咳嗽的常用方。以发热、恶寒、咳嗽、咽痛、舌红苔黄、脉浮数为辨证要点。

（2）现代应用　本品可用于急性支气管炎、慢性支气管炎急性发作等属外感风热者。

【用法用量】口服。一次 20～30mL，一日 3～4 次；儿童 1 岁以内一次 5mL，1～3 岁一次 7mL，3～7 岁一次 10mL，7 岁以上一次 15mL，一日 3～4 次。

【注意事项】服药期间忌食辛辣燥热之品；运动员慎用。

川贝枇杷糖浆
《中华人民共和国药典》2020 年版

【功能】清热宣肺，化痰止咳。

【主治】风热犯肺、内郁化火所致的咳嗽痰黄或吐痰不爽、咽喉肿痛、胸闷胀痛。

【组成】川贝母流浸膏、桔梗、枇杷叶、薄荷脑。

【组方分析】方中川贝母流浸膏，清热润肺，化痰止咳，为君药。

枇杷叶，清肺止咳，降逆止呕，为臣药。

薄荷脑，清热疏风，宣肺解表利咽；桔梗，化痰利咽，开宣肺气。二药配伍，散风热，利咽喉，共为佐使药。

诸药相配，宣降有序，共奏清热宣肺、化痰止咳之功。

【临床应用】

（1）辨证要点　本品是外感风热所致咳嗽的常用方。用于治疗发热、恶寒、胸膈满闷、咳嗽、咽痛等。以咳嗽、发热、痰黄、咽痛为辨证要点。

（2）现代应用　本品可用于急性支气管炎、慢性支气管炎急性发作及感冒后咳嗽等属外感风热、肺热壅肺者。

【用法用量】口服。一次 20～30mL，一日 3～4 次；儿童 1 岁以内一次 5mL，1～3 岁一次 7mL，3～7 岁一次 10mL，7 岁以上一次 15mL，一日 3～4 次。

【注意事项】忌食辛辣燥热之品；运动员慎用。

止咳枇杷颗粒
《中华人民共和国卫生部药品标准》

【功能】清肺，止咳，化痰。

【主治】咳嗽多痰。症见咳嗽，痰多，支气管咳嗽，口干作渴，咽痛等。

【组成】枇杷叶、桑白皮、白前、百部、桔梗、薄荷脑。

【组方分析】方中枇杷叶，清肺止咳，降逆止呕，为君药。

桑白皮，泻肺平喘；百部，润肺下气止咳；白前，降气，消痰，止咳。三药合用，助枇杷叶清肺平喘止咳，共为臣药。

桔梗，化痰利咽，开宣肺气；薄荷脑，清热疏风，宣肺利咽。二药配伍，散风热，利咽喉，共为佐药。

诸药相配，共奏清肺、化痰、止咳之功。

【临床应用】

（1）辨证要点　本品为治疗痰多咳嗽的常用方。以咳嗽、咯痰、口干、舌苔薄黄、脉数为辨证要点。

（2）现代应用　本品可用于上呼吸道感染、支气管炎等引起的咳嗽痰多。

【用法用量】开水冲服。一次 10g，一日 3 次。

【注意事项】忌烟酒；忌食辛辣、油腻食物。

三、风燥咳嗽用方药

杏苏散
《温病条辨》

【功能】轻宣凉燥，理肺化痰。

【主治】外感凉燥证。症见恶寒无汗，头微痛，咳嗽痰稀，鼻塞咽干，舌苔白，脉弦。

【组成】苏叶、半夏、茯苓、前胡、杏仁、桔梗、枳壳、橘皮、甘草、大枣。

【组方分析】本方为凉燥袭肺、痰湿内阻而设。凉燥伤及皮毛，故恶寒无汗，头微痛；凉燥伤肺，肺失宣降，津液不布，聚而为痰，则咳嗽痰稀；凉燥束肺，肺系不利，致鼻塞咽干。遵《素问·至真要大论》"燥淫于内，治以苦温，佐以甘辛"之旨，治宜轻宣凉燥，理肺化痰。

方中紫苏叶，发表散邪，宣发肺气，使凉燥之邪从外而散；杏仁，降利肺气，润燥止咳。二药同用，共为君药。

前胡，降气化痰，散风清热，既助紫苏叶轻宣达表，又助杏仁降气化痰；桔梗，化痰利咽，开宣肺气；枳壳，理气宽中，行滞消胀。三药合用，升降结合，助杏仁、紫苏叶理肺化痰，共为臣药。

半夏、橘皮，燥湿化痰，理气行滞；茯苓，渗湿健脾，以杜生痰之源；生姜、大枣二药，调和营卫以利解表，滋脾行津以润干燥。五药合用，共为佐药。

甘草，合桔梗以宣肺利咽，又调和诸药，为佐使药。

诸药合用，共奏轻宣凉燥、理肺化痰之功。

【临床应用】

（1）辨证要点　本方是治疗外感凉燥证的基本方。以恶寒无汗、咳嗽痰稀、鼻塞咽干、苔白、脉弦为辨证要点。

（2）现代应用　本品可用于上呼吸道感染、慢性支气管炎、肺气肿等属外感凉燥证者；亦可用于外感风寒轻证，痰湿内阻所致的感冒咳嗽。

【用法用量】水煎温服，一日一剂。

【注意事项】忌烟酒；忌食辛辣燥热之品。

桑杏汤
《温病条辨》

【功能】清宣温燥，凉润止咳。

【主治】燥邪犯肺，外感温燥证。症见身微热，口渴，咽干鼻燥，干咳无痰或痰少而黏，舌红，苔薄白而干，脉浮数。

【组成】桑叶、杏仁、沙参、象贝母、香豆豉、栀子皮、梨皮。

【组方分析】本方为燥邪犯肺、外感温燥而设。本证虽似于风热表证，但因温燥为患，肺津已伤，故身微热，干咳无痰，或痰少而黏，舌红苔薄而干，脉浮数。治宜外清宣燥热，内润肺止咳。

方中桑叶，疏散风热，清肺润燥；苦杏仁，降气止咳平喘。二药合用，宣利肺气，润燥止咳，共为君药。

香豆豉，解表，除烦，宣发郁热；象贝母，清热化痰止咳；沙参，养阴生津，润肺止咳。三药合用，清肺热，润肺燥，共为臣药。

栀子皮，质轻而入上焦，清泄肺热；梨皮，清热润燥，止咳化痰。二药合用，共为佐药。

诸药合用，除燥热，复肺津，共奏清宣温燥、凉润止咳之功。

【临床应用】

（1）辨证要点　本方是治疗燥邪犯肺、外感温燥证的基础方。以身微热、咽干鼻燥、干咳无痰、舌红少津、脉浮数为辨证要点。

(2) 现代应用　本品可用于上呼吸道感染、急慢性支气管炎、支气管扩张、咯血、百日咳等属温燥袭肺、肺津受灼、肺失宣降者。

【用法用量】水二杯，煮取一杯，顿服，重者再作服。现代用法：以水煎服。

【注意事项】忌烟酒；忌食辛辣燥热之品；因邪气轻浅，诸药用量较轻，煎煮时间不宜过长。

<h2 style="text-align:center">蜜炼川贝枇杷膏</h2>
《进口药品注册标准》

【功能】清热润肺，止咳平喘，理气化痰。

【主治】肺燥咳嗽。症见干咳，咽痛喉痒，鼻唇干燥，痰少而质黏，不易咯出，声音沙哑。

【组成】川贝母、枇杷叶、桔梗、陈皮、水半夏、北沙参、五味子、款冬花、杏仁水、薄荷脑。

【组方分析】方中川贝母，清热润肺，化痰止咳；枇杷叶，清肺止咳，降逆止呕。两药配伍，润肺化痰止咳，共为君药。

陈皮，理气健脾，燥湿化痰；水半夏，燥湿化痰，降逆止呕。二药配伍，陈皮得水半夏之助，痰清气自降，理气之力尤著；半夏得陈皮之助，气下而痰清，化痰之力尤胜。北沙参，滋养肺阴，清泻肺热；五味子，收敛肺气。四药合用，既燥湿痰，又养肺阴，共为臣药。

款冬花，润肺下气，止咳化痰；薄荷脑，轻扬升浮，清热疏风，宣肺利咽；桔梗，宣肺，利咽，祛痰；杏仁水，降气止咳平喘。四药合用，一润一清，一宣一降，既宣降肺气，又止咳平喘，共为佐药。

诸药相配，共奏清热润肺、止咳平喘、理气化痰之功。

【临床应用】

(1) 辨证要点　本品是治疗肺燥咳嗽的常用方。以干咳、咽痛喉痒、鼻唇干燥、舌红少津、脉细数为辨证要点。

(2) 现代应用　本品可用于风热咳嗽、温燥咳嗽、虚劳肺燥咳嗽所致的咳喘气促、咯痰不爽、痰黄质稠；亦可用于烟酒过多所致的喉痒干咳、咯痰不爽。

【用法用量】口服。一次22g（约一汤匙），一日3次。

【注意事项】忌食辛辣、油腻食物；糖尿病患者忌用。

四、痰湿咳嗽用方药

<h2 style="text-align:center">二陈丸</h2>
《中华人民共和国药典》2020年版

【功能】燥湿化痰，理气和胃。

【主治】痰湿证。症见咳嗽痰多，色白易咯，恶心呕吐，胸膈痞闷，肢体困重，或头眩心悸，舌苔白滑或腻，脉滑。

【组成】陈皮、半夏（制）、茯苓、甘草。

【组方分析】本方为脾失健运、湿无以化、湿聚成痰、郁积而成的湿痰证所设。湿痰为病，犯肺致肺失宣降，则咳嗽痰多；湿聚成痰，则色白易咯；痰湿停胃，致胃失和降，则恶心呕吐；阻于胸膈，致气机不畅，则胸膈痞闷；留注肌肉，则肢体困重；阻遏清阳，则头目眩晕；痰浊凌心，则为心悸。治宜燥湿化痰，理气和胃。

方中制半夏，燥湿化痰，和胃降逆，为君药。

陈皮，理气健脾，燥湿化痰，为臣药。君臣相配，燥湿化痰，体现治痰先理气，气顺则痰消之意。

茯苓，利水渗湿，健脾，渗湿以助化痰之力，健脾以绝生痰之源，为佐药。

甘草，调和诸药，止咳祛痰，为佐使药。

方中制半夏、陈皮皆以陈久者好，故方名"二陈"。诸药合用，共奏燥湿化痰、理气和胃之功。

【临床应用】

（1）辨证要点　本品为治疗湿痰证的基础方。以咳嗽、痰多色白、胸膈痞闷、舌苔白腻、脉滑为辨证要点。

（2）现代应用　本品可用于慢性支气管炎、慢性胃炎、梅尼埃病、神经性呕吐等属湿痰者。

【用法用量】开水冲服。一次 1 袋，一日 2 次。

【注意事项】燥痰者慎用；吐血、消渴、阴虚、血虚者忌用。

杏仁止咳合剂
《中华人民共和国药典》2020 年版

【功能】化痰止咳。

【主治】痰浊阻肺。症见咳嗽痰多，痰白质黏或成泡沫样，胸部满闷，气短喘息，稍微活动则加重，舌苔白滑，脉濡。

【组成】杏仁水、百部流浸膏、远志流浸膏、陈皮流浸膏、桔梗流浸膏、甘草流浸膏。

【组方分析】方中杏仁水，降气止咳平喘，为君药。

百部流浸膏，润肺下气止咳，尤善于治肺痨久嗽；陈皮流浸膏，理气健脾，燥湿化痰；远志流浸膏，祛痰消肿。三药合用，化痰止咳，共为臣药。

桔梗流浸膏，开宣肺气，引药上行入肺经，利咽排脓；甘草流浸膏，止咳化痰，调和诸药。二药合用，化痰开音，共为佐使药。

诸药合用，共奏化痰止咳之功。

【临床应用】

（1）辨证要点　本品是治疗痰浊阻肺证的常用方。以咳嗽痰多、痰白质黏、舌苔白滑、脉濡为辨证要点。

（2）现代应用　本品可用于急慢性支气管炎等属痰浊阻肺者。

【用法用量】口服。一次 15mL，一日 3～4 次。

【注意事项】忌烟、酒及辛辣、生冷、油腻食物；不宜在服药期间同时服用滋补性中药。

橘红痰咳液
《中华人民共和国药典》2020 年版

【功能】理气祛痰，润肺止咳。

【主治】痰浊阻肺所致的咳嗽、气喘、痰多。

【组成】化橘红、蜜百部、茯苓、半夏（制）、白前、甘草、苦杏仁、五味子。

【组方分析】方中化橘红，理气行滞，燥湿化痰；制半夏，燥湿化痰。二药配伍，燥湿化痰，共为君药。

茯苓，健脾，利水渗湿，以绝湿聚成痰之源；蜜百部，润肺下气止咳；苦杏仁，降气止咳平喘。三药合用，利痰湿，止咳喘，共为臣药。

白前，降气，消痰，止咳；五味子，收敛固涩，敛肺止咳，调理肺气宣降。二药相合，降气敛肺，消痰止咳，共为佐药。

甘草，祛痰止咳，调和诸药，为佐使药。

诸药合用，共奏理气祛痰、润肺止咳之功。

【临床应用】

（1）辨证要点　本品是治疗痰浊阻肺咳喘的常用方。以咳嗽痰多、痰色白质稠、舌苔白滑、脉濡为辨证要点。

（2）现代应用　本品用于治疗上呼吸道感染、支气管炎、咽喉炎等属痰浊阻肺者。

【用法用量】口服。一次 10～20mL，一日 3 次。

【注意事项】忌食辛辣、生冷、油腻食物；风热咳嗽忌用。

五、痰热咳嗽用方药

止嗽定喘口服液
《中华人民共和国药典》2020年版

【功能】辛凉宣泄，清肺平喘。

【主治】表寒里热。症见身热口渴，咳嗽痰盛，喘促气逆，胸膈满闷。

【组成】麻黄、石膏、苦杏仁、甘草。

【组方分析】方中麻黄，既发汗散寒，又宣肺平喘；石膏，既清肺胃之热，又透表解肌。两药合用，清宣并用，相制为用，共为君药。

苦杏仁，降气止咳平喘，为臣药。

甘草，补脾益气，调和诸药，又能与石膏相配，甘寒生津止渴，并可防石膏大寒之性伤胃气，为佐使药。

全方组方严谨，清宣并用，解表寒，清里热，共奏辛凉宣泄、清肺平喘之功。

【临床应用】

（1）辨证要点　本品是治疗急性支气管炎常用方。以咳嗽、痰多、胸膈满闷、身热、舌红苔黄、脉数为辨证要点。

（2）现代应用　本品可用于咳喘、急性支气管炎等属咳嗽痰盛、喘促气逆者。

【用法用量】口服。一次 10mL，一日 2～3 次；儿童酌减。

【注意事项】忌食辛辣、生冷、油腻食物；因含麻黄，青光眼、原发性高血压、心脏病患者等慎用。

课堂拓展

止嗽定喘口服液，源自张仲景《伤寒论》"麻杏甘石汤"，融合现代制剂而成。原方治太阳病，发汗未愈，风寒入里化热，"汗出而喘"者。后世用于风寒化热，或风热犯肺，以及内热外寒，但见肺中热盛，身热喘咳，口渴脉数，无论有汗、无汗，均可。风热袭表，表邪不解而入里，或风寒之邪郁而化热入里，邪热充斥内外，故身热不解，汗出，口渴，苔黄，脉数；热壅于肺，肺失宣降，故咳逆气急，甚则鼻煽。若表邪未尽，可在卫气被郁，毛窍闭塞而无汗；苔薄白，脉浮，为表证未尽之征。

清气化痰丸
《中华人民共和国药典》2020年版

【功能】清热化痰，理气止咳。

【主治】痰热阻肺所致的咳嗽痰多。症见咳嗽气喘，咯痰黄稠，胸膈痞闷，甚则气急呕恶，烦躁不宁，舌质红，苔黄腻，脉滑数。

【组成】胆南星、瓜蒌仁霜、半夏（制）、酒黄芩、陈皮、苦杏仁、枳实、茯苓。

【组方分析】方中胆南星，清热化痰；瓜蒌仁霜，润肺化痰，滑肠通便。二药配伍，清肺热，化热痰，共为君药。

制半夏，燥湿化痰散结；酒黄芩，清泻肺火。二药相配，化痰散结，清热降火，既相辅相成，又相制相成，共为臣药。

苦杏仁，降气止咳平喘；陈皮，理气健脾，燥湿化痰；枳实，破气消积，化痰散痞；茯苓，健脾利水渗湿，以杜生痰之源。四药合用，宣肺理气，渗利痰湿，取治热痰者先降其火，治火者先顺其气之意，共为佐药。

生姜，压榨取汁，泛制成丸，化痰止咳，为使药。

诸药合用，化痰与清热、理气并进，气顺则火降，火清则痰消，痰消则火无所附，共奏清热化痰、理气止咳之功。

【临床应用】

（1）辨证要点　本品是治疗肺热咳嗽的常用方。以咳嗽气喘、咯痰黄稠、舌质红、苔黄腻、脉滑数为辨证要点。

（2）现代应用　本品可用于肺炎、急性支气管炎、慢性支气管炎急性发作、哮喘等属痰热阻肺者。

【用法用量】口服。一次6～9g，一日2次；小儿酌减。

【注意事项】忌食辛辣、油腻食物；风寒咳嗽、痰湿阻肺者不适用。

牛黄蛇胆川贝液
《中华人民共和国药典》2020年版

【功能】清热，化痰，止咳。

【主治】热痰、燥痰咳嗽。症见咳嗽，痰黄或干咳，咯痰不爽。

【组成】人工牛黄、川贝母、蛇胆汁、薄荷脑。

【组方分析】方中人工牛黄，清心，豁痰，开窍，解毒，为君药。

川贝母，清热润肺，化痰止咳，为臣药。

蛇胆汁，清热，行气化痰，为佐药。

薄荷脑，疏散风热，清利头目，利咽，为佐使药。

诸药合用，共奏清热、化痰、止咳之功。

【临床应用】

（1）辨证要点　本品是治疗热痰、燥痰咳嗽的常用方。以咳嗽、痰黄稠或干咳、舌红苔黄腻或少苔、脉数为辨证要点。

（2）现代应用　本品可用于肺炎、急性支气管炎、慢性支气管炎、上呼吸道感染等属热痰、燥痰者。

【用法用量】口服。一次10mL，一日3次；小儿酌减或遵医嘱。

【注意事项】恶寒发热者忌服；寒痰、湿痰者慎用。

清肺抑火丸
《中华人民共和国药典》2020年版

【功能】清肺止咳，化痰通便。

【主治】痰热阻肺所致的咳嗽。症见痰涎壅盛，咽喉肿痛，口鼻生疮，牙齿疼痛，牙根出血，大便干燥，小便赤黄，舌红苔黄腻，脉滑数。

【组成】黄芩、栀子、黄柏、苦参、天花粉、知母、桔梗、前胡、浙贝母、大黄。

【组方分析】方中重用黄芩，清肺火及上焦实热，为君药。

栀子、黄柏，清热泻火；浙贝母，清肺止咳，化痰散结。三药合用，清肺化痰止咳，共为臣药。

桔梗，宣肺祛痰，止咳利咽；前胡，降气祛痰，宣散风热；苦参，清热泻火燥湿；知母，清热泻火，滋阴润燥；天花粉，清肺润燥止咳；大黄，泄热通便，引肺火下行。六药合用，既助君臣药清肺化痰止咳，又润燥生津，泄热通便，共为佐药。

诸药合用，清泄润燥，清上导下，共奏清肺止咳、化痰通便之功。

【临床应用】

（1）辨证要点　本品是治疗肺热咳嗽的常用方。以痰涎壅盛、咽喉肿痛、小便赤黄、舌红苔黄腻、脉滑数为辨证要点。

（2）现代应用　本品可用于上呼吸道感染、扁桃体炎、支气管炎等属痰热壅盛者。

【用法用量】口服。水丸一次6g，大蜜丸一次1丸，一日2～3次。

【注意事项】孕妇慎用；风寒咳嗽、脾胃虚寒者忌服。

复方鲜竹沥液

《中华人民共和国药典》2020 年版

【功能】清热化痰，止咳。

【主治】痰热咳嗽。症见咳嗽痰多，咯痰黄稠，黏腻难以咳出，舌质红，苔黄腻，脉滑数。

【组成】鲜竹沥、鱼腥草、枇杷叶、桔梗、生半夏、生姜、薄荷素油。

【组方分析】方中鲜竹沥，清肺降火，化痰止咳，为君药。

鱼腥草，清热解毒，化痰止咳；枇杷叶，清肺止咳，降逆止呕。二者合用，可助鲜竹沥清热化痰止咳，共为臣药。

桔梗，宣肺，利咽，祛痰，止咳；生半夏，燥湿化痰；生姜，化痰止咳；薄荷素油，疏散风热，清利咽喉，防半夏、生姜温燥太过。四药相合，化痰止咳，共为佐药。

全方配伍，苦寒清热降泄，共奏清热化痰、止咳之功。

【临床应用】

（1）辨证要点　本品是治疗痰热咳嗽常用方。以咳嗽、痰黄黏稠、舌红苔黄腻、脉滑数为辨证要点。

（2）现代应用　本品可用于上呼吸道感染、肺炎、支气管炎等引发的咳嗽。

【用法用量】口服。一次 20mL，一日 2～3 次。

【注意事项】忌烟、酒及辛辣、生冷、油腻食物；风寒咳喘，痰热壅盛者不宜服用。

六、阴虚咳嗽用方药

养阴清肺膏（丸、口服液）

《中华人民共和国药典》2020 年版

【功能】养阴润燥，清肺利咽。

【主治】阴虚肺燥所致的咳嗽。症见咽喉干痛，干咳少痰，或痰中带血，舌质红，苔黄而干，脉细。

【组成】地黄、玄参、麦冬、川贝母、牡丹皮、白芍、薄荷、甘草。

【组方分析】方中地黄，清热凉血，养阴生津，为君药。

玄参，清热凉血，滋阴降火；麦冬，养阴生津，润肺。二药配伍，清肺燥，养肺津，以助地黄清热，凉血，养阴，共为臣药。

白芍，敛阴养血柔肝；牡丹皮，清热凉血；川贝母，清热润肺，化痰止咳；薄荷，疏散风热，清利头目，利咽。四药同用，共为佐药。

甘草，清热解毒，祛痰止咳，调和诸药，为佐使药。

诸药相合，共奏养阴润燥、清肺利咽之功。

【临床应用】

（1）辨证要点　本品是治疗肺阴虚燥咳的常用方。以干咳少痰、咽喉干痛、舌红苔干、脉细等为辨证要点。

（2）现代应用　本品可用于老年慢性阻塞性肺气肿、慢性咽炎、小儿支原体肺炎、小儿急性扁桃体炎、复发性口腔溃疡、放射性肺炎等属阴虚肺燥者。

【用法用量】口服。煎膏剂：一次 10～20mL，一日 2～3 次。丸剂：水蜜丸一次 6g，大蜜丸一次 1 丸，一日 2 次。口服液：一次 10mL，一日 2～3 次。

【注意事项】忌烟、酒及辛辣、生冷、油腻食物；糖尿病患者慎用。

百合固金丸（口服液、浓缩丸、片、颗粒）

《中华人民共和国药典》2020 年版

【功能】养阴润肺，化痰止咳。

【主治】肺肾阴虚所致的燥咳。症见咳嗽气喘，干咳少痰，痰中带血，咽干喉痛，头晕目眩，午后潮热，舌红少苔，脉细数。

【组成】白芍、百合、川贝母、当归、地黄、甘草、桔梗、麦冬、熟地黄、玄参。

【组方分析】方中百合，养阴清热，润肺止咳；熟地黄，滋阴养血；地黄，清热凉血，养阴生津。三药合用，养阴润肺，共为君药。

麦冬，养阴生津，润肺；玄参，清热凉血，滋阴降火。二药合用，滋阴润肺，共为臣药。

当归，治咳逆上气，与白芍合用，养血柔肝，以防肝木刑肺金；川贝母，清热润肺，化痰止咳；桔梗，宣肺，利咽，祛痰，止咳。四药合用，止咳化痰，共为佐药。

甘草，清热解毒，调和诸药，为使药。

诸药相合，滋肾保肺，金水同调，共奏养阴润肺、化痰止咳之功。

【临床应用】

(1) 辨证要点　本品是治疗肺肾阴虚咳嗽的常用方。以咳嗽、干咳少痰、咽干喉痛、舌红少苔、脉细数为辨证要点。

(2) 现代应用　本品可用于肺炎、肺气肿、肺结核、慢性气管炎、支气管扩张咯血、小儿久咳、咽喉炎等属肺肾阴虚者。

【用法用量】口服。丸剂：水蜜丸一次 6g，大蜜丸一次 1 丸，一日 2 次。口服液：一次 10～20mL，一日 3 次。浓缩丸：一次 8 丸，一日 3 次。片剂：一次 5 片，一日 3 次。颗粒剂：一次 1 袋，一日 3 次。

【注意事项】忌烟、酒及辛辣、生冷、油腻食物；风寒咳嗽者不宜服用。

二母宁嗽丸
《中华人民共和国药典》2020 年版

【功能】清肺润燥，化痰止咳。

【主治】燥热蕴肺证。症见咳嗽，痰黄而黏不易咳出，胸闷气促，久咳不止，声哑喉痛。

【组成】川贝母、知母、石膏、炒栀子、黄芩、蜜桑白皮、茯苓、炒瓜蒌子、陈皮、麸炒枳实、炙甘草、五味子（蒸）。

【组方分析】方中川贝母，清热润肺，化痰止咳；知母，清热泻火，滋阴润燥。两药配伍，清肺润燥，共为君药。

黄芩，清上焦肺热；石膏，清肺经实热，泻肺胃之火；炒栀子，清解三焦火毒。三药合用，清肺中伏火，共为臣药。

蜜桑白皮，清泻肺热，止咳平喘；炒瓜蒌子，清热化痰，润肺止咳；蒸五味子，敛肺止咳；麸炒枳实，化痰除痞；陈皮，理气化痰；茯苓，健脾渗湿，以除生痰之源。六药合用，润肺止咳，理气化痰，共为佐药。

炙甘草，祛痰止咳，调和诸药，为佐使药。

诸药合用，共奏清肺润燥、化痰止咳之功。

【临床应用】

(1) 辨证要点　本品是治疗燥热蕴肺咳嗽的常用方。以咳嗽、痰黄、喉痛、舌红少津、脉数为辨证要点。

(2) 现代应用　本品可用于支管炎、支气管哮喘、肺结核、小儿肺炎、百日咳、咽喉炎等属燥热伤肺者。

【用法用量】口服。一次 9g，一日 2 次。

【注意事项】忌烟、酒及辛辣食物；外感风寒，痰涎壅盛者禁用；脾胃虚寒者慎服。

川贝雪梨膏
《中华人民共和国药典》2020 年版

【功能】润肺止咳，生津利咽。

【主治】阴虚肺热证。症见咳嗽，喘促，口燥咽干。

【组成】梨清膏、川贝母、麦冬、百合、款冬花。

【组方分析】方中川贝母，清热润肺，化痰止咳；梨清膏，清润肺燥，生津利咽。二药合用，清肺润燥，止咳利咽，共为君药。

麦冬，养阴生津，润肺；百合，养阴清热，润肺止咳。两药配伍，润肺，止咳，养阴，生津，共为臣药。

款冬花，润肺下气，止咳化痰，为佐药。

诸药相合，共奏润肺止咳、生津利咽之功。

【临床应用】

（1）辨证要点　本品是治疗阴虚肺热咳喘的常用方。以咳嗽、咽干、舌红少苔、脉细数为辨证要点。

（2）现代应用　本品可用于上呼吸道感染（后期）、急性支气管炎、急慢性咽炎等属阴虚肺热者。

【用法用量】口服。一次15g，一日2次。

【注意事项】忌烟、酒及辛辣、生冷、油腻的食物；痰湿咳嗽者禁服。

任务四　健康指导

一、注意事项

咳嗽患者在服药期间忌烟、酒及辛辣、生冷、鱼腥、油腻类食物。

儿童、老年人、孕妇及哺乳期妇女咳嗽者，宜在医师指导下选择用药或去医院就诊。

健康指导

二、用药指导

预防咳嗽，首先应注意防寒保暖，戒烟、酒，饮食宜清淡，避免接触刺激性气体。适当加强锻炼，增强体质，提高抗病能力。

初患咳嗽者，如发热等全身症状明显，应注意休息。慢性咳嗽如反复发作，尤其应当注意饮食的调护，可根据病情适当食用梨、莱菔、山药、百合、荸荠、枇杷等。

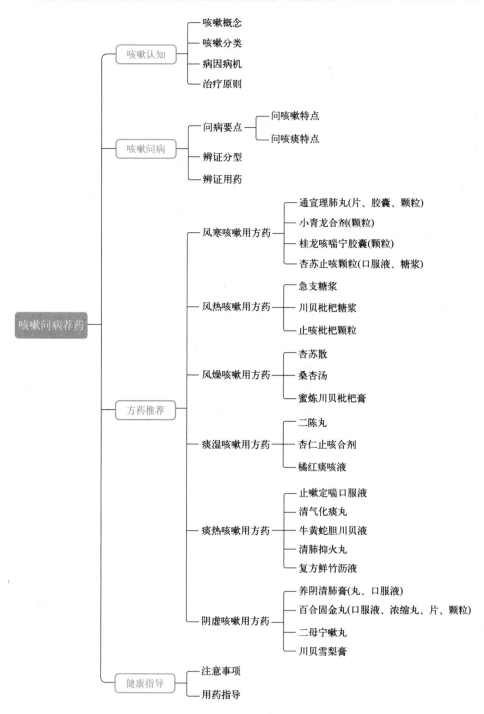

咳嗽认知
— 咳嗽概念
— 咳嗽分类
— 病因病机
— 治疗原则

咳嗽问病
— 问病要点
　— 问咳嗽特点
　— 问咳痰特点
— 辨证分型
— 辨证用药

咳嗽问病荐药

方药推荐
— 风寒咳嗽用方药
　— 通宣理肺丸(片、胶囊、颗粒)
　— 小青龙合剂(颗粒)
　— 桂龙咳喘宁胶囊(颗粒)
　— 杏苏止咳颗粒(口服液、糖浆)
— 风热咳嗽用方药
　— 急支糖浆
　— 川贝枇杷糖浆
　— 止咳枇杷颗粒
— 风燥咳嗽用方药
　— 杏苏散
　— 桑杏汤
　— 蜜炼川贝枇杷膏
— 痰湿咳嗽用方药
　— 二陈丸
　— 杏仁止咳合剂
　— 橘红痰咳液
— 痰热咳嗽用方药
　— 止嗽定喘口服液
　— 清气化痰丸
　— 牛黄蛇胆川贝液
　— 清肺抑火丸
　— 复方鲜竹沥液
— 阴虚咳嗽用方药
　— 养阴清肺膏(丸、口服液)
　— 百合固金丸(口服液、浓缩丸、片、颗粒)
　— 二母宁嗽丸
　— 川贝雪梨膏

健康指导
— 注意事项
— 用药指导

复习思考题

一、填空题

1. 咳嗽的辨证分型可分为（　　　）、（　　　）、（　　　）、（　　　）、（　　　）和阴虚肺燥咳嗽。

复习思考题答案

2. 小青龙合剂主治（　　　）证，二陈丸主治（　　　）证，养阴清肺膏主治（　　　）证。

3. 通宣理肺丸的功能是（　　　　　　），百合固金丸的功能是（　　　　　　）。

4. 外感温燥证的代表方是（　　　　　　）。

5. 急支糖浆的功能是（　　　　　　），桂龙咳喘宁胶囊的功能是（　　　　　　）。

二、选择题

（一）单选题

1. 咳嗽属于外感风热者，宜选用的中成药是（　　　）。

A. 清气化痰丸　　　　　　　　　　　　　B. 牛黄蛇胆川贝液

C. 养阴清肺膏　　　　　　　　　　　　　D. 川贝枇杷糖

2. 二陈丸的药味组成是（　　　）。

A. 陈皮、半夏、茯神、甘草　　　　　　　B. 陈皮、厚朴、茯苓、甘草

C. 陈皮、半夏、苦杏仁、甘草　　　　　　D. 陈皮、半夏（制）、茯苓、甘草

3. 某患者症见干咳，咽痛喉痒，鼻唇干燥，痰少而质黏，不易咯出，声音沙哑，宜选用的中成药是（　　　）。

A. 蜜炼川贝枇杷膏　　　　　　　　　　　B. 川贝枇杷糖浆

C. 杏苏止咳颗粒　　　　　　　　　　　　D. 百合固金丸

4. 某患者，男，26岁，症见咳嗽痰多，痰黄黏稠，胸腹满闷，宜选择的成药是（　　　）。

A. 清气化痰丸　　　B. 养阴清肺膏　　　C. 杏仁止咳合剂　　　D. 川贝雪梨膏

5. 某患者症见咳嗽气喘，干咳少痰，痰中带血，咽干喉痛，头晕目眩，午后潮热，舌红少苔，脉细数，宜选择的成药是（　　　）。

A. 急支糖浆　　　B. 百合固金丸　　　C. 通宣理肺丸　　　D. 二母宁嗽丸

（二）多选题

1. 小青龙合剂的功能是（　　　）。

A. 解表化饮　　　　B. 燥湿化痰　　　　C. 解表散寒　　　　D. 止咳平喘

2. 养阴清肺膏的功能是（　　　）。

A. 养阴润燥　　　　B. 清肺利咽　　　　C. 养阴润肺　　　　D. 化痰止咳

3. 可用于痰热咳嗽，痰黄黏稠的有（　　　）。

A. 杏苏止咳颗粒　　　　　　　　　　　　B. 杏仁止咳合剂

C. 清肺抑火丸　　　　　　　　　　　　　D. 复方鲜竹沥液

4. 咳嗽的病因有（　　　）。

A. 风寒　　　　　　B. 风热　　　　　　C. 痰湿　　　　　　D. 痰热

三、分析题

1. 处方分析

陈皮10g　生姜15g　法半夏15g　青皮10g　苦杏仁10g　麻黄10g　紫苏叶10g　五味子10g　桑白皮10g　炙甘草10g

请根据处方药物组成，分析此方适用于咳嗽的何种证型，并简要说明理由。

2. 案例分析

患者刘某，女，34岁，前来就诊。主诉咳嗽两周未愈，患者有慢性咽炎病史，近期咳嗽加重。症见干咳少痰，咽喉干痛，或痰中带血，舌质红，苔黄而干，脉细等。

请辨证分型，并为该患者推荐合适的中成药。

项目三　热证问病荐药

📧 学习目标

[知识目标]

1. 掌握白虎汤、导赤丸、龙胆泻肝丸（水丸）、黄连解毒汤、牛黄上清片（丸、胶囊、软胶囊）、清开灵颗粒（口服液、片、软胶囊、胶囊）、板蓝根颗粒（茶）、犀角地黄汤、六一散、青蒿鳖甲汤、西黄丸的功能、主治、组成、组方分析及注意事项。

2. 熟悉热证的概念、分类、病因病机、治疗原则、辨证分型、注意事项及用药指导。

3. 了解黄连上清丸（片、胶囊、颗粒）、一清颗粒（胶囊）、黛蛤散、清热解毒口服液（片）、新雪颗粒、清营汤、甘露消毒丸、十滴水（软胶囊）、清暑益气丸、养血退热丸、抗癌平丸的功能、主治及注意事项。

[技能目标]

1. 学会热证的问病技巧。

2. 学会热证的方药推荐。

[素质目标]

1. 培养学生传承精华、守正创新的责任感。

2. 培育学生合理用药、科学用药的意识。

3. 树立学生关爱健康、服务健康的理念。

📥 案例导入

患者李某，男，28岁，平素体质盛壮。1天前偶感风寒，继而身热不退。现症见：壮热面赤，口渴欲饮，大汗出，不恶寒但恶热，舌红，脉洪大有力。

讨论：此患者患有何种疾病？此病产生的病因是什么？可选用何种方剂或中成药？请为此患者介绍该方药的功能、主治、组成及注意事项，并提供健康指导。

任务一　热证认知

一、热证概念

热证认知

热证是因外感火热之邪，或外感寒湿等邪气郁而化热，或情志过极而化火，或过服辛辣温热之品，或素体阳热偏盛等引起的人体机能亢进的一类证候。

二、热证分类

根据病因病位等的不同，中医学把热证分为实火、热毒、血热、暑热、虚热和癌肿等类别。

三、病因病机

里热证的病因，不外内伤和外感两类。外感六淫或疫毒之邪，入里化热；或内伤久病，或汗吐下太过；或情志过极，郁而化热；或饮食失调，蓄积为热；或脏腑阳气偏盛，阳盛而生火；或热病伤阴，阴虚阳亢重生内热等。

在临床表现上，热证有气分血分之别、在脏在腑之分、实热虚热之异，亦有轻重缓急之殊。热、火、毒三者，虽然本质相同，但程度有别：火为热之极、毒为热之聚。热多属外感，如感受风热、暑热、湿热；而火多属内伤，如气郁化火、阴虚火旺。

四、治疗原则

《素问·至真要大论》提出"温者清之""热者寒之""治热以寒"的治疗原则，对由热、火、毒所致的里热证皆适用。

热证层次繁多，临床辨证需详辨表里、虚实和热证所属的阶段。一辨表里：表证已解，热已入里，里热已盛，尚未结实，方宜清热泻火解毒；表邪未解，邪已入里，则宜表里双解。二辨虚实：实热，宜用寒凉之品，以清解邪热；虚热，宜用甘寒之品，以滋阴清热。三辨阶段：热在气分，宜清气泄热；热在营血，宜清营凉血。

任务二　热证问病

一、问病要点

热证问病

1. 问病史

问病史主要包括询问患者热证的病因、病势和病程等，以辨表里为首要目的。

外感热证是因感受外邪而起，故起病较急、病程较短、体温较高，发热初期多恶寒，兼有头身疼痛、鼻塞流涕、咳嗽、脉浮等临床表现。里热证一般没有上述综合征，没有明显发热症状者仅限于脏腑功能亢进。兼有发热症状者则多起病缓慢、病程较长，多为低热或自觉发热而体温不高，表现为高热者少；临床表现上一般不恶寒，或为畏寒，常兼见神疲、自汗、盗汗、脉弱等；且多有气血阴阳亏虚，或气滞、血瘀、湿阻的病史。

2. 问热型

问热型主要包括询问患者发热的时间、节律、程度、性质和伴随症状等。

体温正常，而局部发热，甚或出现红、肿、热、痛等症状者，多为热毒；体温正常，局部发热，甚或出现红、肿、热、痛等症状，而同时伴有脏腑兼证者，多为脏腑实热实火；高热不退，发于暑月，口渴溺少者，多为暑热；身热夜甚，兼见不寐、谵语、斑疹等症状者，多为血热；午后潮热，或夜间发热，不欲近衣，手足心热者，多为阴虚；发热而欲近衣，体温正常或较低，形寒畏冷，四肢不温，多为阳虚；发热表现为低热或潮热，且热势常随情绪波动而起伏不定，多为气郁。

二、辨证分型

热证的辨证分型主要有实火证、热毒证、血热证、暑热证、虚热证和癌肿六大类。

三、辨证用药

1. 实火证

临床表现有目赤肿痛，口舌生疮，耳鸣耳聋，牙痛牙肿，咽喉肿痛，疮疡初期红肿热痛，小便短赤，大便秘结，舌红苔黄，脉数等。其病多因实火，治宜清热泻火。实火证的代表方药有白虎汤、导赤丸、龙胆泻肝丸、黄连上清丸、一清颗粒、黛蛤散等。

2. 热毒证

症状表现有烦躁狂乱，头面红肿焮痛，口鼻生疮，咽喉肿痛，疮疡疔毒，化脓溃烂，大便燥结等。其病多因热毒，治宜清热解毒。热毒证的代表方药有黄连解毒汤、牛黄上清片、清开灵颗粒、板蓝根颗粒、清热解毒口服液、新雪颗粒等。

3. 血热证

症状表现有身热夜甚，神烦少寐，或时有谵语，斑疹隐隐等，或有各种出血，发斑，甚至神昏谵语如狂，舌绛起刺等。其病多因血热，治宜清热凉血。血热证的代表方药有清营汤、犀角地黄汤等。

4. 暑热证

症状表现有身热，面赤，心烦，口渴汗多，体倦少气，小便短赤小便不利，泄泻，舌红或白腻，脉数等。其病多因暑热，治宜清热解暑，利湿化浊。暑热证的代表方药有六一散、甘露消毒水、十滴水、清暑益气丸等。

5. 虚热证

症状表现有夜热早凉，热退无汗，骨蒸潮热，盗汗，面赤，舌红少苔，脉细数等。其病多因虚热，治宜养阴透热。虚热证的代表方药有青蒿鳖甲汤、养血退热丸等。

6. 癌肿

症状表现有疮疡，癥瘕，乳痈，癥瘕积聚，腹中疼痛，肌肉消瘦等。其病多因热毒瘀血，治宜清热解毒，活血消癥。癌肿的代表方药有西黄丸、抗癌平丸等。

任务三　方药推荐

一、实火类用方药

白虎汤
《伤寒论》

【功能】清热生津。

【主治】气分实热证。症见壮热头痛，烦渴引饮，面赤恶热，大汗出，舌红苔黄，脉洪大有力。

【组成】石膏、知母、粳米、炙甘草。

方药推荐

【组方分析】本方为太阳伤寒内传阳明，邪气入里化热；或温邪由卫及气，里热炽盛，灼伤津液而设。里热炽盛，而见壮热不寒；里热蒸腾，迫津外泄，故而大汗；热灼伤津，故而烦渴引饮；脉洪大有力为热盛之象。此证病机为肺胃热盛，热炽伤津。治宜清热生津。

方中石膏，擅清阳明气分大热，清热而不伤阴，并能止渴除烦，为君药。

知母，清热泻火，滋阴润燥，为臣药。石膏配知母相须为用，清热除烦，生津止渴之力尤强，为治气分大热配伍。

粳米、炙甘草，益胃生津，可防石膏、知母过寒伤胃。二药同用，共为佐药。

炙甘草，调和诸药，兼以为使。

四药合用，泻火之中有生津之效，清热而无苦寒燥津之弊，可使邪热清解，津液恢复，共奏清热生津之功。

【临床应用】

(1) 辨证要点　本方为治疗伤寒阳明病未结成里实者，或温病热在气分的基础方。以身大热、汗大出、口大渴、脉洪大为辨证要点。

(2) 现代应用　本品可用于感染性疾病如大叶性肺炎、流行性乙型脑炎、流行性出血热、牙龈炎、牙髓炎等属气分热盛者。

【用法用量】上四味，以水一斗，煮，米熟汤成，去滓，温服一升，日三服。现代用法：以水煎，米熟汤成，温服。

【注意事项】表不解者、脉浮弦而细者、不渴者、脉沉者、汗不出者，不可服用。

导赤丸
《中华人民共和国药典》2020 年版

【功能】清热泻火，利尿通便。

【主治】心经火热证。症见口舌生疮，咽喉肿痛，心胸烦热，小便短赤，大便秘结。

【组成】连翘、黄连、栀子（姜炒）、木通、玄参、天花粉、赤芍、大黄、黄芩、滑石。

【组方分析】本方为心经火热，热移小肠而设。心火之火，循经上炎，故见心胸烦热，面赤，口舌生疮；火热之邪，灼伤津液，而见小便短赤，大便秘结；火热毒盛，则咽喉肿痛。治宜清热泻火，利尿通便。

方中黄连，清心除烦，泻火解毒，为君药。

黄芩，清热泻火解毒；连翘，清热解毒消肿。二药同用，清热泻火，共为臣药。

姜栀子，清热泻火除烦，通泄三焦之火而导热下行；木通，清心除烦，利尿通淋；滑石，利尿通淋清热；大黄，泻热通便，清热泻火，可使热邪从大便而下；赤芍，清热凉血，散瘀止痛；玄参，清热凉血，滋阴降火，解毒散结；天花粉，清热泻火，生津止渴。七药同用，共为佐药。

诸药相配，共奏清热泻火、利尿通便之功。

【临床应用】

(1) 辨证要点　本品是治疗心经火热内盛证的常用方。以心胸烦热、小便短赤、大便秘结等为辨证要点。

(2) 现代应用　本品可用于口腔炎、尿道炎、急慢性肾盂肾炎、泌尿系结石、泌尿系结核等属气心火内盛、心热移于小肠者。

【用法用量】口服。水蜜丸一次 2g，大蜜丸一次 1 丸，一日 2 次；周岁以内小儿酌减。

【注意事项】孕妇禁用；脾虚便溏者及体弱年迈者，慎用。

🌱 **知识拓展**

　　导赤丸，源自宋代儿科医家钱乙《小儿药证直诀》"导赤散"。本方擅治心热，因五脏配五色，心合赤色；又立意利水以导热，故名"导赤"。除"导赤散"外，钱氏又创"泻青丸""泻黄散""泻白散"，分别用以清肝、脾、肺脏之热，亦是以此法命名。

龙胆泻肝丸（水丸）

《中华人民共和国药典》2020 年版

【功能】清肝胆，利湿热。

【主治】肝胆实火上炎证和肝胆湿热下注证。肝胆实火上炎证，症见头痛目赤，胁痛，口苦，耳聋，耳肿，舌红苔黄，脉弦数有力；肝胆湿热下注证，症见阴肿，阴痒，筋痿，阴汗，小便淋浊，尿赤涩痛，或妇女带下黄臭，舌红苔黄或腻，脉弦数有力。

【组成】龙胆、黄芩、栀子（炒）、泽泻、木通、盐车前子、酒当归、地黄、柴胡、炙甘草。

【组方分析】本方为肝胆实火上炎或肝胆湿热循经下注而设。肝胆之火，循经上炎，则头痛目赤，胁痛，口苦，耳聋，耳肿，舌红苔黄，脉弦数有力；肝胆湿热，循经下注，则阴肿，阴痒，筋痿，阴汗，小便淋浊，尿赤涩痛，或妇女带下黄臭，舌红苔黄或腻，脉弦数有力。治宜清泻肝胆实火，清利肝经湿热。

方中龙胆草，既清泻肝胆实火，又利肝胆湿热。泻火除湿，两擅其功，为君药。

黄芩，清热燥湿，泻火解毒；炒栀子，泻火除烦，清热利湿。二药合用，助君药清肝胆，利湿热，共为臣药。

泽泻，利水渗湿，泄热；木通，清心除烦，利尿通淋；盐车前子，清热利尿通淋，渗湿，引湿热从水道而去。酒当归，补血；地黄，养阴生津。二药同用，养血滋阴，使邪去而阴血不伤，并可缓方中诸药苦寒渗湿伤阴之弊。柴胡，疏泄肝气，并引药入肝经。六药同用，共为佐药。

炙甘草，补脾益气，调和诸药，为使药。

诸药合用，共奏清肝胆、利湿热之功。

【临床应用】

（1）辨证要点　本品是治疗肝胆实火上炎、肝经湿热下注的常用方。以胁痛、口苦、舌红苔黄腻、脉弦数有力为辨证要点。

（2）现代应用　本品可用于传染性肝炎、肝脓肿、尿路感染、高血压、甲状腺功能亢进症、神经性头痛、腹股沟淋巴结炎、急性胆囊炎、急性阑尾炎、急性睾丸炎、带状疱疹、痤疮、尖锐湿疣、外阴炎、阴道炎、急性盆腔炎、乳腺炎、中耳炎等具有肝胆实火或湿热见证者。

【用法用量】口服。小蜜丸一次 6～12g（30～60 丸），大蜜丸一次 1～2 丸，一日 2 次；水丸一次 3～6g，一日 2 次。

【注意事项】孕妇慎用；脾胃虚寒者和阴虚阳亢者，不宜使用；本方药物多苦寒，易伤脾胃，当中病即止，不宜多服久服。

📖 课堂拓展

龙胆泻肝丸应用范围为肝胆实火上炎证和肝胆湿热下注证，所见临床表现如头痛、目赤、口苦、耳聋、胁痛、阴痒、便淋浊及妇女带下黄臭等，皆为肝脏之病。肝脏致病范围较广的原因，中医学主要从经络角度解释。足厥阴肝经除循行主干部分外，另有一条重要侧支，该支绕阴器、抵少腹、布胁肋、过乳中、系目、交巅，故肝脏一病，机体上下皆可出现异常。可见，中医学的整体思维有利于化繁为简，把握疾病的共性。

黄连上清丸（片、胶囊、颗粒）

《中华人民共和国药典》2020 年版

【功能】散风清热，泻火止痛。

【主治】风热上攻，肺胃热盛证。症见头晕目眩，暴发火眼，牙龈肿痛，口舌生疮，咽喉红肿，耳痛耳鸣，大便秘结，小便短赤。

【组成】黄连、栀子（姜制）、连翘、炒蔓荆子、防风、荆芥穗、白芷、黄芩、菊花、薄荷、酒大黄、黄柏（酒炒）、桔梗、川芎、石膏、旋覆花、甘草。

【组方分析】方中黄连，直折中焦之实火；石膏，清热泻火，清肺胃实热；黄芩，清热泻火，善清肺火。三药合用，清泄肺胃之火，共为君药。

连翘，清热解毒，消肿散结；菊花、薄荷、炒蔓荆子，既可疏散上焦风热，又可清利头目，明目消肿；荆芥穗、防风、白芷，疏散风邪；川芎，活血行气，祛风止痛。八药合用，共为臣药。

姜栀子，泻火除烦，能通泄三焦之火，引热下行；酒大黄，泻下攻积，能荡涤邪热，导滞下行。二药相配，可使邪热从二便分消。酒黄柏，酒炒清上焦之热；桔梗，载药上行，宣肺利咽；旋覆花，降上焦壅塞之气，使上炎实火下行。甘草，解毒利咽。六药合用，共为佐药。

甘草，清热解毒，调和诸药，兼为使药。

诸药合用，共奏散风清热、泻火解毒之功。

【临床应用】

（1）辨证要点　本品是治疗风热上攻、肺胃热盛证的常用方。以口舌生疮、咽喉肿痛、耳痛耳鸣、小便短赤、舌红苔黄、脉数为辨证要点。

（2）现代应用　本品可用于急性口腔炎、急性扁桃体炎、急性结膜炎、急性中耳炎（无化脓者）、急性胃肠炎、眩晕（内耳迷路炎、前庭神经炎）、血管神经性头痛、牙痛（牙髓炎、牙周炎）、口腔溃疡等属风热上攻、肺胃热盛者。

【用法用量】口服。丸剂：水丸或水蜜丸一次 3～6g，小蜜丸一次 6～12g（30～60 丸），大蜜丸一次 1～2 丸，一日 2 次。片剂：一次 6 片，一日 2 次。胶囊剂：一次 2 粒，一日 2 次。颗粒剂：一次 1 袋，一日 2 次。

【注意事项】忌食辛辣食物；孕妇慎用；脾胃虚寒者禁用。

一清颗粒（胶囊）
《中华人民共和国药典》2020 年版

【功能】清热泻火解毒，化瘀凉血止血。

【主治】火毒血热证。症见身热烦躁，目赤口疮，咽喉、牙龈肿痛，大便秘结，吐血，咳血，衄血，痔血；咽炎、扁桃体炎、牙龈炎见上述证候者。

【组成】黄连、大黄、黄芩。

【组方分析】方中大黄，既泻火解毒、凉血化瘀止血，又泻热通便、导热毒下行，为君药。

黄芩，既清肺胃之火，又凉血止血；黄连，既清上焦心火，又泻中焦胃火。二药合用，清热、凉血止血，共为臣药。

诸药合用，共奏清热泻火、凉血止血之功。

【临床应用】

（1）辨证要点　本品是治疗火毒血热证的基础方。以目赤口疮、咽喉肿痛、牙龈肿痛、各种出血为辨证要点。

（2）现代应用　本品可用于上呼吸道感染、咽炎、扁桃体炎、牙龈炎等火毒血热炽盛者。

【用法用量】胶囊剂：口服。一次 2 粒，一日 3 次。颗粒剂：开水冲服。一次 1 袋，一日 3～4 次。

【注意事项】忌烟、酒及辛辣食物；服药期间，不宜服用其他滋补性中药。

黛蛤散
《中华人民共和国药典》2020 年版

【功能】清肝利肺，降逆除烦。

【主治】肝火犯肺证。症见头晕耳鸣，咳嗽吐衄，痰多黄稠，咽膈不利，口渴心烦。

【组成】青黛、蛤壳。

【组方分析】方中青黛，清泻肝火，凉血解毒，为君药。

蛤壳，清泻肺热，化稠痰，为臣药。

二者合用，共奏清肝利肺、降逆除烦之功。

【临床应用】

（1）辨证要点　本品是治疗肝火犯肺证的基础方。以心烦易怒、咽膈不利、咳嗽咳血为辨证要点。

（2）现代应用　本品可用于急性支气管炎、肺部感染、慢性胃炎、胃和十二指肠溃疡、盆腔炎、阴道滴虫症等肝火犯肺者。

【用法用量】口服。一次6g，一日1次，随处方入煎剂。

【注意事项】本方药性寒凉，脾虚便溏及肺肾阴虚者，慎用；寒证禁用。

二、热毒类用方药

黄连解毒汤
《外台秘要》

【功能】泻火解毒。

【主治】三焦火毒热盛证。症见大热烦躁，口燥咽干，错语不眠；或热病吐血、衄血；或热甚发斑，或身热下痢，或湿热黄疸；或外科痈疡疔毒，小便黄赤，舌红苔黄，脉数有力。

【组成】黄连、黄芩、黄柏、栀子。

【组方分析】方中黄连，既入上焦以清泻心火，又入中焦泻中焦之火，为君药。

黄芩，清上焦之火；黄柏，泻下焦之火。二药合用，清热泻火，共为臣药。

栀子，清泻三焦之火，导热下行，兼为佐使。

诸药相伍，共奏泻火解毒之效。

【临床应用】

（1）辨证要点　本方为"苦寒直折"法之代表方，清热解毒之基础方。以大热烦躁、口燥咽干、舌红苔黄、脉数有力为辨证要点。

（2）现代应用　本品可用于脓毒血症、败血症、痢疾、肺炎、泌尿系统感染、乙型脑炎等火毒热盛者。

【用法用量】上四味切，以水六升，煮取二升，分二服。现代用法：以水煎服。

【注意事项】本方为大苦大寒之剂，久服或过量服用易伤脾胃，故非火盛者不宜使用。

牛黄上清片（丸、胶囊、软胶囊）
《中华人民共和国药典》2020年版

【功能】清热泻火，散风止痛。

【主治】风热上攻，热毒内盛证。症见头痛眩晕，目赤耳鸣，咽喉肿痛，口舌生疮，牙龈肿痛，大便燥结，舌红苔黄，脉数。

【组成】人工牛黄、薄荷、菊花、荆芥穗、白芷、川芎、栀子、黄连、黄柏、黄芩、大黄、连翘、赤芍、当归、地黄、桔梗、甘草、石膏、冰片。

【组方分析】方中人工牛黄，清热解毒，消肿止痛，为君药。

菊花，清热解毒，消肿散结；连翘，疏散风热，清热解毒；荆芥穗、白芷，解表散风，消肿止痛；薄荷，疏散风热，清利头目，利咽。五药同用，散风清热，共为臣药。

黄芩、黄连、黄柏、大黄、栀子，清热燥湿，解毒泻火，凉血消肿，善于清泻三焦实火；石膏，清解阳明经实热火邪；赤芍、地黄，清热凉血；当归、川芎，活血祛风止痛；冰片，疏散郁火，通关开窍，清利咽喉。诸药合用，寒凉清解，共为佐药。

桔梗，载药上行，宣肺利咽；甘草，清热解毒，调和诸药。二药同用，清热利咽，共为使药。

诸药合用，共奏清热泻火、散风止痛之功。

【临床应用】

（1）辨证要点　本品是治疗风热上攻、热毒内盛证的常用方。以目赤耳鸣、咽喉肿痛、口舌生疮、牙龈肿痛、大便秘结、舌红苔黄、脉数为辨证要点。

（2）现代应用　本品可用于急性结膜炎、急性咽炎、急性扁桃体炎、齿龈炎、齿龈脓肿、中耳炎、风疹、原发性高血压、痈疖疮毒、咽痛、牙痛、吐血衄血、头晕眩等属风热上攻、热毒内盛者。

【用法用量】口服。片剂：一次 4 片，一日 2 次，温水送服。丸剂：小蜜丸一次 6g，水蜜丸一次 4g，水丸一次 3g，大蜜丸一次 1 丸，一日 2 次。胶囊剂：胶囊一次 3 粒，一日 2 次；软胶囊一次 4 粒，一日 2 次。

【注意事项】孕妇、哺乳期妇女慎用；脾胃虚寒者慎用。

清开灵颗粒（口服液、片、胶囊、软胶囊）
《中华人民共和国药典》2020 年版

【功能】清热解毒，镇静安神。

【主治】外感风热时毒，火毒内盛证。症见高热不退，烦躁不安，咽喉肿痛，舌质红绛，苔黄，脉数。

【组成】胆酸、珍珠母、猪去氧胆酸、栀子、水牛角、板蓝根、黄芩苷、金银花。

【组方分析】胆酸、猪去氧胆酸，清热解毒，化痰开窍，凉肝息风，共为君药。

黄芩苷、水牛角、金银花、板蓝根、栀子，清热泻火，凉血解毒。五药合用，共为臣药。

珍珠母，平肝潜阳，安神定惊，为佐药。

诸药合用，共奏清热解毒、镇静安神之功。

【临床应用】

（1）辨证要点　本品是治疗外感风热时毒、火毒内盛证的常用方。以高热、烦躁、咽痛、舌绛苔黄、脉数为辨证要点。

（2）现代应用　本品可用于上呼吸道感染、病毒性感冒、急性化脓性扁桃体炎、急性咽炎、急性气管炎、高热等属外感风热时毒、火毒内盛者。

【用法用量】口服。颗粒剂：一次 1～2 袋，一日 2～3 次；儿童酌减或遵医嘱。口服液：一次 20～30mL，一日 2 次；儿童酌减。片剂：一次 1～2 片，一日 3 次；儿童酌减或遵医嘱。胶囊剂：胶囊、软胶囊一次 1～2 粒或 2～4 粒，一日 3 次；儿童酌减或遵医嘱。

【注意事项】忌烟、酒及辛辣、生冷、油腻食物；久病体虚便溏者，慎用；风寒感冒者，不宜用；高血压、心脏病患者，慎用。

板蓝根颗粒（茶）
《中华人民共和国药典》2020 年版

【功能】清热解毒，凉血利咽。

【主治】肺胃热盛证。症见咽喉肿痛，口咽干燥，腮部肿胀；急性扁桃体炎、腮腺炎见上述证候者。

【组成】板蓝根。

【组方分析】方中板蓝根，清热解毒，凉血利咽，擅治温病发热、头痛、喉痛，或身发斑疹、大头瘟、丹毒、流行性腮腺炎等。

【临床应用】

（1）辨证要点　本品是治疗肺胃热盛证的常用方。以咽喉肿痛、腮部肿胀、发热、舌红苔黄、脉数为辨证要点。

（2）现代应用　本品可用于普通感冒、流行性感冒、急性咽喉炎、急性扁桃体炎、急性腮腺炎、流行性乙型脑炎、传染性肝炎等属温热毒邪所致者，亦可用于白喉、肺炎、口腔黏膜溃疡等属肺胃热盛者。

【用法用量】开水冲服。颗粒剂：一次 1～2 袋或 5～10g，一日 3～4 次。茶：一次 1 块，一日 3 次。

【注意事项】忌烟、酒及辛辣、生冷、油腻食物；风寒感冒者、阴虚火旺者，不宜用；非实火热毒者，忌服。

清热解毒口服液（片）
《中华人民共和国药典》2020 年版

【功能】清热解毒。

【主治】热毒壅盛证。症见发热面赤，烦躁口渴，咽喉肿痛，舌红苔黄，脉数。

【组成】石膏、金银花、玄参、地黄、连翘、栀子、甜地丁、黄芩、龙胆、板蓝根、知母、麦冬。

【组方分析】方中石膏，清热泻火，清肺胃实热；知母，清热泻火。二者相须配伍，清热泻火，共为君药。

金银花、连翘，清热解毒，疏散风热；板蓝根，清热解毒，凉血利咽；甜地丁，清热解毒，凉血消肿。四药合用，助君清热泻火解毒，共为臣药。

栀子、黄芩、龙胆，清热泻火解毒；地黄、玄参、麦冬，清热凉血，养阴生津。六药合用，共为佐药。

诸药合用，共奏清热解毒之功。

【临床应用】

（1）辨证要点　本品是治疗热毒壅盛证的常用方。以发热、烦躁、咽喉肿痛、舌红苔黄、脉数为辨证要点。

（2）现代应用　本品可用于风热感冒、流行性感冒、上呼吸道感染、流行性腮腺炎，以及轻、中型乙型脑炎，以见热毒壅盛者。

【用法用量】口服。口服液：一次 10～20mL，一日 3 次；儿童酌减或遵医嘱。片剂：一次 4 片，一日 3 次；儿童酌减。

【注意事项】忌烟、酒及辛辣、生冷、油腻食物；风寒感冒者、胃虚寒者，不宜用。

新雪颗粒
《中华人民共和国药典》2020 年版

【功能】清热解毒。

【主治】外感热病，热毒壅盛证。症见高热，烦躁，口渴，失眠，咽痛，舌红苔黄，脉数；扁桃体炎、上呼吸道感染、气管炎、感冒见上述证候者。

【组成】人工牛黄、穿心莲、磁石、竹心、广升麻、沉香、南寒水石、栀子、石膏、硝石、芒硝、珍珠层粉、滑石、冰片。

【组方分析】方中人工牛黄，清心解毒，凉肝息风；石膏、滑石、南寒水石，清热解毒。四药合用，共为君药。

硝石、芒硝，清热通便，泻火消肿；栀子、竹心，清心除烦，泻火解毒；广升麻、穿心莲，清热解毒；珍珠层粉，清热安神；磁石，重镇安神。八药合用，共为君药。

沉香，降气宣通；冰片，清热止痛。二药合用，共为佐药。

诸药合用，共奏清热解毒之功。

【临床应用】

（1）辨证要点　本品为治疗外感热病、热毒壅盛证常用方。以高热、烦躁、舌红苔黄、脉数为辨证要点。

（2）现代应用　本品可用于急性肺炎、咽炎、扁桃体炎、上呼吸道感染、气管炎、感冒等属外感热病、热毒壅盛者。

【用法用量】口服。一次 1 袋（瓶），一日 2 次。

【注意事项】阴虚发热及脾胃虚寒者，慎用。

三、血热类用方药

清营汤
《温病条辨》

【功能】清营解毒，透热养阴。

【主治】热入营分证。症见身热夜甚，神烦少寐，时有谵语，目常喜开或喜闭，口渴或不渴，斑疹隐隐，舌绛而干，脉细数。

【组成】犀角（水牛角代）、地黄、玄参、竹叶心、麦冬、丹参、黄连、金银花、连翘。

【组方分析】本方为热入营分而设。邪热传营，入夜卫气归于营阴，与邪热相搏，故身热夜甚；营气通于心，热扰心神，故神烦少寐，时有谵语；邪热入营，营阴蒸腾上承于口，故而不渴；若邪热入营，迫血妄行，则见斑疹。舌绛而干，脉细数，为热伤营阴之象。治宜清营解毒，透热养阴。

方中犀角（水牛角代），清解营分热毒，为君药。

地黄，清热凉血养阴；麦冬，清热养阴生津；玄参，滋阴降火解毒。三药合用，既养阴生津，又助君清营解毒，共为臣药。

金银花、连翘，清热解毒，疏散风热。二药配伍，轻清透泄，使营分热邪向外，从气分而解。竹叶心，清心除烦；黄连，清心解毒；丹参，清热凉血，活血散瘀，可防热与血结。五药合用，共为佐药。

诸药相伍，共奏清营解毒、养阴透热之功。

【临床应用】

（1）辨证要点　本方是治疗热入营分证的基础方、常用方。以身热夜甚、神烦少寐、斑疹隐隐、舌绛而干、脉数为辨证要点。

（2）现代应用　本品可用于急性脑炎、流行性脑脊膜炎、败血症、肠伤寒等热性病属热入营分者。

【用法用量】上药，水八杯，煮取三杯，日三服。现代用法：以水煎服，水牛角镑片先煎。

【注意事项】舌质绛而苔白滑，非本方所宜；若误用本方，则助湿留邪，延误病情。

🌐 思政元素

守正创新

清营汤，出自《温病条辨》，作者吴鞠通是清代温病学家。吴氏生活的年代，正值流行各种外感温热类疾病，各派医家从不同学术角度阐发温病病因病机理论、进行临床治疗实践。但多数医家"略知疏节，未达精旨，施之于用，罕得十全"，由于对中医传统经典达不到娴熟深谱的程度，不能举一反三、灵活应用，往往临床疗效不理想。而吴氏"嗜学不厌，研理务精，抗志以希古人"，重视对传统经典的继承和发展，在《黄帝内经》《伤寒论》的启发和引导下，"述先贤之格言，摅生平之心得，穷源竟委，作为是书"，终于完成了《温病条辨》一书，极大拓展了中医学专科临证医学能力。可见，中医学的学习和实践，既要继承传统，又要锐意创新。

犀角地黄汤
《外台秘要》

【功能】清热解毒，凉血散瘀。

【主治】热入血分证。症见高热烦躁，神昏谵语，斑色紫黑，吐血，衄血，便血，尿血，舌绛起刺，脉细数。

【组成】芍药、地黄、丹皮、犀角（水牛角代）。

【组方分析】本方为热毒炽盛血分而设。心主血藏神，热入血分，致心神受热，故而身热谵语；热迫血妄行，血溢脉外，致血不循经，故见吐血、衄血、便血、尿血，进而成瘀为患，而见斑色紫黑；热耗血中津液，血行受阻，津少热重，故见舌绛起刺，脉细数。治宜清热解毒，凉血散瘀。

方中犀角（水牛角代），清热凉血，清心解毒，为君药。

地黄，清热凉血，养阴生津，既可助水牛角清解血分之热，又可生津、止血，为臣药。

丹皮、芍药，清热凉血，活血散瘀，增强凉血之力，又可防止瘀血停滞，共为佐药。

四药相配，共奏清热解毒、凉血散瘀之效。

【临床应用】

（1）辨证要点　本方是治疗热入血分证的基础方、常用方。以各种失血、斑色紫黑、神昏谵语、身热舌绛、脉细数为辨证要点。

（2）现代应用　本品可用于上消化道出血、急性肝坏死、肝性脑病、弥散性血管内凝血、尿毒症、过敏性紫癜、败血症、急性白血病等属热入血分者。

【用法用量】上四味切，以水一斗，煮取四升，去滓，温服一升，日二三服。现代用法：以水煎服，水牛角镑片先煎。

【注意事项】本方药性寒凉，阳虚或气虚失血、脾胃虚弱者，忌用。

↻ 课堂互动　热在气分与热在营血分，临证应如何区别？

四、暑热类用方药

六一散
《黄帝素问宣明论方》

【功能】清暑利湿。

【主治】暑热夹湿证。症见身热，心烦口渴，小便不利或泄泻，舌红苔黄，脉数。又治小便赤涩淋痛及砂淋。

【组成】滑石粉、甘草。

【组方分析】本方为暑热夹湿而设。暑为阳邪，其性炎热，感受暑邪则身热；暑气通于心，热扰心神，故而心烦；暑热伤津，则见口渴；暑邪夹湿，湿性黏滞，故而小便不利；湿走肠间，清浊混杂而下，故泄泻。舌红苔黄，脉数，为暑热之象。"治暑之法，清心利小便最好"，治宜清暑利湿。

方中滑石粉，利尿通淋，上清水源，下利膀胱，除三焦湿热，可使内蕴湿热从小便而出，为君药。

甘草，清热解毒，补脾益气，与滑石相配，既清热，又可防滑石重坠伐胃，兼为佐使。

二药合用，共奏清暑利湿之效。

【临床应用】

（1）辨证要点　本品为治疗暑湿证的基础方。以身热烦渴、小便不利为辨证要点。

（2）现代应用　本品可用于膀胱炎、尿道炎和急性肾盂肾炎等属暑湿或湿热下注者。

【用法用量】为细末，每服三钱，加蜜少许，温水调下，或无蜜亦可，每日三服。或欲冷饮者，新井泉调下亦得。现代用法：为细末，每服9～18g，包煎，或温开水调下。日2～3服。亦常加入其他方药中煎服。

【注意事项】孕妇忌服；阴虚内无湿热、或小便清长者，忌用。

甘露消毒丸
《中华人民共和国药典》2020年版

【功能】芳香化湿，清热解毒。

【主治】湿温时疫之湿热并重证。症见发热口渴，胸闷腹胀，肢酸倦怠，咽喉肿痛，或身目发黄，小便短赤，或泄泻淋浊，舌苔白腻或黄腻或干黄，脉濡数或滑数。

【组成】滑石、黄芩、茵陈、石菖蒲、川贝母、木通、藿香、连翘、豆蔻、薄荷、射干。

【组方分析】本方为湿温、时疫邪留气分、湿热并重而设。湿热交蒸，而见发热、肢酸倦怠；湿邪中阻，故见胸闷腹胀；湿热熏蒸肝胆，则身目发黄；热邪伤津，津失濡润而口渴；热毒上壅，腐败血肉，故咽喉肿痛；湿热下注，而见小便短赤，甚或泄泻、淋浊；舌苔白或厚腻或干黄，为湿热稽留气分之征。治宜利湿化浊，清热解毒。

方中滑石，利尿通淋，清热解暑；茵陈，清利湿热，利胆退黄；黄芩，清热燥湿，泻火解毒。三药相伍，利湿清热解毒，共为君药。

豆蔻、石菖蒲、藿香，行气化湿，健脾和中，共为臣药。

连翘，清热解毒，消肿散结；射干，清热解毒，消痰，利咽；薄荷，疏散风热，清利头目，利咽；川贝母，清热润肺，化痰止咳。四药合用，清热解毒，透邪散结，消肿利咽。木通，利尿通淋，助君引湿热从小便而去。五药合用，共为佐药。

诸药合用，共奏利湿化浊、清热解毒之功。

【临床应用】

（1）辨证要点　本品是治疗湿温时疫的常用方。以身热、肢酸、口渴、尿赤，或咽痛身黄、舌苔白腻或微黄、脉濡数为辨证要点。

（2）现代应用　本品可用于夏令暑湿季节之暑温、暑湿及黄疸等属湿热并重、邪留气分者。

【用法用量】口服。一次6～9丸，一日2次。

【注意事项】孕妇慎用。

十滴水（软胶囊）
《中华人民共和国药典》2020年版

【功能】健胃，祛暑。

【主治】中暑证。症见头晕，恶心，腹痛，胃肠不适。

【组成】樟脑、干姜、大黄、小茴香、肉桂、辣椒、桉油。

【组方分析】方中樟脑，通窍辟秽，温中止痛，为君药。

干姜、肉桂，温健脾胃，散寒止痛；小茴香、辣椒，温中散寒，开胃止呕。四药合用，共为臣药。

大黄，泻下通便，导湿热下行；桉油，祛风解暑。二药合用，共为佐药。

诸药合用，共奏健胃、祛暑之功。

【临床应用】

（1）辨证要点　本品是治疗中暑的常用方。以恶心、呕吐、腹痛、舌苔厚腻、脉缓为辨证要点。

（2）现代应用　本品可用于霍乱、急性胃肠炎、痱子、小面积烧伤等暑热证者。

【用法用量】口服。口服液：一次2～5mL；儿童酌减。软胶囊剂：一次1～2粒；儿童酌减。

【注意事项】孕妇忌服；驾驶员和高空作业者慎用。

清暑益气丸
《中华人民共和国药典》2020年版

【功能】祛暑利湿，补气生津。

【主治】中暑受热，气津两伤证。症见头晕身热，四肢倦怠，自汗心烦，咽干口渴。

【组成】人参、黄芪（蜜炙）、炒白术、苍术（米泔炙）、麦冬、泽泻、醋五味子、当归、黄柏、葛根、醋青皮、陈皮、六神曲（麸炒）、升麻、甘草。

【组方分析】方中黄芪，补气升阳，固表止汗；葛根，解肌退热，生津止渴。二药合用，共为君药。

人参、炒白术、苍术（米泔炙），益气健脾燥湿，共为臣药。

麦冬，养阴生津，润肺清心；醋五味子，收敛固涩，益气生津。二者共用，生津止渴。当归，养血和阴；醋青皮、陈皮，行气化滞；六神曲，消食和胃；黄柏，清热燥湿；泽泻，渗利湿热；升麻，解肌热而升清。九药合用，共为佐药。

甘草，补脾益气，调和诸药，为使药。

诸药合用，共奏祛暑利湿、补气生津之功。

【临床应用】

（1）辨证要点　本品是治疗中暑受热、气津两伤证的常用方。以身热、肢倦、自汗、舌红少苔、脉细数为辨证要点。

(2) 现代应用 本品可用于小儿夏季热、热射病、功能性发热等属暑热耗气伤津者。

【用法用量】姜汤或温开水送服。一次1丸，一日2次。

【注意事项】忌食辛辣、油腻食物。

五、虚热类用方药

青蒿鳖甲汤
《温病条辨》

【功能】养阴透热。

【主治】温病后期，邪伏阴分证。症见夜热早凉，热退无汗，舌红少苔，脉细数。

【组成】青蒿、鳖甲、地黄、知母、牡丹皮。

【组方分析】本方为温病后期、阴虚邪伏所致。卫阳之气，日行于表，夜入于里。若阴分有伏热，暮至卫阳入阴则助长伏热，故见入夜身热；晨起卫气出表则伏热势减，故热退身凉；温病后期，阴液已伤，故见热退无汗；舌红少苔，脉细数为阴虚之象。治宜养阴透热。

方中鳖甲，直入阴分，滋阴退虚热；青蒿，芳香透散，使阴分伏热外达。二药配伍相得，共为君药。

地黄，滋阴凉血；知母，清热滋阴。两药相配，助鳖甲养阴退热，共为臣药。

牡丹皮，凉血透热，泻阴中伏火，助青蒿清透阴分之伏热，为佐药。

五药合用，清热、透邪、滋阴三法并施，标本兼顾，共奏养阴透热之功。故吴鞠通评"此方有先入后出之妙，青蒿不能直入阴分，有鳖甲领之入也；鳖甲不能独出阳分，有青蒿领之出也"，可谓精当。

【临床应用】

(1) 辨证要点 本方是治疗温病后期，邪伏阴分证的基础方。以夜热早凉、热退无汗、舌红少苔、脉细数为辨证要点。

(2) 现代应用 本品可用于各种传染病恢复期的低热、慢性肾盂肾炎、肾结核、肺结核、小儿夏季热、原因不明之发热等属阴虚内热、低热不退者。

【用法用量】上药以水五杯，煮取二杯，日再服。现代用法：以水煎服。

【注意事项】阴虚欲作动风者，不宜使用。

养血退热丸
《中华人民共和国卫生部药品标准》

【功能】滋阴养血，退虚热。

【主治】阴血亏虚之虚热证。症见五心烦热，遗精盗汗，颧红，心悸烦躁，夜寐不安，舌红少津，脉细数。

【组成】熟地黄、醋鳖甲、地骨皮、牡丹皮、煅牡蛎、六神曲、炒谷芽、茯苓、陈皮、党参、麦冬、丹参、酸枣仁、山药、山楂。

【组方分析】方中熟地黄，补血滋阴；醋鳖甲，滋阴退热除蒸。二药同用，补肾益髓，滋阴养血，共为君药。

丹参、牡丹皮、地骨皮，滋阴清热凉血；党参、茯苓、山药、陈皮、麦冬，益气养阴。八药合用，共为臣药。

六神曲、炒谷芽、山楂，消食健胃；煅牡蛎、酸枣仁，敛阴养血安神。五药合用，共为佐药。

诸药合用，共奏滋阴养血、退虚热之功。

【临床应用】

(1) 辨证要点 本品是治疗虚热证的常用方。以骨蒸、潮热、盗汗、舌红少津、脉细数为辨证要点。

(2) 现代应用 本品可用于多种疾病后期热病后期，一般病程较长等属虚热者。

【用法用量】口服。一次 1 丸，一日 2～3 次。

【注意事项】忌食辛辣食物；孕妇慎用；脾胃虚寒者禁用。

六、癌肿类用方药

西黄丸
《中华人民共和国药典》2020 年版

【功能】清热解毒，消肿散结。

【主治】热毒壅结证。症见疮疡，瘰疬，乳痈，瘰疬，舌红，脉滑数。

【组成】牛黄或体外培育牛黄、麝香或人工麝香、醋乳香、醋没药。

【组方分析】方中牛黄，清热解毒；麝香，通络散瘀，消肿化结。二药合用，共为君药。

醋乳香、醋没药，行气活血，消肿止痛，去腐生肌，共为臣药。

诸药合用，共奏清热解毒、消肿散结之功。

【临床应用】

（1）辨证要点　本品是治疗热毒壅结证的常用方。以疮疡、瘰疬、乳痈、瘰疬为辨证要点。

（2）现代应用　本品可用于肝癌、肺癌、淋巴结炎、乳腺囊性增生、乳腺癌、多发性脓肿、骨髓炎等属热毒壅结者。

【用法用量】口服。一次 3g，一日 2 次。

【注意事项】孕妇禁用。

抗癌平丸
《中华人民共和国卫生部药品标准》

【功能】清热解毒，散瘀止痛。

【主治】热毒瘀血壅滞证。症见胁下痞块及癥瘕积聚，腹中疼痛，肌肉消瘦，饮食减少等。

【组成】珍珠菜、半枝莲、白花蛇舌草、蛇莓、藤梨根、蟾酥、香茶菜、肿节风、兰香草、石上柏。

【组方分析】方中半枝莲，清热解毒，散瘀止血，为君药。

珍珠菜、香茶菜、藤梨根、肿节风，四药合用，清热解毒，散瘀消肿，为臣药。

蛇莓、白花蛇舌草、石上柏、兰香草、蟾酥，五药合用，助君臣清热解毒，活血化瘀，消肿止痛，共为佐药。

诸药合用，共奏清热解毒、散瘀止痛之功。

【临床应用】

（1）辨证要点　本品为治疗热毒瘀血壅滞肠胃所致消化道肿瘤的常用方。以胁下痞块、癥瘕积聚、肌肉消瘦为辨证要点。

（2）现代应用　本品可用于胃癌、食道癌、贲门癌、直肠癌等属热毒瘀血壅滞者的治疗及辅助治疗，改善中晚期癌症患者的临床症状，提高生活质量。

【用法用量】口服。一次 0.5～1g，一日 3 次。饭后半小时服，或遵医嘱。

【注意事项】初服时可由少到多，逐步增加；服药期间忌食霉菌类食物。

任务四　健康指导

一、注意事项

热证类用药需注意勿过剂，本类方药性质寒凉，用之太过，易伤中败胃，损伤阳气，故中病即止，勿过量使用。若热邪炽盛，服寒凉方药入口即吐者，

健康指导

为格拒不纳，宜用反佐法。

儿童、老年人、孕妇及哺乳期妇女热证者，宜在医师指导下选择用药或去医院就诊。

二、用药指导

预防热证，应注意避免感冒，饮食宜清淡，多饮水，保持心情舒畅，戒烟限酒，避免高温环境下作业。

热证反复发作，尤其应当注意饮食的调护，可根据病情适当食用西瓜、冬瓜、苦瓜、雪梨、鱼腥草、马齿苋等。

思维导图

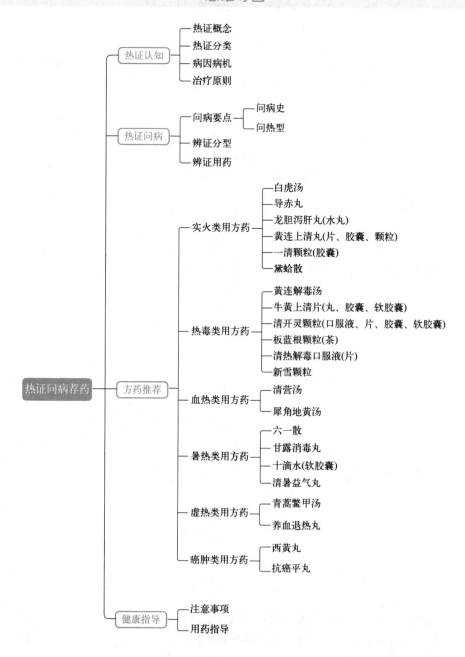

一、填空题

1. 根据病因病位的不同，热证可分为（   ）、（   ）、（   ）、（   ）、（   ）和癌肿六大类。
2. 白虎汤主治（   ）证，黄连解毒汤主治（   ）证，犀角地黄汤主治（   ）证。
3. 导赤丸的功能是（   ），牛黄上清片的功能是（   ）。
4. 热毒证的代表方是（   ），血热证的代表方是（   ）。
5. 六一散的功能是（   ），青蒿鳖甲汤的功能是（   ）。

二、选择题

（一）单选题

1. 热证属于外感风热时毒、火毒内盛者，宜选用的中成药是（   ）。
A. 甘露消毒丸　　　　B. 一清颗粒　　　　C. 十滴水　　　　D. 清开灵颗粒
2. 白虎汤的药味组成是（   ）。
A. 石膏、知母、薏苡仁、炙甘草　　　　B. 石膏、知母、粳米、炙甘草
C. 石膏、浙贝母、粳米、炙甘草　　　　D. 石膏、知母、粳米、炙甘草
3. 某患者症见口舌生疮，心胸烦热，小便短赤，大便秘结，宜选用的中成药是（   ）。
A. 西黄丸　　　　B. 导赤丸　　　　C. 龙胆泻肝丸　　　　D. 甘露消毒丸
4. 某患者症见头痛眩晕，目赤耳鸣，咽喉肿痛，口舌生疮，牙龈肿痛，大便秘结，舌红苔黄，脉数，宜选择的中成药是（   ）。
A. 清开灵颗粒　　　　B. 板蓝根颗粒　　　　C. 新雪颗粒　　　　D. 牛黄上清片
5. 某患者症见五心烦热，遗精盗汗，颧红，心悸烦躁，夜寐不安，舌红少津，脉细数，宜选择的中成药是（   ）。
A. 青蒿鳖甲汤　　　　B. 养血退热丸　　　　C. 西黄丸　　　　D. 抗癌平丸

（二）多选题

1. 清营汤的功能是（   ）。
A. 清营解毒　　　　B. 散风清热　　　　C. 泻火止痛　　　　D. 透热养阴
2. 导赤丸的功能是（   ）。
A. 清热生津　　　　B. 散风止痛　　　　C. 清热泻火　　　　D. 利尿通便
3. 可用于血热证，身热夜甚的有（   ）。
A. 白虎汤　　　　B. 清营汤　　　　C. 犀角地黄汤　　　　D. 六一散
4. 热证的辨证要点有（   ）。
A. 表里　　　　B. 寒热　　　　C. 虚实　　　　D. 阶段

三、分析题

1. 处方分析
青蒿6g　鳖甲15g　生地黄12g　知母6g　丹皮9g　玄参9g
请根据处方药物组成，分析此方适用于热证的何种证型，并简要说明理由。

2. 案例分析
患者钱某，男，42岁，主诉口疮一周未愈，自述曾自服复合维生素片，无明显疗效。现症见：口舌生疮，创面鲜红，疼痛明显，小便黄赤，大便干结，舌红苔薄黄，脉数。
请辨证分型，并为该患者推荐合适的中成药。

项目四　便秘问病荐药

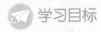 学习目标

[知识目标]

1. 掌握大承气汤、凉膈散、当归龙荟丸、增液颗粒、麻仁丸、温脾汤、济川煎的功能、主治、组成、组方分析及注意事项。

2. 熟悉便秘的概念、分类、病因病机、治疗原则、辨证分型、注意事项及用药指导。

3. 了解九制大黄丸、木香槟榔丸、枳实导滞丸、麻仁润肠丸、麻仁滋脾丸、半硫丸、润肠丸、黄芪汤的功能、主治及注意事项。

[技能目标]

1. 学会便秘病的问病技巧。

2. 学会便秘病的方药推荐。

[素质目标]

1. 培养学生传承精华、守正创新的责任感。

2. 培育学生合理用药、科学用药的意识。

3. 树立学生关爱健康、服务健康的理念。

案例导入

患者，男，68岁，便秘数余年。患者素有胃疾，大便干结，数日一行，疲乏无力，面色无华，头晕目眩，心悸气短，健忘，口唇色淡等。

讨论：此患者患有何种疾病？此病产生的病因是什么？可选用何种方剂或中成药？请为此患者介绍该方药的功能、主治、组成及注意事项，并提供健康指导。

任务一　便秘认知

便秘认知

一、便秘概念

便秘，是指大便秘结不通，排便周期延长；或周期虽不长，但粪质干结，排出困难；或粪质不甚干结，虽有便意，但排便艰涩不畅的病证。现代医学中的功能性便秘、习惯性便秘等，均在中医便秘范畴。

二、便秘分类

根据其发病的原因和临床表现，可分为实秘与虚秘两大类。其中，实秘有实热便秘（热秘）和气滞便秘（气秘），虚秘有阴虚便秘、阳虚便秘、血虚便秘和气虚便秘。

三、病因病机

便秘为大肠传导功能失常所致，病因不外乎内因与外因，病位在大肠，但与脾、胃、肺、肝、肾等脏腑功能失常有关。

实热便秘，多因素体阳盛，或过食醇甘厚味，或过食辛辣，或过服热药，或热病留邪，或肺热肺燥下移大肠，致肠胃积热，耗伤津液，肠失濡润，而粪质干硬，排出困难。

气滞便秘，多因思虑伤脾；或情志不畅，或久坐少动，致肠腑气滞，通降失常，传导失职，而糟粕内停，下行不得，欲便不出或出而不畅。

阴虚便秘，多因素体阴虚，或过食辛辣燥热之品，或汗吐下太过，伤津耗液；或者产后病后，失血夺汗，致阴液亏虚，肠失濡润，而大肠干涩，传导不利。

阳虚便秘，多因素体阳虚，阴寒积滞，或外感寒邪，或进食生冷，或过服寒凉药物，损伤肠胃，或苦寒攻伐太过，致阳气耗伤，肠失温煦，而阴寒内结，传导失常，大便不行。

血虚便秘，多由先天血虚，或后天血液亏虚，或病后产后，伤津亡血，或年老体弱，阴血亏虚，致大肠不荣，肠失滋润濡养，而大便干结，排便困难。

气虚便秘，多因素体体弱，先天禀赋不足，正气亏虚，或久病产后，正气未复，致气虚不足以推动，大肠传导无力，排便无力，而排便时间延长、难下。

便秘当以虚实为纲，热秘、气秘属实，阴虚、阳虚、气虚、血虚为虚。虚实之间可以转化，可由虚转实，亦可因虚致实，而成虚实夹杂。

四、治疗原则

实证便秘为邪气滞留大肠，腑气闭塞不通所致；虚证便秘为肠失温润，推动无力而成。便秘治疗当分虚实，实证以祛邪为主，虚证以补益为主。实热便秘，当宜清热泻下通便；气滞便秘，当宜行气导滞通便；阴虚便秘，当宜滋阴润燥通便；阳虚便秘，当宜温阳通便；血虚便秘，当宜养血润肠通便；气虚便秘，当宜益气通便。

任务二　便秘问病

便秘问病

一、问病要点

1. 问虚实寒热

便秘，伴小便短赤、身热、腹胀腹痛、嗳气频作、面赤口臭、舌红苔黄，为实证、热证；便秘，伴气短、神疲乏力、面色少华、小便清长、舌淡苔白、四肢不温，为虚证、寒证。

2. 问粪质特点

粪质干燥坚硬，排便困难，多为燥热内结；大便艰涩，腹痛拘急，喜暖恶寒，多为寒凝；粪质不甚干结，排便不爽，腹胀肠鸣，多为气滞；粪质不干，欲便不出，便下乏力，多为气虚。

二、辨证分型

便秘的辨证分型有实热便秘、气滞便秘、阴虚便秘、阳虚便秘、血虚便秘和气虚便秘。其中，实热便秘和气滞便秘，属于实秘；血虚便秘、阴虚便秘、气虚便秘和阳虚便秘，属于虚秘。

三、辨证用药

1. 实热便秘

临床表现有大便干结，腹满拒按，面红，身热，口干，口臭，心烦不安，小便短赤，舌红苔黄燥，脉滑数。其病多因胃肠积热，治宜清热泻火，泻下通便。实热便秘的代表方药有大承气汤、当归龙荟丸、凉膈散、清宁丸等。

2. 气滞便秘

临床表现有大便秘结，欲便不得，嗳气频作，胸胁痞满，甚则腹中胀痛，纳食减少，舌苔薄腻，脉弦。其病多因肝脾气郁，传导失常，治宜调理肝脾，导滞通便。气滞便秘的常用方药有六磨汤、木香槟榔丸、枳实导滞丸。

3. 阴虚便秘

临床表现有大便燥结，咽干口燥，形体消瘦，或伴胃痛隐隐、潮热盗汗、心烦、头晕耳鸣、舌红少津或少苔、脉细数。其病多因阴虚肠燥，治宜滋阴润肠通便。阴虚便秘的代表方药有增液颗粒、五仁丸、麻仁丸、麻仁滋脾丸等。

4. 阳虚便秘

临床表现有大便秘结不解，畏寒喜暖，面色㿠白，时作眩晕，心悸，甚则少腹冷痛，小便清长，舌淡苔白，脉沉迟。其病多因脾肾阳虚，治宜温里通便。阳虚便秘的代表方药有温脾汤、济川煎。

5. 血虚便秘

临床表现有大便秘结，面色无华，头晕目眩，心悸，唇色淡，脉细涩。其病多因血虚津少，肠道失润，治宜养血润燥。血虚便秘的代表方药有润肠丸。

6. 气虚便秘

临床表现有虽有便意，但临厕努挣乏力，挣则汗出，便后疲乏，大便并不干硬，面色苍白，神疲气怯，舌淡而嫩，脉虚。其病多因肺脾气虚，治宜益气润肠通便。气虚便秘的代表方药有黄芪汤。

任务三 方药推荐

一、实热便秘类方药

大承气汤
《伤寒论》

【功能】峻下热结。

【主治】

（1）阳明腑实证 症见大便秘结不通，矢气频转，脘腹痞满而硬，疼痛拒按，潮热谵语，手

方药推荐

足濈然汗出，舌苔焦黄起刺，或焦黑燥裂，脉沉实。

（2）热结旁流证　症见下利清水，色纯青而臭秽，脐腹疼痛，按之坚硬有块，口干舌燥，脉滑实。

（3）热厥、痉病、狂证等而见有里热实证者。

【组成】大黄、芒硝、枳实、厚朴。

【组方分析】

（1）本方为伤寒邪传阳明之腑，入里化热，与肠中燥屎相结，致腑气不通而设。实热与积滞相结，浊气不降，腑气不通，故大便秘结不通，矢气频转，脘腹痞满而硬，疼痛拒按；四肢禀气于阳明，阳明里热炽盛，蒸腾于外，故日晡潮热，手足濈然汗出；热邪盛于里，扰乱神明，则谵语；苔焦黄起刺，或焦黑燥裂，脉沉实，为热盛伤津、燥屎内结之象。

阳明腑实证可归纳为"痞、满、燥、实"四症。自觉胸脘有痞塞压重感，谓"痞"；脘腹胀满，按之有抵抗感，谓"满"；肠中有燥屎，干结不下，谓"燥"；腹痛拒按，大便不通，谓"实"。

（2）热结旁流，是因里热炽盛，燥屎结于肠中不得出，但自利清水，色青而臭秽不可闻，并见脐腹部疼痛，按之坚硬有块；热灼津液，阴精大伤，不能上承，故口燥咽干，舌苔焦黄燥裂。热邪与燥屎内结于肠胃，里热炽盛，当釜底抽薪，急下存阴；宜急下实热燥结，以存阴救阴。

（3）热厥、痉病、狂证虽表现各异，但皆为实热内结，阳气受遏，不达四肢，则可见热厥；热盛伤阴，筋脉失养，则可见痉病；若邪热内扰神明，则见神昏，甚至狂证。

以上诸症，虽表现各异，但皆由实热内结所致，均可用峻下热结之法。

方中大黄，泻热通便，荡涤胃肠，为君药。

芒硝，泻下攻积，软坚润燥，为臣药。可助大黄泻热通便，攻润相合，相须为用，增强峻下热结。

厚朴，下气除满；枳实，破气消积，化痰散痞。二药同用，既调畅气机而除痞满，又可助大黄、芒硝泻下燥实。两药合用，共为佐使药。

四药相配，则痞、满、燥、实俱去，共奏峻下热结之功。

【临床应用】

（1）辨证要点　本方是治疗实热便秘的常用方，也是治疗阳明腑实证的基础方、经典方。以痞、满、燥、实，舌苔焦黄起刺，或焦黑燥裂，脉沉实为辨证要点。

（2）热结旁流　本方是治疗热结旁流的经典方。以下利清水、色纯青而臭秽、脉滑实为辨证要点。

（3）现代应用　本品可用于急性胆囊炎、急性胰腺炎、单纯性肠梗阻、粘连性肠梗阻、蛔虫性肠梗阻等属阳明腑实证者，以及某些热性疾病过程中出现高热、神昏、谵语、惊厥、发狂而见大便不通，苔黄脉实者。

【用法用量】厚朴、枳实先煎，大黄后下，煎成去渣，加入芒硝，微火溶化后，分两次服用。

【注意事项】凡气虚阴亏、燥结不甚者，以及年老、体弱、孕妇等，均应慎用；本方作用峻猛，应中病即止，切勿过剂。

📖 课堂拓展

大承气汤、小承气汤与调胃承气汤三方皆出自《伤寒论》，均可治疗阳明腑实证，均用大黄荡涤胃肠实热。

大承气汤功能峻下热结，主治痞、满、燥、实俱全的阳明腑实重证。方中大黄与芒硝并用，且煎法后下，又加枳实、厚朴行气，而厚朴用量倍于大黄，泻下与行气并重，药力峻猛，为寒下之峻剂。

小承气汤功能轻下热结，主治痞、满、实而不燥之阳明腑实轻证。方中配伍枳实、厚朴，用量亦轻，厚朴用量仅为大黄之半，且三味同煎，泄热攻下之力较轻，为寒下之轻剂。

调胃承气汤功能缓下热结，主治阳明腑实证，燥、实并见而不痞、满者。方中配伍芒硝、炙甘草，且大黄与炙甘草同煎，芒硝后下，其泄热攻下之力较缓，为寒下之和剂。

凉膈散
《太平惠民和剂局方》

【功能】泻火通便，清上泻下。

【主治】上、中二焦积热证。症见胸膈烦热，身热口渴，面赤唇焦，咽痛鼻衄，口舌生疮，大便秘结，小便热赤，舌红苔黄，脉滑数。

【组成】川大黄、朴硝、甘草、山栀子仁、薄荷叶、黄芩、连翘。

【组方分析】本方为上、中二焦火热壅聚胸膈而设。热聚胸膈而伤津，则胸膈烦热，身热口渴；火热上冲，则面赤唇焦，咽痛鼻衄，口舌生疮；燥热内结，不从下泻，则大便秘结，小便热赤；舌红苔黄，脉滑数，为火热之象。治宜泻火通便，清上泻下。

方中连翘重用，清心肺，解热毒，透散上焦之热，为君药。

黄芩，清热燥湿，泻火解毒；栀子，泻火除烦，清热利湿。二药同用，清泄上焦郁热。朴硝，通便导滞，泻火解毒；大黄，清热泻火，泻下攻积。二药同用，荡涤中焦胃腑热结。四药相伍，分消无形、有形之热，共为臣药。

薄荷，疏散风热，清利头目；淡竹叶，清热泻火。二药同用，外疏内清，共为佐药。

蜂蜜，补中，润燥；甘草，补脾益气，调和诸药。二药同用，既调和脾胃，又缓和硝、黄峻泻，共为使药。

诸药合用，清上与泻下并行，寓上病下治、以泻代清，共奏泻火通便、清上泻下之功。

【临床应用】

（1）辨证要点　本方为治疗上、中二焦积热证的常用方。以胸膈烦热、身热、口渴、大便秘结、舌红苔黄、脉滑数为辨证要点。

（2）现代应用　本方用于治疗口腔黏膜溃疡病、急性扁桃体炎、急性牙周炎、鼻腔出血、胆囊炎、急性黄疸型肝炎等属上、中二焦积热者。

【用法用量】上药研为粉末。每服6g，加淡竹叶7片，水煮，蜜少许，食后温服。现代用法：以上药共为粗末，每服6～12g，加淡竹叶3g，水煎服，亦可作汤剂，用量按原方比例酌减。

【注意事项】服本方得利下，当停服，以免损伤脾胃；孕妇及体虚者慎用。

当归龙荟丸
《中华人民共和国药典》2020年版

【功能】泻火通便。

【主治】肝胆火旺便秘证。症见心烦不宁，头晕目眩，耳鸣耳聋，胁肋疼痛，脘腹胀痛，大便秘结。

【组成】酒当归、龙胆（酒炙）、芦荟、青黛、栀子、酒黄连、酒黄芩、盐黄柏、酒大黄、木香、人工麝香。

【组方分析】本方为肝胆火旺、实热上攻、热结肠道而设。肝胆火旺，实热上攻，则心烦不宁，耳鸣耳聋，头晕目眩，胁肋疼痛；热结肠道，则脘腹胀痛，大便秘结。治宜泻火通便。

酒炙龙胆，酒炙上行，泻肝胆火；酒大黄，酒行药势，清热泻火，泻下攻积；芦荟，泻下通便，清肝泻火。三药合用，清肝泻火，泻热通便，共为君药。

酒黄芩、酒黄连、盐黄柏、栀子，清热泻火，泻上中下三焦火邪；青黛，清热解毒，泻火定惊。五药相合，共为臣药。

酒当归，补血养肝，润肠通便，为佐药。

木香，行气止痛；人工麝香，开窍通经，消肿止痛。二药合用，行气通窍，共为使药。

诸药合用，清热泻火兼泻下，清泻并举，共奏泻火通便之功。

【临床应用】

（1）辨证要点　本品是治疗肝胆火旺便秘的常用方。以心烦不宁、胁肋疼痛、大便秘结为辨证要点。

（2）现代应用　本品可用于高血压、黄疸型肝炎、白血病、精神分裂症等属肝胆火旺、实热内结者。

【用法用量】口服。一次 6g，一日 2 次。

【注意事项】孕妇禁用。

九制大黄丸
《中华人民共和国药典》2020 年版

【功能】泻下导滞。

【主治】胃肠积滞证。症见便秘，湿热下痢，胸热心烦，口渴不休，停食停水，小便赤黄。

【组成】大黄。

【组方分析】方中大黄，攻积导滞，通肠泄热，清热利湿。

【临床应用】

（1）辨证要点　本品是治疗胃肠积滞便秘的常用方。以胸热心烦、口渴、停食、小便赤黄为辨证要点。

（2）现代应用　本品可用于功能性便秘属胃肠积滞者。

【用法用量】口服。每次 6g，每日 1 次。

【注意事项】孕妇禁服；久病体弱者慎服；不宜久服。

二、气滞便秘类方药

木香槟榔丸
《中华人民共和国药典》2020 年版

【功能】行气导滞，泻热通便。

【主治】积滞内停，湿蕴生热证。症见湿热内停，赤白痢疾，里急后重，胃肠积滞，脘腹胀痛，大便不通，舌苔黄腻，脉沉实。

【组成】木香、槟榔、炒枳壳、陈皮、青皮（醋炒）、香附（醋制）、醋三棱、莪术（醋炙）、黄连、黄柏（酒炒）、大黄、炒牵牛子、芒硝。

【组方分析】本方为积滞内停、湿热内蕴而设。积滞内停，腑气不通，肠道传导失常，则脘腹痞满胀痛，大便秘结；湿热内蕴，灼伤肠道血络，气机不利，则赤白痢疾，里急后重；舌苔黄腻，脉沉实，为湿热内蕴之象。治宜行气导滞，泻热通便。

木香，健脾消食，行气止痛；槟榔，消积，行气。二药合用，调中止痛，共为君药。

大黄，泻下攻积，清热泻火，利湿通经；芒硝，泻下通便，润燥软坚；炒牵牛子，泻水通便，消痰攻积。三药合用，泻热通便。醋青皮，疏肝破气，消积化滞；醋香附，疏肝解郁，理气宽中；醋莪术，行气破血，消积止痛；陈皮，理气健脾，燥湿化痰；炒枳壳，理气宽中，行滞消胀。八药合用，共为臣药。

黄连、酒黄柏，清热燥湿，止痢。两药合用，共为佐药。

本方集行气、破气、下气于一方，配伍清热燥湿、泻下攻积之品，虽为丸剂，仍有较强的行气攻积之力。诸药合用，共奏行气导滞、泻热攻积之功。

【临床应用】

（1）辨证要点　本品是治疗湿热积滞重证的常用方。以脘腹胀痛、便秘或下痢里急后重、苔黄腻、脉沉实为辨证要点。

（2）现代应用　本品可用于肝硬化腹水属积滞内停、湿热内蕴者。

【用法用量】口服。一次 3～6g，一日 2～3 次。

【注意事项】孕妇禁用；津亏大便燥结者及非实热证的虚秘不宜使用。

枳实导滞丸
《中华人民共和国药典》2020 年版

【功能】消积导滞，清热利湿。

【主治】饮食积滞，湿热内阻证。症见脘腹胀痛，纳呆，嗳气酸腐，大便秘结，或痢疾里急后重。

【组成】炒枳实、大黄、黄连（姜汁炙）、黄芩、炒六神曲、炒白术、茯苓、泽泻。

【组方分析】本方为饮食积滞、湿热内阻、肠道传导失常而设。饮食积滞，腑气不通，气机不畅，大肠传导失常，则脘腹胀痛，大便秘结；胃失和降，脾失健运，则不思饮食；湿热内阻，肠道气血凝滞，传导失司，则痢疾里急后重。治宜消积导滞，清热利湿。

大黄，泻下攻积，清热泻火，利湿通经，使湿热积滞从下而去，为君药。

炒枳实，破气消积，化痰散痞；炒六神曲，消食化积和胃；姜汁炙黄连、黄芩，清热燥湿，厚肠止痢。四药合用，共为臣药。

炒白术，健脾益气，防止苦寒伤胃；泽泻、茯苓，渗利通降，导湿下行。三药合用，共为佐药。

诸药配伍，共奏消积导滞、清热利湿之功。

【临床应用】

（1）辨证要点　本品是治疗湿热积滞证的基础方。以脘腹胀满、厌食嗳腐、舌苔黄腻、脉沉有力为辨治要点。

（2）现代应用　本品可用于消化不良、慢性胃肠炎、慢性便秘等属于饮食积滞、湿热内阻者。

【用法用量】口服。一次 6～9g，一日 2 次。

【注意事项】脾胃虚弱者慎用本方。

三、阴虚便秘类方药

增液颗粒
《中华人民共和国药典》2020 年版

【功能】养阴生津，清热润燥。

【主治】热邪伤阴，津液不足证。症见阴虚内热，口干咽燥，大便燥结，舌干红，脉细数。

【组成】玄参、地黄、麦冬。

【组方分析】本方为阳明温病，阴津大伤，大便秘结而设。温病迁延日久，或素体阴虚，使液涸肠燥，肠失濡润，传导不利，故大便秘结；阴津亏损，津不上承，故口干咽燥；阴虚内热，故舌干红，脉细数。治宜养阴生津，清热润燥。

方中玄参重用，滋阴降火，启肾水以滋肠燥，为君药。

麦冬，养阴生津；地黄，清热养阴生津。两药合用，共为臣药。

三药合用，大补阴液，润滑肠道，使糟粕得行、热邪得清、诸症得解，共奏养阴生津、清热润燥之功。

【临床应用】

（1）辨证要点　本品是治疗阴虚便秘的常用方，也是治疗阴虚的基础方。以津少口渴、大便秘结、舌干红、脉细数为辨证要点。

（2）现代应用　本品可用于便秘、咳嗽、慢性咽炎、口腔溃疡、慢性牙周炎、萎缩性胃炎、鼻衄、糖尿病、高血压、干燥综合征、皮肤瘙痒等属于阴津不足者。亦可用于感染性疾患高热所致体液耗损的辅助用药。

【用法用量】开水冲服。一次1袋，一日3次。

【注意事项】本方寒凉甘润，故肾阳不足或脾气亏虚便秘者，忌用。

麻仁丸
《中华人民共和国药典》2020年版

【功能】润肠通便。

【主治】肠热津亏证。症见大便干结难下，腹部胀满不舒。

【组成】火麻仁、苦杏仁、大黄、炒枳实、姜厚朴、炒白芍。

【组方分析】本方为肠热津亏而设。肠胃燥热，腑气不通，故见大便干结难下，腹部胀满不舒。麻仁丸来源于《伤寒论》麻子仁丸，治脾约证，为肠失濡润，脾受约束，升清失常，津液不得四布，但输膀胱，故见小便频数，大便干结。治宜润肠通便。

方中火麻仁，质润多脂，润肠通便，为君药。

杏仁苦，降气润肠通便；白芍，养血敛阴。两药合用，共为臣药。

大黄，泻热通便，荡涤胃肠；炒枳实，破气消积，化痰散痞；姜厚朴，下气除满。三药合用，以成小承气汤，共为佐药。

蜂蜜，炼制做丸，补中，润燥，既助火麻仁润肠通便，又缓小承气汤攻下之力，为使药。

本方为小承气汤加火麻仁、苦杏仁、白芍、蜂蜜而成，意在缓下。诸药合用，攻润结合，共奏润肠通便之功。

【临床应用】

（1）辨证要点　本品是治疗肠胃燥热、脾约便秘证的常用方。以大便干结、小便频数为辨证要点。

（2）现代应用　本品可用于习惯性便秘、痔疮术后便秘、老人便秘及妇人产后便秘等证属肠热津亏者。

【用法用量】口服。水蜜丸一次6g，小蜜丸一次9g，大蜜丸一次1丸，一日1～2次。

【注意事项】津亏血少之便秘，不宜久服；孕妇慎用。

麻仁润肠丸
《中华人民共和国药典》2020年版

【功能】润肠通便。

【主治】肠胃积热证。症见胸腹胀满，大便秘结。

【组成】火麻仁、炒苦杏仁、大黄、木香、陈皮、白芍。

【组方分析】方中火麻仁，质润多脂，润肠通便，为君药。

大黄，泻热通便，荡涤胃肠；炒苦杏仁，降气润肠通便；白芍，养血敛阴。芍、杏二药与大黄配伍，可增强攻伐之力，又可缓泻下伤正之弊。三药合用，共为臣药。

陈皮，理气健脾，行气助便；木香，健脾消食，行气止痛。二药合用，调中宣滞，降泄通便，共为佐药。

诸药相合，共奏润肠通便之功。

【临床应用】

（1）辨证要点　本品是治疗肠胃积热、肠燥便秘的常用方。以大便秘结、胸腹胀满、尿黄、舌红苔黄或黄燥、脉涩为辨证要点。

（2）现代应用　本品可用于老年性便秘、功能性便秘属气滞肠燥者。

【用法用量】口服。一次1～2丸，一日2次。

【注意事项】虚寒性便秘者慎用；孕妇忌服。

麻仁滋脾丸
《中华人民共和国药典》2020 年版

【功能】润肠通便，消食导滞。

【主治】胃肠积热，肠燥津伤证。症见大便秘结，胸腹胀满，饮食无味，烦躁不宁，舌红少津。

【组成】制大黄、火麻仁、当归、姜厚朴、炒苦杏仁、麸炒枳实、郁李仁、白芍。

【组方分析】方中火麻仁，质润多脂，润肠通便；制大黄，泻下攻积，清热泻火。两药配伍，共为君药。

炒苦杏仁、郁李仁，降气润肠通便；当归、白芍，滋阴养血，润肠通便。四药合用，共为臣药。

姜厚朴，下气除满；炒枳实，破气消积，化痰散痞。两药合用，共为佐药。

蜂蜜，炼制做丸，补中，润燥，可减攻下之力，使泻而不峻，下不伤正，并调和诸药，为使药。

八药相合，共奏润肠通便，消食导滞之功。

【临床应用】

（1）辨证要点　本品是治疗胃肠积热、肠燥津伤便秘的常用方。以大便秘结、饮食无味、烦躁不宁、舌红少津为辨证要点。

（2）现代应用　本品可用于习惯性便秘、老年人便秘等属胃肠积热、肠燥津伤者。

【用法用量】口服。小蜜丸一次 9g（45 丸），大蜜丸一次 1 丸，一日 2 次。

【注意事项】孕妇慎用。

四、阳虚便秘类方药

温脾汤
《备急千金要方》

【功能】温补脾阳，攻下冷积。

【主治】阳虚寒积证。症见便秘，腹痛，喜温喜按，手足不温，舌淡苔白，脉沉弦。

【组成】大黄、附子、干姜、当归、芒硝、人参、甘草。

【组方分析】本方为脾阳不足、阴寒内盛、寒积阻于肠道、阳气不运而设。脾阳虚衰，阴寒内盛，寒积阻滞肠道，致大肠传导不利，故大便秘结；寒积于内，致阳虚失运，则腹胀腹痛，喜温喜按；阳气不足，肢体失于温煦，则四肢不温；舌淡苔白、脉沉弦，为脾阳虚之象。治宜温补与通下并用，温散寒凝以开闭结，通下大便以除积滞。

方中附子，温暖脾阳，散寒止痛；大黄，泻下通便，荡涤积滞。二药配伍，去其性，取其用，温补与通下并用，温里祛寒又通便，共为君药。

干姜，温中祛寒，助附子温里散寒；芒硝，泻下攻积，助大黄通便荡涤。两药合用，共为臣药。

人参，大补元气，益气健脾；当归，补血活血，润肠通便。两药合用，共为佐药。

甘草，补脾益气，调和诸药，为使药。

诸药合用，共奏温补脾阳、攻下冷积之功。

【临床应用】

（1）辨证要点　本方是治疗阳虚寒积便秘的常用方。以便秘、喜温喜按、舌淡苔白、脉沉弦为辨证要点。

（2）现代应用　本品可用于急性单纯性肠梗阻、胆道蛔虫、消化性溃疡、慢性痢疾、尿毒症等属阳虚寒积证者。

【用法用量】上五味，咬咀，以水八升，煮取二升半，临熟下大黄，分三服。现代用法：以水煎服，大黄后下。

【注意事项】热结及阴虚便秘慎用。

大医精诚

温脾汤出自《备急千金要方》，其作者孙思邈被后人尊称为"药王"。孙思邈重视医德，不分"贵贱贫富，长幼妍蚩，怨亲善友，华夷愚智"，皆一视同仁。声言"人命至重，有贵千金"。他认为，医生须以解除患者痛苦为唯一职责。他身体力行，一心赴救，不慕名利，用毕生精力实现了自己的道家医德思想，是中国医德思想的创始人。孙思邈的名著《千金方》中，也把"大医精诚"的医德规范放在了极其重要的位置上来专门立题，重点讨论。而他本人，也是以德养性、以德养身、德艺双馨的代表人物之一。

济川煎
《景岳全书》

【功能】温肾益精，润肠通便。

【主治】肾虚便秘证。症见大便秘结，小便清长，腰膝酸软，头目眩晕，舌淡苔白，脉沉迟。

【组成】当归、牛膝、肉苁蓉、泽泻、升麻、枳壳。

【组方分析】本方为肾阳亏虚、气不化津、肠失濡润而设。腰为肾之府，肾阳不足，则腰膝酸软；肾阳虚弱，气化无力，摄纳失司，开合失常，则小便清长，大便秘结；舌淡苔白，脉沉迟，为肾阳不足之象。治宜温补肾精，润肠通便。

方中肉苁蓉，补肾阳，益精血，润肠通便，为君药。

当归，养血和血，润肠通便；牛膝，补肝肾，强筋骨，引血下行。两药配伍，共为臣药。

枳壳，理气宽中，行滞消胀，下气宽肠助通便；泽泻，利水渗湿泄热浊；升麻，升举阳气，清阳升则浊阴降，有欲降先升之妙。三药合用，共为佐药。

诸药合用，既可温肾益精治其本，又能润肠通便治其标。寓通于补、寄降于升，共奏温肾益精、润肠通便之功。

【临床应用】

（1）辨证要点　本方是治疗肾虚便秘的常用方。以大便秘结、腰膝酸软、舌淡苔白、脉沉迟为辨证要点。

（2）现代应用　本品可用于习惯性便秘、老年便秘、产后便秘等属于肾虚精亏肠燥者。

【用法用量】水一盅半，煎七分，食前服。现代用法：以作汤剂，水煎服。

【注意事项】热结及阴虚便秘慎用。

🎧 **课堂互动**　济川煎主治肾虚便秘，方中为何不用泻下药，反配伍升麻？

半硫丸
《太平惠民和剂局方》

【功能】温肾通便。

【主治】年老体弱、肾阳不足的虚冷性便秘。症见大便秘结，舌淡苔白，脉沉弦。

【组成】半夏、硫黄。

【组方分析】本方为肾阳不足、阴寒内生所致便秘而设。阳气亏虚，阴寒内生，肠道传导无力，故大便艰涩，排出困难；舌淡苔白，脉沉弦，为肾阳不足之象。治宜温肾通便。

方中硫黄，补火助阳通便，鼓动阳气以疏导肠道，为君药。

半夏，降逆止呕，既助腑气通降，使水谷精微随肾气温壮，以填补真阳，又助硫黄祛寒，为臣药。

诸药合用，共奏温肾通便之功。

【临床应用】

（1）辨证要点　本品是治疗肾阳虚的虚冷性便秘的常用方。以大便秘结，腰膝酸冷，舌淡苔白，脉沉弦为辨证要点。

（2）现代应用　本品可用于老年性便秘、甲状腺功能减退等属肾阳不足证者。

【用法用量】上药以生姜自然汁同熬，入干蒸饼末搅和匀，入白内杵数百下，丸如梧桐子大。每次15～20丸，空腹时用温酒或生姜汤送下，妇人醋汤下。

【注意事项】孕妇忌服；肠胃燥热便秘、老人气虚、产后血枯及小儿便秘者，不适宜服用。

五、血虚便秘类方药

润肠丸
《沈氏尊生书》

【功能】养血润燥通便。

【主治】虚人、老人、产后血虚阴亏。症见大便秘结，头晕目眩，面色无华，唇舌色淡，舌瘦苔少，脉细涩。

【组成】当归、地黄、桃仁、火麻仁、枳壳。

【组方分析】本方为血虚阴亏所致肠燥便秘而设。血虚阴亏津少，不能滋润濡养肠道，故大便秘结；血虚不能滋养于脑，故头晕目眩；血虚不能上荣，故面色无华，唇舌色淡，舌瘦苔少，脉细涩，为阴血不足之象。治宜养血润燥通便。

方中地黄，清热养阴生津；当归，补血活血，润肠通便。二药合用，滋阴养血，润燥通便，共为君药。

麻子仁、桃仁，二药皆富含油脂，润肠通便，共为臣药。

枳壳，理气宽中，行滞消胀，为佐药。

诸药合用，养血滋阴与润肠通便同行，共奏养血润燥通便之功。

【临床应用】

（1）辨证要点　本方是治疗血虚便秘的常用方。以大便燥结难下、唇色淡、舌瘦苔少、脉细涩为辨证要点。

（2）现代应用　本品可用于功能性便秘、老年性便秘、产后便秘等属血虚阴亏者。

【用法用量】水煎服。或炼蜜为丸，每次服15g。

【注意事项】孕妇忌服；体弱及虚寒性便秘患者，不宜久服。

六、气虚便秘类方药

黄芪汤
《金匮翼》

【功能】补益脾肺，润肠通便。

【主治】气虚性便秘。症见大便并不硬，虽有便意，但排便困难，便后乏力，面白神疲，舌淡嫩苔薄，脉弱。

【组成】黄芪、麻仁、白蜜、陈皮。

【组方分析】本方为气虚便秘而设。肺与大肠相表里，若肺脾功能受损，肺气虚则大肠传送无力，虽有便意，临厕须竭力努挣，故大便并不干硬；肺卫不固，腠理疏松，故挣则汗出气短，便后乏力；脾气虚，运化失常，气血化源不足，故面白神疲；舌淡嫩苔薄，脉弱，为气虚之象。治宜补益脾肺，润肠通便。

方中黄芪，补气升阳，补脾肺之气，为君药。

麻仁、白蜜，润肠通便，共为臣药。

陈皮，理气健脾，行气助便，为佐药。

诸药合用，共奏补益脾肺、润肠通便之功。

【临床应用】

（1）辨证要点　本方是治疗气虚性便秘的常用方。以排便困难、便后乏力、面白神疲、舌淡嫩苔薄、脉弱为辨证要点。

（2）现代应用　本品可用于功能性便秘、老年性便秘等属气虚者。

【用法用量】水煎服。

【注意事项】阴虚火旺及内热炽盛者忌用。

任务四　健康指导

一、注意事项

便秘患者在服药期间忌烟、酒及辛辣、生冷、鱼腥、油腻类食物。

儿童、老年人、孕妇及哺乳期妇女便秘者，宜在医师指导下选择用药或去医院就诊。

健康指导

二、用药指导

便秘患者应注意适当锻炼，多饮水，多食蔬果等粗纤维食物，慎食辛辣、生冷、油腻之物，适当按摩腹部，改变不良排便习惯。对含有大黄的方剂，煎煮时应注意煎法，为达到较好的泻下作用，宜后下。

思维导图

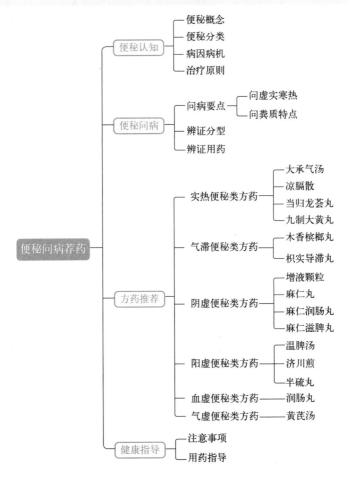

复习思考题答案

一、填空题

1. 便秘的辨证分型可分为（ ）、（ ）、（ ）、（ ）、血虚便秘和气虚便秘。

2. 当归龙荟丸主治（ ）证，九制大黄丸主治（ ）证。

3. 温脾汤的功能是（ ）。

4. 增液颗粒由（ ）、（ ）和（ ）组成。

5. 麻仁丸的功能是（ ）。

二、选择题

（一）单选题

1. 大承气汤的功能是（ ）。

A. 轻下热结　　　　　B. 缓下热结　　　　　C. 峻下热结　　　　　D. 攻下寒积

2. 凉膈散治疗（ ）。

A. 实热便秘　　　　　B. 气滞便秘　　　　　C. 血虚便秘　　　　　D. 气虚便秘

3. 大承气汤中芒硝的用法是（ ）。

A. 噙化　　　　　　　B. 含化　　　　　　　C. 溶化　　　　　　　D. 水煎

4. 某患者，男，72岁，症见大便秘结，腰膝酸软，畏寒，舌淡苔白，脉沉弦，宜选择的方剂或中成药是（ ）。

A. 大承气汤　　　　　B. 半硫丸　　　　　　C. 枳实导滞丸　　　　D. 增液颗粒

5. 黄芪汤的功能是（ ）。

A. 温补脾阳，攻下冷积　　　　　　　　　B. 泻火通便

C. 养血润燥通便　　　　　　　　　　　　D. 补脾益肺，润肠通便

（二）多选题

1. 大承气汤的主治病症有（ ）。

A. 阳明腑实证　　　　　　　　　　　　　B. 热结旁流证

C. 阳明肠胃燥热　　　　　　　　　　　　D. 热厥、痉病属里热实证

2. 属于气滞便秘的方剂和中成药有（ ）。

A. 大黄清胃丸　　　　B. 黄芪汤　　　　　　C. 木香槟榔丸　　　　D. 枳实导滞丸

3. 麻仁丸的组成有（ ）。

A. 白芍、大黄　　　　　　　　　　　　　B 火麻仁、苦杏仁

C. 枳实、厚朴　　　　　　　　　　　　　D. 生姜、大枣

4. 下列属于孕妇慎用的方剂和中成药是（ ）。

A. 增液颗粒　　　　　B. 麻仁丸　　　　　　C. 麻仁滋脾丸　　　　D. 温脾汤

三、分析题

1. 处方分析

大黄15g　干姜9g　当归9g　附子6g　芒硝6g　人参6g　甘草6g

请根据处方药物组成，分析此方适用于便秘的何种证型，并简要说明理由。

2. 案例分析

患者张某，男，24岁，喜食辛辣。主诉心烦不宁，面红身热，头晕目眩，胁肋疼痛，脘腹胀痛，大便秘结。

请辨证分型，并为该患者推荐合适的中成药。

项目五　泄泻问病荐药

学习目标

[知识目标]

1. 掌握参苓白术丸（散）、四神丸（片）、葛根芩连片（丸）、香连丸（片、浓缩丸）、保和丸（片、颗粒）、痛泻要方的功能、主治、组成、组方分析及注意事项。

2. 熟悉泄泻的概念、分类、病因病机、治疗原则、辨证分型、注意事项及用药指导。

3. 了解开胃健脾丸、补脾益肠丸、固本益肠丸、肠胃宁片、复方黄连素片、肠炎宁片（糖浆）、痛泻宁颗粒的功能、主治及注意事项。

[技能目标]

1. 学会泄泻病的问病技巧。

2. 学会泄泻病的方药推荐。

[素质目标]

1. 培养学生传承精华、守正创新的责任感。

2. 培育学生合理用药、科学用药的意识。

3. 树立学生关爱健康、服务健康的理念。

案例导入

患者，女，50岁，因气温突降，遭受雨淋，出现腹痛腹泻，泻下急迫，泻而不爽，粪便色黄而臭，肛门灼热，伴有小便短赤、烦热、口干渴等。

讨论：此患者患有何种疾病？此病产生的病因是什么？可选用何种方剂或中成药？请为此患者介绍该方药的功能、主治、组成及注意事项，并提供健康指导。

任务一 泄泻认知

一、泄泻概念

泄泻，是以排便次数增多，粪质稀薄，甚至完谷不化，泻如水样为特征的病证。现代医学中的急慢性肠炎、肠功能紊乱、肠结核、肠易激综合征等疾病，均在本病范畴之内。

泄泻认知

二、泄泻分类

泄泻病位虽在脾胃，但亦涉及肝、肾、大肠等脏腑。根据其病因、病机的不同，可分为脾虚泄泻、脾肾阳虚泄泻、湿热泄泻、寒湿泄泻、食积泄泻和肝气乘脾泄泻。

三、病因病机

泄泻，病因有外感、内伤之分。内伤病因主要有脾胃虚弱、脾肾阳虚、大肠湿热、饮食所伤、情志失调等；外感病因多因感受暑湿寒热时邪，但以湿邪致泄为多。但基本病机为脾虚湿盛，脾失健运，大小肠转化失常，升降失调，清浊不分，而成泄泻。

脾虚泄泻，多因脾气虚，或饮食不洁，或劳倦内伤，伤及脾胃；或因久病体虚，脾胃功能减退，纳运失调，升降失司，水聚成湿，谷积成滞，清浊不分，混杂而下，而成泄泻。

脾肾阳虚泄泻，多因旧病日久，或因房事无度，伤及肾阳；或因年老体弱，肾阳不足，无以温煦脾阳，致运化失职，水谷不化，升降失常，清者不升，浊者不降，泄泻而发。

湿热泄泻，多因湿热疫毒，侵损肠胃，或湿热郁蒸，肠胃气血阻滞，气血与湿热疫毒相搏，化为脓血，致中焦郁遏，传化失常，遂成泄泻。

寒湿泄泻，因感风寒湿邪，寒湿伤脾，湿困中焦，致寒凝气滞，清阳不升，脾阳不振，运化无权，升降失司，遂成泄泻。

食积泄泻，多因饮食过量，或因恣食肥甘厚味，或因过食生冷，或因误食腐馊不洁，伤脾损胃，化生食滞、寒湿、湿热，致运化失职，升降失调，清浊不分，遂成泄泻。

肝气乘脾泄泻，因情志失调，或烦恼郁怒，或因忧郁思虑，或素体脾虚，怒时进食，致疏泄不及，横逆乘脾，或土虚木乘，升降失职，或怒伤脾土，脾运失健，升降失调，清浊不分，遂成泄泻。

泄泻的病因不外乎外感与内伤。外感病因中，多见暑、湿、寒、热，以湿邪最为重要；内伤病因中，脾虚最为关键。泄泻发病与传变过程，亦受外邪与内伤、外湿与内湿的影响，外湿困脾，脾虚生湿，互为因果。

四、治疗原则

泄泻的病机特点主要为湿盛脾虚，脾失健运，升降失司，清浊不分。总的治疗原则为健脾祛湿，但不同的证型又有其相对应的治疗原则。视其性质的寒热虚实不同，采用"实则泻之，虚则补之，寒则热之，热则清之"的治疗原则。如脾虚泄泻，治宜健脾益气，化湿止泻；脾肾阳虚泄泻，治宜温肾健脾，固涩止泻；食积内停泄泻，治宜消食导滞；寒湿泄泻，治宜温中散寒，健脾利水；湿热泄泻，治宜清热利湿止泻；肝气乘脾泄泻，治宜疏肝健脾，燥湿止泻。

任务二　泄泻问病

泄泻问病

一、问病要点

1. 问虚实寒热

起病缓，病程长，腹痛喜按，口淡不渴，小便自利，稍进油腻或饮食稍多即泻，多属虚证；起病急骤，脘腹胀满，腹痛拒按，泻后痛减，小便不利，多属实证。粪质清稀如水，腹痛喜温，完谷不化，常因饮食生冷食物而诱发，多属寒证；粪便黄褐，味臭较重，泻下急迫，肛门灼热，常因进食辛辣燥热食物而诱发，多属热证。

2. 问泄泻特点

久泻迁延不愈，倦怠乏力，面色萎黄，或劳倦过度，即复发，为脾虚；泄泻反复不愈，腹痛肠鸣即泻，泻后痛减，伴胸胁胀闷者，多为肝郁乘脾；五更泄泻，完谷不化，腰酸肢冷，为肾阳不足。

3. 问轻重缓急

泄泻而饮食如常，为轻证；泄泻而不能食，消瘦，或暴泻无度，或久泻滑脱不禁，为重证；起病急，病程短，为急性泄泻，以湿盛、食积为主；病程长，病势缓，为慢性泄泻，以脾虚、脾肾阳虚为主。

4. 问泻下之物

问泻下物包括问质地、问颜色、问气味等。大便清稀，或如水样，气味腥秽，属寒证；大便稀溏，粪色黄褐，气味臭秽，为湿热；大便溏垢，臭如败卵，完谷不化，为伤食。

二、辨证分型

泄泻的辨证分型有脾虚泄泻、脾肾阳虚泄泻、湿热泄泻、寒湿泄泻、食积泄泻和肝气乘脾泄泻。其中，脾虚泄泻、脾肾阳虚泄泻，为虚；湿热泄泻、寒湿泄泻、食积泄泻和肝气乘脾泄泻，为实。

三、辨证用药

1. 脾虚泄泻

临床表现有大便次数增多，时溏时泻，夹有不消化食物，稍食油腻则大便次数增多，伴食少纳呆、食后胃胀、脘闷不舒、肌肉消瘦、身倦乏力、面色萎黄，舌质淡，苔薄白，脉细等。其病多因脾气虚弱，健运无力所致，治宜健脾益气，化湿止泻。脾虚泄泻的代表方药有参苓白术丸、开胃健脾丸、补脾益肠丸等。

2. 脾肾阳虚泄泻

临床表现有泄泻多在黎明之前，脐腹作痛，继则肠鸣而泻，完谷不化，泻后则安，伴形寒肢冷、腹部喜暖、腰膝酸软，舌质淡，苔白，脉沉细。其病多因肾阳虚衰，火不暖土，脾阳不振，脾运失健所致，治宜温肾健脾，固涩止泻。脾肾阳虚泄泻的代表方药有四神丸、固本益肠丸、肠胃宁片等。

3. 湿热泄泻

临床表现有泄泻腹痛，泻下急迫，或泻而不爽，粪色黄褐，其气臭秽，肛门灼热，或有身热，伴有口渴、小便短黄，苔黄腻，脉滑数或濡数等。其病多因湿热互结，治宜清肠利湿止泻。湿热泄泻的代表方药有葛根芩连片、香连丸、复方黄连素片、肠炎宁片等。

4. 寒湿泄泻

临床表现有泄泻清稀，甚则如水样，腹痛肠鸣，脘闷食少，恶寒发热，头痛，肢体酸痛，舌苔薄白或白腻，脉濡缓等。其病多因寒湿内侵，治宜温中散寒，健脾利水。寒湿泄泻的代表方药有藿香正气散等。

5. 食积泄泻

临床表现有泻下粪便臭如败卵，夹有不消化之物，腹痛肠鸣，泻后痛减，伴脘腹痞满，嗳腐酸臭，不思饮食，舌苔垢浊或厚腻，脉滑等。其病多因饮食不节，宿食内停，阻滞肠胃，传化失常所致，治宜消食导滞。食积泄泻的代表方药有保和丸等。

6. 肝气乘脾泄泻

临床表现有腹痛腹泻，每因抑郁恼怒或情绪紧张而发，泻后痛减，伴胸胁胀闷、嗳气食少、矢气频作，舌苔薄白或薄腻，脉弦等。其病多因情志不畅，肝失条达，横逆乘脾，脾运无权所致，治宜疏肝健脾。肝气乘脾泄泻的代表方药有痛泻要方、痛泻宁颗粒等。

任务三　方药推荐

一、脾虚泄泻类方药

方药推荐

参苓白术丸（散）
《中华人民共和国药典》2020 年版

【功能】补脾胃，益肺气。

【主治】脾虚湿盛证。症见脾胃虚弱，食少便溏，肠鸣泄泻，胸脘痞闷，肢倦乏力，形体消瘦，气短咳嗽，面色萎黄，舌淡，苔白腻，脉虚缓。

【组成】人参、麸炒白术、茯苓、山药、莲子、炒白扁豆、麸炒薏苡仁、砂仁、桔梗、甘草。

【组方分析】本方为脾虚湿盛而设。脾胃虚弱，纳运乏力，故饮食不化，食少；水谷失健运，清浊不分，故见便溏，肠鸣泄泻；湿滞中焦，气机被阻，而见胸脘痞闷；脾失健运，气血化生不足，肢体肌肤失于濡养，故形体消瘦，面色萎黄，舌淡苔白腻，脉虚缓，为脾虚湿盛之象；气短咳嗽，为肺气不足。治宜补脾胃，益肺气。

方中人参，药力强大，补脾肺之气；麸炒白术，补气健脾，燥湿止泻；茯苓，渗水利湿，健脾助运。三药合用，补脾气，益肺气，健脾运，除湿邪，共为君药。

山药、莲子，补脾健胃，涩肠止泻；炒白扁豆、麸炒薏苡仁，健脾利湿止泻。四药相合，健脾益气止泻，共为臣药。

砂仁，化湿行气，温脾止泻；桔梗，宣肺，祛痰，升提肺气，载药上行，又载诸药上行，以达培土生金。二药合用，行气温脾，补而不滞，共为佐药。

甘草，补脾益气，祛痰止咳，调和诸药，为佐使药。

本方是在四君子汤基础上加山药、莲子、炒白扁豆、麸炒薏苡仁、砂仁、桔梗而成。两方均有益气健脾之功，但四君子汤以补气为主，为治脾胃气虚的基础方；参苓白术散兼有渗湿行气、保肺之效。

全方配伍，药性平和，温而不燥，补虚中兼渗利涩敛，共奏补脾胃、益肺气之功。

【临床应用】

（1）辨证要点　本品是治疗脾虚湿盛泄泻的常用方，亦是治疗脾虚湿盛证的常用方，是体现培土生金治法的代表方。以便溏泄泻、肢倦乏力、舌苔白腻、脉虚缓为辨证要点。

（2）现代应用　本品可用于慢性胃肠炎、贫血、慢性支气管炎、慢性肾炎及妇女带下病等属脾虚湿盛者。

【用法与用量】口服。丸剂：一次 6g，一日 3 次。散剂：一次 6～9g，一日 2～3 次。

【注意事项】湿热内蕴所致泄泻、厌食、水肿及痰火咳嗽者，慎用；孕妇慎用；本品宜饭前使用为佳；服药期间忌食荤腥油腻、不易消化食物；忌恼怒、忧郁、劳累过度，保持心情舒畅。

开胃健脾丸
《中华人民共和国药典》2020 年版

【功能】健脾和胃。

【主治】脾胃虚弱、中气不和所致的泄泻、痞满。症见食欲不振，嗳气吞酸，腹胀泄泻；消化不良见上述证候者。

【组成】白术、党参、茯苓、山药、炒六神曲、炒麦芽、山楂、木香、砂仁、陈皮、煨肉豆蔻、黄连、炙甘草。

【组方分析】方中白术，补气健脾，燥湿止泻；党参，补气健脾。二药合用，补中气，健脾胃，止泄泻，共为君药。

茯苓，健脾渗湿止泻；山药，补脾益气，涩肠止泻；炒六神曲，消食和中，兼行气；炒麦芽，消食和中，兼益脾养胃；山楂，消食化积。五药合用，既助君健脾止泻，又消食和中，共为臣药。

木香、砂仁，行气除湿，健脾开胃；陈皮，行气燥湿健脾；煨肉豆蔻，温中行气，涩肠止泻。四药合用，行气健脾，开胃和中，既助君臣健脾和中，又使其补而不滞。黄连，清热燥湿，一清大肠积热，二防诸药温燥太过。五药合用，共为佐药。

炙甘草，补脾益气，又调和诸药，为佐使药。

全方配伍，补消合用，共奏健脾和胃之功。

【临床应用】

(1) 辨证要点　本品是治疗脾胃虚弱、中气不足泄泻、痞满的常用方。以食欲不振、嗳气吞酸、腹胀泄泻、气短乏力、面色萎黄为辨证要点。

(2) 现代应用　本品可用于慢性胃炎、胃肠功能紊乱、消化不良、结肠炎属脾胃虚弱、中气不足者。

【用法用量】口服。一次 6～9g，一日 2 次。

【注意事项】湿热痞满、泄泻者，不宜使用；忌食生冷、油腻、不易消化食物；孕妇慎服。

补脾益肠丸
《中华人民共和国药典》2020 年版

【功能】益气养血，温阳行气，涩肠止泻。

【主治】脾虚气滞所致的泄泻。症见腹胀疼痛，肠鸣泄泻，黏液血便；慢性结肠炎、溃疡性结肠炎、过敏性结肠炎见上述证候者。

【组成】外层：黄芪、米炒党参、白芍、土炒白术、土炒当归、砂仁、肉桂。内层：炮姜、盐补骨脂、木香、醋延胡索、荔枝核、防风、煅赤石脂、炙甘草。

【组方分析】本品为新研方，原名脾胃双补丸，外（胃）层可补中益气、健脾和胃，内（肠）层可涩肠止泻、止痛止血、生肌消肿。

方中黄芪、米炒党参、土炒白术，补中益气，健脾升阳，厚肠止泻。三药共为君药。

肉桂、干姜、盐补骨脂，温中散寒，暖脾止泻。三药合用，共为臣药。

白芍，补血敛阴，柔肝止痛；土炒当归，养血补血，散寒止痛；砂仁、木香、醋延胡索、荔枝核，活血祛瘀，行气止痛；防风，疏肝理脾，胜湿止泻；煅赤石脂，涩肠止血止泻。八药合用，共为佐药。

炙甘草，补脾益气，缓急止痛，调和诸药，为佐使药。

诸药合用，共奏益气养血、温阳行气、涩肠止泻之功。

【临床应用】

（1）辨证要点　本品是治疗脾虚气滞泄泻的常用方。以腹胀疼痛、泄泻、黏液血便为辨证要点。

（2）现代应用　本品可用于慢性结肠炎、溃疡性结肠炎、过敏性结肠炎属脾虚气滞者。

【用法用量】口服。一次 6g，一日 3 次；儿童酌减；重症加量或遵医嘱。30 天为一疗程，一般连服 2～3 个疗程。

【注意事项】孕妇慎用；大肠湿热泄泻者，不宜使用；感冒发热者，慎用；服药期间饮食宜清淡，忌食生冷、辛辣、油腻食物。

二、脾肾阳虚泄泻类方药

四神丸（片）

《中华人民共和国药典》2020 年版

【功能】温肾散寒，涩肠止泻。

【主治】肾阳不足所致的泄泻。症见肠鸣腹胀，五更溏泻，食少不化，久泻不止，面黄肢冷。

【组成】盐补骨脂、煨肉豆蔻、制吴茱萸、醋五味子、大枣（去核），四神片中加干姜。

【组方分析】本方为五更泻而设。五更泻，又称肾泄、鸡鸣泻；五更之时，阴气盛极，阳气萌发，若肾阳虚衰，阳气当至而不至，阴气极盛而横行，命门之火不能上温脾土，脾失健运而水谷下趋，故每至五更，肾泄而发。汪昂《医方集解》曰："久泻皆由命门火衰，不能专责脾肾"，治宜温肾暖脾、涩肠止泻。

方中盐补骨脂，补肾助阳，温脾止泻，为君药。

煨肉豆蔻，温脾暖胃，涩肠止泻，可助君药温脾止泻，为臣药。

制吴茱萸，温中散寒，助阳止泻；醋五味子，固肾涩肠止泻。二药相合，助君臣温肾散寒，温脾止泻。大枣（去核），补脾益胃；干姜，温中散寒开。二者同用，健脾开胃。四药合用，共为佐药。

全方配伍，温补固涩，共奏温肾散寒、涩肠止泻之功。

【临床应用】

（1）辨证要点　本方是治疗肾阳不足，伤及脾阳所致泄泻的常用方。以五更溏泻、肠鸣腹胀、舌淡苔白、脉沉迟无力为辨证要点。

（2）现代应用　本品可用于慢性结肠炎、肠易激综合征等属肾阳不足者。

【用法用量】口服。丸剂：一次 9g，一日 1～2 次。片剂：一次 4 片，一日 2 次。

【注意事项】湿热痢疾、湿热泄泻者，不宜使用；服药期间饮食宜清淡，忌食生冷、油腻食物。

固本益肠片

《中华人民共和国药典》2020 年版

【功能】健脾温肾，涩肠止泻。

【主治】脾肾阳虚所致的泄泻。症见腹痛绵绵，大便清稀或有黏液及黏液血便，食少腹胀，腰酸乏力，形寒肢冷，舌淡苔白，脉虚；慢性肠炎见上述证候者。

【组成】党参、麸炒白术、补骨脂、麸炒山药、黄芪、炮姜、酒当归、炒白芍、醋延胡索、煨木香、地榆炭、煅赤石脂、儿茶、炙甘草。

【组方分析】方中党参，健脾益肺；黄芪，补气健脾，升举清阳；补骨脂，温补脾肾，固肠止泻。三药合用，健脾益气，温阳止泻，共为君药。

麸炒白术，健脾燥湿止泻；麸炒山药，补脾养胃，补肾涩精；炮姜，温中散寒止泻。三药相合，补脾土，散中寒，促运化，涩肠滑，以助君健脾温肾，涩肠止泻，共为臣药。

酒当归，补血活血；炒白芍，养血缓急，收敛止痛；醋延胡索，活血行气止痛；煨木香，行气止痛，实肠止泻。四药合用，理血行滞，止痛止泻。地榆炭，凉血止血，涩肠止泻止痢；儿茶，收敛止血止泻；煅赤石脂，涩肠止泻固脱。三药同用，助君涩肠止泻止血，又防君臣温燥太过。七药合用，共为佐药。

炙甘草，补脾益气，缓急止痛，调和诸药，为佐使药。

全方配伍，共奏健脾温肾、涩肠止泻之功。

【临床应用】

(1) 辨证要点　本品是治疗脾肾阳虚泄泻的常用方。以腹痛绵绵、大便清稀、腰酸乏力、形寒肢冷、舌淡苔白、脉虚为辨证要点。

(2) 现代应用　本品可用于慢性肠炎等属肾阳不足、阴寒内盛者。

【用法用量】口服。一次 8 片，一日 3 次。30 天为一疗程，连服 2～3 个疗程。

【注意事项】服药期间忌食生冷、辛辣、油腻食物；湿热下痢、泄泻者，不宜使用。

肠胃宁片
《中华人民共和国药典》2020 年版

【功能】健脾益肾，温中止痛，涩肠止泻。

【主治】脾肾阳虚所致的泄泻。症见大便不调，五更泄泻，时带黏液，腹胀腹痛，胃脘不舒，小腹坠胀。

【组成】黄芪、补骨脂、党参、白术、姜炭、葛根、防风、木香、砂仁、白芍、当归、延胡索、儿茶、赤石脂、罂粟壳、炙甘草。

【组方分析】方中黄芪，补气升阳；补骨脂，温肾助阳，温脾止泻。二药合用，温脾肾，治肾泻，共为君药。

党参、姜炭、白术和炙甘草组成理中汤，温补脾胃，健脾止泻；葛根、防风，升阳止泻。六药合用，共为臣药。

木香、砂仁，行气止痛；白芍、当归、延胡索，养血和血止血，缓急止痛；儿茶、赤石脂、罂粟壳，涩肠止泻。八药合用，共为佐药。

炙甘草，调和诸药，为使药。

诸药配伍，共奏健脾益肾、温中止痛、涩肠止泻之功。

【临床应用】

(1) 辨证要点　本品是治疗脾肾阳虚泄泻的常用方。以五更泄泻、时带黏液、胃脘不舒、小腹坠胀、舌淡苔白腻、脉沉为辨证要点。

(2) 现代应用　本品可用于慢性结肠炎、溃疡性结肠炎、肠功能紊乱等属脾肾阳虚者。

【用法用量】口服。一次 4～5 片，一日 3 次。

【注意事项】湿热痢疾、湿热泄泻者，忌用；儿童慎用，妊娠禁用；本品含罂粟壳，不可过量或久服。

三、湿热泄泻类方药

葛根芩连片（丸）
《中华人民共和国药典》2020 年版

【功能】解肌清热，止泻止痢。

【主治】湿热蕴结所致的泄泻、痢疾。症见身热，烦渴，下痢臭秽，腹痛，便黄而黏，肛门灼热，舌红苔黄，脉数；以及风热感冒所致的发热恶风，头痛身痛。

【组成】葛根、黄芩、黄连、炙甘草。

【组方分析】本方源自《伤寒论》葛根黄芩黄连汤，治太阳阳明协热下利。太阳表邪未解，故有发热恶风，头痛身痛；若误用下法，表邪内陷阳明，里热已炽，则见身热，烦渴；热邪内迫，大肠传导失司，湿热夹结，故下利臭秽，腹痛，便黄而黏，肛门灼热；舌红苔黄，脉数，为里热偏盛之象。表邪未解而里热炽盛，夹湿蕴结，治宜解肌清热，止泻止痢。

方中重用葛根，升发清阳而止泻，又解表退热以散风，为君药。

黄连、黄芩，清热燥湿，厚肠止利。两药配伍，共为臣药。

炙甘草，缓急止痛，调和诸药，为佐使药。

四药合用，外疏内清，表里同治，使表解里和，热利自愈，共奏解肌清热、止泻止痢之功。

【临床应用】

(1) 辨证要点　本方是治疗湿热蕴结泄泻、痢疾的常用方。以身热、烦渴、下痢、便黄而黏、舌红苔黄、脉数为辨证要点。

(2) 现代应用　本品可用于急性肠炎、细菌性痢疾、肠伤寒、胃肠型感冒等属表证未解，里热甚者。

【用法用量】口服。片剂：一次 3～4 片，一日 3 次。丸剂：一次 3 袋；小儿一次 1 袋，一日 3 次；或遵医嘱。

【注意事项】虚寒下利，忌用。

香连丸（片、浓缩丸）
《中华人民共和国药典》2020 年版

【功能】清热化湿，行气止痛。

【主治】大肠湿热所致的痢疾。症见大便脓血，里急后重，发热腹痛；肠炎、细菌性痢疾见上述证候者。

【组成】萸黄连、木香。

【组方分析】方中黄连，清热燥湿，泻火解毒，为治湿热泻痢之要药，为君药。

木香，行气止痛，兼燥除胃肠湿邪，以除腹痛、里急后重，为臣药。

吴茱萸，疏肝下气，助阳止泻，为佐药；萸黄连，既制黄连之寒，又助君臣燥湿，还可调和肝胃。

诸药相合，寒温并用，共奏清热化湿、行气止痛之功。

【临床应用】

(1) 辨证要点　本品是治疗大肠湿热所致痢疾的常用方。以腹痛、大便脓血、里急后重、舌红苔黄腻、脉滑数为辨证要点。

(2) 现代应用　本品可用于细菌性菌痢、肠炎、肠伤寒等属胃肠湿热者。

【用法用量】口服。丸剂：一次 3～6g，一日 2～3 次；小儿酌减。片剂：一次 5 片，一日 3 次；小儿一次 2～3 片，一日 3 次。浓缩丸：一次 6～12 丸，一日 2～3 次；小儿酌减。

【注意事项】孕妇慎用；忌食辛辣、油腻食物。

复方黄连素片
《中华人民共和国药典》2020 年版

【功能】清热燥湿，行气止痛，止痢止泻。

【主治】大肠湿热证。症见赤白下痢，里急后重或暴注下泻，肛门灼热；肠炎、痢疾见上述证候者。

【组成】盐酸小檗碱、木香、吴茱萸、白芍。

盐酸小檗碱，又称黄连素，为黄连止痢消炎的有效成分。研究表明，本品对溶血性链球菌、金黄色葡萄球菌、淋球菌和福氏痢疾杆菌、志贺氏痢疾杆菌均有抗菌作用。常用治胃肠类、细菌性痢疾等肠道感染，眼结膜炎，化脓性中耳炎等疾患。

【组方分析】方中盐酸小檗碱为黄连治疗痢疾的有效成分，为君药。

木香，行气止痛；白芍，柔肝止痛。二药配伍，功专行气止痛，可缓脐周作胀之痛，可解痢疾里急后重，共为臣药。

吴茱萸，降逆止泻，温中散寒，并制黄连之苦寒，为佐药。

诸药合用，有清热燥湿、行气止痛、止痢止泻之功。

【临床应用】

(1) 辨证要点　本品是治疗湿热痢疾的常用方。以里急后重、下痢赤白、脐周作痛、舌红苔黄、脉数为辨证要点。

(2) 现代应用　本品可用于急性肠胃炎、痢疾、慢性腹泻、细菌性痢疾、急性肠炎、痤疮、口腔溃疡等属大肠湿热者。

【用法用量】口服。一次 4 片，一日 3 次。

【注意事项】忌生冷、油腻食物。

肠炎宁片（糖浆）
《中华人民共和国药典》2020 年版

【功能】清热利湿，行气。

【主治】大肠湿热所致的泄泻、痢疾。症见大便泄泻，或大便脓血，里急后重，腹痛腹胀，舌红苔黄腻，脉滑数；急慢性胃肠炎、腹泻、细菌性痢疾、小儿消化不良见上述证候者。

【组成】地锦草、金毛耳草、樟树根、香薷、枫香树叶。

【组方分析】方中地锦草，清热利湿止泻，为君药。

金毛耳草、枫香树叶，清热解毒，利湿止泻，可助君药清热利湿止泻，共为臣药。

樟树根，祛风止痛；香薷，祛湿和中。两药合用，共为佐药。

全方配伍，共奏清热利湿、行气之功。

【临床应用】

(1) 辨证要点　本品是治疗大肠湿热泄泻、痢疾的常用方。以大便泄泻、便脓血、里急后重、舌红苔黄腻、脉滑数为辨证要点。

(2) 现代应用　本品可用于急慢性胃肠炎、细菌性痢疾、小儿消化不良、腹泻型肠易激综合征等属大肠湿热者。

【用法用量】口服。片剂：一次 4～6 片，一日 3～4 次；小儿酌减。糖浆剂：一次 10 mL，一日 3～4 次；小儿酌减。

【注意事项】本品苦寒，易伤胃气，不可过服、久服。

四、食积泄泻类方药

保和丸（片、颗粒）
《中华人民共和国药典》2020 年版

【功能】消食，导滞，和胃。

【主治】食积停滞证。症见脘腹胀满，嗳腐吞酸，不欲饮食，舌苔厚腻或黄，脉滑实。

【组成】焦山楂、炒六神曲、炒莱菔子、炒麦芽、制半夏（保和片、保和颗粒中为姜半夏）、陈皮、茯苓、连翘。

【组方分析】本方为食积停滞、脾胃不和而设。食积停滞，宿食不化，致脾胃受损，运化失司，气机升降失常，清浊不分，则见脘腹胀满，嗳腐吞酸，不欲饮食；舌苔厚腻或黄，脉滑实，为食积内停之象。治宜消食，导滞，和胃。

方中焦山楂，消食健胃，能消一切饮食积滞，尤善消肉食油腻之积，为君药。

炒六神曲，主消食积，兼行气滞，善消谷积；炒莱菔子，消食下气除胀；炒麦芽，消食健胃，兼疏肝，尤善消米面薯芋类食积。三药合用，既助君消积导滞，又能理气除胀和胃，共为臣药。

制半夏（或姜半夏），燥湿降逆止呕；陈皮，理气燥湿健脾；茯苓，利湿健脾止泻；连翘，清热消肿散结。四药相合，既祛湿健脾，理气和中，又止呕，去积滞之热，共为佐药。

全方配伍，共奏消食、导滞、和胃之功。

本方药性平和，药力较缓，所用均为消食化积之品，而非峻下攻逐之剂，为消积和胃轻剂，以治食积轻症为宜，故谓之"保和丸"。

【临床应用】

（1）辨证要点 本方是治疗食积停滞证的常用方。以脘腹胀满、嗳腐吞酸、舌苔厚腻或黄、脉滑实为辨证要点。

（2）现代应用 本品可用于消化不良、婴幼儿腹泻、慢性胃炎、肠炎、慢性胆囊炎等属食积停滞者。

【用法用量】口服。丸剂：小蜜丸一次9～18g，大蜜丸一次1～2丸，一日2次；小儿酌减。片剂：一次4片，一日3次。颗粒剂：一次1袋，一日2次；小儿酌减。

【注意事项】服药期间，饮食宜清淡易消化，忌暴饮暴食及食油腻食物。

⊕ 思政元素

崇尚和谐

痛泻要方原名白术芍药散，因其"治痛泻要方"，故后人皆习称之为痛泻要方。痛泻要方为补脾柔肝之剂，也是调和肝脾的常用方，是中医"和法"的体现。"和"文化是中华文化的一种重要体现。中华文化崇尚和谐，中国"和"文化源远流长，蕴涵着天人合一的宇宙观、协和万邦的国际观、和而不同的社会观、人心和善的道德观。"以和为贵""与人为善""己所不欲、勿施于人"等理念在中国代代相传，深深植根于中国人的精神中，深深体现在中国人的行为上。

五、肝气乘脾泄泻类方药

痛泻要方
《丹溪心法》

【功能】补脾柔肝，祛湿止泻。

【主治】脾虚肝郁痛泻证。症见肠鸣腹痛，大便泄泻，泻必腹痛，泻后痛缓，舌苔薄白，脉两关不调，左弦而右缓。

【组成】炒白术、炒白芍、炒陈皮、防风。

【组方分析】本方为痛泻而设。《医方考》曰："泻责之脾，痛责之肝；肝责之实，脾责之虚，脾虚肝实，故令痛泻。"痛泻特点为泻必腹痛，泻后痛缓。腹痛肠鸣，其病在肝；大便泄泻，其病在脾；泻必腹痛，脾虚肝实。舌苔薄白，脉两关不调，左关弦，主肝郁；右关缓，主脾虚，为肝脾不和之象。治宜补脾柔肝，祛湿止泻。

方中炒白术，健脾益气燥湿，健脾以御木乘，燥湿以止泄泻，为君药。

炒白芍，养血柔肝，缓急止痛。君臣相配，土中泻木，为臣药。

炒陈皮，理气燥湿，醒脾和胃；防风，其性升浮，辛散调肝，舒脾升清，使肝气条达不被遏郁，脾气舒展胜湿止泻。两药合用，共为佐药。

防风，为脾经引经之药，引药入脾，兼为使药。

四药相合，补脾胜湿而止泻，柔肝理气而止痛，使脾健肝和，痛泻自止，共奏补脾柔肝、祛湿止泻之功。

【临床应用】

（1）辨证要点　本方是治疗痛泻交作的代表方。以肠鸣腹痛、大便泄泻、腹痛必泻、舌苔薄白、脉弦而缓为辨证要点。

（2）现代应用　本品可用于急慢性肠炎、慢性结肠炎、肠道易激综合征等属肝脾不和者。

【用法用量】上细切，分作八服，水煎或丸服。现代用法：多作汤剂，水煎服。

【注意事项】伤食泄泻、湿热泻痢、阳明湿热等腹痛腹泻者，不宜使用。

💡 **课堂互动**　何谓痛泻？其病机是什么？

痛泻宁颗粒
《中华人民共和国药典》2020 年版

【功能】柔肝缓急，疏肝行气，理脾运湿。

【主治】肝气犯脾所致泄泻。症见腹痛，腹泻，腹胀，腹部不适等；肠易激综合征（腹泻型）等见上述证候者。

【组成】白芍、青皮、薤白、白术。

【组方分析】方中白芍，养血柔肝，缓急止痛，为君药。

白术，健脾燥湿止泻，为臣药。

青皮，疏肝行气，配白芍使其敛而勿过；薤白，行气导滞，配白术使其补而不滞。青皮、薤白两药合用，共为佐药。

诸药合用，共奏柔肝缓急、疏肝行气、理脾运湿之效。

【临床应用】

（1）辨证要点　本品是治疗肝气犯脾泄泻的常用方。以腹痛、腹泻、腹胀、舌苔薄白、脉弦为辨证要点。

（2）现代应用　本品可用于慢性肠炎、肠易激综合征（腹泻型）等属肝气犯脾者。

【用法与用量】开水冲服。一次 1～2 袋，一日 3 次。

【注意事项】忌酒，忌食辛辣、生冷、油腻食物。

任务四　健康指导

一、注意事项

泄泻患者在服药期间忌烟、酒及辛辣、生冷、鱼腥、油腻类食物。

儿童、老年人、孕妇及哺乳期妇女泄泻者，宜在医师指导下选择用药或去医院就诊。

健康指导

二、用药指导

泄泻防治过程中，出现严重脱水者，应采取相应治疗措施，注意饮食规律，勿饥饱无常，暴饮暴食，宜食清淡易消化食物，忌食辛辣油腻、鱼虾海鲜类食物。在平时的生活中应进行适当的体育运动锻炼，保持身心愉悦，冷热交替幅度较大的季节应注重防寒保暖。

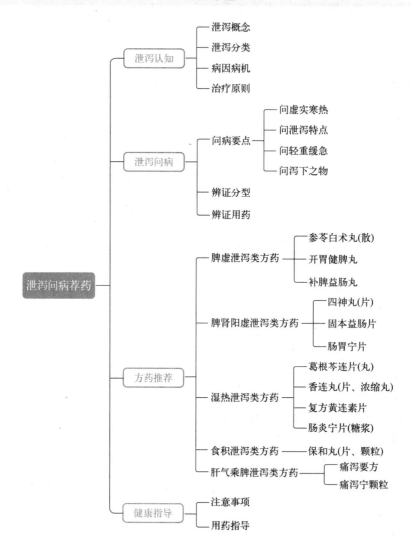

一、填空题

1. 泄泻的辨证分型可分为（　　　）、（　　　）、（　　　）、（　　　）、（　　）和肝气乘脾泄泻。

2. 参苓白术散的君药是（　　　）、（　　　）和（　　　）。

3. 四神丸的功能是（　　　　　）。

4. 保和丸主治（　　　）证。

5. 痛泻要方的功能是（　　　　　）。

二、选择题

（一）单选题

1. 症见气短乏力，大便时溏时泻，舌苔白腻，脉细弱，宜选用的中成药是（　　　）。

A. 保和丸　　　　　　　B. 葛根芩连丸　　　　　　C. 参苓白术丸　　　D. 归脾丸

2. 固本益肠片除了涩肠止泻还具有的功能是（　　　）。

复习思考题答案

A. 固肾涩精   B. 健脾温肾   C. 温肾散寒   D. 益气固表

3. 保和丸中配伍莱菔子的主要用意是（　　）。

A. 消食止泻   B. 化滞解酒   C. 消食导滞   D. 下气消食

4. 痛泻要方的君药是（　　）。

A. 炒陈皮   B. 炒白术   C. 防风   D. 炒白芍

5. 开胃健脾丸的功能是（　　）。

A. 健脾和胃   B. 补脾益气   C. 涩肠止泻   D. 温肾散寒

（二）多选题

1. 脾肾阳虚泄泻宜选用的中成药有（　　）。

A. 固本益肠片   B. 保和丸   C. 肠胃宁片   D. 四神丸

2. 香连丸的组成有（　　）。

A. 木香   B. 吴茱萸   C. 香附   D. 黄连

3. 湿热泄泻宜选用的中成药有（　　）。

A. 肠炎宁片   B. 复方黄连素片   C. 葛根芩连片   D. 香连丸

4. 脾虚泄泻宜选用的中成药有（　　）。

A. 开胃健脾丸   B. 补脾益肠丸   C. 葛根芩连片   D. 痛泻宁颗粒

三、分析题

1. 处方分析

人参 10g 麸炒白术 10g 茯苓 10g 山药 10g 炒白扁豆 7g 莲子 5g 麸炒薏苡仁 5g 砂仁 5g 桔梗 5g 甘草 10g

请根据处方药物组成，分析此方适用于便秘的何种证型，并简要说明理由。

2. 案例分析

患者刘某，男，35 岁，腹胀、腹痛，痛时即泻，大便呈稀薄黏稠样，泻后痛缓，四肢无力，舌苔薄白，脉两关不调，左弦而右缓。

请辨证分型，并为该患者推荐合适的方剂或中成药。

项目六　胃痛问病荐药

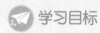 学习目标

［知识目标］

1. 掌握良附丸、左金丸（胶囊）、戊己丸、越鞠保和丸、元胡止痛片（口服液、软胶囊、胶囊、颗粒、滴丸）、理中丸、小建中颗粒（片、合剂）、阴虚胃痛颗粒的功能、主治、组成、组方分析及注意事项。

2. 熟悉胃痛的概念、分类、病因病机、治疗原则、辨证分型、注意事项及用药指导。

3. 了解三九胃泰胶囊（颗粒）、胃苏颗粒、复方陈香胃片、香砂养胃丸（颗粒）、温胃舒胶囊、养胃舒胶囊的功能、主治及注意事项。

［技能目标］

1. 学会胃痛病的问病技巧。

2. 学会胃痛病的方药推荐。

［素质目标］

1. 培养学生传承精华、守正创新的责任感。

2. 培育学生合理用药、科学用药的意识。

3. 树立学生关爱健康、服务健康的理念。

案例导入

　　高燕，女，35岁，教师，胃痛2天。2天前因与女儿高考前复习发生争吵，进而发生胃痛、两胁胀满串通，症见烦躁，少寐，有时打呃，不思饮食，舌边红苔薄黄，脉弦数。

　　讨论：此患者患有何种疾病？此病产生的病因是什么？可选用何种方剂或中成药？请为此患者介绍该方药的功能、主治、组成及注意事项，并提供健康指导。

任务一 胃痛认知

胃痛认知

一、胃痛概念

胃痛，又称胃脘痛，是以上腹胃脘部近心窝处疼痛为主要临床表现的病证。现代医学中的急性胃炎、慢性胃炎、消化性溃疡、胃痉挛、功能性消化不良、胃下垂、胃癌、胃黏膜脱垂症、胃神经官能症等病以上腹部疼痛为主要症状者，均属中医胃痛的范畴。

二、胃痛分类

中医学认为，胃痛症状虽然单一，但是病因却比较复杂。病位在胃脘，但与肝、脾有密切关系。根据胃痛的病因和临床表现，可分为实痛与虚痛两类。其中，实痛包括实寒胃痛、实热胃痛、食积胃痛和气滞胃痛，虚痛包括虚寒胃痛和阴虚胃痛。

三、病因病机

胃痛病因有外感、内伤之分。寒、热、湿等外感病因，内客于胃，致胃脘气机阻滞，不通则痛。外感病因中，以寒邪为多见。脾胃虚寒、胃阴不足、肝胃郁热、湿热中阻、宿食积滞、脾胃气滞等，为内伤病因。胃痛初期，为外邪、情志、饮食所伤者，多属实证；胃痛后期，常表现为脾胃虚弱，但多见虚实夹杂，如脾胃虚弱夹湿。

实寒胃痛，多因外寒直中脾胃，或嗜食寒凉，致阳气被遏，气机郁滞，胃气不和，而生胃痛。

实热胃痛，多因情志不遂，郁而化火，或五味过极，辛辣无度，或嗜食肥甘厚腻，饮酒如浆，致湿热内生，阻遏中焦，气机升降失和，而成胃痛。

食积胃痛，多因素体脾胃虚弱，或暴饮暴食，或嗜食辛辣肥甘厚腻，或过食生冷，伤及脾胃，致中焦气机不利，胃气不和，而成胃痛。

气滞胃痛，多因情志不遂，肝郁气结，横逆犯胃，或饮食停滞，致胃失和降，而成胃痛。

虚寒胃痛，多因素体中焦虚寒，或禀赋不足，后天失调，或饥饱失常，或劳倦过度，或久病正虚不复，致脾气虚弱，脾阳不足，阴寒内生，胃失温养，而成胃痛。

阴虚胃痛，多因胃病久延不愈，或热病后期阴液未复，或嗜食辛辣之品，或情志不遂，气郁化火，耗伤胃阴，胃失濡养，和降失宜，而成胃痛。

上述病因常相兼为病，或互相转化。如实热胃痛，邪热伤阴，致胃阴不足，以成阴虚胃痛；实寒胃痛，寒邪伤阳，致脾阳不足，以成虚寒胃痛；脾胃虚寒，运化失健，致饮食停滞，或易感寒邪，出现虚实夹杂证。

四、治疗原则

胃痛最基本的病机是气机不畅，不通则痛，所以在治疗上应以理气、和胃、止痛为基本原则，但仍需审症求因，审因论治。依据引起气机不畅的具体病因，分别给以温阳、散寒、泄热、养阴、消食、理气等不同治法。邪实者，以祛邪为急；正虚者，以扶正当先；虚实夹杂者，应当邪正兼顾。

任务二　胃痛问病

胃痛问病

一、问病要点

1. 问疼痛性质

胃脘冷痛，饮冷受寒而发作或加重，或得热痛减，遇寒痛增，为寒；胃脘灼热疼痛，因进食辛辣燥热食物诱发或加重，或得凉则舒，遇热痛增，为热；胃脘胀满疼痛，为气滞、食积等；胃痛隐隐，为虚；胃脘绞痛，为实；胃脘隐隐灼痛，为阴虚。

2. 问疼痛病势

胃痛之势徐缓，痛处不定，喜按，为虚证；胃痛之势剧烈，固定不移，拒按，为实证。

3. 问疼痛伴随症状

胃胀且痛，以胀为主，时作时止，痛无定处，或涉及两胁，伴有恶心呕吐、嗳气频频等，常与情志因素有关，为气滞；痛如针刺，持续不断，痛有定处，为血瘀；胃脘胀满疼痛，嗳腐吞酸，或呕吐不消化食物，其味酸臭，吐食或矢气后痛减，大便不爽，为食积；胃痛嘈杂，饥不欲食，口燥咽干，五心烦热，消瘦乏力，口渴思饮，为阴虚。

二、辨证分型

胃痛的辨证分型有实寒胃痛、实热胃痛、食积胃痛、气滞胃痛、虚寒胃痛和阴虚胃痛。其中，实寒胃痛、实热胃痛、食积胃痛和气滞胃痛，为实证；虚寒胃痛和阴虚胃痛，为虚证。

三、辨证用药

1. 实寒胃痛

临床表现有胃痛暴作，恶寒喜暖，遇寒加重，得温痛减，口淡不渴，喜热饮，苔薄白，脉弦紧。其病多因寒邪客胃，气机壅滞，治宜温胃散寒，理气止痛。实寒胃痛的代表方药有良附丸。

2. 实热胃痛

临床表现有胃脘灼热，得凉则减，口干喜冷饮，或口臭，口舌生疮，大便秘结，舌红苔黄，脉弦数。其病多因热邪伤胃，或胃气阻滞，郁而化热，治宜清胃泄热，和中止痛。实热胃痛的代表方药有戊己丸、左金丸、三九胃泰胶囊等。

3. 食积胃痛

临床表现有胃脘胀满疼痛，嗳腐吞酸，或呕吐不消化食物，其味酸臭，吐食或矢气后痛减，大便不爽或臭如败卵，苔厚腻，脉滑。其病多因饮食不节，伤及脾胃，治宜消食导滞，和胃止痛。食积胃痛的代表方药有越鞠保和丸。

4. 气滞胃痛

临床表现有胃脘胀痛，连及两胁，胸闷嗳气，精神抑郁，善太息，常因情志不遂或进食过饱而加重，得嗳气、矢气则痛减，不思饮食，舌苔薄白，脉弦紧。其病多因肝气郁结，横逆犯胃或饮食停滞、胃气受阻，治宜疏肝理气，和胃止痛。气滞胃痛的代表方药有元胡止痛片、胃苏颗粒、复方陈香胃片等。

5. 虚寒胃痛

临床表现有胃脘隐隐作痛，绵绵不休，喜温喜按，空腹痛甚，得食则缓，遇寒加重，泛吐清水，食少纳呆，四肢倦怠，手足不温，大便溏薄，舌淡苔白，脉虚弱或迟缓等。其病多因胃病日久，累及脾阳，治宜温中健脾，和胃止痛。虚寒胃痛的代表方药有理中丸、小建中颗粒、香砂养胃丸、温胃舒胶囊等。

6. 阴虚胃痛

临床表现有胃脘隐隐灼痛，嘈杂似饥，饥不欲食，口燥咽干，五心烦热，形体消瘦，口渴思饮，大便干结，舌红少津，脉细数等。其病多因胃阴不足，胃络失养，治宜滋阴益胃，和中止痛。阴虚胃痛的代表方药有阴虚胃痛颗粒、养胃舒胶囊等。

🔁 **课堂互动** 实热胃痛与阴虚胃痛应如何区别？

任务三 方药推荐

一、实寒胃痛用方药

方药推荐

良附丸

《中华人民共和国药典》2020 年版

【功能】温胃理气。

【主治】寒凝气滞胃痛。症见脘痛吐酸，胸腹胀满。

【组成】高良姜、醋香附。

【组方分析】本方为饮食生冷过度，或外寒直中而设。寒性收凝，不通则痛，故见胃脘冷痛，得温则减；寒性凝滞气机，升降失常，故胸腹胀满，吐酸。治宜温胃理气。

方中高良姜，温胃止呕，散寒止痛，为君药。

醋香附，疏肝解郁，理气宽中，调经止痛，为臣药。

两药相伍，一散寒凝，一行气滞，共奏温胃理气之功。

【临床应用】

（1）辨证要点 本品是治疗过食生冷，或感受寒凉而寒凝气滞所致胃痛的常用方。以胃脘疼痛、吐酸、得温痛减、喜温喜按、舌淡苔白、脉弦紧为辨证要点。

（2）现代应用 本品可用于慢性胃炎、胃及十二指肠溃疡、慢性肝炎、肋间神经痛及盆腔炎、子宫内膜异位等证属寒凝气滞者。

【用法用量】口服。一次 3～6g，一日 2 次。

【注意事项】胃热及湿热中阻胃痛者，慎用。

📖 **课堂拓展**

真心痛是心系病变所引起的心痛证，多见于老年人，为当胸而痛，其多刺痛，动辄加重，痛引肩背，常伴心悸气短、汗出肢冷，病情危急，其在病变部位、疼痛程度与特征、伴随症状及其预后等方面，与胃痛有明显区别。腹痛是以胃脘部以下，耻骨毛际以上整个位置疼痛为症状。胃痛是以上腹胃脘部近心窝处疼痛为症状。胃处腹中，与肠相连，因而在个别特殊病证中，胃痛可以影响及腹，而腹痛亦可牵连于胃，可从疼痛的主要部位和如何起病方面辨别。

二、实热胃痛用方药

左金丸（胶囊）

《中华人民共和国药典》2020 年版

【功能】泻火，疏肝，和胃，止痛。

【主治】肝火犯胃证。症见脘胁疼痛，口苦嘈杂，呕吐酸水，不喜热饮。

【组成】黄连、吴茱萸。

【组方分析】本方为肝郁化火、横逆犯胃、肝胃不和而设。肝脉布于胁肋，肝经自病，失其条达，故胁肋疼痛；肝郁化火，火逆犯胃，胃失和降，故见胃脘痛，口苦嘈杂，呕吐酸水，不喜热饮。治宜泻火，疏肝，和胃，止痛。

方中黄连重用，清肝泻火，清泻胃热，使肝火得清，自不横逆犯胃；使胃火得降，气自降，为君药。

吴茱萸，引黄连入肝，疏肝下气，降逆止呕，和胃止痛，又制黄连苦寒之弊，为佐使药。

全方配伍，辛开苦降，寒热并用，泻火而不凉遏，温通而不助热，使肝火清，胃气降，共奏泻火、疏肝、和胃、止痛之功。

【临床应用】

（1）辨证要点　本品是治疗肝火犯胃所致胃痛的常用方。以脘胁疼痛、口苦嘈杂、呕吐酸水、不喜热饮、舌红苔黄、脉弦或数为辨证要点。

（2）现代应用　本品可用于急慢性胃炎、胃及十二指肠溃疡等证属肝火犯胃者。

【用法用量】口服。丸剂：一次 3～6g，一日 2 次。胶囊剂：一次 2～4 粒，一日 2 次；15 日为一个疗程。

【注意事项】脾胃虚寒胃痛及肝阴不足胁痛者，慎用；保持心情舒畅。

戊己丸
《中华人民共和国药典》2020 年版

【功能】泻肝和胃，降逆止呕。

【主治】肝火犯胃、肝胃不和所致的胃痛。症见胃脘灼热疼痛，呕吐吞酸，口苦嘈杂，腹痛泄泻。

【组成】黄连、制吴茱萸、炒白芍。

【组方分析】本方为情志不遂、郁而化火、肝火犯胃、肝胃不和而设。肝郁化火，故有灼热疼痛，口苦；肝火犯胃，胃气升降失常，则胃脘痛，呕吐吞酸，嘈杂；气郁化火，火热下注于大肠，则腹痛泄泻。治宜泻肝和胃，降逆止呕。

方中黄连，清泄肝胃之火，燥湿厚肠止泻，为君药。

炒白芍，柔肝和脾，缓急止痛，和血，为臣药。

制吴茱萸，疏肝降逆开郁，温中止痛止呕。既同气相求，引热下行，又兼制黄连之寒，以防伤胃，为佐药。

三药配伍，共奏泻肝和胃、降逆止呕之功。

【临床应用】

（1）辨证要点　本品是肝火犯胃、肝胃不和所致胃痛的常用方。以胃脘灼热疼痛、口苦、腹痛泄泻、舌红苔黄、脉弦数为辨证要点。

（2）现代应用　本品可用于急慢性胃炎、消化性溃疡、细菌性痢疾及急慢性腹泻等见肝火犯胃者。

【用法用量】口服。一次 3～6g，一日 2 次。

【注意事项】肝寒犯胃者，慎用。

三九胃泰胶囊（颗粒）
《中华人民共和国药典》2020 年版

【功能】清热燥湿，行气活血，柔肝止痛。

【主治】湿热内蕴、气滞血瘀所致的胃痛。症见脘腹隐痛，饱胀反酸，恶心呕吐，嘈杂纳减；浅表性胃炎、糜烂性胃炎、萎缩性胃炎见上述证候者。

【组成】三叉苦、九里香、两面针、木香、黄芩、茯苓、地黄、白芍。

【组方分析】方中三叉苦，清热燥湿；九里香，行气活血。二药相合，清热燥湿，行气活血，共为君药。

两面针，活血化瘀，行气止痛；木香，行气止痛；黄芩，清热燥湿。三药相合，清热燥湿，行气活血，止痛，共为臣药。

茯苓，健脾渗湿；地黄，清热凉血养阴；白芍，养阴柔肝止痛。地、芍相伍，可防三叉苦、黄芩苦燥伤阴之弊；茯苓健脾，可消地黄、白芍滋腻之碍。

诸药合用，共奏清热燥湿、行气活血、柔肝止痛之功。

【临床应用】

（1）辨证要点　本品是治疗饮食不节、湿热内蕴所致胃痛的常用方。以脘腹隐痛、饱胀反酸、恶心呕吐、舌苔黄腻，脉弦滑数为辨证要点。

（2）现代应用　本品可用于浅表性胃炎、糜烂性胃炎、萎缩性胃炎等证属脾胃湿热、气滞血瘀者。

【用法用量】口服。胶囊剂：一次2～4粒，一日2次。颗粒剂：一次1袋，一日2次。

【注意事项】胃寒患者，慎用；忌油腻、生冷、难消化食物。

三、食积胃痛用方药

越鞠保和丸
《中华人民共和国药典》2020年版

【功能】疏肝解郁，开胃消食。

【主治】气食郁滞所致的胃痛。症见脘腹胀痛，倒饱嘈杂，纳呆食少，大便不调；消化不良见上述证候者。

【组成】姜栀子、麸炒六神曲、醋香附、川芎、苍术、木香、槟榔。

【组方分析】本方为情志不遂、饮食不节所致的气食郁滞而设。气机郁滞，血行不畅而成血郁，津液不输而致湿郁，湿聚成痰则为痰郁，胃脾纳运无力成食郁，气滞日久郁而化火成火郁，六郁遂生。气郁，故见脘腹胀痛、倒饱嘈杂；饮食积滞，则纳呆食少，大便不调。六郁之中，以气郁和食郁为主，治宜疏肝解郁，开胃消食。

方中醋香附，疏肝理气，解郁止痛，以解气郁，为君药。

木香，行气止痛，健脾消食；槟榔、麸炒六神曲，消食化积，理气和胃。三药相合，开胃消食，以消食郁，共为臣药。

苍术，燥湿健脾；川芎，活血化瘀，行气止痛；姜栀子，泻火除烦。三药相合，祛湿、活血、泻火，以治湿郁、血郁、火郁，共为佐药。

诸药合用，共奏疏肝解郁、开胃消食之功。

【临床应用】

（1）辨证要点　本品是治疗气食郁滞胃痛的常用方。以脘腹胀痛、消化不良、恶心呕吐、舌苔厚腻、脉滑为辨证要点。

（2）现代应用　本品可用于急慢性胃炎、功能性消化不良、胃排空障碍等属气食郁滞者。

【用法用量】口服。一次6g，一日1～2次。

【注意事项】湿热中阻、肝胃火郁胃痛、痞满者，慎用；孕妇慎用。

四、气滞胃痛用方药

元胡止痛片（口服液、软胶囊、胶囊、颗粒、滴丸）
《中华人民共和国药典》2020年版

【功能】理气，活血，止痛。

【主治】气滞血瘀所致的胃痛，胁痛，头痛及痛经。

【组成】醋延胡索、白芷。

【组方分析】方中醋延胡索，活血祛瘀，行气，止痛，为君药。

白芷，祛风散寒，燥湿止痛，助君药活血行气止痛。

全方合用，共奏理气、活血、止痛之功。

【临床应用】

（1）辨证要点　本品是治疗情志失调、气血瘀滞的常用方。以胃胀痛、痛处固定不移、舌质紫黯或有瘀斑、脉弦或涩为辨证要点。

（2）现代应用　本品可用于胃炎、消化性溃疡、胁痛、血管神经性头痛、外伤头痛、痛经等属气滞血瘀者。

【用法用量】口服。片剂：一次4～6片，一日3次；或遵医嘱。口服液：一次10mL，一日3次；或遵医嘱。软胶囊剂：一次2粒，一日3次；或遵医嘱。胶囊剂：一次4～6粒或2～3粒，一日3次；或遵医嘱。颗粒剂：一次1袋，一日3次；或遵医嘱。滴丸剂：一次20～30丸，一日3次；或遵医嘱。

【注意事项】脾胃虚寒及胃阴不足胃痛者，慎用；孕妇慎用。

胃苏颗粒
《中华人民共和国药典》2020年版

【功能】理气消胀，和胃止痛。

【主治】气滞型胃脘痛。症见胃脘胀痛，窜及两胁，得嗳气或矢气则舒，情绪郁怒则加重，胸闷食少，排便不畅，舌苔薄白，脉弦；慢性胃炎及消化性溃疡见上述证候者。

【组成】紫苏梗、香附、陈皮、香橼、佛手、枳壳、槟榔、炒鸡内金。

【组方分析】方中紫苏梗，理气宽中，止痛；香附，疏肝解郁，理气宽中，止痛。二药合用，理气宽中，止痛，为君药。

陈皮，理气健脾；枳壳，理气宽中，行滞消胀；槟榔，消积，行气。三药合用，理气消积，共为臣药。

香橼、佛手，疏肝和胃，理气止痛；炒鸡内金，消积化滞。三药相合，和胃止痛，消积，共为佐药。

诸药合用，共奏理气消胀、和胃止痛之功。

【临床应用】

（1）辨证要点　本品是治疗肝郁气滞、横逆犯胃所致胃痛的常用方。以胃脘胀痛、窜及两胁、情绪郁怒则加重、舌苔薄白、脉弦为辨证要点。

（2）现代应用　本品可用于慢性胃炎及消化性溃疡证属肝郁犯胃者。

【用法用量】开水冲服。一次1袋，一日3次。15天为一个疗程，可服1～3个疗程或遵医嘱。

【注意事项】脾胃阴虚或肝胃郁火胃痛者，慎用；孕妇慎用。

复方陈香胃片
《中华人民共和国药典》2020年版

【功能】行气和胃，制酸止痛。

【主治】脾胃气滞所致的胃痛。症见胃脘疼痛，脘腹痞满，嗳气吞酸；胃及十二指肠溃疡、慢性胃炎见上述证候者。

【组成】陈皮、木香、石菖蒲、大黄、碳酸氢钠、重质碳酸镁、氢氧化铝。

【组方分析】方中陈皮、木香，健脾燥湿，行气开郁，和胃止呕；石菖蒲，化湿开胃；大黄，清热泻火，荡涤胃肠，畅通腑气。

西药碳酸氢钠、重质碳酸镁、氢氧化铝中和胃酸，保护胃黏膜。

诸药合用，共奏行气和胃、制酸止痛之功。

【临床应用】

（1）辨证要点　本品是治疗脾胃气滞所致胃痛的常用方。以胃脘疼痛、脘腹痞满、嗳气吞酸、舌淡红、苔薄黄、脉弦为辨证要点。

（2）现代应用　本品可用于胃及十二指肠溃疡、慢性胃炎、功能性消化不良等证属气滞者。

【用法用量】口服。一次 4 片或一次 2 片，一日 3 次。
【注意事项】孕妇慎服；胃大出血时，禁用。

 知识拓展

　　复方陈香胃片是国家中药保护品种、国家医保目录品种，也是国家急诊必备中成药，具有调节胃肠运动、抑酸、抑菌、促消化等作用。方中木香能刺激胃黏膜细胞产生内源性胃动素，加速胃排空；陈皮可降低实验动物离体肠管紧张性，对抗乙酰胆碱引起的平滑肌痉挛性收缩；石菖蒲能促进消化液分泌，制止胃异常发酵；大黄可增强胃肠平滑肌肌电活动，提高血浆胃动素水平，抑制幽门螺杆菌的生长。

五、虚寒胃痛用方药

理中丸
《中华人民共和国药典》2020 年版

【功能】温中散寒，健胃。

【主治】脾胃虚寒证。症见呕吐泄泻，胸满腹痛，消化不良，喜温喜按，形寒肢冷，食少纳差，口淡不渴，舌淡苔白，脉沉迟无力。

【组成】党参、土白术、炙甘草、炮姜。

【组方分析】本方为脾胃虚弱，或因寒凉伤及脾胃，或因外寒直中中焦而设。脾胃虚寒，运化失常，升降失司，故食少纳差。呕吐泄泻；中焦虚寒，阳失温煦，寒邪收引凝滞，故胸满腹痛，喜温喜按，形寒肢冷；口淡不渴，为寒象；舌淡苔白，脉沉迟无力，为虚寒之象。治宜温中散寒，健胃。

　　方中炮姜，温中止痛，既温中散寒以治本，又止泻止痛以治标，为君药。

　　党参，健脾益肺，培补后天之本，以助君药振奋脾阳而祛寒健胃，为臣药。

　　土白术，既健脾益气，又燥湿利水。可助君臣燥脾湿，复脾阳，升清阳，降浊阴，为佐药。

　　炙甘草，补脾和胃，缓急止痛，调和诸药，为佐使药。

　　诸药配伍，温中阳，益脾气，助运化，共奏温中散寒、健胃之功。

【临床应用】

（1）辨证要点　本品是治疗虚寒胃痛的常用方。以呕吐泄泻、胸满腹痛、喜温喜按、口淡不渴、舌淡苔白、脉沉迟无力为辨证要点。

（2）现代应用　本品可用于胃炎、胃及十二指肠溃疡、胃痉挛、胃下垂、胃扩张、慢性结肠炎、功能失调性子宫出血等证属脾胃虚寒者。

【用法用量】口服。一次 1 丸，一日 2 次。小儿酌减。

【注意事项】忌食生冷、油腻食物；阴虚内热者，慎用。

小建中颗粒（片、合剂）
《中华人民共和国药典》2020 年版

【功能】温中补虚，缓急止痛。

【主治】脾胃虚寒证。症见脘腹疼痛，喜温喜按，嘈杂吞酸，食少心悸，舌淡苔白，脉弦细。亦可用于腹泻与便秘交替症状的慢性结肠炎、胃及十二指肠溃疡。

【组成】桂枝、白芍、炙甘草、大枣、生姜。

【组方分析】本方为中焦虚寒，肝脾失调，化源不足而设。脾胃虚寒，阳气失于温煦，肝木犯脾土，致肝脾失和，故脘腹拘急疼痛，喜温喜按、食少；脾胃虚寒，化源不足，阴阳俱虚，不足以温养心神，故心悸；营阴不足，失于濡养，故嘈杂吞酸。肝脾不和，脾失健运，故见腹泻与便秘交替。治宜温补中焦，缓急止痛。

方中桂枝，温助中阳，祛寒气以建中阳，为君药。

白芍，养营阴，缓肝急，止腹痛助君药和营卫而调阴阳，为臣药。

炙甘草，既可助君药益气温中，又合臣药酸甘化阴而益肝滋脾，缓急止痛，兼能调和诸药；生姜，温中散寒，佐君药以温中；大枣，补益气血，佐臣药以养血；姜、枣相合，鼓舞脾胃生发之气。三药同用，共为佐使。

五药合用，温中补虚缓急，蕴有柔肝理脾、益阴和阳之意，共奏温中补虚、缓急止痛之功。

本方因强健中气，使阴阳气血生化有源，故名"建中"。然则本方源承《伤寒论》小建中汤，由桂枝加芍药汤，重用饴糖组成，理法与桂枝汤亦当有别。现今小建中颗粒（片、合剂）及胶囊处方组成中，终未见饴糖之名：小建中合剂仅以麦芽糖370g辅入，更不论小建中颗粒（片）及胶囊，盖因饴糖非药用辅料乎？

【临床应用】

（1）辨证要点　本品是治疗脾胃虚寒胃痛常用方，又是调和阴阳、柔肝理脾的常用方。以脘腹疼痛、喜温喜按、舌淡苔白、脉弦细为辨证要点。

（2）现代应用　本品可用于慢性胃炎、胃及十二指肠溃疡、再生障碍性贫血、功能性发热等属中焦虚寒，肝脾不和者。

【用法用量】口服。颗粒剂：一次1袋，一日3次。片剂：一次2～3片，一日3次。合剂：一次20～30mL，一日3次。

【注意事项】外感风热表证未清及脾胃湿热或明显胃肠道出血症状者，不宜服用。

香砂养胃丸（颗粒）
《中华人民共和国药典》2020年版

【功能】温中和胃。

【主治】胃阳不足，湿阻气滞所致的胃痛、痞满。症见胃痛隐隐，脘闷不舒，呕吐酸水，嘈杂不适，不思饮食，四肢倦怠。

【组成】木香、砂仁、白术、陈皮、茯苓、制半夏、醋香附、炒枳实、去壳豆蔻、姜厚朴、广藿香、甘草、生姜、大枣。

【组方分析】方中白术，健脾益气，燥湿利水；砂仁，温中止呕，化湿行气；木香，行气止痛，健脾消食。三药同用，温中散寒，和胃止痛，共为君药。

去壳豆蔻，化湿行气，开胃消食，温中止呕；广藿香，芳香化湿，和中止呕；陈皮，理气健脾，燥湿化痰；厚朴，下气除满，燥湿消痞；香附，醋制后理气宽中，疏肝止痛。五药同用，助君温中化湿，行气止痛，共为臣药。

茯苓，健脾渗湿；枳实，破气消积，化痰散痞；姜半夏，降逆止呕，燥湿和胃；生姜，温中止呕。四药同用，助君臣理气化湿，温中止呕，共为佐药。

甘草、大枣，补中益气，调和诸药，共为佐使药。

诸药相伍，辛温苦燥，共奏温中散寒、和胃止痛之功。

【临床应用】

（1）辨证要点　本品是治疗胃阳不足、湿阻气滞所致胃痛的常用方。以胃痛隐隐、脘闷不舒、呕吐酸水、舌淡苔白、脉沉缓为辨证要点。

（2）现代应用　本品可用于慢性胃炎、胃神经官能症、胃及十二指肠溃疡等证属胃阳不足、湿阻气滞证者。

【用法用量】口服。丸剂：一次9g，一日2次。颗粒剂：一次1袋，一日2次。

【注意事项】胃阴不足或湿热中阻所致痞满、胃痛、呕吐者，慎用。

温胃舒胶囊
《中华人民共和国药典》2020年版

【功能】温中养胃，行气止痛。

【主治】中焦虚寒胃痛。症见胃脘冷痛，腹胀嗳气，纳差食少，畏寒无力；慢性萎缩性胃炎、浅表性胃炎见上述证候者。

【组成】党参、附片（黑顺片）、炙黄芪、肉桂、山药、酒蒸肉苁蓉、清炒白术、炒南山楂、乌梅、砂仁、陈皮、补骨脂。

【组方分析】方中党参，健脾益肺；附片，补火助阳，散寒止痛。两药合用，温中止痛，健脾养胃，共为君药。

炙黄芪、清炒白术、山药，三药合用，温中养胃，健脾；肉桂、酒蒸肉苁蓉、补骨脂，三药合用，散寒止痛，温脾。六药合用，温中养胃，健脾。

砂仁，开胃化湿；乌梅，涩肠止泻；炒南山楂，消食化积；陈皮，健脾理气。四药合用，行气止痛，消食止泻，共为佐药。

诸药合用，共奏温中养胃、行气止痛之功。

【临床应用】

（1）辨证要点　本品是治疗中焦虚寒所致胃痛的常用方。以胃脘隐痛、纳差、食少、畏寒、无力为辨证要点。

（2）现代应用　本品可用于慢性萎缩性胃炎、浅表性胃炎等属脾胃虚寒者。

【用法用量】口服。一次3粒，一日2次。

【注意事项】胃大出血时禁用；忌食生冷、油腻及不易消化的食物。

六、阴虚胃痛用方药

阴虚胃痛颗粒
《中华人民共和国药典》2020年版

【功能】养阴益胃，缓急止痛。

【主治】胃阴不足胃痛。症见胃脘隐隐灼痛，口干舌燥，纳呆干呕；慢性胃炎、消化性溃疡见上述证候者。

【组成】北沙参、麦冬、石斛、川楝子、玉竹、白芍、炙甘草。

【组方分析】方中北沙参，养阴益胃生津；麦冬，养阴生津清心。两药相伍，养阴润燥，益胃生津，共为君药。

石斛，清热益胃生津；玉竹，养阴润燥，生津止渴。二药合用，助君药养阴润燥，益胃生津，共为臣药。

川楝子，疏肝泄热，行气止痛；白芍，养血柔肝，缓急止痛。二药合用，共为佐药。

炙甘草，补脾益气，和中缓急，调和诸药，为佐使药。

诸药相伍，共奏养阴益胃、缓急止痛之功。

【临床应用】

（1）辨证要点　本品是治疗胃阴不足胃痛的常用方。以胃脘隐隐灼痛、口干、舌燥、纳呆干呕、舌红少津、脉细数为辨证要点。

（2）现代应用　本品可用于慢性胃炎、消化性溃疡等证属胃阴不足者。

【用法用量】开水冲服。一次1袋，一日3次。

【注意事项】虚寒胃痛者，慎用。

🌐 思政元素

社会责任勇担当

2020年年初武汉爆发新冠疫情，牵动着十四亿国人的心，受到了党和国家的关注。众多中医药企业第一时间响应国家号召，以高度的使命感和责任感冲锋在一线，纷纷调动中医药和诊疗服务的相关资源，克服原材料采购困难、运输困难、产能困难等不利因素，承担着医疗物资和药品的供应保障、捐赠物资和药品的仓储管理、第三方疫情物资和药品的物流配送、中药方剂的煎制和配送，全力保障供应、保证不涨价、保证质量、保障服务，不惜成本、不计得失，用实际行动践行企业社会责任，为打赢疫情阻击战贡献中医药力量。

养胃舒胶囊
《中华人民共和国卫生部药品标准》

【功能】扶正固体，滋阴养胃，调理中焦，行气消导。

【主治】慢性萎缩性胃炎、慢性胃炎所引起的胃脘热胀痛，症见手足心热，口干，口苦，纳差，消瘦等。

【组成】党参、陈皮、蒸黄精、山药、干姜、菟丝子、炒白术、玄参、乌梅、山楂、北沙参。

【组方分析】方中蒸黄精，补气养阴；党参，补气健脾。二药合用，益气养阴，健脾养胃，共为君药。

炒白术，健脾益气；山药，补脾养胃；北沙参，清热养阴，益胃生津；玄参，清热生津，滋阴降火。四药合用，助君药益气养阴，健脾养胃，共为臣药。

菟丝子，益肾助阳，健脾止泻；干姜，温中祛寒；陈皮，理气健脾；乌梅，涩肠止泻，生津开胃；山楂，消食开胃，生津助运。五药相合，助君臣益阴健脾，行气和胃，消食导滞，为佐药。

全方配伍，补中兼消，共奏扶正固体、滋阴养胃、调理中焦、行气消导之功。

【临床应用】

（1）辨证要点　本品是治疗脾胃气阴两虚所致胃痛的常用方。以胃脘隐隐灼痛、手足心热、口干、口苦、舌红苔少或无苔、脉细数为辨证要点。

（2）现代应用　本品可用于慢性萎缩性胃炎、慢性胃炎等证属胃阴不足者。

【用法用量】口服。一次 3 粒，一日 2 次。

【注意事项】肝胃火盛吞酸嗳腐者，慎用；服药期间饮食宜清淡，忌食辛辣刺激性食物。

任务四　健康指导

一、注意事项

胃痛患者应养成良好的饮食卫生习惯，有规律地进食，饮食应以软、烂、细、少食多餐，营养全面合理为原则，不宜饮酒及过食生冷、辛辣食物，切忌粗硬饮食、暴饮暴食，或饥饱无常。

健康指导

本病的诱因常为情志不畅，故应避免忧思恼怒及情绪紧张，增强自身抗病能力。鼓励患者适当参加有益的户外活动。

胃痛日久反复发作，尤其是中、老年患者，应定期检查，以防癌变。

二、用药指导

预防胃痛，应注意生活起居，避免风、寒、暑、湿等外邪犯胃，保证充足睡眠，避免过度劳累，病情较重时，需适当休息。

胃痛发作时，可指压内关、足三里等穴位以减轻疼痛。

胃痛如反复发作，尤其应当注意饮食的调护，可根据病情适当食用小米粥、面条、瘦肉粥、**鲫鱼汤**等。

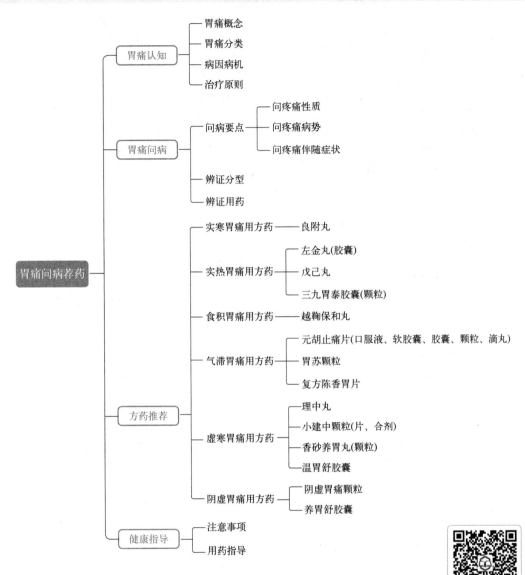

胃痛问病荐药

- 胃痛认知
  - 胃痛概念
  - 胃痛分类
  - 病因病机
  - 治疗原则
- 胃痛问病
  - 问病要点
    - 问疼痛性质
    - 问疼痛病势
    - 问疼痛伴随症状
  - 辨证分型
  - 辨证用药
- 方药推荐
  - 实寒胃痛用方药——良附丸
  - 实热胃痛用方药
    - 左金丸(胶囊)
    - 戊己丸
    - 三九胃泰胶囊(颗粒)
  - 食积胃痛用方药——越鞠保和丸
  - 气滞胃痛用方药
    - 元胡止痛片(口服液、软胶囊、胶囊、颗粒、滴丸)
    - 胃苏颗粒
    - 复方陈香胃片
  - 虚寒胃痛用方药
    - 理中丸
    - 小建中颗粒(片、合剂)
    - 香砂养胃丸(颗粒)
    - 温胃舒胶囊
  - 阴虚胃痛用方药
    - 阴虚胃痛颗粒
    - 养胃舒胶囊
- 健康指导
  - 注意事项
  - 用药指导

复习思考题答案

复习思考题

一、填空题

1. 胃痛的辨证分型可分为（　　）、（　　）、（　　）、（　　）、（　　）和阴虚胃痛。

2. 胃苏颗粒主治（　　）型胃痛，小建中颗粒主治（　　）证胃痛，香砂养胃丸主治（　　）所致的胃痛、痞满。

3. 理中丸的功能是（　　　　），元胡止痛片的功能是（　　　　）。

4. 食积胃痛的代表方是（　　），实寒胃痛的代表方是（　　）。

5. 良附丸的药味组成是（　　　　），左金丸的药味组成是（　　　　）。

二、选择题

（一）单选题

1. 气滞血瘀所致的胃痛，宜选用的中成药是（　　）。

A. 良附丸　　　　　　　B. 元胡止痛片　　　　C. 阴虚胃痛颗粒　　　D. 小建中颗粒

2. 元胡止痛片的药味组成是（　　　）。

A. 醋延胡索、白芷　　　　　　　　　　B. 醋延胡索、白芷、陈皮

C. 醋延胡索、白芷、木香　　　　　　　D. 醋延胡索、白芷、甘草

3. 某患者症见胃脘隐隐灼痛，口干舌燥，纳呆干呕，宜选用的中成药是（　　　）。

A. 越鞠保和丸　　　　B. 元胡止痛片　　　　C. 胃苏颗粒　　　　　D. 阴虚胃痛颗粒

4. 某患者，女，47岁，诊断为糜烂性胃炎，症见脘腹隐痛，饱胀反酸，恶心呕吐，嘈杂纳减，宜选择的中成药是（　　　）。

A. 小建中颗粒　　　　B. 三九胃泰胶囊　　　C. 香砂养胃丸　　　　D. 阴虚胃痛颗粒

5. 某患者症见胃脘灼热疼痛，呕吐吞酸，口苦嘈杂，腹痛泄泻，宜选择的中成药是（　　　）。

A. 小建中颗粒　　　　B. 三九胃泰胶囊　　　C. 戊己丸　　　　　　D. 香砂养胃丸

（二）多选题

1. 小建中颗粒的功能是（　　　）。

A. 清热燥湿　　　　　B. 温中补虚　　　　　C. 柔肝止痛　　　　　D. 缓急止痛

2. 三九胃泰胶囊的功能是（　　　）。

A. 清热燥湿　　　　　B. 行气活血　　　　　C. 养阴润肺　　　　　D. 柔肝止痛

3. 可用于实热胃痛的中成药是（　　　）。

A. 戊己丸　　　　　　B. 左金丸　　　　　　C. 三九胃泰胶囊　　　D. 越鞠保和丸

三、分析题

1. 处方分析

饴糖 30g（烊化）　桂枝 10g　白芍 15g　炙甘草 15g　大枣 6枚　生姜 10g

请根据处方药物组成，分析此方适用于胃痛的何种证型，并简要说明理由。

2. 案例分析

患者闻某，女，56岁，因胃痛 2天前来就诊。患者有胃溃疡病史 16年，2天前因过食生冷，进而发生胃痛，痛时喜按、喜热饮，不思饮食，乏力倦卧，舌淡苔薄白，脉弦细。

请辨证分型，并为该患者推荐合适的中成药。

项目七　虚劳问病荐药

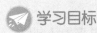 学习目标

[知识目标]

1. 掌握四君子丸（颗粒）、补中益气丸（水丸、合剂、颗粒）、四物合剂（颗粒）、当归补血汤、八珍颗粒（丸、浓缩丸）、十全大补丸、六味地黄丸（浓缩丸、软胶囊、胶囊、颗粒）、左归丸、大补阴丸、桂附地黄丸（口服液、胶囊）、济生肾气丸、右归丸、生脉饮（胶囊）、七宝美髯颗粒的功能、主治、组成、组方分析及注意事项。

2. 熟悉胃痛的概念、分类、病因病机、治疗原则、辨证分型、注意事项及用药指导。

3. 了解启脾丸（口服液）、薯蓣丸、健脾生血颗粒、人参养荣丸、玉泉丸、五子衍宗丸、青娥丸、龟鹿二仙膏、消渴丸、人参固本片的功能、主治及注意事项。

[技能目标]

1. 学会虚劳病的问病技巧。

2. 学会虚劳病的方药推荐。

[素质目标]

1. 培养学生传承精华、守正创新的责任感。

2. 培育学生合理用药、科学用药的意识。

3. 树立学生关爱健康、服务健康的理念。

案例导入

张某，女，35 岁，工人。2020 年 8 月产后月经不调，经期延长月经量多，加之带小孩儿劳累，平素喜发怒。近一年来常头晕目眩，未引起重视；近一周头晕目眩加重，故到医院就诊。症见劳累后失眠多梦，心悸气短，胁痛，肢体麻木，筋脉拘急，面色淡白，眼结膜苍白，指甲淡白，舌质淡，苔薄白，脉细涩。

讨论：此患者患有何种疾病？此病产生的病因是什么？可选用何种方剂或中成药？请为此患者介绍该方药的功能、主治、组成及注意事项，并提供健康指导。

任务一　虚劳认知

虚劳认知

一、虚劳概念

虚劳，又称虚损，是以脏腑功能衰退，精气血津液阴阳亏损，日久不复为主要病机，以五脏虚证为主要临床表现的多种慢性虚弱证候的总称。西医学中的慢性消耗性疾病、功能衰退性疾病，均属中医虚劳的范畴。

二、虚劳分类

本病表现为五脏虚损，可见气、血、阴、阳、精等的不足，故而分为气虚、血虚、气血两虚、阴虚、阳虚、阴阳两虚、气阴两虚、精血亏虚等八类。

三、病因病机

本病病因多为先天不足，后天失养；病机为气血阴阳不足，脏腑功能衰退。

气虚，多因先天禀赋不足，或后天失养，或劳伤过度，或久病不复，或肺脾肾等脏腑功能衰退，导致气的耗损和化生不足而成。

血虚，多因失血，或久病，或伤神，或化生无源，致血的濡养减退而成。

气血两虚，多因久病损耗，或先有失血，气随血衰，或因气虚，血液生化无源，致气血两亏而成。

阴虚，多因热病之后，或内伤病日久，伤耗阴液，或因五志过极，或房事不节，或过服温燥之品，使阴液暗耗，致阴液亏少，机体失去濡润滋养而成。

阳虚，多因先天不足，禀赋虚弱，或房事不节，肾气亏损，或劳倦过度，耗损正气，形气受伤，或七情过极，损伤脏腑，久而不复，或饮食不节，损伤脾胃，不能化生精微，或起居失常，劳逸失度，损神伤形，耗气伤血，或外感六淫，迁延失治，表邪入里，损伤脏腑，久耗正气，或大病之后，失于调养而成。

阴阳两虚，多因阳损及阴，或阴损及阳，致阴虚与阳虚同存而成。

气阴两虚，多因热病伤津，伤及气阴，或热盛耗伤津液，气随液脱，或温热病后期及内伤杂病，致真阴亏损，元气大伤而成。

精血亏虚，多因久病失调，阴液亏虚，或情志内伤，化火伤阴，或房事不节，耗伤肾阴，或温热病后，津液被劫，致肝肾阴虚，阴不制阳，虚热内扰而成。

四、治疗原则

虚则补之是虚劳的基本治则。虚劳是由体内精、气、血、津液、阴、阳的缺损引起，因而虚劳的治疗，应以补益为基本原则。根据气虚、血虚、气血两虚、阴虚、阳虚、阴阳两虚、气阴两虚、精血亏虚等虚劳的不同，可分别采取补气、养血、气血并补、滋阴、温阳、阴阳并补、补气养阴、益精养血等治法。

任务二　虚劳问病

虚劳问病

一、问病要点

1. 问寒热、汗出

问患者自身寒热、汗出的情况和程度，结合望面色、舌质与舌苔，听声音等情况综合辨证。静而少言，手足不温，自汗，面色苍白，舌淡胖嫩，为阳虚；面色潮红，手足心热，盗汗，舌红少津，为阴虚；面白体倦，少气懒言，语声低微，自汗，为气虚；面色苍白，唇色淡，爪甲无华，心悸眩晕，为血虚。

2. 问脏腑表现

结合五脏的病理表现，辨清虚劳病损在哪一或哪几脏腑。形体消瘦，面色萎黄，饮食减少，胸脘痞闷，四肢乏力，多为脾胃气虚；面色苍白，形寒肢冷，腰膝酸痛，小便频数，多属肾阳不足。心悸，怔忡，失眠多梦，食欲不振，腹胀便溏，面色萎黄，神疲乏力，为心脾两虚；气短而喘，咳声低微，食欲不振，腹胀便溏，面白无华，神疲乏力，声低懒言，为脾肺气虚。

二、辨证分型

虚劳的辨证分型有气虚、血虚、气血两虚、阴虚、阳虚、阴阳两虚、气阴两虚和精血两虚八类。

三、辨证用药

1. 气虚

临床表现有少气懒言，肢体倦怠乏力，语声低微，动则尤甚，食少便溏，舌淡，脉虚弱等。其病多因脾肺气虚，治宜补益脾肺，益气升阳。气虚的代表方药有四君子丸、补中益气丸、启脾丸等。

2. 血虚

临床表现有面色苍白，心悸失眠，头晕目眩，唇爪色淡，或妇女月经不调，量少色淡，甚至经闭，舌淡，脉细等。其病多因血虚，治宜补益阴血。血虚的代表方药有四物合剂、当归补血汤等。

3. 气血两虚

临床表现有面色萎黄，头晕眼花，爪甲唇色淡，食少腹胀，少气懒言，倦怠乏力，舌淡，脉虚无力等。其病多因气血两虚，治宜补益气血。气血两虚的代表方药有八珍颗粒、十全大补丸等。

4. 阴虚

临床表现有头晕耳鸣，形体消瘦，颧骨潮红，咽干，咳嗽咯血，五心烦热，潮热盗汗，失眠多梦，腰酸遗精，舌红少苔，脉细数等。其病多因肾阴亏虚，治宜滋阴降火。阴虚的代表方药有六味地黄丸、左归丸、大补阴丸等。

5. 阳虚

临床表现有精神不振，面色苍白，形寒肢冷，腰膝酸软，少腹拘急，小便清长或小便不利，女子宫寒不孕，男子阳痿早泄，舌淡苔白，脉沉细等。其病多因肾阳亏虚，治宜补肾温阳。阳虚的代表方药有桂附地黄丸、济生肾气丸、右归丸、五子衍宗丸等。

🔄 **课堂互动** 气虚与阳虚应如何区别？血虚与阴虚应如何区别？

6. 阴阳两虚

临床表现有头晕耳鸣，腰膝酸软，畏寒肢冷，阳痿遗精，午后潮热，自汗盗汗等。其病多因肾阴阳两亏，治宜阴阳并补。阴阳两虚的代表方药有龟鹿二仙膏等。

7. 气阴两虚

临床表现有体倦乏力，汗多，气短，潮热盗汗，咽干口渴，舌红少苔，脉虚数等。其病多因气阴两亏，治宜益气补阴。气阴两虚的代表方药有生脉饮、消渴丸、人生固本丸等。

8. 精血两虚

临床表现有须发早白，脱发，牙齿动摇，腰膝酸软，梦遗滑精，肾虚不育等。其病多因肾精血亏虚，治宜补益精血。精血两虚的代表方药有七宝美髯丸。

任务三　方药推荐

方药推荐

一、气虚类用方药

四君子丸（颗粒）
《中华人民共和国药典》2020 年版

【功能】益气健脾。

【主治】脾胃气虚证。症见胃纳不佳，面色萎黄，语声低微，气短乏力，食少便溏，舌淡苔白，脉虚弱。

【组成】党参、炒白术、茯苓、炙甘草。

【组方分析】本方为脾胃气虚、运化失司而设。脾为后天之本，气血生化之源。脾气虚弱，运化无力，血化生不足，机体失于濡养，故面色萎黄；气生成不足，故语声低微，气短乏力；胃气虚弱，受纳无力，则胃纳不佳；脾虚生湿，湿浊内生，其性趋下，故食少便溏；舌淡苔白，脉虚弱，为气虚之象。治宜益气健脾。

方中党参，补中益气，健脾益肺，为君药。

炒白术，健脾益气，燥湿利水，为臣药。

茯苓，利水渗湿，健脾。与炒白术配伍，既补脾益气，又除脾胃湿浊而止泻，为臣药。

炙甘草，补脾益气，调和诸药，为佐使药。

诸药合用，共奏益气健脾之功。

【临床应用】

（1）辨证要点　本方为治疗脾胃气虚证的常用方。以胃纳不佳、面色萎黄、气短乏力、舌淡苔白、脉虚弱为辨证要点。

（2）现代应用　本品可用于慢性胃炎、胃及十二指肠溃疡、消化不良等属脾胃气虚证者。

【用法用量】口服。丸剂：一次 3～6g，一日 3 次。颗粒剂：一次 1 袋，一日 3 次。

【注意事项】阴虚内热者，慎服。

补中益气丸（水丸、合剂、颗粒）
《中华人民共和国药典》2020 年版

【功能】补中益气，升阳举陷。

【主治】

（1）脾胃气虚证　症见面色萎黄，肢体倦怠，少气懒言，大便溏薄，舌淡，脉大而虚软。

（2）气虚下陷证　症见脱肛，崩漏，久泄久痢，子宫脱垂等。

（3）气虚发热证　症见身热自汗，动则尤甚，气短乏力，渴喜热饮，舌淡，脉虚大而无力。

【组成】炙黄芪、党参、当归、陈皮、升麻、柴胡、炒白术、炙甘草。

【组方分析】本方为甘温除热的代表方。本方为脾胃气虚、中气下陷而设。脾主运化，胃主受纳，饮食劳倦，损伤脾胃，致脾胃气虚，运化受纳无力，气血化生乏源，脏腑经络失养，则面色萎黄，肢体倦怠，少气懒言；脾虚生湿，则大便稀薄。脾升清降浊，脾虚清阳不升，中气虚陷，升提无力，故脱肛，子宫脱垂，久泻久痢；脾主摄血，脾虚摄血不力，则崩漏。清阳下陷，阳气郁结于下焦，则发热；气虚腠理不固，阴液外泄，故自汗；气虚下陷，津液不能上承于口，故渴喜热饮；舌淡，脉虚大而无力，为气虚之象。治宜补中益气，升阳举陷。

方中炙黄芪重用，补中益气，升阳举陷，为君药。

党参，补中益气，兼能养血；炒白术，补气健脾，燥湿助运；炙甘草，益气补中，又调和诸药。三药合用，补中益气，燥湿健脾，共为臣药。

陈皮，理气健脾，和胃，以防补药停滞；当归，补血和血，以利中气化生。二药相合，既助君臣行气补而不滞，又助君臣健脾补气，共为佐药。

柴胡，轻清升散；升麻，升阳举陷。二药合用，可助君药升举下陷之清阳，共为佐药。

全方配伍，补中兼升，共奏补中益气、升阳举陷之功。

【临床应用】

（1）辨证要点　本品是治疗脾胃气虚的基本方，是补气升阳、甘温除热的代表方。以面色萎黄、肢体倦怠、舌淡、脉虚软无力为辨证要点。

（2）现代应用　本品可用于内脏下垂、脱肛、子宫脱垂、眼睑下垂、重症肌无力、乳糜尿、慢性肝炎、妊娠及产后癃闭、胎动不安、月经过多、麻痹性斜视等属脾胃气虚、中气下陷者。

【用法用量】口服。丸剂：小蜜丸一次 9g，大蜜丸一次 1 丸，一日 2～3 次。水丸：一次 6g，一日 2～3 次。合剂：一次 10～15mL，一日 3 次。颗粒剂：一次 1 袋，一日 2～3 次。

【注意事项】内热炽盛及阴虚发热者，禁用。

 知识拓展

补中益气丸来源于李东垣《脾胃论》补中益气汤。李东垣遵从《素问·至真要大论》"损者益气""劳者温之"之旨，依据"温能除大热"之法而创立，是补气升阳、甘温除热的代表方剂。鉴于其方以甘温之剂治疗热证以及其对气虚发热机理的理解，后世医家又提出了阴虚发热、血虚发热、虚阳外越发热等诸多见解，进一步完善了中医热证的范畴。

启脾丸（口服液）
《中华人民共和国药典》2020 年版

【功能】健脾和胃。

【主治】脾胃虚弱证。症见消化不良，腹胀便溏。

【组成】人参、麸炒白术、茯苓、甘草、陈皮、山药、炒莲子、炒山楂、炒六神曲、炒麦芽、泽泻。

【组方分析】本方为脾胃虚弱、脾失健运而设。脾胃虚弱，运化失健，水谷不消，则消化不良，腹胀等；水湿内停，清浊不分，则便溏。治宜健脾和胃。

方中人参，大补元气，补脾益胃，为君药。

麸炒白术，健脾止泻，燥湿和中；茯苓，健脾渗湿止泻；山药、炒莲子，健脾止泻。四药合用，健脾止泻，燥湿，共为臣药。

炒山楂，消积化滞，善治肉食积滞；炒六神曲，消食和胃健脾；炒麦芽，消食和中，治面食积滞。三药合用，炒制入脾，以成炒三仙，开胃消食。泽泻，利水渗湿止泻；陈皮，理气健脾，燥湿化痰。二药合用，理气渗湿止泻。五药合用，健脾消食和胃，共为佐药。

甘草，既助人参、白术、茯苓益气健脾和胃，又调和诸药，为佐使药。

全方配伍，寓消于补，共奏健脾和胃之功。

【临床应用】

（1）辨证要点　本方是治疗脾胃虚弱证的常用方。以消化不良、腹胀便溏、舌淡苔白、脉虚弱为辨证要点。

（2）现代应用　本品可用于慢性胃肠炎、小儿消化不良、厌食、积滞、贫血、小儿营养不良、慢性支气管炎、慢性肾炎等属脾胃虚弱者。

【用法用量】口服。丸剂：小蜜丸一次 3g（15 丸），大蜜丸一次 1 丸，一日 2～3 次；3 岁以内小儿酌减。口服液：一次 10mL，一日 2～3 次，三岁以内儿童酌减。

【注意事项】湿热泄泻、感冒者，不宜用。

薯蓣丸

《金匮要略》

【功能】调理脾胃，益气和荣，祛风除邪。

【主治】气血两虚，脾肺不足虚劳证。症见头晕目眩，神疲乏力，心悸气短，身体瘦弱，不思饮食，健忘失眠，骨节酸痛，风气百疾，舌淡苔白，脉沉细。

【组成】山药、人参、麸炒白术、茯苓、甘草、地黄、当归、白芍、川芎、阿胶、六神曲（麸炒）、大豆黄卷、大枣、炒苦杏仁、桂枝、柴胡、防风、干姜、桔梗、白蔹、麦冬。

【组方分析】方中山药（即薯蓣）重用，补脾养胃，生津益肺，为君药。

人参，补脾益肺；茯苓，健脾渗湿止泻；麸炒白术，健脾止泻，燥湿和中；大枣，补气和中；干姜，温中散寒。五药合用，益气健脾，共为臣药。

当归、白芍、地黄、阿胶、麦门冬，养血滋阴；川芎，入气走血，活血行气；麸炒六神曲、大豆黄卷，化湿和胃；柴胡、桂枝、防风、白蔹，祛风散邪；杏仁、桔梗，疏利气机。诸药合用，共为佐药。

甘草，补中益气，调和诸药，为佐使药。

诸药合用，共奏调理脾胃、益气和荣、祛风除邪之功。

【临床应用】

（1）辨证要点　本方是治疗气血两虚、脾肺不足虚劳的常用方。以神疲乏力、不思饮食、健忘失眠、舌淡苔白、脉沉细为辨证要点。

（2）现代应用　本品可用于支气管哮喘缓解期、慢性肺源性心脏病、小儿变应性鼻炎、心功能减退等属气血两虚、脾肺不足者。

【用法用量】口服。一次 2 丸，一日 2 次。

【注意事项】服药期间忌食生冷、油腻之品。

🌐 思政元素

张仲景与"饺子"

张仲景勤求古训，博采众方，著成我国最早的理论联系实际的临床诊疗专著《伤寒杂病论》，其中的"薯蓣丸"被称为补虚第一方。他不仅医术高明，什么疑难杂症都能手到病除，而且医德高尚，无论穷人和富人，他都认真施治，挽救了无数人的性命。

据说，饺子与我国古代医圣张仲景有关。他从长沙太守任上告老还乡后，在南阳白河岸边，看见很多穷苦百姓忍饥受寒，耳朵都冻烂了。当时伤寒肆虐，病死无数。张仲景心里非常难受，决心继续悬壶济世。于是，他仿照在长沙的做法，叫弟子在南阳东关的一块空地上搭起医棚，架起大锅，在冬至那天开张，向穷人舍药治伤。

张仲景向穷人施舍的药名叫"祛寒娇耳汤"，其做法是将羊肉、辣椒和一些祛寒药材放在锅里煮，煮好后再把它们捞出来切碎，用面皮包成耳朵状的"娇耳"，下锅煮熟后分给乞药的患者。每人两只"娇耳"、一碗汤，人们吃下后浑身发热、血液通畅、两耳变暖，因此抵御了伤寒，治好了冻耳。

张仲景开棚舍药一直持续到除夕。人们为了庆祝新年，也为了庆祝烂耳康复，就仿"娇耳"的样子做过年的食物，并在初一早上吃。取"娇耳"的谐音，他们把这种食品称为"饺耳""饺子"，以纪念张仲景舍药治人的义举。

二、血虚类用方药

四物合剂（颗粒）

《中华人民共和国药典》2020 年版

【功能】养血调经。

【主治】营血虚滞证。症见面色萎黄，头晕眼花，心悸气短，月经不调，量少或经闭，脐腹作痛，舌淡，脉细弦或细涩。

【组成】当归、川芎、白芍、熟地黄。

【组方分析】本方为营血虚损、血行不畅、冲任虚损而设。营血亏虚，致心血不足，则心神失养，故心悸；肝血不足，则肝失所养，无以上荣，故头晕目眩；营血亏虚，则形体失濡，故面色萎黄；营血不足，冲任失养，则见月经不调，经量少，色淡，或前或后，甚或经闭不行；营血亏虚，血行不畅，则致血瘀，故脐腹疼痛；舌淡，脉细弦或细涩，为营血亏虚，血行不畅之象。治宜补血和血，养血调经。

方中熟地黄，滋补营血，补肾填精，为君药。

当归，主入血分，补血活血，为臣药。君臣相配，滋腻配温通，补而不滞。

白芍，养血，柔肝止痛；川芎，为血中气药，活血行气，调畅气血。二药相合，活血，养血，行气，止痛，共为佐药。

四药相合，补血而不滞，行血而不伤，共奏养血调经之效。

【临床应用】

（1）辨证要点　本品是治疗营血虚滞、月经不调的基础方、常用方。以面色萎黄、头晕眼花、心悸气短、舌淡、脉细为辨证要点。

（2）现代应用　本品可用于妇女月经不调、痛经、贫血、子宫肌瘤、胎产疾病、功能失调性子宫出血、神经性头痛、卵巢囊肿、荨麻疹、银屑病等证属血虚者。

【用法用量】口服。合剂：一次 10～15mL，一日 3 次。颗粒剂：一次 5g，一日 3 次。

【注意事项】脾虚湿盛、大便溏薄者，忌用；阴虚发热、血崩气脱者，不宜用。

当归补血汤
《内外伤辨惑论》

【功能】补气生血。

【主治】血虚发热证。症见肌热面红，心烦渴饮，脉洪大而虚，重按无力；亦治疮疡溃久不愈，或妇人经期、产后血虚发热头痛。

【组成】黄芪、酒当归。

【组方分析】本方为血虚气弱、阳气浮越而设。劳倦内伤，耗损阴血，阴不维阳，阳气无所依，故而浮越于外，则肌热面红，心烦渴饮，脉洪大而虚，重按无力。本证为真虚假实，阴血亏虚为本，阳浮发热为标。治宜补气生血。

方中黄芪重用，既大补脾肺之气，以资气血生化之源，又益气固表，以固浮越之阳气，为君药。

酒当归，养血和营，调经止痛，为臣药。

二药合用，共奏补气生血之效。

方中黄芪五倍于酒当归，补正气而摄浮阳，则虚热自退。妇人经期、产后血虚发热，亦可益气养血而退热。疮疡溃久不愈，用本方补气养血，扶正托毒生肌，亦可使疮口自收。

【临床应用】

（1）辨证要点　本方是补气生血的基础方。以肌热、面红、脉洪大而虚为辨证要点。

（2）现代应用　本品可用于妇女经期发热、产后发热以及各种贫血、血小板减少性紫癜、白细胞减少症等属血虚气弱者。

【用法用量】水煎服。一日 2～3 次。

【注意事项】阴虚发热者，忌用；热病发热者，忌用。

三、气血两虚类用方药

八珍颗粒（丸、浓缩丸）
《中华人民共和国药典》2020 年版

【功能】补气益血。

【主治】气血两虚证。症见面色萎黄，食欲不振，四肢乏力，爪甲唇色淡，月经过多，舌淡，脉细弱或虚大无力。

【组成】党参、炒白术、茯苓、炙甘草、当归、炒白芍、川芎、熟地黄。

【组方分析】本方为气血两虚而设。久病失治，或病后失调，或失血过多，气血两亏，致心肝失养，则爪甲唇色淡；脾气虚弱，则面色萎黄，食欲不振，四肢乏力；肺气虚弱，则气短懒言；脉细弱或虚大无力，为气血亏虚之象。治宜益气与补血并施。

方中熟地黄，补血滋阴，为补血之要药；党参，益气养血。二药合用，气血双补，共为君药。

当归，补血活血；炒白芍，养血和营，敛阴。二药合用，可助熟地黄养血滋阴。炒白术，健脾益气；茯苓，健脾。二者合用，能助党参健脾补气。四药合用，健脾养血补气，共为臣药。

川芎，行气活血，为血中气药，使诸药补而不滞，为佐药。

炙甘草，补脾益气，调和诸药，为佐使药。

诸药合用，共奏补气益血之效。

【临床应用】

(1) 辨证要点　本品是治疗气血两虚的常用方。以面色萎黄、四肢乏力、爪甲唇色淡、舌淡、脉细弱为辨证要点。

(2) 现代应用　本品可用于血液病、神经衰弱、心脏病、甲状腺功能减退、月经不调、闭经等属气血两虚者。

【用法用量】开水冲服。颗粒剂：一次一袋，每日 2 次。丸剂：水蜜丸一次 6g，大蜜丸一次 1 丸，一日 2 次。浓缩丸：一次 8 丸，一日 3 次。

【注意事项】感冒及体实有热者，慎用。

十全大补丸
《中华人民共和国药典》2020 年版

【功能】温补气血。

【主治】气血两虚证。症见面色苍白，气短心悸，头晕自汗，体倦乏力，四肢不温，月经量多。

【组成】党参、炒白术、茯苓、炙甘草、当归、川芎、酒白芍、熟地黄、炙黄芪、肉桂。

【组方分析】本方是在八珍方（四君与四物合方）基础上，加炙黄芪与肉桂组成的，全方共有十味药，故名"十全大补"。

方中熟地黄，滋阴养血，为补血要药；党参，益气养血。二药合用，温补气血，共为君药。

炙黄芪，补气健脾，固表止汗，养血生津；炒白术，补气健脾，燥湿止泻，固表止汗；茯苓，健脾利湿；当归，补血活血；酒白芍，养血和营。五药相合，既助君温补气血，又和营安神止汗，共为臣药。

川芎，活血行气，使补而不滞；肉桂，补火助阳，既兼顾气损及阳，又鼓舞气血生长。二药合用，共为佐药。

炙甘草，补脾益气，调和诸药，为佐使药。

全方配伍，甘温补虚，共奏温补气血之功。

【临床应用】

(1) 辨证要点　本品是益气生血的常用方。以面色苍白、体倦乏力、四肢不温、舌淡、脉细弱为辨证要点

(2) 现代应用　本品可用于各种贫血、妇女月经不调或崩漏、神经衰弱、慢性荨麻疹、痿证、外科手术后、肿瘤等属气血大虚者，以及慢性消耗性疾病见上述证候者。

【用法用量】口服。水蜜丸一次 6g，小蜜丸一次 9g，大蜜丸一次 1 丸，一日 2~3 次。

【注意事项】服用期间饮食宜清淡。

健脾生血颗粒
《中华人民共和国药典》2020 年版

【功能】健脾和胃，养血安神。

【主治】小儿脾胃虚弱及心脾两虚型缺铁性贫血、成人气血两虚型缺铁性贫血。症见面色萎黄

或㿠白，食少纳呆，腹胀脘闷，大便不调，烦躁多汗，倦怠乏力，舌胖色淡，苔薄白，脉细弱。

【组成】党参、茯苓、黄芪、山药、炒白术、醋南五味子、醋龟甲、山麦冬、大枣、炒鸡内金、甘草、龙骨、煅牡蛎、硫酸亚铁。

【组方分析】方中党参，益气养血；黄芪，补中益气，升阳固表止汗。两药合用，补血养心，益气健脾，共为君药。

茯苓、炒白术，健脾益气；山药，补脾养胃，补而不腻。三药合用，助君药健脾益气。醋南五味子、山麦冬，益气生津，收敛固涩，涩补兼备；醋龟甲，滋阴，养血补心；大枣，补中益气，养血安神。四药合用，滋养阴血。七药合用，健脾益气，养血安神，共为臣药。

龙骨、煅牡蛎，镇静安神，潜阳补阴，收敛固涩；炒鸡内金，健脾胃，助运化。三药相合，使诸药补而不滞，共为佐药。

甘草，补脾益气，调和诸药，为佐使药。

硫酸亚铁，燥湿补血，补充体内缺乏元素，促进新血生成。

诸药合用，共奏健脾和胃、养血安神之功。

【临床应用】

（1）辨证要点　本品是健脾养血安神的常用方。以面色萎黄、食少纳呆、倦怠乏力、舌淡胖、苔薄白、脉细弱为辨证要点。

（2）现代应用　本品可用于小儿脾胃虚弱及心脾两虚型缺铁性贫血以及成人气血两虚型缺铁性贫血。

【用法用量】饭后服用，开水冲服。周岁内一次 2.5g（半袋），1～3 岁一次 5g（1 袋），3～5 岁一次 7.5g（1.5 袋），5～12 岁一次 10g（2 袋），成人一次 15g（3 袋），一日 3 次或遵医嘱。

【注意事项】忌茶；本品含硫酸亚铁，对胃有刺激性，宜饭后服用；勿与含鞣酸类药物合用。服药期间，部分患儿可出现牙齿颜色变黑，停药后逐渐消失；少数患儿服药后，可见短暂性食欲下降，恶心，呕吐，轻度腹泻，多可自行缓解。

人参养荣丸
《中华人民共和国药典》2020 年版

【功能】温补气血。

【主治】心脾不足，气血两亏证。症见形瘦神疲，食少便溏，病后虚弱，舌淡，脉细弱。

【组成】人参、茯苓、熟地黄、土白术、麸炒白芍、炙黄芪、当归、肉桂、酒蒸五味子、制远志、陈皮、炙甘草。

【组方分析】由十全大补汤去川芎，加制远志、陈皮、酒蒸五味子而成。

方中人参，大补元气，补脾益气；熟地黄，补血滋阴，为补血之要药。二者合用，补脾益气，滋阴养血，共为君药。

土白术，健脾益气，燥湿利水；茯苓，益气健脾利湿；炙黄芪，补气健脾，可助人参补气，使气旺血生；当归，养血和营；麸炒白芍，补血活血，养血和营，可助熟地滋阴养血；酒蒸五味子，滋肾阴，敛肺气。六药合用，健脾益气，补血，共为臣药。

肉桂，振奋阳气，温通经脉；陈皮，理气健脾，燥湿化痰；制远志，交通心肾，益智安神。三药合用，共为佐药。

炙甘草，补脾益气，调和诸药，为佐使药。

诸药合用，甘温补虚，共奏温补气血之功。

【临床应用】

（1）辨证要点　本品是温补气血的常用方，也是治疗心脾气血两虚的代表方。以形瘦神疲、食少便溏、舌淡、脉细弱为辨证要点。

（2）现代应用　本品可用于神经衰弱、病后虚弱、低血压、各种慢性消耗性疾病等属心脾气血不足者。

【用法用量】口服。水蜜丸一次 6g，大蜜丸一次 1 丸，一日 1～2 次。

【注意事项】阴虚内热者，慎用；忌食生冷、油腻、辛辣食物。

四、阴虚类用方药

六味地黄丸（浓缩丸、软胶囊、胶囊、颗粒）

《中华人民共和国药典》2020年版

【功能】滋阴补肾。

【主治】肾阴不足证。症见头晕目眩，腰膝酸软，耳聋耳鸣，视物昏花，潮热盗汗，遗精，消渴，手足心热，舌燥咽痛，牙齿松动，足跟痛以及小儿囟门不合，舌红少苔，脉沉细数。

【组成】熟地黄、酒萸肉、山药、泽泻、牡丹皮、茯苓。

【组方分析】本方为肾阴不足、虚热内扰而设。肾为先天之本，腰为肾之府，主骨生髓，肾精不足，则腰膝酸软，足跟痛，小儿囟门不合；齿为骨之余，肾阴不足，则牙齿动摇；脑为髓海，髓海不足，则头晕目眩；肝肾同源，肾开窍于耳，肾阴不足，滋养无力，则耳聋耳鸣，视物昏花；肾阴无以上承，滋润不力，则消渴；肾藏精，虚火内扰精室，则遗精；阴不制阳，则骨蒸潮热，手足心热，盗汗；舌红少苔，脉沉细数，为阴虚生热之象。治宜滋阴补肾。

方中熟地黄重用，滋阴补肾，填精益髓，为滋补肝肾阴血之要药，为君药。

酒萸肉，补益肝肾，收敛固涩；山药，补肾固阴，又能补脾助后天生化之源。与君相合，补肝脾肾之阴，即三阴并补。二药同用，补肾益肝，健脾助运，共为臣药

泽泻，泄相火，利湿浊，并防熟地黄滋腻；茯苓，渗利水湿，又助山药补气健脾；牡丹皮，清泻肝火，退虚热。三药相合，三泻并行，泄湿浊、降相火、清肝火，使君臣药填补肾阴而不滋腻，清降虚火而不凉燥，固肾涩精而不壅滞，共为佐药。

诸药合用，三补三泻，共奏滋阴补肾之功。

【临床应用】

（1）辨证要点　本品是治疗肾阴不足的基础方。以腰膝酸软、盗汗、手足心热、舌红少苔、脉沉细数为辨证要点。

（2）现代应用　本品可用于肾炎、前列腺炎、原发性高血压、糖尿病、甲状腺功能亢进症、中心性浆液性脉络视网膜病变及无排卵性功能失调性子宫出血、更年期综合征等属肾阴虚者。

【用法用量】口服。丸剂：水蜜丸一次6g，小蜜丸一次9g，大蜜丸一次1丸。一日2次。浓缩丸：一次8丸，一日3次。软胶囊剂：一次3粒，一日2次。胶囊剂：一次1粒或一次2粒，一日2次。颗粒剂：一次1袋，一日2次。

【注意事项】体实阳虚、脾胃虚寒者，慎用；忌食辛辣。

📖 课堂拓展

六味地黄丸系列中成药有七味都气丸、归芍地黄丸、麦味地黄丸、杞菊地黄丸、明目地黄丸和知柏地黄丸等。七味都气丸具有补肾纳气、涩精止遗功效，用于肾不纳气所致的喘促，胸闷，久咳，气短，咽干，遗精，盗汗，小便频数；由六味地黄丸组方加醋五味子组成。归芍地黄丸具有滋肝肾、补阴血、清虚热功效，用于肝肾两亏、阴虚血少所致的头晕目眩，耳鸣咽干，午后潮热，腰腿瘦痛，足跟疼痛；由六味地黄丸组方加当归、酒白芍组成。麦味地黄丸具有滋肾养肺功效，用于肺肾阴亏所致的潮热盗汗，咽干咳血，眩晕耳鸣，腰膝酸软，消渴；由六味地黄丸组方加麦冬、五味子组成。杞菊地黄丸具有滋肾养肝功效，用于肝肾阴亏所致的眩晕耳鸣，羞明畏光，迎风流泪，视物昏花；由六味地黄丸组方加枸杞子、菊花组成。明目地黄丸具有滋肾，养肝，明目功效，用于肝肾阴虚所致的目涩畏光，视物模糊，迎风流泪；由六味地黄丸组方加蒺藜、煅石决明、枸杞子、菊花、当归、白芍组成。知柏地黄丸具有滋阴降火功效，用于阴虚火旺所致的潮热盗汗，口干咽痛，耳鸣遗精，小便短赤；由六味地黄丸组方加知母、黄柏组成。

左归丸
《景岳全书》

【功能】滋阴补肾，填精益髓。

【主治】真阴不足证。症见头目眩晕，腰酸腿软，耳聋失眠，遗精滑泄，自汗盗汗，口燥舌干，舌红少苔，脉细。

【组成】熟地黄、枸杞子、炒山药、山茱萸、酒川牛膝、鹿角胶、龟甲胶、制菟丝子。

【组方分析】本方为真阴不足，精髓亏虚而设。肾藏精，主骨生髓，上充于脑，肾阴亏虚，精髓不足，故头目眩晕，耳鸣，腰腿酸软；阴虚内热，相火妄动，扰动精室，则遗精滑精；荣卫失养，虚热迫津外泄，可见自汗，盗汗；阴不足而虚火上炎，则口燥舌干；舌红少苔，脉细，为阴虚内热之象。治宜滋阴补肾，填精益髓。

方中熟地黄重用。熟地黄，滋肾阴，益精髓，补真阴之不足，为君药。

山茱萸，滋补肝肾，固涩精气，为平补阴阳之要药；炒山药，补脾益阴，滋肾固精；枸杞子，补肝肾益精血，滋阴明目；龟甲胶，滋阴补髓，又能潜阳；鹿角胶，益精补血，温补肾阳，配入补阴之药中，寓意"阳中求阴"。诸药合用，助君药滋阴补肾，填精益髓，共为臣药。

制菟丝子，平补肝肾，补益精髓；酒川牛膝，补益肝肾，强筋健骨。二药合用，助君臣补肾益精，共为佐药。

诸药合用，共奏滋阴补肾、填精益髓之功。

【临床应用】

(1) 辨证要点　本方是纯甘补阴之剂。以腰酸腿软、盗汗、口燥舌干、舌红少苔、脉细为辨证要点。

(2) 现代应用　本品可用于慢性肾炎、再生障碍性贫血、更年期综合征、腰肌劳损、老年骨质疏松症、闭经、月经量少等属肾阴不足、精髓亏虚者。

【用法用量】口服。一次9g，一日2次。

【注意事项】脾虚泄泻、食少脘闷者，慎用。

大补阴丸
《中华人民共和国药典》2020年版

【功能】滋阴降火。

【主治】阴虚火旺证。症见骨蒸潮热，心烦失眠，咳嗽咳血，盗汗遗精，足膝疼热，或消渴易饥，舌红少苔，尺脉数而有力。

【组成】熟地黄、盐知母、盐黄柏、醋龟板、猪脊髓。

【组方分析】本方为肝肾阴虚、相火亢盛而设。肝肾阴亏，不能制阳，致虚火内生，故骨蒸潮热，盗汗，足膝疼热；虚火上扰心神，故心烦失眠；虚火灼伤肺络，故咳嗽咳血；热扰精室，故遗精；阴虚失润，则消渴；阴虚火生，则易饥；舌红少苔，尺脉数而有力，为阴虚火旺之象。治宜滋阴降火。

方中熟地黄，滋补肾阴，填精益髓；醋龟甲，滋阴潜阳，补肾健骨。二药合用，大补真阴，滋水制火，共为君药。

盐黄柏，清热燥湿，泻火除蒸；盐知母，清热泻火，生津润燥，兼可滋三经之阴。二药合用，清降阴虚相火，共为臣药。

猪骨髓，补髓养阴；蜂蜜，炼制做丸，补中益气，滋阴润燥。二药同为血肉甘润之品，滋补真阴，制约黄柏苦燥，共为佐使药。

本方配伍，滋阴与清热降火并用，滋阴以培本，降火以清源，重在培本，辅以清源。诸药合用，共奏滋阴降火之功。

【临床应用】

(1) 辨证要点　本方为滋阴泻火的常用方。以骨蒸潮热、心烦失眠、舌红少苔、脉细数为辨证要点。

（2）现代应用　本品可用于甲状腺功能亢进症、糖尿病、骨结核、肾结核等属阴虚火旺者。

【用法用量】口服。水蜜丸一次 6g，一日 2～3 次；大蜜丸一次 1 丸，一日 2 次。

【注意事项】气虚发热、火热实证、脾胃虚弱、食少便溏、痰湿内阻、脘腹胀满者，慎用。

玉泉丸
《中国药物大全》

【功能】益气养阴，生津止渴，清热除烦。

【主治】肺胃肾阴亏虚证。症见消渴虚热，阴亏津少，口渴，善食易饥，多尿，手足心热，舌红少苔或无苔，脉细数。

【组成】葛根、天花粉、地黄、麦冬、五味子、甘草、糯米。

【组方分析】本方为消渴症、肺胃肾阴亏损而设。肾阴亏损，则手足心热；则阴液亏虚，不能上承，则消渴，口渴；胃阴不足，则善食易饥；舌红少苔或无苔，脉细数，为肾阴虚之象。治宜益气养阴，生津止渴，清热除烦。

方中葛根，鼓舞脾胃清阳之气上行，生津止渴，为君药。

天花粉，清热泻火，生津止渴；地黄，清热凉血，养阴生津。二药合用，生津止渴，又滋阴清热，共为臣药。

麦冬，既养肺胃之阴，又生津止渴，还清心除烦；五味子，既滋肾阴，又敛肺气，还生津止汗。二药合用，既助君臣清热养阴，生津止渴，又敛阴固津。共为佐药。

糯米，健脾益气；甘草，益气健脾，又调和诸药。二药同用，共为佐使药。

诸药合用，共奏益气养阴、生津止渴、清热除烦之功。

【临床应用】

（1）辨证要点　本品是治疗肺胃肾阴亏虚的常用方。以消渴、善食易饥、手足心热、舌红少苔、脉细数为辨证要点。

（2）现代应用　本品可用于因胰岛功能减退而引起的物质代谢、碳水化合物代谢紊乱，血糖升高之糖尿病等属热病后期、肺胃肾阴亏损者。

【用法用量】口服。一次 6g，一日 4 次；3～7 岁小儿一次 2g，7 岁以上小儿一次 3g。

【注意事项】孕妇及阴阳两虚消渴者，慎用；本品性凉滋腻，脾胃虚弱、脘腹胀满、食少便溏者，慎用。

五、阳虚类用方药

桂附地黄丸（口服液、胶囊）
《中华人民共和国药典》2020 年版

【功能】温补肾阳。

【主治】肾阳不足证。症见腰膝酸冷，肢体浮肿，小便不利或反多，痰饮喘咳，消渴。

【组成】肉桂、制附子、熟地黄、酒萸肉、牡丹皮、山药、茯苓、泽泻。

【组方分析】本方为肾阳不足而设。肾为先天之本，肾阳虚衰，下焦失温，则腰膝酸冷；肾阳虚衰，膀胱气化无权，水湿停蓄，则肢体浮肿，小便不利；膀胱失于约束，则小便反多；肾阳不足，津液不化，聚液成痰，则发为痰饮；气化不行，津不上承，则消渴。治宜温补肾阳。

方中制附子，回阳救逆，温补命门，以补肾阳之虚；肉桂，温暖下焦，引火归元。二者用量较小，其意不在峻补，而在温助肾阳，微微生火，鼓舞肾气，取"少火生气"之意，共为君药。

熟地黄，补血滋阴；山茱萸，补益肝肾，收敛固涩；山药，补肺脾肾之气，补而不腻。三药同用，滋补肝脾肾之阴，于阴中求阳，使阳得阴助而生化无穷，共为臣药。

茯苓，益气健脾利湿，并助山药健脾；泽泻，利水渗湿，且防熟地黄滋腻；牡丹皮，清肝胆相火，配伍肉桂可调血分之滞。三药配伍，补中寓泻，共为佐药。

诸药合用，共奏温补肾阳之功。

【临床应用】

（1）辨证要点　本品是温阳补肾的常用方。以腰膝酸冷、肢体浮肿、舌淡胖、脉虚弱而尺脉沉细为辨证要点。

（2）现代应用　本品可用于治慢性肾炎、糖尿病、甲状腺功能减退、支气管哮喘及肾上腺皮质功能减退等属于肾阳不足者。

【用法用量】口服。丸剂：水蜜丸一次 6g，小蜜丸一次 9g，大蜜丸一次 1 丸，一日 2 次。口服液：一次 10mL，一日 2 次。胶囊剂：一次 7 粒，一日 2 次。

【注意事项】感冒发热、阴虚内热者，不宜使用。

济生肾气丸
《中华人民共和国药典》2020 年版

【功能】温补肾阳，利水消肿。

【主治】肾阳不足，水湿内停证。症见肾虚水肿，腰膝酸重，畏寒肢冷，小便不利，痰饮咳喘。

【组成】熟地黄、制山茱萸、牡丹皮、山药、茯苓、泽泻、肉桂、制附子、牛膝、车前子。

【组方分析】本方为肾阳不足、水湿内停而设。肾阳虚衰，下焦失于温养，则腰膝酸软；肾阳不足，膀胱气化无权，则小便不利；水湿停蓄，溢于肌肤，则肢体水肿；水湿趋下，肾处下焦，故腰部重痛；水湿泛滥，湿聚成痰，阻滞气机，则痰饮咳喘。治宜温补肾阳，利水消肿。

方中制附子重用，温肾助阳，益火之源，以消阴翳；肉桂，温暖下焦，引火归元，助膀胱气化；牛膝，补益肝肾，利尿通淋，引药下行。三药合用，温补肾阳，化气利水，共为君药。

熟地黄，滋肾填精；制山茱萸，补益肝肾，收敛固涩；山药，补肺脾肾之气，补土制水。三药肝脾肾三阴并补，可收阴生阳长之效，共为臣药。

茯苓，益气健脾，利湿；泽泻、车前子，利水渗湿，合桂、附温阳利水，利下焦湿热，防熟地黄滋腻；牡丹皮，清肝胆相火而凉血。四药合用，与君药相反相成，共为佐药。

诸药合用，共奏温肾助阳、利水消肿之效。

【临床应用】

（1）辨证要点　本品是治疗肾虚水肿的常用方。以水肿、腰膝酸重、畏寒肢冷、舌淡胖嫩、苔白滑、脉沉弦为辨证要点。

（2）现代应用　本品可用于慢性肾炎、慢性肾盂肾炎、前列腺炎、尿潴留、糖尿病、原发性高血压、性功能减退、心源性水肿属肾阳虚者。

【用法用量】口服。水蜜丸一次 6g，小蜜丸一次 9g，大蜜丸一次 1 丸，一日 2～3 次。

【注意事项】阴虚火旺、燥热伤津、实火热者，均不宜使用；孕妇忌用。

右归丸
《中华人民共和国药典》2020 年版

【功能】温补肾阳，填精益髓。

【主治】肾阳不足，命门火衰证。症见腰膝酸冷，精神不振，怯寒畏冷，阳痿遗精，大便溏薄，尿频而清，舌淡苔白，脉沉而迟。

【组成】熟地黄、炮附片、肉桂、山药、酒萸肉、菟丝子、鹿角胶、枸杞子、当归、盐杜仲。

【组方分析】本方为肾阳不足、命门火衰、精髓亏虚而设。命门火衰，阳气不振，失于温煦，故腰膝酸冷，精神不振，怯寒畏冷；肾主封藏，肾阳虚衰，封藏失职，故阳痿遗精，尿频而清；火不生土，脾失健运，故大便溏薄；舌淡苔白，脉沉而迟，为肾阳虚衰之象。治宜温补命门，填精益髓。

方中制附子，回阳救逆，温补命门之火，以补肾阳之虚；肉桂，温暖下焦，引火归元，温壮元阳，补命门之火；鹿角胶，益精补血，温补肾阳。三药合用，温补肾阳，填精。

熟地黄，补血滋阴；枸杞子，补肝肾，益精血，滋阴；炒山药，补肺脾肾之气，补而不腻；山萸肉，补益肝肾，收敛固涩。四药合用，滋补肾阴，共养肝脾，填精补髓，阴中求阳，使阳得阴助而生化无穷，共为臣药。

制菟丝子，平补阴阳，补益精髓；盐杜仲，补肝肾，强腰膝；当归，养血活血，与补肾之品合用可补血益精。三药合用，共为佐药。

诸药合用，共奏温补肾阳、滋补精血之功。

【临床应用】

（1）辨证要点　本品是治疗肾阳不足、命门火衰的常用方。以腰膝酸冷、精神不振、尿频而清、舌淡苔白、脉沉而迟为辨证要点。

（2）现代应用　本品可用于肾病综合征、性功能减退、精少不育症、老年骨质疏松症以及贫血、白细胞减少症等属肾阳不足者。

【用法用量】口服。一次9g（小蜜丸）或一次1丸（大蜜丸），一日3次。

【注意事项】孕妇慎用；阴虚火旺、心肾不交、湿热下注而扰动精室者，慎用；湿热下注所致阳痿者，慎用；忌食生冷；肾虚有湿浊者，不宜用。

五子衍宗丸
《中华人民共和国药典》2020 年版

【功能】补肾益精。

【主治】肾虚精亏证。症见阳痿不育，遗精早泄，腰痛，尿后余沥。

【组成】枸杞子、炒菟丝子、覆盆子、盐车前子、蒸五味子。

【组方分析】方中炒菟丝子，温肾壮阳，补益肾阴，可温肾补脾以资化源；枸杞子，填补精血。二药相合，补肾阳，益精血，共为君药。

蒸五味子，补肾涩精；覆盆子，固精益肾，养肝明目。二药相合，固涩肾精，温但不燥，共为臣药。

盐车前子，利水渗湿，利湿泄浊，涩中兼通，补而不滞，为佐药。

诸药合用，添补肾精，益肾助阳，又能涩精止遗，补中有疏，共奏补肾益精之功。

【临床应用】

（1）辨证要点　本品是治疗肾虚精亏的常用方。以阳痿不育、遗精早泄、腰痛、尿后余沥为辨证要点。

（2）现代应用　本品可用于遗精、腰痛、勃起功能障碍、妇女滑胎、不孕症等属肾精亏虚者。

【用法用量】口服。水蜜丸一次6g，小蜜丸一次9g，大蜜丸一次1丸，一日2次。

【注意事项】感冒发热，慎用；孕妇慎服；治疗期间，宜节制房事。

青娥丸
《中华人民共和国药典》2020 年版

【功能】补肾强腰。

【主治】肾虚腰痛证。症见起坐不利，膝软乏力。

【组成】盐杜仲、盐补骨脂、炒核桃仁、大蒜。

【组方分析】方中盐杜仲重用，补肝肾，强腰膝，壮筋骨，为君药。

盐补骨脂，温肾助阳，固精缩尿；炒核桃仁，补肾固精。二药合用，补肾，强腰膝，共为臣药。

大蒜，宣通祛寒，行滞通络，为佐药。

诸药合用，一派温补，共奏补肾壮腰之功。

【临床应用】

（1）辨证要点　本品是治疗肾虚腰痛的常用方。以腰痛、膝软乏力、舌质淡、脉沉迟而弱为辨证要点。

（2）现代应用　本品可用于产后腰痛、腰肌劳损、骨质增生、骨质疏松症、冠心病、黄褐斑、腰椎肥大症、性功能减退症等属肾阳虚衰者。

【用法用量】口服。一次 6～9g（水蜜丸），或一次 1 丸（大蜜丸），一日 2～3 次。

【注意事项】外感或实热内盛者，不宜服用；湿热或寒湿痹阻及外伤腰痛者，慎用；忌食生冷油腻食物；治疗期间，宜节制房事。

六、阴阳两虚类用方药

龟鹿二仙膏
《中华人民共和国药典》2020 年版

【功能】温肾益精，补气养血。

【主治】肾虚精亏证。症见腰膝酸软，遗精，阳痿。

【组成】鹿角、龟甲、党参、枸杞子。

【组方分析】本方为真元虚损、阴阳精血不足而设。治宜培补真元，填精益髓，益气养血，阴阳并补。

方中鹿角，益精补血，通督脉而补阳；龟甲，填补精髓，通任脉而养阴。二药合用，为血肉有情之品，峻补阴阳，滋养营血，共为君药。

党参，益气养血，健运脾胃，以助气血化生；枸杞子，补肝肾益精血，滋阴明目。二药合用，补气养血，共为臣药。

四味合用，共奏温肾益精、补气养血之功。

【临床应用】

（1）辨证要点　本品是治疗真元虚损、精血不足的常用方，也是阴阳双补的常用方。以腰膝酸软、遗精、阳痿为证治要点。

（2）现代应用　本品可用于免疫力低下、内分泌障碍引起的发育不良、围绝经期综合征、贫血、神经衰弱以及性功能减退等属阴阳两虚者。

【用法用量】口服。一次 15～20g，一日 3 次。

【注意事项】阴虚火旺者，忌用；感冒及脾胃虚弱者，慎用。

七、气阴两虚类用方药

生脉饮（胶囊）
《中华人民共和国药典》2020 年版

【功能】益气复脉，养阴生津。

【主治】

（1）久咳伤肺，气阴两虚证　症见久咳肺虚，干咳少痰，口干舌燥，短气自汗，脉虚细。

（2）温热、暑热，耗气伤阴证　症见体倦乏力，心悸气短，咽干口渴，汗多神疲，舌干红少苔，脉虚数。

【组成】红参、麦冬、五味子。

【组方分析】本方为久咳伤肺、气阴两虚，或温热或暑热之邪耗伤气阴而设。温暑之邪侵袭，热蒸汗泄，耗气伤津，则气阴两伤。肺主皮毛，暑伤肺气，卫外失固，津液外泄，故汗多；肺主气，肺气受损，故体倦乏力，气短；阴伤而津液不足，无以上承，故咽干口渴；咳嗽日久伤肺，气阴不足，故干咳少痰，口干舌燥；舌干红少苔，脉虚数或虚细，乃气阴两伤之象。治宜益气、养阴生津。

方中红参，补气复脉，生津止渴，安神益智，为君药。

麦冬，养阴生津，润肺清心，为臣药。

五味子，敛阴止汗，生津止渴，宁心，为佐药。

三药配伍，一补一润一敛，益气养阴，生津止渴，敛阴止汗。一补一润一敛，使气复津生，汗止阴存，气充脉复，故名"生脉"。三药合用，共奏益气复脉、养阴生津之功。

【临床应用】

（1）辨证要点　本品是治疗气阴两虚的常用方。以心悸气短、汗多神疲、舌干红、脉虚为辨证要点。

（2）现代应用　本品可用于中暑、心肌病、心绞痛、急性心肌梗死、休克、低血压、糖尿病、肺结核、神经衰弱等属气阴两虚者。

【用法用量】口服。合剂：一次 10mL，一日 3 次。胶囊剂：一次 3 粒，一日 3 次。

【注意事项】外邪未解，或暑病热盛、气阴未伤者，或气阴两伤而兼有实邪者，均不宜用。

消渴丸
《中华人民共和国药典》2020 年版

【功能】滋肾养阴，益气生津。

【主治】气阴两虚消渴病。症见多饮，多食，多尿，体倦乏力，消瘦，眠差，腰痛；2 型糖尿病见上述证候者。

【组成】葛根、地黄、黄芪、天花粉、南五味子、山药、玉米须、格列本脲。

【组方分析】方中地黄，滋肾养阴，清热生津，为君药。

葛根，鼓舞脾胃清阳之气上行，生津止渴；黄芪，补气升阳，生津止渴。二药配伍，补脾升阳，资生化源，生津止渴，共为臣药。

天花粉，清热泻火，生津止渴；南五味子，敛肺滋肾，生津止渴；山药，补脾，益肾养阴。三药相合，益气养阴，生津止渴。玉米须，清热利尿，引热下行。四药合用，清热养阴，生津止渴，共为佐药。

格列本脲，降血糖。

中西合用，共奏滋肾养阴、益气生津之功。

【临床应用】

（1）辨证要点　本品是治疗气阴两虚消渴病的常用方。以多饮、多尿、多食、消瘦、乏力、舌红少苔、脉虚细为辨证要点。

（2）现代应用　本品可用于消渴、2 型糖尿病等属气阴两虚者。

【用法用量】口服。一次 5～10 丸，一日 2～3 次。饭前用温开水送服。

【注意事项】肝炎患者，慎服；严重肾功能不全、妊娠期糖尿病、糖尿病昏迷等症患者，不宜使用；服用本品时，禁止加服降血糖化学类药物。

人参固本丸
《中华人民共和国卫生部药品标准》

【功能】滋阴益气，固本培元。

【主治】阴虚气弱证。症见虚劳，咳嗽，心悸气短，骨蒸潮热，腰酸耳鸣，遗精盗汗，大便干燥，舌红少苔，脉虚数。

【组成】人参、地黄、熟地黄、酒萸肉、山药、泽泻、牡丹皮、茯苓、麦冬、天冬。

【组方分析】方中人参，大补元气，补益肺气，为君药。

熟地黄，滋阴补血，益肾；生地黄，清热凉血，滋阴，阴生水旺则虚火可息；酒萸肉，补肝肾，涩精纳气；山药，益气养阴，补肾固精；麦冬、天冬，养阴生津，润肺滋肾。六药合用，滋阴固本，共为臣药。

泽泻，利水渗湿，且防熟地黄滋腻；牡丹皮，泻相火，退虚热；茯苓，益气健脾，利湿；三药合用，以防滋腻碍脾，共为佐药。

全方配伍，共奏滋阴益气，固本培元之功。

【临床应用】

（1）辨证要点　本品是治疗滋肺肾两亏，阴虚气弱的常用方。以虚劳、咳嗽、腰酸、气短、盗汗、舌红少苔、脉虚数为辨证要点。

（2）现代应用　本品可用于肺结核、肺部感染、支气管扩张等属肺肾两亏，阴虚气弱者。

【用法用量】口服。一次 1 袋，一日 2 次。

【注意事项】外感咳嗽者，慎用。

八、精血两虚类用方药

七宝美髯颗粒

《中华人民共和国药典》2020 年版

【功能】补肝肾，益精血。

【主治】肝肾不足证。症见须发早白，遗精早泄，头眩耳鸣，腰酸背痛。

【组成】制何首乌、当归、补骨脂（黑芝麻炒）、枸杞子（酒蒸）、菟丝子（炒）、茯苓、牛膝（酒蒸）。

【组方分析】本方为肝肾两虚而设。肾藏精，其华在发；肝藏血，发为血之余，肝肾阴虚，则须发早白；肾主骨，腰为肾之府，肝肾精血不足，则腰酸背痛；精血不荣，则头眩耳鸣；肾主生殖，肾虚精关不固，则遗精早泄。治宜补肝肾，益精血。

方中制何首乌重用。制何首乌，补肝肾，益精血，乌须发，壮筋骨，为君药。

枸杞子（酒蒸），补肝肾，益精血，滋阴明目；菟丝子（炒），平补阴阳，补益精髓。二药合用，补肝肾，益精血，共为臣药。

当归，补血养肝；牛膝（酒蒸），补益肝肾，强筋健骨；补骨脂（黑芝麻炒），温肾助阳，固精缩尿，寓为阳中求阴；茯苓，补脾益气，利湿泄浊，补中有泻，防诸补药过度滋腻。四药合用，共为佐药。

诸药合用，共奏补肝肾、益精血之功。

【临床应用】

（1）辨证要点　本品是治疗肝肾两虚的常用方。以须发早白、牙齿摇动、腰腿酸软为辨证要点。

（2）现代应用　本品可用于中年早衰白发、脱发、贫血、神经衰弱、牙周病以及男子不育症等属肝肾不足者。

【用法用量】口服。一次 1 袋，一日 2 次。

【注意事项】忌生冷、辛辣、油腻之物；孕妇、脾胃虚弱及感冒发热患者，慎用。

任务四　健康指导

一、注意事项

应消除及避免引起虚劳的各种病因。适当增加运动，积极预防虚劳；避风寒，适寒温，尽量减少外感，以免导致病情恶化；调饮食，戒烟酒，忌辛辣厚味、过分滋腻、生冷不洁之物，切实保护脾胃；慎起居，适劳逸，适当节制房事；调畅情志，少烦忧，忌躁怒，保持情绪稳定，积极乐观。

健康指导

二、用药指导

治疗虚劳的中成药，宜饭前服用；虚劳患者感冒时，不宜服用治疗虚劳的药物；服药期间忌烟、酒及辛辣、生冷、鱼腥、油腻类食物。儿童、老年人、孕妇及哺乳期妇女、糖尿病患者，宜在医师指导下选择用药或去医院就诊。

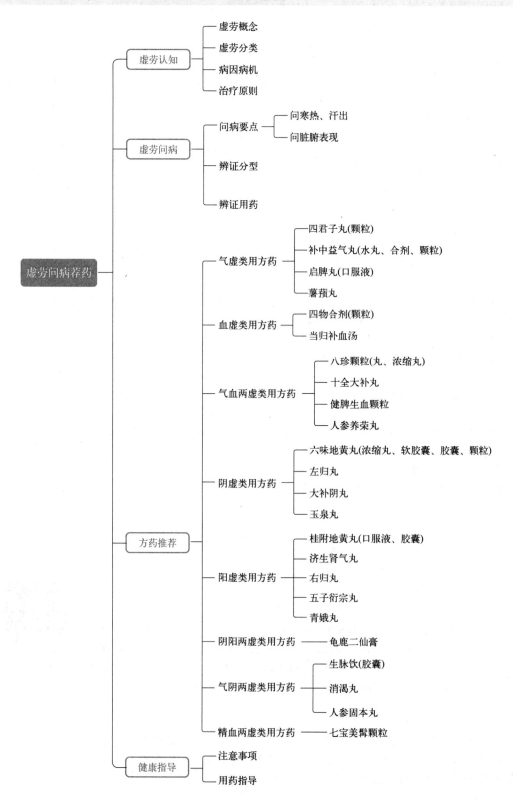

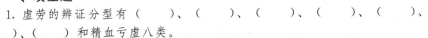

复习思考题

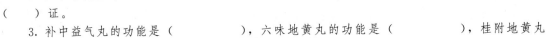

复习思考题答案

一、填空题

1. 虚劳的辨证分型有（　　）、（　　）、（　　）、（　　）、（　　）、（　　）、（　　）和精血亏虚八类。

2. 四君子丸主治（　　）证，四物合剂主治（　　）证，八珍颗粒主治（　　）证。

3. 补中益气丸的功能是（　　　　　），六味地黄丸的功能是（　　　　　），桂附地黄丸的功能是（　　　　　）。

4. 阴阳两虚证的代表方是（　　），精血亏虚证的代表方是（　　）。

5. 左归丸的功能是（　　　　　），右归丸的功能是（　　　　　）。

二、选择题

（一）单选题

1. 气虚下陷证，宜选用的中成药是（　　）。

A. 四君子丸　　　　　　B. 补中益气丸　　　　　C. 启脾丸　　　　　　D. 薯蓣丸

2. 当归补血汤的药味组成是（　　）。

A. 黄芪、酒当归　　　　　　　　　　B. 黄芪、酒当归、川芎

C. 黄芪、酒当归、白术、茯苓　　　　D. 黄芪、酒当归、熟地

3. 某患者，男，38岁，症见阳痿不育，遗精早泄，腰痛，尿后余沥，宜选用的中成药是（　　）。

A. 青娥丸　　　　　　B. 人参固本丸　　　　C. 七宝美髯丸　　　　D. 五子衍宗丸

4. 某患者，女，36岁，症见体倦乏力，心悸气短，咽干口渴，汗多神疲，舌干红少苔，脉虚数，宜选择的中成药是（　　）。

A. 生脉饮　　　　　　B. 消渴丸　　　　　　C. 人参固本丸　　　　D. 七宝美髯丸

5. 某患者，症见肾虚水肿，腰膝酸重，畏寒肢冷，小便不利，痰饮咳喘，宜选择的中成药是（　　）。

A. 桂附地黄丸　　　　B. 济生肾气丸　　　　C. 右归丸　　　　　　D. 五子衍宗丸

（二）多选题

1. 龟鹿二仙膏的功能是（　　）。

A. 温肾益精　　　　　B. 补肾强腰　　　　　C. 补气养血　　　　　D. 养阴生津

2. 人参固本丸的功能是（　　）。

A. 益气复脉　　　　　B. 滋阴益气　　　　　C. 固本培元　　　　　D. 补肾强腰

3. 四君子丸的药味组成是（　　）。

A. 党参　　　　　　　B. 炒白术　　　　　　C. 茯苓　　　　　　　D. 炙甘草

4. 生脉饮的组成有（　　）。

A. 红参　　　　　　　B. 麦冬　　　　　　　C. 茯苓　　　　　　　D. 五味子

三、分析题

1. 处方分析

熟地黄15g　酒萸肉10g　山药15g　泽泻10g　牡丹皮10g　茯苓10g

请根据处方药物组成，分析此方适用于虚劳的何种证型，并简要说明理由。

2. 案例分析

患者王某，男，49岁，患2型糖尿病近三年，前来就诊。症见多饮，多食，多尿，消瘦，伴体倦乏力、眠差、腰痛、舌质红、苔少、脉细数。

请辨证分型，并为该患者推荐合适的中成药。

项目八 头痛问病荐药

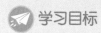 **学习目标**

[知识目标]

1. 掌握川芎茶调散（浓缩丸、片、袋泡茶、颗粒）、天麻钩藤颗粒和大川芎口服液的功能、主治、组成、组方分析及注意事项。

2. 熟悉头痛的分类、病因病机、治疗原则、辨证分型、注意事项及用药指导。

3. 了解芎菊上清丸（水丸）和通天口服液的功能、主治及注意事项。

[技能目标]

1. 学会头痛的问病技巧，并能准确地进行辨证分型。

2. 具备针对不同头痛患者推荐合适方药，指导患者合理用药的能力。

[素质目标]

1. 培养学生传承精华、守正创新的责任感，以患者为中心，服务患者健康。

2. 培育学生科学合理用药的专业自信和中医文化自信。

案例导入

患者朱某，女，大学生，因洗了冷水澡而受风寒，次日清晨出现头痛，头痛较剧，连及项背，恶风畏寒，遇风尤剧，兼鼻塞流清涕，口不渴，舌苔白。

讨论：此患者患有何种疾病？可选用何种方剂或中成药？请为此患者介绍该方药的功能、主治、组成及注意事项，并提供健康指导。

任务一　头痛认知

一、头痛概念

头痛认知

头痛，是以头部疼痛为重要临床特征的一类病症，常由外感六淫或内伤杂病致使脉络拘急或失养，清窍不利所引起。现代医学中神经性头痛、偏头痛、丛集性头痛、血管性头痛、周期性头痛及外伤性头痛等，均属中医头痛范畴。

 知识拓展

中医学对头痛的认识由来已久，头痛一证首载于《黄帝内经》，在《素问·风论篇》中称之为"首风""脑风"。张仲景在《伤寒杂病论》中论述了太阳、阳明、少阳、厥阴病头痛的见症，创立头痛分经论治雏形，并将理、法、方、药贯穿一线，这充分体现了中医辨证论治的思维。李东垣在《东恒十书》中将头痛分为外感和内伤两类，并补充了太阴头痛和少阴头痛。朱丹溪在《丹溪心法·头痛》中还有痰厥头痛和气滞头痛的记载，并提出"如不愈，各加引经药，太阳川芎，阳明白芷，少阳柴胡，太阴苍术，少阴细辛，厥阴吴茱萸"，使药达病所，至今仍被广泛应用于临床。由此可见，历代医家对头痛的病因病机、诊断治疗、组方用药等进行不断的探索，并积累了丰富资料。

二、头痛分类

头痛病位虽在头部，但与肝脾肾密切相关。根据其病因和临床表现，可分为外感头痛与内伤头痛两类。其中外感头痛多因感受六淫邪气而起，主要包括风寒头痛和风热头痛。内伤头痛有肝阳上亢头痛、痰浊头痛、肾虚头痛和瘀血头痛。

三、病因病机

头痛的病因有外感和内伤两类。外感头痛病因有风、寒、湿、热等，常因外感邪气上扰清窍，壅滞经络，阻遏脉道，而发头痛；内伤头痛病因有肝阳上亢、痰浊、肾虚、瘀血等，多与肝、脾、肾三脏功能失调密切相关。

外感头痛，多因起居不慎，坐卧当风，复感风寒湿热之邪，上犯头目，致清阳受阻，气血不畅，络脉不通而发。

肝阳上亢头痛，多因情志郁怒，或长期精神紧张忧郁，致肝气郁结，疏泄失度，络脉失于条达，拘急而发；或因平素性情暴躁，恼怒太过，气郁化火，暗耗肝阴，致肝阳上亢，气壅脉满，清阳受扰而致。

痰浊头痛，因饮食不节，或素嗜肥甘厚味，或暴饮暴食，或劳倦伤脾，致脾阳不振，水津转输不力，聚成痰湿，致清阳不升，浊阴下降，蒙蔽清窍而发；或因痰阻脑脉，气血不畅，致脑失清阳，脉络失养而痛。

肾虚头痛，因先天禀赋不足，或劳欲伤肾，阴精耗损，或年老气血衰败，或久病不愈，产后、失血之后，致肾虚精亏，不能上营于脑而痛。

瘀血头痛，因外伤跌扑，或久病入络，致络行不畅，血瘀气滞，脉络失养而发。

总之，风、火、痰、虚、瘀，为头痛的主要致病因素。外感六淫，内伤诸疾，致气血逆乱，邪阻经脉，清窍不利，精血不足，脑失所养，为头痛的基本病机。

四、治疗原则

头痛的治疗需分内外虚实。外感头痛，多属实证；内伤头痛，多为虚证或虚实夹杂证。外感头痛，多邪气侵袭，视其邪气性质不同，可采用祛风、散寒、化湿、清热之法；虚证头痛，以补虚为要，视其所虚，可采用益气升清、滋阴养血、益肾填精之法；虚实夹杂者，酌情兼顾并治，当以扶正祛邪并举。

任务二　头痛问病

一、问病要点

1. 问头痛的性质

起病较急，疼痛较剧，表现为掣痛、跳痛、灼痛、胀痛、重痛、痛无休止，为实证，属外感头痛。起病较缓，表现为隐痛、空痛、昏痛、遇劳加重，时作时止，多为虚证，属内伤头痛；表现为头昏胀痛，或昏蒙重痛，或刺痛钝痛，痛点固定，多为肝阳、痰浊、瘀血所致。

2. 问头痛的部位

后脑勺痛，下连于项，位在太阳经；前额部痛，连及眉棱骨处，位在阳明经；太阳穴痛，或头之两侧痛，连及于耳，位在少阳经；巅顶部痛，或连目系，位在厥阴经。

3. 问疼痛的病因

外感头痛的病因有风、寒、湿、热，内伤头痛的病因有肝阳上亢、痰浊、瘀血、精亏。外感者，胀痛、灼痛、跳痛，为风为热，多为外感风热头痛；重痛，为湿，多为风湿头痛；头痛，伴有紧束感，遇风寒加重者，多为风寒头痛。头胀痛，伴发热等表证者，多为风热头痛；头胀痛，伴眩晕者，多为肝阳上亢头痛；头痛昏蒙沉重，伴胸脘满闷者，多为痰浊头痛；头隐痛，伴心悸眩晕者，多为气血亏虚头痛；头部固定刺痛，或伴外伤史，多为瘀血头痛。

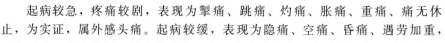 **课堂互动**　风寒头痛与风热头痛有何区别？

二、辨证分型

头痛的辨证分型有风寒头痛、风热头痛、肝阳上亢头痛、痰浊头痛、肾虚头痛和瘀血头痛。其中，风寒头痛和风热头痛，为外感头痛；肝阳上亢头痛、痰浊头痛、肾虚头痛和瘀血头痛，为内伤头痛。

三、辨证用药

1. 风寒头痛

临床表现有起病较急，疼痛剧烈，连及项背，有紧束感，伴恶风畏寒，遇风尤剧，或鼻塞流清涕，口不渴，舌苔薄白，脉浮紧等。其病多因风邪夹寒，凝滞血脉，络脉不通，不通则痛，治宜疏风止痛。风寒头痛的代表方药有川芎茶调散、九味羌活丸。

2. 风热头痛

临床表现有起病较急，头痛而胀，胀痛如裂，伴发热或恶风，面红目赤，大便不畅，口渴喜饮，舌红苔黄，脉浮数等。其病多因风邪夹热，风热炎上，清窍被扰，而发头痛，治宜清热解表，散风止痛。风热头痛的代表方药有芎菊上清丸、牛黄上清丸、菊花茶调散等。

3. 肝阳上亢头痛

临床表现有头昏胀痛，心烦易怒，胁痛，伴夜寐不宁，口苦咽干，舌红苔薄黄，脉沉弦等。其病多因肝阴不足，肝阳失制而上亢，清阳受扰而头痛，治宜平肝潜阳。肝阳上亢头痛的代表方药有天麻钩藤颗粒、镇脑宁胶囊、全天麻胶囊等。

4. 痰浊头痛

临床表现有头痛昏蒙，胸脘满闷，伴纳呆，呕恶痰涎，舌苔白腻，脉弦滑等。其病多因痰浊内生，蒙蔽清窍而致，治宜化痰熄风，健脾祛湿。痰浊头痛的代表方药有半夏白术天麻丸。

5. 肾虚头痛

临床表现有头痛而晕，心悸不宁，腰膝酸软，或伴滑精带下，自汗气短，神疲乏力，遇劳加重，面白少华，舌淡苔薄白，脉细弱等。其病多因肾精久亏，髓海空虚而致，治宜补肾生精，益气补血。肾虚头痛的代表方药有补肾益脑片。

6. 瘀血头痛

临床表现有头痛如针刺，痛有定处，经久不愈，入夜尤甚，或头部有外伤史，舌紫或有瘀斑、瘀点，舌苔白，脉沉细等。其病多因瘀阻络脉而发，治宜活血化瘀，通络止痛。瘀血头痛的代表方药有大川芎口服液、通天口服液。

任务三　方药推荐

一、外感头痛用方药

方药推荐

川芎茶调散（浓缩丸、片、袋泡茶、颗粒）
《中华人民共和国药典》2020年版

【功能】疏风止痛。

【主治】外感风邪头痛。症见偏正头痛，或巅顶作痛，目眩鼻塞，或恶风发热，舌苔薄白，脉浮。

【组成】川芎、白芷、羌活、细辛、防风、荆芥、薄荷、甘草。

【组方分析】本方为外感风邪头痛而设。头为诸阳之会，风为阳邪，外感风邪，循经上犯头目，阻遏清阳之气，故头痛，目眩；风邪袭表，邪正相争，故见恶风发热，鼻塞；舌苔薄白，脉浮，为风邪在表之象。治宜散风邪止头痛。

方中川芎，为诸经头痛之要药，祛风活血止头痛，长于治少阳、厥阴经头痛，为君药。

薄荷，疏散风热，清利头目；荆芥，解表散风。二者合用，轻而上行，疏风止痛，清利头目，共为臣药。

羌活，疏风止痛，长于治太阳经头痛；白芷，祛风止痛，长于治阳明经头痛；细辛，散寒止痛，长于治少阴经头痛；防风，祛风解表止痛。四药合用，疏风止痛，共为佐药。

甘草，调和诸药，为使药。

诸药合用，共奏疏风止痛之功。

【临床应用】

（1）辨证要点　本品是治疗外感风邪头痛的常用方。以头痛、恶寒发热、舌苔薄白、脉浮为辨证要点。

（2）现代应用　本品可用于感冒头痛、偏头痛、血管神经性头痛、慢性鼻炎头痛等属风邪所致者。

【用法用量】茶叶苦凉，既上清头目，又制风药温燥与升散，寓降于升，利于散邪。散剂：饭后清茶冲服。一次3～6克，一日2次。浓缩丸：饭后清茶送服。一次8丸，一日3次。片剂：

饭后清茶送服。一次 4～6 片，一日 3 次。袋泡茶：开水泡服。一次 2 袋，一日 2～3 次。颗粒剂：饭后用温开水或浓茶冲服。一次 1 袋，一日 2 次；儿童酌减。

【注意事项】孕妇慎服；气虚、血虚、肝肾阴虚者，不宜使用；肝阳上亢、肝风内动者，不宜使用。

<h2 style="text-align:center">芎菊上清丸（水丸）</h2>
《中华人民共和国药典》2020 年版

【功能】清热解表，散风止痛。

【主治】外感风邪引起的恶风身热，偏正头痛，鼻流清涕，牙疼喉痛。

【组成】川芎、菊花、黄芩、栀子、炒蔓荆子、黄连、薄荷、连翘、荆芥穗、羌活、藁本、桔梗、防风、甘草、白芷。

【组方分析】本方为肺胃热盛、外感风邪而设。风为阳邪，头为诸阳之会，清空之府。风邪外袭，循经上犯头目，阻遏清阳之气，故致偏正头痛，恶风身热，鼻流清涕；肺胃热盛，故牙疼喉痛。治宜清热解表，散风止痛。

方中菊花用量独重，散风清热；川芎，祛风止痛，为治疗头痛要药。二者合用，祛风止痛，清热解表，共为君药。

炒蔓荆子、薄荷，疏散风热，清利头目，共为臣药。

连翘、黄芩、黄连、栀子，清热泻火，解毒止痛。四药合用，苦寒可制风药辛散温燥。羌活、白芷、藁本、荆芥穗、防风，祛风解表，通络止痛。九药同用，共为佐药。

桔梗，载药上行头面；甘草，调和诸药。二药相合，清热利咽，共为佐使。

诸药合用，共奏清热解表、散风止痛之功。

【临床应用】

（1）辨证要点　本品为外感风邪偏正头痛常用方。以头痛、身热、恶风、流涕、舌红苔黄、脉浮数为辨证要点。

（2）现代应用　本品可用于神经性头痛、三叉神经痛、感冒头痛、神经官能症、鼻窦炎、副鼻窦炎、萎缩性鼻炎、过敏性鼻炎、牙周病等外感风邪者。

【用法用量】口服。丸剂：一次 1 丸，一日 2 次。水丸：一次 6g，一日 2 次。

【注意事项】体虚者，慎用。

<h1>二、内伤头痛用方药</h1>

<h2 style="text-align:center">天麻钩藤颗粒</h2>
《中华人民共和国药典》2020 年版

【功能】平肝熄风，清热安神。

【主治】肝阳偏亢、肝风上扰证。症见头痛，眩晕，失眠多梦，面红，耳鸣，眼花，震颤，舌红苔黄，脉弦或数。

【组成】天麻、钩藤、石决明、栀子、黄芩、牛膝、盐杜仲、益母草、桑寄生、首乌藤、茯苓。

【组方分析】本方为肝阳偏亢、肝风上扰证而设。肝阳偏亢，风阳上扰，故头痛，眩晕；肝阳有余，化热扰心，故面红，失眠多梦；肝阳偏亢，肝风上扰，故眼花，震颤；舌红苔黄，脉弦数，为肝阳上亢之象。治宜平肝熄风，清热安神。

方中天麻，息风止痉，平抑肝阳；钩藤，息风定惊，清热平肝。两者相须为用，平肝潜阳息风，共为君药。

石决明，平肝潜阳，清肝明目，以助君药清肝、平肝；牛膝，引血下行，补肝肾，活血利水。二药合用，共为臣药。

盐杜仲、桑寄生，补益肝肾以治本；栀子、黄芩，清肝降火，以折其亢阳；益母草，活血，清热，利尿，助牛膝活血利水，以利平降肝阳；首乌藤，养血安神；茯苓，宁心安神。七药相合，共为佐药。

诸药合用，共奏平肝熄风、清热安神之功。

【临床应用】

（1）辨证要点　本品是治疗肝阳偏亢、肝风上扰的常用方。以头痛、眩晕、失眠、震颤、舌红苔黄、脉弦为辨证要点。

（2）现代应用　本品可用于原发性高血压、脑血栓、脑出血、脑梗死、三叉神经痛、内耳性眩晕、面神经痉挛、高脂血症、颈椎病等属肝阳上亢、肝风上扰者。

【用法用量】开水冲服。一次一袋，一日 3 次。

【注意事项】肝经实火头痛者，不宜使用；湿热头痛者，不宜使用。

大川芎口服液
《中华人民共和国药典》2020 年版

【功能】活血化瘀，平肝熄风。

【主治】瘀血阻络、肝阳化风所致的头痛。症见头痛，头胀，眩晕，颈项紧张不舒，上下肢或偏身麻木，舌部瘀斑。

【组成】川芎、天麻。

【组方分析】方中川芎，活血行气，祛风止痛，为君药。

天麻，息风止痉，平抑肝阳，祛风通络，为臣药。

两者合用，共奏活血化瘀、平肝熄风之功。

【临床应用】

（1）辨证要点　本品为治疗瘀血阻络、肝阳化风所致头痛的常用方。以头痛、脑胀、眩晕、舌有瘀斑、脉涩为辨证要点。

（2）现代应用　本品可用于脑血栓形成、脑梗死等闭塞性脑血管病属瘀血阻络、肝阳化风者。

【用法用量】口服。一次 10mL，一日 3 次，连服半个月为一个疗程。

【注意事项】外感头痛、出血性脑血管病急性期，忌用；孕妇忌用。

通天口服液
《中华人民共和国药典》2020 年版

【功能】活血化瘀，祛风止痛。

【主治】瘀血阻滞、风邪上扰所致的偏头痛。症见头部胀痛或刺痛，痛有定处，反复发作，头晕目眩，或恶心呕吐，恶风。

【组成】川芎、赤芍、天麻、羌活、白芷、细辛、菊花、薄荷、防风、茶叶、甘草。

【组方分析】本方由川芎茶调散加减组成。

方中川芎，活血行气，祛风止痛，为治头痛要药，为君药。

赤芍，散瘀止痛；天麻，息风止痉，平抑肝阳，祛风通络。羌活，善治太阳经头痛；白芷，善治阳明经头痛；细辛，长于治少阴经头痛。羌活、白芷、细辛，三药合用，祛风止痛。五药合用，活血化瘀，祛风止痛，共为臣药。

薄荷、菊花，清利头目止头痛；防风，辛散头风，祛风解表止痛；茶叶，轻清升散，清利头目，并可制约诸药之温燥与升散，升中有降。四药相合，祛风，清利头目，共为佐药。

甘草，调和诸药，为使药。

诸药合用，共奏活血化瘀、祛风止痛之功。

【临床应用】

（1）辨证要点　本品是治疗瘀血阻滞、风邪上扰所致偏头痛的常用方。以头痛经久不愈，且痛处固定不移、痛如锥刺、舌色紫黯、脉涩为辨证要点。

（2）现代应用　本品可用于血管性头痛、颈椎病性头痛、偏头痛、紧张型头痛、脑外伤综合征等属瘀血阻滞、风邪上扰者。

【用法用量】口服。第 1 日：即刻、服药 1 小时后、2 小时后、4 小时后各服 10mL，以后每 6 小时服 10mL。第 2 日、3 日：一次 10mL，一日 3 次，3 天为一疗程，或遵医嘱。

【注意事项】孕妇禁服；阴虚阳亢者，禁服；出血性脑血管病患者，禁服。

课堂拓展

川芎茶调散、芎菊上清丸、大川芎口服液和通天口服液等方中均都含有川芎。川芎是一种常见的中药材，其主要功效为活血行气和祛风止痛，被前人誉为"血中之气药"，在女性月经不调、痛经治疗中具有非常显著的治疗效果。川芎善治头痛，属风寒、血瘀者最佳，故也有"头痛不离川芎"之言。现代药理研究表明川芎具有扩血管、抑制血小板聚集、抗血栓形成、镇静、解痉、调节免疫功能和抗菌等作用，因此在临床治疗中具有非常广泛的应用。

任务四　健康指导

健康指导

一、注意事项

外感头痛如进行性加重，伴发热项强、呕吐，或意识改变者，为热盛动风而转为痉症（如病毒性脑膜炎或流行性脑膜炎），病情凶险，宜及时送医救治。

内伤头痛进行性加重或伴项强、视力障碍、肢体麻木等，亦应考虑演变他证，应急送医院诊疗。

外感头痛应慎外邪，内伤头痛则宜调情志，戒烟酒，防过劳，以免引发或加重头痛。

饮食宜清淡低盐，忌辛辣刺激、生冷鱼腥食物，尤其是头痛急性发作期不宜食用辛辣厚味之品，以防生热助火，有碍治疗。

若患者精神紧张，情绪波动，可疏导劝慰以稳定情绪，适当保证环境安静，可有助缓解头痛。

起居定时，参加适当的体育锻炼，增强体质，养成良好的生活习惯。

二、用药指导

阴虚阳亢患者、出血性脑血管病患者和孕妇禁用通天口服液，因其含有祛风类成分。

孕妇禁服芎菊上清丸，因其含有寒凉药味的中药成分，且体弱虚寒、腹泻者忌服。

思政元素

参西而不背中

镇肝熄风汤由怀牛膝、生赭石（轧细）、生龙骨（捣碎）、生牡蛎（捣碎）、生龟板（捣碎）、生白芍、玄参、天门冬、川楝子（捣碎）、生麦芽、茵陈、甘草组成。用于原发性高血压、血管性头痛属阴亏阳亢、肝风内动者，症见头目眩晕，脑部胀痛，面色如醉，心中烦热，脉弦长有力等。在临床实践的基础上，张锡纯坚持"师古而不泥古，参西而不背中，重实践与疗效"的准则，开辟滋潜镇降法，创制镇肝熄风汤，务实求真，并经不断完善，治类中风脑部热痛，效如桴鼓。

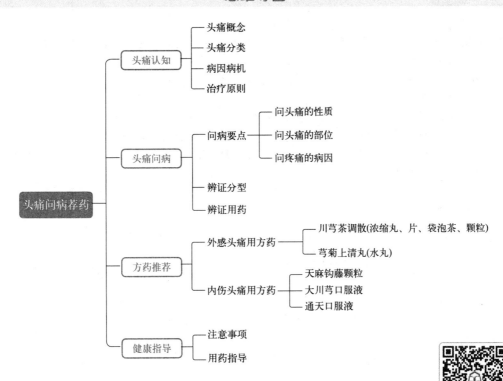

复习思考题

一、填空题

1. 根据头痛病因和临床表现，可分为外感头痛与（　　　　）。

2. 川芎茶调散主治（　　　　）证，芎菊上清丸主治（　　　　）证。

3. 肝阳上亢型头痛证的代表方是（　　　　），其功能是（　　　　）。

4. 通天口服液的君药是（　　），主治（　　　　）证。

二、选择题

（一）单选题

1. 下列病症不属于内伤头痛的是（　　）。

A. 瘀血型头痛　　　　B. 肝阳上亢头痛　　　　C. 痰浊型头痛　　　　D. 风热头痛

2. 患者头部刺痛，痛有定处，遇风加重，伴头晕目眩，宜选用（　　）。

A. 川芎茶调散　　　　　　　　　　　B. 天麻钩藤颗粒

C. 大川芎口服液　　　　　　　　　　D. 芎菊上清丸

3. 中医病症风热头痛宜选用的中成药是（　　）。

A. 芎菊上清丸　　　　　　　　　　　B. 通天口服液

C. 天麻钩藤颗粒　　　　　　　　　　D 川芎茶调散

4. 某女，因受凉后出现头痛，连及项背，恶寒畏风，口不渴，舌质淡，苔薄白，脉浮。宜选择的方药是（　　）。

A. 天麻钩藤颗粒　　　　B. 通天口服液　　　　C. 川芎茶调散　　　　D. 芎菊上清丸

5. 患者，某男，55岁。头痛10年，久治不愈。痛如针刺，固定不移。舌紫，脉细涩。治宜选用的方剂是（　　）。

A. 通天口服液　　　　　　　　　　　B. 芎菊上清丸

C. 天麻钩藤颗粒   D. 川芎茶调散

（二）多选题

1. 芎菊上清丸的功能是（   ）。

A. 清热解表   B. 平肝潜阳   C. 散寒止痛   D. 散风止痛

2. 下列方药主治外感头痛的是（   ）。

A. 通天口服液   B. 芎菊上清丸

C. 川芎茶调散   D. 大川芎口服液

3. 关于天麻钩藤颗粒的配伍特点，下列说法正确的是（   ）。

A. 天麻善平肝息风，通络止痛   B. 天麻和钩藤均为君药

C. 石决明质重潜阳，为臣药   D. 栀子、黄芩可补肝益肾

4. 头痛的病因有（   ）。

A. 风热   B. 瘀血   C. 痰湿   D. 风寒

三、分析题

1. 处方分析

川芎 12g   羌活 6g   白芷 6g   荆芥（去梗）12g   薄荷叶 12g   防风 4.5g   细辛 3g   甘草 6g

请根据处方药物组成，分析此方适用于头痛的何种证型，并简要说明理由。

2. 案例分析

患者，女，58 岁。主诉头痛五年余，以两侧枕部及后脑勺尤甚，患者平素情志不遂，常与人发生口角，每遇争吵，必头痛难忍，口干口苦，大便干结，纳可眠差舌质暗，苔薄黄，脉弦有力，重按无力。

请辨证分型，并为该患者推荐合适的中成药。

项目九　失眠问病荐药

学习目标

[知识目标]

1. 掌握朱砂安神丸、解郁安神颗粒、归脾丸（浓缩丸、颗粒、合剂）、柏子养心丸（片）、养血安神丸、甘麦大枣汤、酸枣仁汤、天王补心丸（浓缩丸）、磁朱丸、刺五加片（胶囊、颗粒）的功能、主治、组成、组方分析及注意事项。

2. 熟悉失眠的概念、分类、病因病机、治疗原则、辨证分型、使用注意及用药指导。

3. 了解泻肝安神丸、舒眠胶囊、枣仁安神颗粒（胶囊）、交泰丸、黄连阿胶汤、强力脑清素片、安神补脑液的功能、主治及注意事项。

[技能目标]

1. 学会失眠的问病技巧，并能准确地进行辨证分型。

2. 具备针对不同失眠患者推荐合适方药，指导患者合理用药的能力。

[素质目标]

1. 培养学生传承精华、科学严谨的工作作风。

2. 树立以患者为中心，服务患者健康的责任意识。

3. 培育学生正确选药和合理指导用药的专业自信和中医文化自信。

案例导入

患者胡某，女，57岁，近日来不易入睡，且多梦易醒，偶发心悸，总是头晕乏力，食欲不振，健忘，面色萎黄，舌淡苔薄，脉细无力。

讨论：根据相关中医药知识，请判定该患者患有何种疾病，辨证分型为哪一类，可选用何种方剂或中成药。请为此患者介绍该方药的功能、主治、组成及注意事项，并提供健康指导。

任务一　失眠认知

失眠认知

一、失眠概念

失眠，即不寐，是一种以频繁而持续的入睡困难和（或）睡眠维持困难，导致睡眠感不满意为特征的病症。失眠者主要表现为睡眠时间短、睡眠深度不足以及不能消除疲劳、恢复体力与精力，常伴有心悸、健忘、乏力、头晕等症状。轻症者入睡困难，或寐而不酣，时寐时醒，或醒后不能再寐，重症者彻夜不寐。西医学中的神经官能症、更年期综合征、抑郁症、脑震荡后遗症、贫血、甲状腺功能亢进等出现的失眠症状，亦在中医失眠症范畴之内。

二、失眠分类

根据病因和临床表现的不同，失眠可分为实证和虚证两类。其中，实证失眠有心火亢盛失眠和肝郁化火失眠，而虚证失眠有心脾两虚失眠、阴血亏虚失眠、心肾不交失眠和脾肾两虚失眠。

三、病因病机

失眠的病位主要在心，但与肝、胆、脾、胃、肾关系密切。失眠多因饮食不节、情志失常、劳逸失调、久病、年迈体虚等，导致机体阳盛阴虚、阴阳失交所致。

心火亢盛失眠，多由烦劳伤心，心火独旺，扰动心神，神不内守，耗伤心血而致。

肝郁化火失眠，多因情志不遂，肝郁气滞，久郁化火，邪火扰动心神，心神不安而致；或因五志过极，心火内炽，心神扰动而发。

心脾两虚失眠，多因思虑太过，损伤心脾，心血暗耗，神不守舍；或饮食不节，脾胃受损，脾失健运，气血生化不足，心失所养而致。

阴血亏虚失眠，多因年迈久病；或产后失血，致心血不足，心失所养，心神不安而起。

心肾不交失眠，多因禀赋不足，心虚胆怯，暴受惊恐，神魂不安；或因房劳过度，肾阴耗伤，不能上奉于心，水火不济，心火独亢而成。

脾肾两虚失眠，多因久病或年老体衰，或久泻不止，损耗脾肾阳气；或其他脏腑亏虚累及脾肾，致气血亏虚，肾精不足，髓海失养，心失所养而起。

失眠的病因虽多，但以情志、饮食、气血亏虚等内伤病因，引起心、肝、胆、脾、胃、肾的气血失和，致阴阳失调，故其基本病机为心血虚、胆虚、脾虚、肾阴亏虚致心失所养，而不寐；或由心火偏亢、肝郁、痰热、胃失和降致心神不安，而失眠。

四、治疗原则

失眠的病机关键在于阴阳失交以致心神不安，故而本证的基本治法是调和阴阳以安神定志。因失眠有虚实之分，故治疗当以补虚泻实、调整脏腑气血阴阳为重要原则。实证者，宜泻其有余，可疏肝解郁、清泻心火。虚证者，宜补其不足，可益气养血、健脾养心、补肝益肾。若实证日久，气血耗伤，亦可由实转虚；虚实夹杂者，治宜补泻兼施。同时，结合临床病例特点，选用不同的安神定志法，可养血安神、镇惊安神、清心安神等，并注意配合精神治疗，以消除紧张焦虑，保持精神舒畅。

任务二 失眠问病

失眠问病

一、问病要点

1. 问失眠虚实

失眠有虚实之分，应结合患者临床症状特点，分清虚实。失眠，伴有口苦咽干、心烦易怒、便秘溲赤者，为实证，多因心肝火旺或痰热扰心所致。失眠，伴体质瘦弱、心悸健忘、面色少华、神疲乏力，为虚证，多因阴血不足、心失所养所致。

2. 问失眠病位

失眠病位主要在心，多为心神失养、神不内守所致，但亦与肝胆、脾胃、肾之阴阳气血失调有关，故应结合失眠症状，辨明脏腑，判定失眠类型。失眠，伴心烦不安、面赤口渴，多为心火亢盛失眠；失眠，伴急躁易怒、目赤口苦，多为肝郁化火失眠；失眠，伴面色萎黄、头晕健忘、食欲不振，多为心脾两虚失眠；失眠，伴心悸不安、面色少华、神疲乏力，多为阴血亏虚失眠；失眠，伴心烦不安、头晕耳鸣，多为阴虚火旺、心肾不交失眠；失眠，伴健忘多梦、腰酸耳鸣，多为脾肾两虚失眠。

二、辨证分型

失眠的辨证分型有实证和虚证之分。其中，实证失眠有心火亢盛失眠和肝郁化火失眠，而虚证失眠有心脾两虚失眠、阴血亏虚失眠、心肾不交失眠和脾肾两虚失眠。

三、辨证用药

1. 心火亢盛失眠

临床表现有心烦不寐，口干舌燥，小便短赤，舌尖红，苔薄黄，脉数有力或细数等。其病多因心火亢盛，治宜清心泻火，宁心安神。心火亢盛失眠的代表方药有朱砂安神丸等。

2. 肝郁化火失眠

临床表现有彻夜难眠，急躁易怒，伴有头晕头胀、目赤耳鸣、口干而苦、大便秘结、小便黄赤、舌红苔黄、脉弦而数。其病多因肝郁化火，治宜清肝泻火，镇心安神。肝郁化火失眠的代表方药有解郁安神颗粒、泻肝安神丸、舒眠胶囊等。

3. 心脾两虚失眠

临床表现有心悸健忘，多梦易醒，食欲不振，面色萎黄，伴有四肢倦怠、舌淡苔薄、脉细无力。其病多因心脾气血两虚，治宜补益心脾，养血安神。心脾两虚失眠的代表方药有归脾汤、柏子养心丸等。

4. 阴血亏虚失眠

临床表现有心烦不眠，神疲乏力，腰酸足软，伴头晕目眩、心悸健忘、口干津少、五心烦热、面色少华、舌红少苔、脉细而数。其病多因心血虚肾阴虚，治宜滋阴清热，养血安神。阴血亏虚失眠的代表方药有天王补心丸、养血安神丸、酸枣仁汤、枣仁安神颗粒等。

5. 心肾不交失眠

临床表现有心烦不寐，头晕耳鸣，伴烦热盗汗、咽干、健忘、腰膝酸软，或滑精阳痿，或月经不调，舌红少苔，脉细数。其病多因肾阴亏损，心火偏亢，治宜泻南补北，交通心肾。心肾不交失眠的代表方药有磁朱丸、交泰丸、黄连阿胶汤等。

6. 脾肾两虚失眠

临床表现有心悸失眠，健忘多梦，头晕耳鸣，伴体虚乏力、食欲不振、腰膝酸痛、尿急尿频，或遗精带下。其病多因脾肾两虚所致，治宜补肾健脾，养心安神。脾肾两虚失眠的代表方药有刺五加片、强力脑清素片、安神补脑液等。

任务三　方药推荐

方药推荐

一、心火亢盛失眠用方药

朱砂安神丸
《内外伤辨惑论》

【功能】重镇安神，清心泻火。

【主治】心火亢盛，阴血不足证。症见失眠多梦，惊悸怔忡，心烦神乱，舌尖红，脉细数。

【组成】朱砂（水飞）、黄连、炙甘草、生地黄、当归。

【组方分析】本方为心火上炎、耗灼阴血所致的心火内扰证而设。

方中朱砂，清心镇惊，安神，既能重镇安神，又可清心火，治标兼治本。黄连，清心泻火，以除烦热。二药配伍，重镇安神，清心除烦，一镇一清，除神烦热扰，共为君药。

生地黄，清热养阴；当归，补血和血。二药配伍，补阴血，滋肾水，使心血足而下承于肾，肾阴足而上交于心，滋补阴血以养心，共为臣药。

炙甘草，调和诸药，既防黄连苦寒伤中，又防朱砂质重碍胃，为佐使药。

本方配伍，一泻心火，二补阴血，清中有养，标本兼治，使心火降，阴血承，神自安，故名"安神"。

诸药合用，共奏重镇安神、清心泻火之功。

【临床应用】

（1）辨证要点　本方为治疗心火亢盛、阴血不足证的代表方。以惊悸、失眠、舌尖红、脉细数为辨证要点。

（2）现代应用　本品可用于神经衰弱所致的心悸、健忘、失眠或精神抑郁症引起的神志恍惚等属心火上炎、阴血不足者。

【用法用量】上四味为细末，另研朱砂，水飞如尘，阴干，为衣，汤浸蒸饼为丸，如黍米大，每服十五丸（2g），津唾咽之。

【注意事项】方中朱砂内含硫化汞，不宜多服或久服，以防汞中毒；作汤剂时朱砂用量一次不宜超过 2g；朱砂冲服，不能入煎，以免汞析出中毒。

🌸 **知识拓展**

> 朱砂，位列《神农本草经》上品的第一位，矿物学名为辰砂，又名丹栗、丹砂、赤丹等，主要成分是硫化汞。朱砂甘寒清解，力强有毒，专入心经。朱砂善重镇安神，为治心火亢盛诸证之要药；能清热解毒，为治热毒疮肿、咽痛、口疮所常用。现代药理研究证明，长期大量服用朱砂，会造成汞急性中毒或蓄积中毒。急性中毒往往表现为口渴、呕吐、便血、尿少、呼吸困难，严重者发生中毒性肾病、心力衰竭。慢性中毒则多见口腔黏膜损伤、胃肠炎、神经功能损害等。

二、肝郁化火失眠用方药

解郁安神颗粒
《中华人民共和国药典》2020年版

【功能】疏肝解郁，安神定志。

【主治】情志不畅、肝郁气滞所致的失眠。症见失眠，健忘，易怒，烦躁，胸胁胀痛或窜痛，头痛，生气后加重，女子则出现经前乳房胀痛、痛经等。

【组成】柴胡、大枣、石菖蒲、姜半夏、炒白术、浮小麦、制远志、炙甘草、炒栀子、百合、胆南星、郁金、龙齿、炒酸枣仁、茯苓、当归。

【组方分析】方中柴胡，疏肝解郁；郁金，行气解郁，清心凉血。两药配伍，疏肝解郁，调节情志，共为君药。

炒酸枣仁，养心补肝，宁心安神；百合，清心安神。二药相合，清心补肝安神，共为臣药。

炒栀子，泻火除烦，泻三焦之火。炒白术，健脾燥湿，以资化源；胆南星，清热化痰，息风定惊；姜半夏，燥湿化痰。龙齿，镇心安神；茯苓，健脾宁心；当归，补血和血；大枣、浮小麦，和中缓急，养心安神。制远志，安神益智，交通心肾；石菖蒲，开窍豁痰，醒神益智。二药合用，以助臣药清心安神。诸药合用，共为佐药。

炙甘草，调和诸药，为使药。

诸药共用，共奏疏肝解郁、安神定志之功。

【临床应用】

（1）辨证要点　本品为治疗情志不畅、肝郁气滞的常用方。以失眠、心烦、焦虑、健忘为辨证要点。

（2）现代应用　本品可用于神经官能症、更年期综合征属肝郁气滞者。

【用法用量】开水冲服。一次1袋，一日2次。

【注意事项】本品含半夏，不宜与川乌、草乌和附子同用；含郁金，不宜与丁香同用；忌食辛辣刺激。睡前不喝浓茶咖啡；孕妇、哺乳期妇女禁用。

泻肝安神丸
《中华人民共和国药典》2020年版

【功能】清肝泻火，重镇安神。

【主治】肝火亢盛，心神不宁证。症见失眠多梦，心烦，神经衰弱等。

【组成】龙胆、黄芩、栀子（姜炙）、珍珠母、牡蛎、龙骨、柏子仁、炒酸枣仁、制远志、当归、地黄、麦冬、蒺藜（去刺盐炙）、茯苓、盐车前子、盐泽泻、甘草。

【组方分析】方中龙胆，清泻肝胆实火；珍珠母、龙骨、牡蛎，平肝潜阳，安神定惊。四药合用，清肝火，平肝安神，共为君药。

黄芩、姜炙栀子，清泻肝火。二药合用，以助龙胆，泻肝火。柏子仁，养心安神；炒酸枣仁，养心补肝，宁心安神；制远志，安神益智，交通心肾；茯苓，健脾宁心。四药合用，以助珍珠母、龙骨、牡蛎安神潜阳。六药合用，共为臣药。

盐泽泻、盐车前子，渗湿泄热，引肝经之火泻下而去；地黄、麦冬，养血滋阴，清心除烦；当归，补血活血，并可缓方中诸药寒凉之弊；蒺藜，平肝解郁，并引药入肝。六药合用，共为佐药。

炙甘草，调和诸药，为使药。

诸药合用，共奏清肝泻火、重镇安神之功。

【临床应用】

（1）辨证要点　本品是治疗肝火亢盛、心神不宁证的常用方。以失眠、心烦、急躁易怒、口干苦、舌红苔黄、脉弦数为辨证要点。

（2）现代应用　本品可用于神经衰弱、广泛性焦虑障碍等肝火亢盛、心神不宁者。

【用法用量】口服。一次6g，一日2次。

【注意事项】宜饭后服用；外感发热患者，忌服；脾胃虚弱便溏者，忌服。

舒眠胶囊
《中华人民共和国卫生部药品标准》

【功能】疏肝解郁，宁心安神。

【主治】肝郁神伤所致的失眠。症见失眠多梦，精神抑郁或急躁易怒，胸胁苦满或胸膈不畅，口苦目眩，舌边尖略红，苔白或微黄，脉弦。

【组成】炒酸枣仁、柴胡（酒炒）、炒白芍、合欢花、合欢皮、炒僵蚕、蝉蜕、灯心草。

【组方分析】方中炒酸枣仁，养心补肝，宁心安神；酒柴胡，疏肝解郁。二药合用，疏肝解郁，养心安神，共为君药。

炒白芍，养血柔肝；合欢花、合欢皮，疏肝解郁，和血安神。三药合用，以助君药疏肝解郁，养血安神，共为臣药。

炒僵蚕，祛风定惊，化痰散结；蝉蜕，疏肝解痉。二药合用，祛风定惊，共为佐药。

灯心草，清心火，利小便，清上导下，引诸药归心，为佐使药。

诸药共用，共奏疏肝解郁、宁心安神之功。

【临床应用】

（1）辨证要点　本品为治疗肝郁神伤证的常用方。以失眠多梦、精神抑郁或急躁易怒、胸胁苦满、口苦目眩为辨证要点。

（2）现代应用　本品可用于神经衰弱、精神抑郁症、神经官能症等属肝郁者。

【用法用量】口服。一次3粒，一日2次，晚饭后临睡前服用。

【注意事项】注意避免精神刺激、酗酒、过度疲劳。

三、心脾两虚失眠用方药

归脾丸（浓缩丸、颗粒、合剂）
《中华人民共和国药典》2020年版

【功能】益气健脾，养血安神。

【主治】心脾气血两虚所致的失眠。症见心悸怔忡，健忘失眠，盗汗，虚弱，体倦食少，面色萎黄，舌淡，苔薄白，脉细弱。

【组成】炒白术、党参、炙黄芪、当归、炙甘草、茯苓、制远志、炒酸枣仁、木香、龙眼肉、大枣（去核）。

【组方分析】本方为思虑过度、劳伤心脾、气血亏虚而设。心藏神而主血，脾主思而统血，思虑过度，致心脾气血暗耗，致脾气亏虚，则体倦，食少，面色萎黄；致心血不足，则惊悸，怔忡，健忘，不寐，盗汗；舌质淡，苔薄白，脉细缓，为气血不足之象。治宜益气健脾，养血安神。

方中炙黄芪，补气养血；龙眼肉，补益心脾，养血安神。二药配伍，补气养血，健脾养心，共为君药。

党参、炒白术，健脾益气；当归，补血和血。三药配伍，健脾益气，养血，以助君药补气养血、健脾，共为臣药。

茯苓，宁心安神；炒酸枣仁，养心补肝，宁心安神；制远志，安神益智，交通心肾。三药合用，宁心安神。木香，理气醒脾，以助疏肝。四药合用，共为佐药。

炙甘草，调和诸药，为使药。

诸药合用，共奏益气补血、健脾养心之功。

本方配伍，一是心脾同治，重在健脾，脾旺则气血生化有源，故名归脾；二是气血并补，重在补气，气旺则血自生，血足则心有所养；三是补气养血药中佐以木香理气醒脾，补而不滞。

【临床应用】

（1）辨证要点　本方是治疗心脾气血两虚的常用方。以心悸失眠、体倦食少、便血或崩漏、舌淡、脉细弱为辨证要点。

（2）现代应用　本方可用于胃及十二指肠溃疡出血、功能性子宫出血、再生障碍性贫血、血小板减少性紫癜、神经衰弱、冠心病等心脾气血两虚及脾不统血者。

【用法用量】丸剂：用温开水或生姜汤送服。水蜜丸一次6g，小蜜丸一次9g，大蜜丸一次1丸，一日3次。浓缩丸：用温开水或生姜汤送服。一次8～10丸，一日3次。合剂：口服。一次10～20mL，一日3次；用时摇匀。颗粒剂：开水冲服。一次1袋，一日3次。

【注意事项】出血属阴虚血热者，慎用。

柏子养心丸（片）
《中华人民共和国药典》2020年版

【功能】补气，养血，安神。

【主治】心气虚寒、心肾失调所致的失眠。症见心悸易惊，失眠多梦，健忘，精神恍惚，舌红少苔，脉细而数。

【组成】柏子仁、党参、炙黄芪、川芎、当归、茯苓、制远志、酸枣仁、肉桂、醋五味子、半夏曲、炙甘草、朱砂。

【组方分析】方中柏子仁重用，养心安神，为君药。

党参、炙黄芪，补气健脾，使气旺而生阴血。酸枣仁，养心补肝，宁心安神；醋五味子，益气生津，补肾宁心；制远志，安神益智，交通心肾。三药合用，重在养血补心，安神定志。五药相合，补益心脾，养血安神，共为臣药。

川芎，活血行气，调畅气血，以助酸枣仁、柏子仁养心；当归，养血安神；茯苓，化痰宁心，以助酸枣仁、柏子仁安神；半夏曲，和胃安神；朱砂，重镇安神。五药合用，行气，活血，化痰，安神，共为佐药。

炙甘草，调和诸药，为使药。

诸药合用，共奏补气、养血、安神之功。

【临床应用】

（1）辨证要点　本品为治疗心气虚寒、心肾失调证的常用方。以心悸易惊、失眠多梦、健忘、肢冷畏寒、舌淡苔白、脉细弱为辨证要点。

（2）现代应用　本品可用于神经衰弱、神经症、更年期综合征等证属心气虚寒者。

【用法用量】口服。丸剂：水蜜丸一次6g；小蜜丸一次9g；大蜜丸一次1丸，一日2次。片剂：一次3～4片，一日2次。

【注意事项】孕妇慎用；阴虚火旺或肝阳上亢者，禁用。

甘麦大枣汤
《金匮要略》

【功能】养心安神，和中缓急。

【主治】心阴不足、肝气失和所致失眠。症见睡眠不安，精神恍惚，常悲伤欲哭，不能自主，心中烦乱，甚则言行失常，呵欠频作，舌淡红苔少，脉细微数。

【组成】甘草、小麦、大枣。

【组方分析】本方为忧思过度、心阴受损、肝气失和而设。心阴不足，心失所养，则精神恍惚，睡眠不安，心中烦乱；肝气失和，疏泄失常，则悲伤欲哭，不能自主，或言行妄为。治宜养心安神，和中缓急。

方中小麦，养心阴，益心气，安心神，除烦热，为君药。

甘草,补益心气,和中缓急,为臣药。

大枣,补中益气,养血安神,为佐药。

三药合用,甘润平补,养心调肝,使心气充、阴液足、肝气和,共奏养心安神、和中缓急之功。

【临床应用】

(1) 辨证要点　本方为治疗脏躁的常用方。以睡眠不安、精神恍惚、悲伤欲哭、舌淡红苔少、脉细微数为辨证要点。

(2) 现代应用　本品可用于癔症、更年期综合征、神经衰弱、小儿夜啼等证属心阴不足、肝气失和者。

【用法用量】甘草9g、小麦15g、大枣10枚,以上三味,以水六升,煮取三升,温分三服。

【注意事项】痰火内盛之癫狂证者,不宜使用。

四、阴血亏虚失眠用方药

酸枣仁汤

《金匮要略》

【功能】养血安神,清热除烦。

【主治】肝血不足、虚热内扰所致失眠。症见虚烦失眠,心悸不安,头目眩晕,咽干口燥,舌红,脉弦细。

【组成】酸枣仁、甘草、知母、茯苓、川芎。

【组方分析】本方为肝血不足、阴虚内热而设。肝藏血,心藏神,血舍魂养心。肝血不足,则魂不守舍,心失所养;阴虚生内热,则虚热扰心神,故虚烦失眠,心悸不安;血虚无以荣润于上,则头目眩晕,咽干口燥;舌红,脉弦细,乃血虚肝旺之征。治宜养血安神,清热除烦。

方中酸枣仁,养心补肝,宁心安神,为君药。

茯苓,宁心安神;知母,清热泻火,滋阴润燥。两药合用,助君安神除烦,共为臣药。

川芎,活血行气,调肝血而疏肝气。与酸枣仁相伍,辛散与酸收并用,补血与行血结合,养血调肝,为佐药。

甘草,调和诸药,为使药。

诸药相伍,标本兼治,养中兼清,补中有行,共奏养血安神、清热除烦之效。

【临床应用】

(1) 辨证要点　本方为治疗肝血不足、虚热内扰所致失眠的常用方。以虚烦失眠、咽干口燥、舌红、脉弦细为辨证要点。

(2) 现代应用　本方可用于失眠证属心肝血虚者。

【用法用量】以上五味,以水八升,煮酸枣仁得六升,内诸药,煮取三升,分温三服。现代用法:以水煎,分三次温服。

【注意事项】凡心火上炎之心悸不寐者,不宜使用。

🔍 课堂拓展

酸枣仁汤首载于《金匮要略·血痹虚劳病脉证并治第六》:"虚劳虚烦不得眠,酸枣仁汤主之",是治疗心肝血虚失眠的名方。东汉张仲景在《黄帝内经》和《难经》的基础上有所发挥,在《金匮要略·血痹虚劳病》篇首次立名为虚劳病。酸枣仁汤代茶饮至今仍在沿用,在治疗因肝血不足、虚热扰神所致失眠症方面疗效显著。除了运用中医内治法如方剂酸枣仁汤外,中医外治法如足浴、艾灸因其具有操作简便、患者依从性好的优点,在治疗失眠症方面也逐渐得到了应用,因此,充分发挥中医疗法的独特优势,进一步推动中医药的发展与进步仍需要不断努力。

天王补心丸（浓缩丸）

《中华人民共和国药典》2020 年版

【功能】滋阴清热，养血安神。

【主治】阴虚血少、神志不安所致失眠。症见心悸怔忡，虚烦失眠，神疲健忘，或梦遗，手足心热，口舌生疮，大便干结，舌红少苔，脉细数。

【组成】丹参、当归、石菖蒲、党参、茯苓、五味子、麦冬、天冬、地黄、玄参、制远志、炒酸枣仁、柏子仁、桔梗、甘草、朱砂。

【组方分析】本方为阴亏血少、心肾阴虚而设。虚烦少寐，心悸神疲，阴虚血少，阳亢而生，故虚烦失眠，神疲，手足心热；心动则神摇于上，精遗于下，故梦遗健忘；血燥津枯，故大便不利；舌为心之外候，心火上炎，故口舌生疮；舌红少苔，脉细数，为阴虚血少之象。治宜滋阴清热，养血安神。

方中地黄重用，清心凉血，养阴生津，滋肾水以补阴，水盛以制火，又入血养血，血不燥则津自润，为君药。

天冬，养阴润燥，清肺生津；麦冬，清心养阴生津；炒酸枣仁，养心补肝，宁心安神；柏子仁，养心安神；当归，补血润燥。五药合用，养阴补血，共为臣药。

玄参，清热凉血，滋阴降火；茯苓，健脾宁心；制远志，安神益智；人参，补气，生津养血，安神；石菖蒲，醒神益智；五味子，益气生津，补肾宁心；丹参，清心除烦，凉血安神；朱砂，清心镇惊，安神。诸药合用，共为佐药

桔梗，载药上行，以使药力缓留于上部心经；甘草，调和诸药。二药合用，共为使药。

本方配伍，滋阴清热以治本，养心安神以治标，标本兼治，心肾两顾，共奏滋阴清热、养血安神之功。

【临床应用】

（1）辨证要点　本方是治疗心肾阴血亏虚所致神志不安的常用方。以心悸失眠、手足心热、口舌生疮、舌红少苔、脉细数为辨证要点。

（2）现代应用　本品可用于神经衰弱、精神分裂症、心脏病、甲状腺功能亢进等证属心经阴亏血少者。

【用法用量】口服。丸剂：水蜜丸一次 6g，小蜜丸一次 9g，大蜜丸一次 1 丸，一日 2 次。浓缩丸：一次 8 丸，一日 3 次。

【注意事项】肝肾功能不全者，禁用；不可与溴化物、碘化物同服；本方滋阴之品较多，脾胃虚弱、纳食欠佳、大便不实者，不宜长期服用；服药期间，不宜饮用浓茶、咖啡等刺激性饮品。

🔊 课堂互动　天王补心丸与酸枣仁汤有何区别？

养血安神丸

《中华人民共和国卫生部药品标准》

【功能】滋阴养血，宁心安神。

【主治】阴虚血少所致失眠。症见头眩心悸，失眠多梦，手足心热。

【组成】仙鹤草、墨旱莲、鸡血藤、熟地黄、生地黄、合欢皮、首乌藤。

【组方分析】方中熟地黄，滋补力强，滋阴养血，为君药。

首乌藤，养血安神；墨旱莲，滋阴益肾，清热凉血；合欢皮，安神解郁。三药合用，滋阴养血安神，共为臣药。

生地黄、鸡血藤，行血养血。二药合用，滋阴养血，以助宁心安神；仙鹤草，收敛补虚。三药合用，养血补虚，共为佐药。

诸药合用，共奏滋阴养血、宁心安神之功。

【临床应用】

(1) 辨证要点　本品是治疗阴虚血少所致失眠的常用方。以失眠多梦、手足心热为辨证要点。

(2) 现代应用　本品可用于神经衰弱以及神经症、更年期综合征等证属阴虚血少者。

【用法用量】口服。一次6g，一日3次。

【注意事项】孕妇禁用；外感发热患者，禁服。

枣仁安神颗粒（胶囊）
《中华人民共和国药典》2020年版

【功能】养血安神。

【主治】心血不足所致失眠。症见失眠，健忘，心烦，头晕。

【组成】炒酸枣仁、丹参、醋五味子。

【组方分析】方中炒酸枣仁，养心补肝，宁心安神，为君药。

丹参，清心凉血，安神除烦，为臣药。

醋五味子，益气生津，宁心，为佐药。

诸药合用，共奏养血安神之功。

【临床应用】

(1) 辨证要点　本品为治疗心血不足所致失眠的常用方。以失眠多梦、头晕健忘、面色少华为辨证要点。

(2) 现代应用　本品可用于神经衰弱、神经症、更年期综合征等证属心血不足者。

【用法用量】颗粒剂：开水冲服。一次1袋，一日1次，临睡前服用。胶囊剂：口服。一次5粒，一日1次，临睡前服用。

【注意事项】孕妇慎用；胃酸过多者，慎用。

思政元素

良好睡眠，健康同行

应激性失眠属于中医"不寐"的范畴，病因多是情志不遂，责之于肝郁。治疗应以从肝论治为基础，疏肝类方药不仅可以提升睡眠质量，还可改善应激状态，同时注重中医情志疗法，充分发挥中医药特色，以期标本兼治。

失眠与思虑有关，我们应认识到保持乐观心态和积极人生态度的重要性，培育传统的中医文化自信，并树立正确选药和合理指导用药的专业自信，服务人类健康。

五、心肾不交失眠用方药

磁朱丸
《备急千金要方》

【功能】益阴潜阳，重镇安神。

【主治】心肾不交证。症见心悸失眠，视物昏花，耳鸣耳聋；亦治癫痫。

【组成】煅磁石、朱砂、炒六神曲。

【组方分析】方中煅磁石，镇惊安神，平肝潜阳，为君药。

朱砂，清心镇惊，安神，为臣药。

炒六神曲，健脾和胃，以助金石药运化，并可防君臣重镇伤胃，为佐药。

全方药少力专，共奏益阴潜阳、重镇安神之功。

【临床应用】

（1）辨证要点　本方是治疗心肾不交失眠的代表方。以心悸、失眠、耳鸣耳聋、视物昏花为辨证要点。

（2）现代应用　本品可用于神经衰弱，原发性高血压，视网膜、视神经、玻璃体、晶状体病变，房水循环障碍等属心肾阴虚、心阳偏亢者。

【用法用量】口服。一次 3g，一日 2 次。

【注意事项】孕妇忌服；方中磁石、朱砂均为重坠之品，不宜久服多服；不宜与碘、溴化物并用。

交泰丸
《韩氏医通》

【功能】交通心肾，清火安神。

【主治】心火偏亢、心肾不交所致失眠。症见心悸怔忡，失眠，口舌生疮，脉细数。

【组成】川黄连、肉桂心。

【组方分析】方中黄连重用，入少阴心经，降心火，不使其炎上，为君药。

肉桂，补火助阳，引火归元，入少阴肾经，暖水脏，不使其润下，为臣药。

两药配伍，寒热并用，清中有温，以清为主，使寒而不遏，降心助肾，重在清心降火，相反相成，使心肾相交，水火既济，共奏交通心肾、清火安神之功。

【临床应用】

（1）辨证要点　本方是治疗心火偏亢、心肾不交所致失眠证的常用方。以心悸怔忡、失眠、舌红少苔、脉细数为辨证要点。

（2）现代应用　本品可用于抑郁症、糖尿病、视网膜病变、皮肤病、神经症、口腔疾病等属于心火亢盛、肾阳虚弱者。

【用法用量】上为末，炼蜜为丸，空心淡盐汤送下。现代用法：研为细末，炼蜜为丸。每次 1 丸，每日 2 次。

【注意事项】阴虚火旺的失眠者，不宜单独使用。

黄连阿胶汤
《伤寒论》

【功能】滋阴降火，除烦安神。

【主治】阴虚火旺、心肾不交所致失眠。症见心烦不寐，头晕耳鸣，烦热盗汗，咽干，精神萎靡，健忘，腰膝酸软，舌红少苔，脉细数。男子滑精阳痿；女子月经不调。

【组成】黄连、黄芩、芍药、鸡子黄、阿胶。

【组方分析】本方为肾阴亏虚、心火亢盛、心肾不交而设。素体阴虚，复感外邪，邪从火化，致阴虚火旺，而成少阴热化证。少阴属心肾，心属火，肾属水；肾水亏虚，不能上济于心，心火独亢则心中烦，不得卧，口干咽燥，手足心热，腰膝酸软或遗精；舌尖红少苔，脉细数，为阴虚火旺之象。治宜滋阴降火，除烦安神。

方中黄连，清泻心火；阿胶，养血滋阴。二者相合，清滋结合，使心火降、肾阴旺，水火共济，心肾相交，共为君药。

鸡子黄、芍药，清虚热，补阴血；黄芩，清热泻火除烦。三药相合，滋阴补血，泻火除烦，共为臣药。

方中黄连、黄芩重用，苦寒以泻心火，使心气下交于肾，正所谓"阳有余，以苦除之"；芍药、阿胶、鸡子黄，甘平以滋肾阴，使肾水上济于心，正所谓"阴不足，以甘补之"。诸药合用，苦寒与甘寒并进，降火与滋阴兼施，使心肾交合，水升火降，共奏滋阴降火、除烦安神之功。

【临床应用】

（1）辨证要点　本方是治疗阴虚火旺、心肾不交失眠证的常用方。以心烦不眠、口干咽燥、舌红少苔、脉细数为辨证要点。

（2）现代应用　本品可用于顽固性失眠症、神经衰弱、焦虑性神经官能症、慢性溃疡性口腔炎、失音、支气管扩张、咯血、青春期子宫出血、肺结核、梦遗、阳痿等证属阴虚火旺，心肾不交者。

【用法用量】上五味，以水六升，先煮三物，取二升，去滓，纳胶烊尽，小冷，纳鸡子黄，搅令相得。温服七合，每日三次。

【注意事项】方中鸡子黄为血肉有情之品，擅长养心滋肾，需生用；纯实火所致的不寐证，非本方所宜。

六、脾肾两虚失眠用方药

刺五加片（胶囊、颗粒）
《中华人民共和国药典》2020 年版

【功能】益气健脾，补肾安神。

【主治】脾肾阳虚所致失眠。症见体虚乏力，食欲不振，腰膝酸痛，失眠多梦。

【组成】刺五加浸膏。

【组方分析】方中单用刺五加一味药。刺五加，益气健脾，补肾安神，为君药。

【临床应用】

（1）辨证要点　本品是治疗脾肾阳虚所致失眠的常用方。以失眠多梦、体虚乏力、食欲不振、腰膝酸痛、舌淡苔白、脉沉为辨证要点。

（2）现代应用　本品可用于冠心病心绞痛、神经衰弱、更年期综合征等证属脾肾阳虚者。

【用法用量】片剂：口服。一次 2～3 片，一日 2 次。胶囊剂：口服。一次 2～3 粒，一日 3 次。颗粒剂：开水冲服。一次 10g，一日 2～3 次。

【注意事项】忌油腻食物；本品宜饭前服用；对本品过敏者禁用；过敏体质者慎用。

强力脑清素片
《中华人民共和国卫生部药品标准》

【功能】补肾健脾，养心安神。

【主治】脾肾两虚、心神失养所致失眠。症见心悸失眠，食欲不振，神疲乏力，尿频，神经衰弱。

【组成】刺五加浸膏、五味子浸膏、鹿茸精、甘油磷酸钠。

【组方分析】方中刺五加，为扶正固本、镇静安神佳品，益气健脾，补肾安神，为君药。

鹿茸精，壮肾阳，益精血，为臣药。

五味子浸膏，益气生津，补肾宁心，为佐药。

甘油磷酸钠为滋补强壮药，用于病后虚弱的辅助治疗。

诸药合用，扶正固本，共奏补肾健脾、养心安神之功。

【临床应用】

（1）辨证要点　本品是治疗脾肾两虚、心神失养所致失眠的常用方。以心悸失眠、食欲不振、神疲乏力、尿频为辨证要点。

（2）现代应用　本品可用于神经衰弱证属脾肾两虚、心神失养者。

【用法用量】口服。一次 3 片，一日 2 次。

【注意事项】阴虚火旺者，禁用；对本品过敏者禁用；过敏体质者禁用。

安神补脑液

《中华人民共和国药典》2020年版

【功能】生精补髓，益气养血，强脑安神。

【主治】肾精不足、气血两亏所致的头晕、乏力、健忘、失眠。

【组成】鹿茸、制何首乌、淫羊藿、干姜、甘草、大枣、维生素 B_1。

【组方分析】方中鹿茸，壮肾阳，益精血；制何首乌，补肝肾，益精血。二药合用，补肝肾，益精血，共为君药。

淫羊藿，温肾阳，强筋骨，以助鹿茸温补肾阳；干姜，通脉散寒。二药合用，共为臣药。

大枣，补脾益气，养血安神，为佐药。

甘草，补脾益肺，调和诸药，为佐使药。

维生素 B_1，参与体内糖代谢，为机体提供能量。

诸药合用，共奏填精补髓、益气养血、强脑安神之功。

【临床应用】

（1）辨证要点　本品是治疗肾精不足、气血两亏所致失眠的常用方。以失眠健忘、乏力、腰膝酸冷、面色不华为辨证要点。

（2）现代应用　本品可用于失眠、神经衰弱、考前紧张综合征等证属肾精不足、气血两亏者。

【用法用量】口服。一次 10～20mL，一日 2 次。

【注意事项】忌油腻食物；宜饭前服用；对本品过敏者禁用；过敏体质者慎用。

任务四　健康指导

一、注意事项

健康指导

严重感染、脑血管意外、颅脑损伤、严重抑郁症或精神分裂症等引起的失眠应及时去医院就诊，治疗原发疾病，以免贻误病情。

建立有规律的作息制度，睡前避免从事紧张和兴奋的活动，养成定时就寝的习惯。

积极进行心理情志调整，克服不良情绪，做到喜怒有节，保持精神舒畅，尽量以放松的、顺其自然的心态对待失眠。

饮食易消化食物，晚餐要清淡，不宜过饱过晚，忌浓茶、咖啡。

注意睡眠环境的安宁，床铺要舒适，卧室光线要柔和，并减少噪声，去除各种影响睡眠的外在因素。

从事适当的体力活动或体育锻炼，增强体质，持之以恒，促进身心健康。

二、用药指导

肝阳上亢患者不宜服用柏子养心丸，因其含有肉桂、党参、黄芪等温热滋补成分。

失眠患者若素来脾胃虚寒，或胃纳不佳时不宜单独服用养血安神丸，因其滋阴养血，可碍脾运。

安神类中成药含朱砂成分者如天王补心丸、朱砂安神丸、柏子养心丸等，长期服用可能引起慢性汞中毒，因此不宜久服，应中病即止。

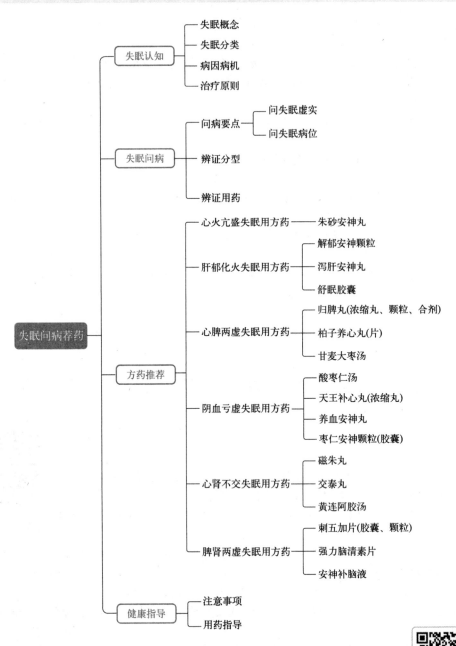

失眠认知
— 失眠概念
— 失眠分类
— 病因病机
— 治疗原则

失眠问病
问病要点
— 问失眠虚实
— 问失眠病位
— 辨证分型
— 辨证用药

失眠问病荐药

方药推荐
心火亢盛失眠用药 —— 朱砂安神丸
肝郁化火失眠用方药
— 解郁安神颗粒
— 泻肝安神丸
— 舒眠胶囊
心脾两虚失眠用方药
— 归脾丸(浓缩丸、颗粒、合剂)
— 柏子养心丸(片)
— 甘麦大枣汤
阴血亏虚失眠用方药
— 酸枣仁汤
— 天王补心丸(浓缩丸)
— 养血安神丸
— 枣仁安神颗粒(胶囊)
心肾不交失眠用方药
— 磁朱丸
— 交泰丸
— 黄连阿胶汤
脾肾两虚失眠用方药
— 刺五加片(胶囊、颗粒)
— 强力脑清素片
— 安神补脑液

健康指导
— 注意事项
— 用药指导

复习思考题

一、填空题

1. 失眠的辨证分型有实证和虚证之分。其中虚证有（   ）、

（   ）、（   ）和脾肾两虚失眠。

2. 朱砂安神丸主治（   ）证，解郁安神颗粒主治（   ）证。

3. 归脾汤的功能是（   ），天王补心丸的功能是（   ）。

4. 磁朱丸主治（   ）证，刺五加片主治（   ）证。

复习思考题答案

5. 安神补脑液的君药是（　　　　）和（　　　　），主治（　　　　　　　）证。

二、选择题

（一）单选题

1. 阴血亏虚失眠者，宜选用的中成药是（　　）。

A. 归脾丸 　　　　　　　　　　　　B. 朱砂安神丸

C. 解郁安神颗粒 　　　　　　　　　D. 天王补心丸

2. 枣仁安神颗粒的药味组成是（　　）。

A. 酸枣仁、人参、甘草 　　　　　　B. 酸枣仁、丹参、甘草

C. 酸枣仁、丹参、五味子 　　　　　D. 酸枣仁、五味子、甘草

3. 酸枣仁汤的功效是（　　）。

A. 滋阴安神 　　　B. 养血安神 　　　C. 益气宁神 　　　D. 益气补血

4. 柏子养心丸可以治疗（　　）。

A. 心火亢盛失眠 　　　　　　　　　B. 肝郁化火失眠

C. 心脾两虚失眠 　　　　　　　　　D. 心肾不交失眠

5. 临床症见心烦不眠、健忘、腰膝酸软、潮热盗汗、五心烦热，应诊断为（　　）。

A. 阴血亏虚失眠 　　　　　　　　　B. 肝郁化火失眠

C. 心肾不交失眠 　　　　　　　　　D. 肝脾两虚失眠

6. 患者，心烦不寐，烦躁不宁，口干舌燥，小便短赤，口舌生疮，脉细数或脉数有力，宜选方药为（　　）。

A. 麻黄汤 　　　　　B. 桑白皮汤 　　　C. 龙胆泻肝汤 　　　D. 朱砂安神丸

（二）多选题

1. 养血安神丸的功能是（　　）。

A. 滋阴安神 　　　　B. 滋阴养血 　　　C. 宁心安神 　　　D. 益气宁神

2. 下列属于失眠实证的是（　　）。

A. 心肾不交失眠 　　　　　　　　　B. 肝郁化火失眠

C. 阴血亏虚失眠 　　　　　　　　　D. 心火亢盛失眠

3. 可用来治疗心肾不交失眠的方药是（　　）。

A. 磁朱丸 　　　　　B. 天王补心丸 　　　C. 交泰丸 　　　D. 黄连阿胶汤

4. 患者不寐多梦，甚则彻夜不眠，急躁易怒，伴头晕头胀、目赤耳鸣、口干口苦、便秘尿赤、不思饮食，适宜选用的方药是（　　）。

A. 柏子养心丸 　　　B. 舒眠胶囊 　　　C. 泻肝安神丸 　　　D. 解郁安神颗粒

三、分析题

1. 处方分析

仙鹤草 10g 　墨旱莲 6g 　鸡血藤 6g 　熟地黄 6g 　生地黄 6g 　合欢皮 6g 　首乌藤 6g

请根据处方药物组成，分析此方适用于失眠的何种证型，并简要说明理由。

2. 案例分析

患者张某，男，41 岁，今日因不易入睡，且多梦易醒，前来就诊。主诉心悸健忘，总是头晕，四肢倦怠，腹胀，排便不畅。症见面色少华，舌质淡，苔薄白，脉细无力等。

请辨证分型，介绍适宜治法，并为该患者推荐合适的中成药。

项目十　胸痹问病荐药

 学习目标

[知识目标]

1. 掌握瓜蒌薤白半夏汤、益心通脉颗粒、血府逐瘀丸（胶囊、口服液）、复方丹参片、麝香保心丸、心元胶囊的功能、主治、组成、组方分析及注意事项。

2. 熟悉咳嗽的概念、分类、病因病机、治疗原则、辨证分型、使用注意及用药指导。

3. 了解心通口服液、益心舒胶囊、稳心颗粒、速效救心丸、冠心苏合胶囊（丸）、心可舒片、通心络胶囊、舒心口服液、正心泰片、滋心阴口服液的功能、主治及注意事项。

[技能目标]

1. 学会胸痹病的问病技巧。

2. 学会胸痹病的方药推荐。

[素质目标]

1. 培养学生传承精华、守正创新的责任感。

2. 培育学生合理用药、科学用药的意识。

3. 树立学生关爱健康、服务健康的理念。

案例导入

患者张某，男，62岁，因胸闷气短10余年，加重1周，前来就诊。主诉每因劳累、情绪激动出现胸闷加重，纳差，大便干，自汗，失眠，舌质紫黯，苔后，舌边有齿痕，脉沉。

讨论：此患者患有何种疾病？此病产生的病因是什么？可选用何种方剂或中成药？请为此患者介绍该方药的功能、主治、组成及使用注意事项，并提供健康指导。

任务一　胸痹认知

胸痹认知

一、胸痹概念

胸痹，是指以胸部闷痛，甚则胸痛彻背、喘息不得卧为主症的一种疾病。因胸部闷痛程度不同，轻者仅感呼吸不畅、胸闷如窒，重者则感胸痛；严重者则感心痛彻背，背痛彻心。胸痹的主要症状表现有胸部闷痛，心前区疼痛，持续发作，疼痛剧烈，并常伴心悸、气短、憋闷、喘促、惊恐、面白、冷汗自出等，甚至厥证、脱证等。现代医学的冠状动脉粥样硬化性心脏病、心绞痛、心包炎等，均属中医胸痹范畴。

二、胸痹分类

根据病因和临床表现的不同，胸痹有虚证、实证和虚实夹杂之分。气阴两虚胸痹和心肾阳虚胸痹，为虚证；寒凝心脉胸痹、瘀血阻络胸痹、气滞血瘀胸痹、痰浊瘀阻胸痹，属实证；气虚血瘀胸痹、阴虚血瘀胸痹，属虚实夹杂。

三、病因病机

胸痹病因多与寒邪内侵、饮食不当、情志失调、年迈体衰等有关。病机不外虚实两证两种。

气阴两虚胸痹，多因禀赋不足，或劳累过度，或热伤心阴，或思虑过度，劳气伤阴，气阴亏损，运养无力而致。

痰浊瘀阻胸痹，多因饮食不节，或过食肥甘厚味，或嗜烟嗜酒，损伤脾胃，运化失调，水聚成痰；或郁怒伤肝，肝郁气滞，郁而化火，炼津成痰，痰阻心脉而致。

气滞血瘀胸痹，多因情志内伤，抑郁不遂，气机阻滞，血行失畅，脉络不利，或瘀血已成，阻滞气机，瘀阻心脉而致。

气虚血瘀胸痹，多因过度劳累，耗气太过，或先天禀赋不足，气虚不足以行血，而成血瘀，心脉受阻而致。

阴虚血瘀胸痹，多因肾阴亏虚，阴虚内热，破血妄行，血溢脉络，而成瘀血，瘀滞不通，新血难生，瘀血痹阻而致。

四、治疗原则

胸痹辨证当分清本虚与标实，本虚者，宜补其本，标实者，宜治其标。故胸痹的治疗原则为先治其标，后治其本。可先从祛邪入手，然后再予扶正；必要时，可根据虚实标本的主次，兼顾同治。用活血化瘀、辛温通阳、泄浊豁痰法，以祛邪治标；常以温补阳气、益气养阴、滋阴益肾法，以扶正固本。

任务二　胸痹问病

一、问病要点

胸痹问病

1. 问疼痛性质

胸部闷痛，或刺痛，或绞痛，属实证；疼痛时间短，多属实证。胸中隐痛，属虚证。疼痛时间长，多属虚证。胸闷，为气滞；刺痛，为瘀血；绞痛，为血瘀。

2. 问伴随症状

心痛刀绞，痛有定处，牵连左臂内侧疼痛，伴胸闷、面色晦暗，为心脉瘀阻。胸闷隐痛，时作时止，伴心悸、气短、倦怠懒言，为气阴两虚；胸闷重，伴痰多气短、雨天加重、纳呆便溏、口中黏腻，为痰浊瘀阻；胸部刺痛，固定不移，伴心悸不宁、憋闷，为气滞血瘀；胸闷，刺痛，痛处不移，伴气短乏力、心悸、自汗，为气虚血瘀；胸闷，胸中刺痛，伴心悸、盗汗、心烦，为阴虚血瘀；胸闷心痛，心悸怔忡，伴神倦怯寒、面白、四肢不温，为心肾阳虚。

二、辨证分型

胸痹的辨证分型有实证、虚证和虚实夹杂之分。其中，实证胸痹多见痰浊瘀阻胸痹和气滞血瘀胸痹，虚证胸痹以气阴两虚胸痹为多，虚实夹杂胸痹则以气虚血瘀胸痹和阴虚血瘀胸痹为主。

三、辨证用药

1. 气阴两虚胸痹

临床表现有胸闷隐痛，时作时止，心悸气短，倦怠懒言，心悸，失眠，盗汗，头晕目眩遇劳则甚，舌红少苔，脉细弱无力。其病多因气阴两虚，治宜补气养阴，活血通络。气阴两虚胸痹的代表方药有益心通脉颗粒、心通口服液、益心舒胶囊等。

2. 痰浊瘀阻胸痹

临床表现有胸闷重，心痛轻，痰多气短，遇阴雨天而易发作或加重，倦怠乏力，纳呆便溏，口黏，恶心，咯吐痰涎，苔白腻或白滑，脉滑。其病多因痰浊瘀滞，治宜祛痰宽胸，行气通阳。痰浊瘀阻胸痹的代表方药有瓜蒌薤白半夏汤。

🔁 **课堂互动**　气阴两虚胸痹与痰浊瘀阻胸痹应如何区别？

3. 气滞血瘀胸痹

临床表现有胸部刺痛，固定不移，入夜更甚，时或心悸不宁，舌质紫暗，脉沉涩。其病多因瘀血阻滞，治宜活血化瘀，理气止痛。气滞血瘀胸痹的代表方药有血府逐瘀丸、速效救心丸、复方丹参片、冠心苏合滴丸、心可舒片、麝香保心丸等。

4. 气虚血瘀胸痹

临床表现有胸闷憋气，胸部刺痛或绞痛，痛处固定不移，气短乏力，心悸，自汗，舌质紫暗，脉细涩或结代。其病多因气虚血瘀，治宜益养心气，活血通络。气虚血瘀胸痹的代表方药有通心络胶囊、舒心口服液等。

5. 阴虚血瘀胸痹

临床表现有胸闷胸痛，心悸盗汗，心烦不寐，腰膝酸软，耳鸣头晕，舌红或有紫斑，脉细数或细涩。其病多因阴虚血瘀，治宜滋养心阴，活血化瘀。阴虚血瘀胸痹的代表方药有心元胶囊、滋心阴口服液等。

任务三　方药推荐

一、痰浊瘀阻胸痹用方药

瓜蒌薤白半夏汤
《金匮要略》

方药推荐

【功能】行气解郁，通阳散结，祛痰宽胸。

【主治】痰浊瘀阻胸痹证。症见胸中满痛彻背，背痛彻胸，不能安卧，短气，喘息，咳唾，或痰多黏而白，舌质紫暗或有暗点，苔白或腻，脉迟。

【组成】瓜蒌、薤白、半夏、白酒（非现代之白酒，实为黄酒，或用醪糟代之亦可）。

【组方分析】本方为痰浊瘀阻胸痹而设。胸中阳气不振，输津无力，津停痰聚，阻碍气机，故胸中满痛彻背，背痛彻胸；痰阻气滞，肺失宣降，故短气，喘息，咳唾；阳虚痰凝气滞，故舌苔白腻，脉迟；舌质紫暗或有暗点，为痰凝瘀血之象。治宜行气解郁，通阳散结，祛痰宽胸。

方中瓜蒌，开胸涤痰，下气除满，为君药。

半夏，辛散消痞，化痰散结，为臣药。

薤白，辛温通阳，豁痰下气，理气宽胸；白酒辛热，通阳活血。二药合用，行气解郁，通阳散结，共为佐药。

诸药合用，共奏行气解郁、通阳散结、祛痰宽胸之功。

【临床应用】

（1）辨证要点　本方是治疗痰浊瘀阻胸痹的常用方。以胸中满痛彻背、痰量多色白而黏、苔白腻、脉迟为辨证要点。

（2）现代应用　本品可用于冠心病心绞痛、风湿性心脏病、室性心动过速、肋间神经痛、乳腺增生、慢性阻塞性肺病、创伤性气胸、老年咳喘、慢性支气管肺炎、慢性胆囊炎等属痰浊瘀阻者。

【用法用量】水煎分三次温服（成人常用剂量为5剂）。

【注意事项】孕妇禁用。

二、气阴两虚胸痹用方药

益心通脉颗粒
《中华人民共和国药典》2020年版

【功能】益气养阴，活血通络。

【主治】气阴两虚、瘀血阻络所致的胸痹。症见胸闷，心痛，心悸气短，倦怠汗出，咽喉干燥。

【组成】黄芪、人参、北沙参、玄参、丹参、川芎、郁金、炙甘草。

【组方分析】方中人参，大补元气，补脾益肺，复脉生津；黄芪，补气生津，行滞通痹。二者配伍，补气生津，共为君药。

北沙参，养阴生津；玄参，清热凉血，滋阴降火。二药合用，养阴生津，共为臣药。

丹参，活血祛瘀，通经止痛；川芎，行气开郁，活血止痛；郁金，活血止痛，行气解郁。三药合用，活血通络，共为佐药。

炙甘草，补脾益肺，调和诸药，为使药。

诸药合用，共奏益气养阴、活血通络之功。

【临床应用】

（1）辨证要点　本品是治疗气阴两虚、瘀血阻脉胸痹常用方。以胸闷、心痛、咽喉干燥、乏力、舌红少苔、脉细数为辨证要点。

（2）现代应用　本品可用于心悸、怔忡、胸闷、冠心病心绞痛、心律失常等气阴两虚、瘀血阻脉者。

【用法用量】温开水冲服。一次1袋，一日3次。4周为一疗程。

【注意事项】有出血性疾病者、孕妇及妇女经期，慎用。

心通口服液
《中华人民共和国药典》2020年版

【功能】益气活血，化痰通络。

【主治】气阴两虚、痰瘀痹阻所致的胸痹。症见心痛，胸闷，气短，呕恶，纳呆。

【组成】黄芪、党参、麦冬、何首乌、淫羊藿、葛根、当归、丹参、皂角刺、海藻、昆布、牡蛎、枳实。

【组方分析】方中黄芪，补气，生津，行滞通痹；党参，补中，益气，生津。二药相合，益气行血，共为君药。

麦冬，养阴清心；何首乌，滋阴养肝肾，益精血；当归、丹参、葛根，活血养血，化瘀通脉。五药合用，养阴，活血，化瘀通脉，共为臣药。

皂角刺，消肿解毒；海藻、昆布，清热消痰，软坚散结；牡蛎，重镇安神，潜阳补阴，软坚散结；枳实，行气消积，化痰散痞；淫羊藿，祛风湿，补肾阳，意在阳中求阴。诸药合用，共为佐药。

诸药合用，共奏益气养阴、活血化瘀、化痰通络之功。

【临床应用】

(1) 辨证要点　本品是治疗气阴两虚、痰瘀互阻胸痹的常用方。以心胸疼痛、胸闷、气短、乏力、心烦、舌黯苔白腻、脉沉细为辨证要点。

(2) 现代应用　本品用于冠心病心绞痛、心律失常、心力衰竭、慢性充血性心衰等气阴两虚、痰瘀痹阻者。

【用法用量】口服。一次 10～20mL，一日 2～3 次。

【注意事项】孕妇禁用；如有服后泛酸者，可于饭后服用。

益心舒胶囊
《中华人民共和国药典》2020 年版

【功能】益气复脉，活血化瘀，养阴生津。

【主治】气阴两虚、瘀血阻脉所致的胸痹。症见胸痛胸闷，心悸气短，脉结代；冠心病心绞痛见上述证候者。

【组成】人参、麦冬、五味子、黄芪、丹参、川芎、山楂。

【组方分析】方中人参，大补元气，补脾益肺，复脉生津。

黄芪，补气，生津，行滞通痹；丹参，活血化瘀，通利血脉，通经止痛。二药合用，益气复脉，活血化瘀。

麦冬，生津养阴，宁心；五味子，收敛固涩，益气生津。二药合用，助君药补气养阴生津。川芎，行气活血，化瘀通络；山楂，行气散瘀，化浊降脂。二药合用，助臣药行气活血化瘀。四药相合，益气养阴，活血化瘀，共为佐药。

诸药配合，同奏益气复脉、活血化瘀、养阴生津之功。

【临床应用】

(1) 辨证要点　本品是治疗气阴两虚、瘀血阻脉所致的胸痹的常用方。以胸痛胸闷、气短、乏力、舌干、燥咽、舌紫暗或有瘀点、脉结代为辨证要点。

(2) 现代应用　本品可用于心悸、怔忡、胸闷、冠心病心绞痛、心律失常等属气阴两虚、瘀血阻脉者。

【用法用量】口服。一次 3 粒，一日 3 次。

【注意事项】孕妇禁用。

🌱 **知识拓展**

冠心病，是冠状动脉粥样硬化性心脏病的简称，是指冠状动脉发生粥样硬化引起管腔狭窄或闭塞，导致心肌缺血缺氧或坏死的常见的心血管系统疾病。以胸痛（心绞痛）、心悸、呼吸急促等为主要症状，常由体力劳动、情绪激动、饱食、寒冷、吸烟等诱发。根据发病特点和治疗原则的不同，分为慢性冠脉疾病和急性冠状动脉综合征。稳定型心绞痛、缺血性心肌病和隐匿性冠心病等，为慢性冠脉疾病；不稳定型心绞痛、非 ST 段抬高心肌梗死和 ST 段抬高心肌梗死，为急性冠状动脉综合征。

稳心颗粒

《中华人民共和国药典》2020年版

【功能】益气养阴，活血化瘀。

【主治】气阴两虚、心脉瘀阻所致的心悸不宁、气短乏力、胸闷胸痛；室性早搏、房性早搏见上述证候者。

【组成】党参、黄精、三七、琥珀、甘松。

【组方分析】方中黄精，补气养阴，健脾，润肺，为君药。

党参，益气，养血，生津，为臣药。

三七，散瘀止血，消肿定痛；琥珀，宁心安神，活血化瘀；甘松，理气通脉，醒脾健胃。三药合用，行气活血化瘀，共为佐药。

诸药合用，行寓补中，共奏益气养阴、活血化瘀之效。

【临床应用】

(1) 辨证要点　本品是治疗气阴两虚、心脉瘀阻所致心悸不宁的常用方。以心悸、胸闷胸痛、乏力、舌色暗红或有瘀斑、脉细无力为辨证要点。

(2) 现代应用　本品可用于头痛、心悸、胸闷、心律失常、室性早搏等属气阴两虚、心脉瘀阻者。

【用法用量】开水冲服。一次1袋，一日3次，或遵医嘱。

【注意事项】偶见轻度头晕、恶心；缓慢性心律失常，禁用；孕妇慎用。

三、气滞血瘀胸痹用方药

血府逐瘀丸（胶囊、口服液）

《中华人民共和国药典》2020年版

【功能】活血化瘀，行气止痛。

【主治】胸中血瘀证。症见胸痛，头痛日久，痛如针刺而有定处，或呃逆日久不止，或饮水即吐，干呕，或心悸怔忡，失眠多梦，急躁易怒，入暮潮热，舌质暗红或舌有瘀斑、瘀点，脉涩或弦紧。

【组成】桃仁、红花、当归、地黄、川芎、赤芍、牛膝、桔梗、柴胡、麸炒枳壳、甘草。

【组方分析】胸中为气之所宗、血之所聚。胸中血瘀，阻滞气机，致清阳不升，不通则痛，故胸痛，头痛，日久不愈，痛如针刺且有定处；胸中血瘀，阻碍胃气，通降失常，致胃气上逆，则呃逆，干呕，甚至水入即吐；瘀久化热，故入暮潮热；瘀热扰心，故心悸怔忡，失眠多梦；郁滞日久，肝失条达，故急躁易怒；舌质暗红或舌有瘀斑、瘀点，脉涩，为血瘀之象。治宜活血化瘀，行气止痛。

方中桃仁，破血行瘀；红花，活血通经，散瘀止痛。两药相须为用，活血化瘀，共为君药。

地黄，滋养清泄，凉血清热以除瘀热；川芎，行气活血，祛风止痛；赤芍，清热凉血，散瘀止痛；当归，补血，活血，止痛；牛膝，逐瘀通经，引血下行。五药相合，活血化瘀而止痛，滋养阴血不伤正，共为臣药。

柴胡，疏肝解郁，升举清阳；炒枳壳，理气宽中；桔梗，宣散肺气，以宽中理气，并载药上行。三药同用，升降气机而宽胸，以气行血而散瘀，理气行血，共为佐药。

甘草，调和诸药，缓急止痛，为使药。

诸药同用，苦辛泄散，共奏活血化瘀、行气止痛之功。

【临床应用】

(1) 辨证要点　本方为治疗胸中血瘀证的常用方。以胸痛、痛有定处、舌暗红或有瘀斑、脉涩或弦紧为辨证要点。

(2) 现代应用　本方可用于冠心病心绞痛、风湿性心脏病、胸部挫伤、肋软骨炎、脑血栓、原发性高血压、高脂血症、血栓闭塞性脉管炎、神经官能症、脑震荡后遗症头痛及头晕等属瘀阻气滞者。

【用法用量】丸剂：空腹时用红糖水送服。一次1～2丸，一日2次。胶囊剂：口服。一次6粒，一日2次；1个月为一个疗程。口服液：空腹服。一次20mL，一日3次。

【注意事项】忌食辛冷食物；因方中活血祛瘀药较多，孕妇忌用。

速效救心丸
《中华人民共和国药典》2020年版

【功能】行气活血，祛瘀止痛。

【主治】气滞血瘀型冠心病心绞痛。增加冠脉血流量，缓解心绞痛。

【组成】川芎、冰片。

【组方分析】方中川芎，活血行气，通络止痛，为君药。

冰片，性善走窜开窍，无往不达，芳香之气能解一切邪恶，开窍醒神，辟秽化浊，引导诸药直达病所，为臣药。

两药合用，辛香行散，共奏行气活血、祛瘀止痛之功。

【临床应用】

（1）辨证要点　本品是治疗气滞血瘀胸痹常用方。以胸闷、痛有定处、牵引左臂内侧疼痛、舌紫暗、脉细涩为辨证要点。

（2）现代应用　本品可用于冠心病心绞痛、胸闷、憋气、心前区痛等属气滞血瘀者。

【用法用量】含服。一次4～6粒，一日3次；急性发作时，一次10～15粒。

【注意事项】孕妇禁用；气阴两虚、心肾阴虚胸痹心痛者，不宜单用；伴有中重度心力衰竭的心肌缺血者，慎用；服药期间，忌食生冷、辛辣、油腻食物，忌吸烟饮酒、喝浓茶；心绞痛持续发作，宜加用硝酸酯类。

复方丹参片
《中华人民共和国药典》2020年版

【功能】活血化瘀，理气止痛。

【主治】气滞血瘀胸痹。症见胸闷，心前区刺痛；冠心病心绞痛见上述证候者。

【组成】丹参、三七、冰片。

【组方分析】方中丹参，活血祛瘀，通经止痛，为君药。

三七，化瘀止血，通络止痛，为臣药。

冰片，芳香开窍，醒神止痛，引药入心经，为佐使药。

诸药合用，辛香行散，共奏活血化瘀、理气止痛之功。

【临床应用】

（1）辨证要点　本品是治疗气滞血瘀冠心病心绞痛的常用方。以胸前闷痛、痛有定处、舌紫暗或有瘀斑、脉弦涩为辨证要点。

（2）现代应用　本品可用于心脑血管疾病如冠心病心绞痛、心肌梗死的预防，亦可用于慢性心脑血管疾病的长期治疗。

【用法用量】口服。一次1片或3片，一日3次。

【注意事项】孕妇慎用；寒凝血瘀胸痹心痛者，不宜使用；脾胃虚寒者，慎用；忌食生冷辛辣、油腻食物。

冠心苏合胶囊（丸）
《中华人民共和国药典》2020年版

【功能】理气，宽胸，止痛。

【主治】寒凝气滞、心脉不通所致的胸痹。症见胸闷，心前区疼痛；冠心病心绞痛见上述证候者。

【组成】苏合香、冰片、醋乳香、檀香、土木香。

【组方分析】方中苏合香，开窍，辟秽，止痛；冰片，开窍醒神，止痛，散气散血。二药同用，理气温通，宽胸止痛，共为君药。

醋乳香，活血定痛，消肿生肌；檀香，行气温中，开胃止痛。两药合用，理气活血，散寒止痛，共为臣药。

土木香，健脾和胃，行气止痛，为佐药。

诸药合用，辛香温通，共奏理气、宽胸、止痛之功。

【临床应用】

（1）辨证要点　本品是治疗寒凝气滞、心脉瘀阻胸痹的常用方。以心前区痛、胸闷、遇寒加重、形寒肢冷、舌淡苔白、脉沉迟为辨证要点。

（2）现代应用　本品用于冠心病心绞痛、心肌梗死、胸闷、银屑病、胃痛等寒凝气滞者。

【用法用量】胶囊剂：含服或吞服。一次2粒，一日1～3次。临睡前或发病时服用。丸剂：嚼碎服。一次1丸，一日1～3次；或遵医嘱。

【注意事项】孕妇禁用；阴虚血瘀胸痹者，慎用；不宜长期服用；胃炎、胃溃疡、食管炎及肾脏疾病者，慎用。

心可舒片
《中华人民共和国药典》2020年版

【功能】活血化瘀，行气止痛。

【主治】用于气滞血瘀引起的胸闷、心悸、头晕、头痛、颈项疼痛；冠心病心绞痛、高血压、高血脂、心律失常见上述证候者。

【组成】山楂、丹参、葛根、三七、木香。

【组方分析】方中丹参，活血祛瘀，通经止痛，为君药。

葛根，通经活络；三七，散瘀止血，消肿定痛。二药合用，活络化瘀，活络止痛，共为臣药。

山楂，行气散瘀，降脂化浊，为佐药。

木香，行气止痛，气行血行，为使药。

诸药合用，辛苦泄散，共奏活血化瘀、行气止痛之功。

【临床应用】

（1）辨证要点　本品为治疗气滞血瘀胸痹的常用方。以胸闷、心悸、颈项疼痛、舌色暗红、脉涩为辨证要点。

（2）现代应用　本品可用于冠心病心绞痛、心律失常、高脂血症、高血压、心脏神经官能症、脑心综合征等属气滞血瘀者。

【用法用量】口服。一次4片，一日3次。

【注意事项】孕妇慎用。

麝香保心丸
《中华人民共和国药典》2020年版

【功能】芳香温通，益气强心。

【主治】气滞血瘀所致的胸痹。症见心前区疼痛，固定不移；心肌缺血所致的心绞痛、心肌梗死见上述证候者。

【组成】人工麝香、人参提取物、人工牛黄、肉桂、苏合香、蟾酥、冰片。

【组方分析】方中人工麝香，开窍醒神，活血通经，为君药。

人参提取物，大补元气，复脉；苏合香，温通开窍，止痛；蟾酥，开窍醒神，解毒；肉桂，助阳化气，温通心脉。四药合用，温通止痛，益气强心，共为臣药。

人工牛黄，开窍醒神；冰片，开窍止痛，醒神化浊，共为佐药。

诸药合用，辛香走窜兼补虚，共奏芳香温通、益气强心之功。

【临床应用】

（1）辨证要点　本品是治疗气滞血瘀胸痹的常用方。以心前区疼痛、固定不移、胸胁胀满疼痛、舌色紫黯、脉涩为辨证要点。

（2）现代应用　本品可用于冠心病的长期治疗、心绞痛的急救、动脉粥样硬化的改善等属气滞血瘀者。

【用法用量】口服。一次1～2丸，一日3次；或症状发作时服用。

【注意事项】孕妇忌用；不宜与洋地黄类药物同用；心绞痛持续发作，服药后不能缓解时应加用硝酸甘油等药物。

 课堂拓展

麝香保心丸的现代创新研究荣获2018年度国家科学技术进步奖二等奖。麝香保心丸源于中医胸痹心痛的经典名方苏合香丸，20世纪70年代，在原苏合香丸的基础上由上海华山医院重新组方与研制，确定了处方组方和含量，并成功开发了独特的微粒丸。经临床疗效和安全性验证，于1981年经上海市卫生局批准正式定名为麝香保心丸，"国宝名药"由此诞生。麝香保心丸具有扩张冠状动脉、保护血管内皮、抑制血管壁炎症、促进治疗性血管新生等四大药理作用。快速扩张冠状动脉是其快速缓解心绞痛症状、用于急救的基础；改善血管内皮功能、抑制血管壁炎症、促进治疗性血管新生等血管整体保护功能是其适用于冠心病二级预防，并长期用药、改善预后的依据。

四、气虚血瘀胸痹用方药

通心络胶囊
《中华人民共和国药典》2020年版

【功能】益气活血，通络止痛。

【主治】冠心病心绞痛属心气虚乏、血瘀络阻证。症见胸部憋闷，刺痛或绞痛，固定不移，心悸自汗，气短乏力，舌质紫暗或有瘀斑，脉细涩或结代。亦用于气虚血瘀络阻型脑卒中，症见半身不遂或偏身麻木，口舌歪斜，言语不利。

【组成】人参、水蛭、全蝎、赤芍、蝉蜕、土鳖虫、蜈蚣、檀香、降香、乳香（制）、酸枣仁（炒）、冰片。

【组方分析】方中人参，大补元气，益气行血，复脉，为君药。

水蛭，破血通经，逐瘀消癥；土鳖虫，破血逐瘀，通经；赤芍，清热凉血，散瘀止痛；制乳香，行气活血，散瘀止痛；降香，活血行气止痛。五药合用，行气通络，活血止痛，共为臣药。

全蝎、蜈蚣，相须为用，通络止痛；檀香，理脾肺之气，散寒止痛；冰片，开窍止痛，醒神化浊；蝉蜕，息风止痛；炒酸枣仁，养心宁心。六药合用，理气，活血，通络，止痛，共为佐药。

诸药相合，行补并行，共奏益气活血、行气止痛之功。

【临床应用】

（1）辨证要点　本品为治疗心气虚乏、血瘀络阻胸痹常用方。以心前区刺痛、气短乏力、舌淡色紫、脉细涩为辨证要点。

（2）现代应用　本品可用于气虚血瘀、脉络阻塞所致的冠心病心绞痛、脑卒中、缺血性脑卒中、慢性肺心病心力衰竭、心律失常、高脂血症、糖尿病神经周围病变等属气虚血瘀络阻者。

此外，本品还可以用于治疗椎基底动脉供血不足、偏头痛、非酒精性脂肪肝及糖尿病早期肾病。

【用法用量】口服。一次2～4粒，一日3次。

【注意事项】孕妇禁用；月经期妇女及有出血倾向者，禁用。

舒心口服液

《中华人民共和国药典》2020 年版

【功能】补益心气，活血化瘀。

【主治】心气不足、瘀血内阻所致的胸痹。症见胸闷憋气，心前区刺痛，气短乏力。

【组成】党参、黄芪、红花、当归、川芎、三棱、蒲黄。

【组方分析】方中党参，健脾益气，气旺血行；黄芪，益气升阳，补气行血，养心通脉。二药合用，补气，养心，通脉，共为君药。

红花，活血，祛瘀，温通止痛；当归，补血，活血，止痛。二药合用，活血通脉，共为臣药。

川芎、三棱，活血化瘀，行气止痛；蒲黄，行血通经，消瘀止痛。三药合用，行气，活血，化瘀，共为佐药。

诸药相合，共奏补益心气、活血化瘀之功。

【临床应用】

（1）辨证要点　本品是治疗心气不足、瘀血内阻胸痹的常用方。以胸闷憋气、心前区刺痛、气短乏力、舌淡有齿痕、脉结代为辨证要点。

（2）现代应用　本品可用于冠心病心绞痛、心律失常、室性早搏、抑郁性神经症等心气不足、瘀血内阻者。

【用法用量】口服。一次 20mL，一日 2 次。

【注意事项】孕妇慎用；阴虚血瘀、痰瘀互阻胸痹心痛者，慎用；月经期妇女，慎用。

正心泰片

《中华人民共和国药典》2020 年版

【功能】补气活血，化瘀通络。

【主治】气虚血瘀所致的胸痹。症见胸痛，胸闷，心悸气短，乏力。

【组成】黄芪、葛根、丹参、槲寄生、山楂、川芎。

【组方分析】方中黄芪，补气，行滞通痹，补气以祛瘀，为君药。

丹参，活血祛瘀，通经止痛；川芎，行气开郁，活血止痛。二药合用，活血，行气，止痛，共为臣药

槲寄生，助筋骨，益血脉（《日华子本草》）；葛根，通经活络；山楂，行气散瘀，降脂化浊。三药合用，行气化瘀通络，共为佐药。

诸药相合，共奏益气活血、化瘀通络之功。

【临床应用】

（1）辨证要点　本品是治疗气虚血瘀胸痹的常用方。以胸闷、刺痛、乏力、舌质淡紫、脉细涩为辨证要点。

（2）现代应用　本品可用于冠心病心绞痛、高血压、高脂血症等属气虚血瘀者。

【用法用量】口服。一次 4 片，一日 3 次。

【注意事项】孕妇慎用。

五、阴虚血瘀胸痹用方药

心元胶囊

《中华人民共和国药典》2020 年版

【功能】滋肾养心，活血化瘀。

【主治】心肾阴虚、心血瘀阻胸痹。症见胸闷不适，胸部刺痛或绞痛，或胸痛彻背，固定不移，入夜更甚，心悸盗汗，心烦不寐，腰酸膝软，耳鸣头晕。

【组方】制何首乌、丹参、西洋参、黄芪、三七、天冬、麦冬、灵芝、地黄等。

【组方分析】方中制何首乌，养血滋阴，益精生髓，为君药。

丹参，活血祛瘀，通经止痛，清心；三七，散瘀止血，消肿定痛。二药合用，活血化瘀为

臣药。

西洋参，补气养阴，清火生津；黄芪，补气养血，行滞通痹；天冬，养阴润燥，清心生津；麦冬，养阴生津；地黄，养阴生津；灵芝，补气安神。六药合用，养阴补气，共为佐药。

诸药配伍，共奏滋肾养心、活血化瘀之功。

【临床应用】

（1）辨证要点　本品是治疗心肾阴虚、心血瘀阻胸痹的常用方。以胸部刺痛或绞痛、固定不移、腰酸膝软为辨证要点。

（2）现代应用　本品可用于冠心病稳定型心绞痛、冠心病稳定型劳累性心绞痛、高脂血症等属心肾阴虚、心血瘀阻者。

【用法用量】口服。一次 3～4 粒，一日 3 次。

【注意事项】孕妇慎用；忌食生冷、辛辣、油腻食物，忌烟酒、浓茶；治疗期间，若出现剧烈心绞痛、心肌梗死，见有气促、汗出、面色苍白者，应及时救治。

滋心阴口服液
《中华人民共和国药典》2020 年版

【功能】滋养心阴，活血止痛。

【主治】阴虚血瘀所致的胸痹。症见胸闷胸痛，心悸怔忡，五心烦热，夜眠不安，舌红少苔。

【组成】麦冬、赤芍、北沙参、三七。

【组方分析】方中麦冬、北沙参，滋养心阴，清心，共为君药。

赤芍，清热凉血，活血化瘀；三七，活血散瘀，止痛。二药合用，活血散瘀止痛，共为臣药。

诸药合用，共奏滋养心阴、活血止痛之功。

【临床应用】

（1）辨证要点　本品为治疗心阴亏虚、心血瘀阻胸痹常用方。以胸前区刺痛、五心烦热、舌红少苔、脉细数为辨证要点。

（2）现代应用　本品可用于冠心病心绞痛、老年心系疾病、肺源性心脏病、风湿性心脏病、心肌炎、高血压、神经官能症、更年期综合征等属阴虚血瘀者。

【用法用量】口服。一次 10mL，一日 3 次。

【注意事项】孕妇慎用；心绞痛持续发作者应及时救治。

任务四　健康指导

一、使用注意

注意调摄精神，避免过于激动或喜怒忧思无度。

注意饮食调节，饮食宜清淡低盐，食勿过饱，以防过食膏粱厚味产生痰浊；多吃水果及富含纤维素食物，保持大便通畅。

注意劳逸结合，坚持适当活动。发作期患者应卧床休息，缓解期要注意适当休息，保证充足的睡眠，坚持力所能及的活动，做到动中有静。

健康指导

二、健康指导

严格按照药品的剂量、时间、方法服药，并观察用药疗效和不良反应，应避光保存，注意有效期，偶尔可出现直立性低血压或晕厥。

中药汤剂一般宜饭后 1～2 小时温服，热毒血瘀者宜饭后 1～2 小时稍凉服用。

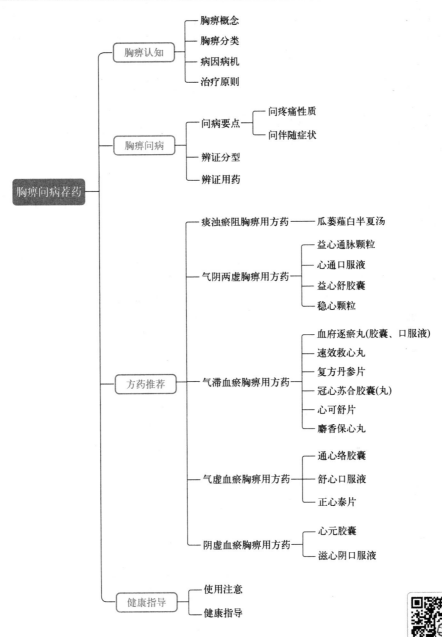

复习思考题答案

复习思考题

一、填空题

1. 胸痹的辨证分型有实证和虚证之分。其中虚证有（　　　　　）和心肾阳虚胸痹。

2. 瓜蒌薤白半夏汤主治（　　　　　）证；血府逐瘀丸主治（　　　　）证。

3. 麝香保心丸的功能是（　　　　　　）；复方丹参片的功能是（　　　　　）。

4. 速效救心丸由（　　　）和（　　　）组成。

5. 心元胶囊的功能是（　　　　　）。

二、选择题

（一）单选题

1. 气虚血瘀胸痹者，宜选用的中成药是（　　）。

A. 通心络胶囊　　　　B. 心元胶囊　　　　C. 速效救心丸　　　　D. 稳心颗粒

2. 血府逐瘀丸不含有的药味组成是（　　）。

A. 桃仁、红花、　　　　　　　　　　　B. 牛膝、桔梗

C. 当归、生地黄、川芎、赤芍　　　　　D. 柴胡、麸炒枳壳、白芍、甘草

3. 速效救心丸的功效是（　　）。

A. 行气活血，祛瘀止痛　　　　　　　　B. 活血化瘀，理气止痛

C. 理气，宽胸，止痛　　　　　　　　　D. 活血化瘀，行气止痛

4. 舒心口服液主治（　　）。

A. 心肾阴虚，心血瘀阻　　　　　　　　B. 气阴两虚，心脉瘀阻

C. 阴虚血瘀　　　　　　　　　　　　　D. 心气不足，瘀血内阻

5. 胸闷重，心痛，痰多气短，雨天易发，伴倦怠乏力，纳呆便溏，恶心，咯吐痰涎，苔白腻或白滑，脉滑，可辨证为（　　）。

A. 气滞血瘀胸痹　　　　　　　　　　　B. 痰浊瘀阻胸痹

C. 气阴两虚胸痹　　　　　　　　　　　D. 阴虚血瘀胸痹

6. 患者有室性早搏、房性早搏，伴心悸不宁，气短乏力，胸闷胸痛，宜选方药为（　　）。

A. 血府逐瘀丸　　　　　　　　　　　　B. 速效救心丸

C. 稳心颗粒　　　　　　　　　　　　　D. 冠心苏合胶囊

（二）多选题

1. 益心通脉颗粒的功能是（　　）。

A. 益气养阴　　　　B. 活血通络　　　　C. 益气复脉　　　　D. 化痰通络

2. 下列属于胸痹实证的是（　　）。

A. 寒凝心脉胸痹　　　　　　　　　　　B. 瘀血阻络胸痹

C. 气滞血瘀胸痹　　　　　　　　　　　D. 痰浊瘀阻胸痹

3. 可用来治疗气阴两虚胸痹的方药是（　　）。

A. 益心通脉颗粒　　　B. 心通口服液　　　C. 益心舒胶囊　　　D. 血府逐瘀丸

4. 冠心苏合胶囊的君药有（　　）。

Λ. 苏合香　　　　　B. 醋乳香　　　　　C. 冰片　　　　　D. 檀香

三、分析题

1. 处方分析

丹参15g　槐花10g　川芎15g　三七5g　红花3g　降香3g　赤芍3g

请根据处方药物组成，分析此方适用于胸痹的何种证型，并简要说明理由。

2. 案例分析

患者张某，女，42岁，冠心病已三年，前来就诊。症见胸闷隐痛，心悸气短，头晕目眩，倦怠懒言，面色少华，五心烦热，盗汗。

请辨证分型，并为该患者推荐合适的中成药。

项目十一　风湿痹痛问病荐药

📧 学习目标

[知识目标]

1. 掌握小活络丸、四妙丸、独活寄生丸（合剂）、颈复康颗粒的功能、主治、组成、组方分析及注意事项。

2. 熟悉风湿痹痛的概念、分类、病因病机、治疗原则、辨证分型、使用注意及用药指导。

3. 了解木瓜丸（颗粒）、风湿骨痛片（胶囊）、痛风定胶囊（片）、天麻丸的功能、主治及注意事项。

[技能目标]

1. 学会风湿痹痛的问病技巧。

2. 学会风湿痹痛的方药推荐。

[素质目标]

1. 培养学生传承精华、守正创新的责任感。

2. 培育学生合理用药、科学用药的意识。

3. 树立学生关爱健康、服务健康的理念。

📥 案例导入

患者张某，男，34岁。2年前出外游玩时，在户外露宿两夜，此后即觉两腿不适。初不甚重，渐觉膝关节疼痛，继而加剧，后每月必剧烈发作，发作时自觉两膝关节寒气彻骨，痛甚则如锥刺。需常服保泰松、安乃近等药物。患者形短而瘦，饮食二便均正常，舌淡苔白，脉沉弦。

讨论：此患者患有何种疾病？此病产生的病因是什么？可选用何种方剂或中成药？请为此患者介绍该方药的功能、主治、组成及使用注意，并提供健康指导。

任务一　风湿痹痛认知

风湿痹痛认知

一、风湿痹痛概念

风湿痹痛，是指由正气不足，风、寒、湿、热等外邪侵袭人体，闭阻经络，气血运行不畅所导致的，以肌肉、筋骨、关节发生疼痛、麻木、重着、屈伸不利，甚至关节肿大、变形、废用为主要临床表现的病证。现代医学的风湿性关节炎、类风湿关节炎、强直性脊柱炎、骨性关节炎、坐骨神经痛等，均属中医风湿痹痛的范畴。

二、风湿痹痛分类

风湿痹痛成因复杂，病位在肌肉、筋骨、关节，与肝肾二脏关系最为密切。根据病因和临床表现不同，风湿痹痛可分为风寒湿痹痛、风湿热痹痛、肝肾不足痹痛和瘀血阻络痹痛。其中，风寒湿痹痛、风湿热痹痛和瘀血阻络痹痛，属于实证；肝肾不足痹痛，属于虚证。

三、病因病机

风湿痹痛，是因正气不足、外感风寒湿热之邪而成。正气不足是风湿痹痛形成的内因和病变基础。体虚腠理空疏，营卫不固，为感邪创造了条件，故《诸病源候论·风病·风湿痹候》说："由血气虚，则受风湿"。外邪则有风寒湿邪和风湿热邪两大类。

风寒湿痹痛，因居处潮湿，涉水冒雨，或睡卧当风，触冒雾露，或气候变化，冷热交错，致风寒湿邪乘虚侵袭人体而生。

风湿热痹痛，因处湿热环境，或在农田、野外劳动，天暑地蒸，或在车间、实验室工作，高温高湿，致风湿热之邪乘虚而入；亦可因阳热、阴虚之体外感风寒湿邪，邪从热化，或风寒湿郁久化热，而为风湿热之邪，致邪气留注肌肉、筋骨、关节，闭阻经络，气血运行不畅而成。

肝肾不足痹痛，因先天禀赋不足，或后天饮食不节、情志不遂，致肝肾受损，壅遏骨节，闭阻经络，日久亏虚而成。

瘀血阻络痹痛，因痹病日久不愈，气血运行不畅，致血脉瘀阻，津液凝聚，痰瘀互结，闭阻经络，深入骨骼而成。

上述病因病机之间常相兼为病，或互相转化，致经络壅塞，气血运行不畅，肢体筋脉失养，最终形成风湿痹痛。

四、治疗原则

风湿痹痛为邪气闭阻经络、气血运行不畅所致，故本病的治疗原则是祛邪活络，缓急止痛。风寒湿痹痛，宜祛风散寒，除湿通络；风湿热痹痛，宜祛风通络，清热除湿；肝肾不足痹痛，宜祛邪扶正，攻补兼施，在祛风散寒除湿的同时，宜补益气血、滋养肝肾之品；瘀血阻络痹痛，宜化痰祛瘀，搜风通络。

任务二　风湿痹痛问病

风湿痹痛问病

一、问病要点

1. 问病因

因露宿湿地受凉致风湿痹痛者，多为风寒湿痹痛；因久处潮湿闷热环境致痹痛者，多为风湿热痹痛；因年老体衰、气血衰败复感外邪致痹痛者，多为肝肾不足痹痛。

2. 问病史

痹痛初起者，多为风寒湿痹痛或风湿热痹痛，属实证；痹痛日久、迁延不愈者，多为肝肾不足痹痛或瘀血阻络痹痛，往往虚实夹杂。

3. 问疼痛

患处刺痛、伴关节变形者，多为瘀血阻络痹痛；关节红肿热痛者，多为风湿热痹痛；关节疼痛、无红肿发热者，多为风寒湿痹痛。风寒湿痹痛中疼痛部位固定且剧烈者，又称痛痹；疼痛部位游走不定者，又称行痹；疼痛以酸痛重着为主者，多为着痹。

二、辨证分型

风湿痹痛的辨证分型有风寒湿痹痛、风湿热痹痛、肝肾不足痹痛、瘀血阻络痹痛。其中，风寒湿痹痛、风湿热痹痛和瘀血阻络痹痛属于实证；肝肾不足痹痛属于虚证。

三、辨证用药

1. 风寒湿痹痛

临床表现有关节疼痛，屈伸不利，肌肉、关节疼痛酸麻，或有肿胀，遇阴雨寒冷则疼痛加剧，得热痛减，舌淡苔白腻，脉弦紧。治宜祛风散寒，除湿通络。风寒湿痹痛的代表方药有小活络丹、木瓜丸、风湿骨片片等。

2. 风湿热痹痛

临床表现有关节疼痛，局部灼热红肿，得冷稍舒，痛不可触，可病及一个或多个关节，多兼有发热，口渴，烦闷不安，苔黄燥，脉滑数。治宜祛风通络，清热除湿。风湿热痹痛的代表方药有四妙丸、痛风定胶囊等。

> **课堂互动** 风寒湿痹痛与风湿热痹痛应如何区别？

3. 肝肾不足痹痛

临床表现有疼痛日久不愈，关节屈伸不利，肌肉瘦削，腰膝酸软，或畏寒肢冷，或骨蒸劳热，心烦口干，舌淡红，舌苔薄白或少津，脉沉细弱或细数。治宜补益肝肾，舒筋止痛。肝肾不足痹痛的代表方有独活寄生丸、天麻丸等。

4. 瘀血阻络痹痛

临床表现有疼痛时轻时重，关节肿大、变形，屈伸不利，舌紫，苔白腻，脉细涩。治宜化痰祛瘀，搜风通络。瘀血阻络痹痛的代表方药有颈复康颗粒等。

任务三　方药推荐

一、风寒湿痹痛用方药

方药推荐

小活络丸
《中华人民共和国药典》2020 年版

【功能】祛风散寒，化痰除湿，活血止痛。

【主治】风寒湿邪闭阻、痰瘀阻络所致的痹病。症见肢体关节疼痛，或冷痛，或刺痛，或疼痛夜甚，关节屈伸不利，麻木拘挛，舌淡紫，苔白，脉沉弦或涩。

【组成】胆南星、制川乌、制草乌、地龙、乳香（制）、没药（制）。

【组方分析】本方为风寒湿邪闭阻、痰瘀阻络痹病而设。风寒湿邪侵入经络，日久不愈，气血不通，营卫不畅，津凝为痰，血停为瘀，经络闭阻，故肢体关节疼痛，关节屈伸不利，麻木拘挛；冷痛，为寒；刺痛，为血瘀；舌淡紫，苔白，脉沉弦或涩，为风寒湿邪与痰瘀交阻之象。

方中制川乌、制草乌，毒大力强，祛风除湿，散寒止痛，共为君药。

制乳香，香窜温通，活血止痛；制没药，活血止痛。二药相须为用，活血止痛，共为臣药。

胆南星，清热化痰；地龙，清热，通络。二药相合，化痰通络，助君臣药活血止痛，又清热，以佐制君臣药温燥之性，共为佐药。

全方配伍，辛苦温通，共奏祛风散寒、除湿通络之功。

【临床应用】

（1）辨证要点　本品是风寒湿邪闭阻、痰瘀阻络所致痹病的常用方。以肢体关节疼痛，或冷痛，或刺痛，关节屈伸不利，麻木拘挛为辨证要点。

（2）现代应用　本品可用于腰椎病、足跟痛、肩关节周围炎、冠心病心绞痛、脑卒中等属风寒湿邪闭阻、痰瘀阻络者。

【用法用量】黄酒或温开水送服。小蜜丸一次 3g（15 丸）；大蜜丸一次 1 丸，一日 2 次。

【注意事项】孕妇禁用。

 知识拓展

《黄帝内经·素问》有记载风湿痹痛的《痹论》篇，其中有"风寒湿三气杂至，合而为痹也。其风气胜者为行痹，寒气胜者为痛痹，湿气胜者为着痹也"的论述，对风寒湿痹痛进行了进一步的分类。

这种具体的分类方法可有效指导治疗风寒湿痹痛的遣方用药，有助于突出治疗重点、提高临床疗效，至今仍是临床上常用的辨证组方思路。

木瓜丸（颗粒）
《中华人民共和国药典》2020 年版

【功能】祛风散寒，除湿通络。

【主治】风寒湿闭阻所致的痹病。症见关节疼痛，肿胀，屈伸不利，局部畏恶风寒，肢体麻木，腰膝酸软。

【组成】木瓜、当归、川芎、白芷、威灵仙、狗脊（制）、牛膝、鸡血藤、海风藤、人参、制川乌、制草乌。

【组方分析】方中制川乌、制草乌，毒大力强，祛风除湿，散寒止痛，共为君药。

白芷，祛风散寒，祛湿止痛；海风藤，祛风湿，通络止痛；威灵仙，通行十二经脉，祛风湿，通络止痛；木瓜，舒筋活络，祛湿除痹。四药合用，祛风散寒，祛湿止痛。鸡血藤，活血养血，舒筋活络；川芎，活血，祛风止痛。二药合用，活血止痛。六药相合，祛风寒湿，通络止痛，共为臣药。

当归，补血活血，止痛；人参，补气，生津；制狗脊，祛风湿，补肝肾，强腰膝；牛膝，引血下行，补肝肾，强腰膝。四药合用，散风寒湿，通络止痛，益气血，强腰膝，共为佐药。

全方配伍，祛邪扶正，共奏祛风散寒、除湿通络之功

【临床应用】

（1）辨证要点　本品为治疗风寒湿闭阻所致痹病的常用方。以关节疼痛、肿胀、屈伸不利、

局部畏恶风寒、腰膝酸软为辨证要点。

（2）现代应用 本品可用于风湿性关节炎、类风湿性关节炎、坐骨神经痛、腰肌劳损等属正气不足、风寒湿闭阻者。

【用法用量】口服。一次 30 丸，一日 2 次。

【注意事项】风湿热痹者，慎用；孕妇禁用；高血压、心脏病或胃病患者，慎用；阴虚火旺或湿热痹痛者，慎用。

<h3 style="text-align:center">风湿骨痛片（胶囊）</h3>
《中华人民共和国药典》2020 年版

【功能】温经散寒，通络止痛。

【主治】寒湿闭阻经络所致的痹病。症见腰脊疼痛，四肢关节冷痛；风湿性关节炎见上述证候者。

【组成】制川乌、制草乌、红花、甘草、木瓜、乌梅、麻黄。

【组方分析】方中制川乌、制草乌，毒大力强，祛风除湿，散寒止痛，共为君药。

麻黄，温散筋骨风寒之邪而止痛；红花，活血通经，散瘀止痛。二药合用，温经散寒，活血止痛，共为臣药。

木瓜，舒筋活络，祛湿除痹；乌梅，生津；甘草，缓急止痛。三药合用，酸甘化阴，舒筋活络，缓急止痛，又佐君药辛燥刚烈之性，共为佐药。

诸药合用，共奏止咳化痰、降气平喘之功。

【临床应用】

（1）辨证要点 本品为治疗寒湿闭阻经络所致痹病常用方。以腰脊疼痛，四肢关节冷痛为辨证要点。

（2）现代应用 本品可用于风湿性关节炎、类风湿性关节炎、强直性脊柱炎、颈椎病、骨关节炎等属寒湿闭阻经络者。

【用法用量】口服。片剂：一次 2～4 片，一日 2 次。胶囊剂：一次 2～4 粒，一日 2 次。

【注意事项】孕妇及哺乳期妇女，禁用；严重心脏病，高血压，肝、肾疾病患者，忌服；本品含乌头碱，应严格按规定量服用；不得任意增加服用量及服用时间。

二、风湿热痹痛用方药

<h3 style="text-align:center">四妙丸</h3>
《中华人民共和国药典》2020 年版

【功能】清热利湿。

【主治】湿热下注所致的痹病。症见足膝红肿，筋骨疼痛。

【组成】苍术、牛膝、盐黄柏、薏苡仁。

【组方分析】方中盐黄柏，清热燥湿，除下焦湿热，为君药。

苍术，燥湿除痹；薏苡仁，利湿除痹。两药合用，祛湿除痹，共为臣药。

牛膝，活血通经，通利关节，利尿，引药下行而直达下焦，为使药。

诸药相合，清利苦燥、共奏清热利湿之功。

【临床应用】

（1）辨证要点 本品是治疗湿热下注所致痹病的常用方。以足膝红肿，筋骨疼痛为辨证要点。

（2）现代应用 本品可用于湿疹、丹毒、慢性渗出性膝关节炎、急性痛风性关节炎、盆腔炎、肾炎、高尿酸血症等属湿热下注者。

【用法用量】口服。一次 6g，一日 2 次。

【注意事项】孕妇慎用。

四妙丸由中医传统名方二妙散加味而成。二妙散出自明·朱丹溪所著《丹溪心法》，原方主治"筋骨疼痛因湿热者"。后人将散为丸，并加入牛膝祛风湿、补肝肾，且能引药下行，故三妙丸擅治下焦湿热所致双足麻木疼痛、痿软无力。四妙丸中又加入薏苡仁，增强清热利湿之力，故主治湿热下注所致的下肢痹痛，症见足膝红肿、筋骨疼痛者。

痛风定胶囊（片）
《中华人民共和国药典》2020 年版

【功能】清热祛湿，活血通络定痛。

【主治】湿热瘀阻所致的痹病。症见关节红肿热痛，伴有发热，汗出不解，口渴心烦，小便黄，舌红苔黄腻，脉滑数；痛风见上述证候者。

【组成】秦艽、黄柏、延胡索、赤芍、川牛膝、泽泻、车前子、土茯苓。

【组方分析】秦艽，祛风湿，通络舒筋，清湿热，止痹痛，为君药。

黄柏，清热燥湿，泻火解毒；川牛膝，活血通经，通利关节，利尿。两药合用，清热祛湿通络，共为臣药。

延胡索，活血，行气，止痛；赤芍，清热凉血，散瘀止痛；泽泻，利水渗湿，泄热；车前子，清热利尿；土茯苓，利湿清热，通利关节。五药合用，清热祛湿，活血止痛，共为佐药。

诸药相配，苦寒泄通，共奏清热祛湿、活血通络定痛之功。

【临床应用】

（1）辨证要点　本品是治疗湿热瘀阻所致痹病的常用方。以关节红肿热痛、发热、心烦、小便黄、舌红苔黄腻、脉滑数为辨证要点。

（2）现代应用　本品可用于风湿性关节炎、类风湿性关节炎、膝骨性关节炎、膝关节滑膜积水等属湿热下注者。

【用法用量】口服。胶囊剂：一次 4 粒，一日 3 次。片剂：一次 4 片，一日 3 次。

【注意事项】风寒湿痹者慎用；孕妇慎用；服药后不宜立即饮茶。

三、肝肾不足痹痛用方药

独活寄生丸（合剂）
《中华人民共和国药典》2020 年版

【功能】养血舒筋，祛风除湿，补益肝肾。

【主治】风寒湿闭阻、肝肾两亏、气血不足所致的痹病。症见腰膝冷痛，屈伸不利，酸重无力，或麻木偏枯，冷痹日久不愈。

【组成】独活、桑寄生、熟地黄、牛膝、细辛、秦艽、茯苓、肉桂、防风、川芎、党参、甘草、酒当归、白芍、盐杜仲。

【组方分析】本方为风寒湿闭阻、肝肾两亏、气血不足所致痹病而设。肝肾两亏，则腰膝酸软；风寒湿邪客于肢体关节，气血运行不畅，故腰膝冷痛，久则肢节屈伸不利，或麻木不仁，或冷痹日久不愈。正如《素问》所言："痹在于骨则重，在于脉则不仁。"治宜养血舒筋，祛风除湿，补益肝肾。

方中独活，祛风除湿，通痹止痛；桑寄生，祛风湿，补肝肾，强筋骨。两者合用，祛风湿，补肝肾，共为君药。

秦艽，祛风湿，止痹痛；防风，祛风，胜湿止痛；细辛，祛风除湿，散寒止痛；盐杜仲、牛膝，补肝肾，强筋骨。五药合用，祛风除湿，补益肝肾，共为臣药。

酒当归、熟地黄、白芍、川芎，此四物方组成，养血和血；党参、茯苓、甘草，此四君子方去白术，补气健脾；肉桂辛热，散寒止痛，温通经脉。八药合用，补气养血，活血通脉，共为佐药。

诸药合用，祛邪扶正，共奏养血舒筋、祛风除湿、补益肝肾之功。

【临床应用】

（1）辨证要点　本方是治疗风寒湿闭阻、肝肾两亏、气血不足所致痹病的常用方。以腰膝冷痛、屈伸不利为辨证要点。

（2）现代应用　本品可用于慢性关节炎、风湿性关节炎、类风湿关节炎、风湿性坐骨神经痛、腰肌劳损、骨质增生症、小儿麻痹等风寒湿痹日久、正气不足者。

【用法用量】口服。丸剂：水蜜丸一次 6g，大蜜丸一次 1 丸，一日 2 次。合剂：一次 15～20mL，一日 3 次；用时摇匀。

【注意事项】痹证之属湿热实证者，忌用；孕妇慎用。

天麻丸
《中华人民共和国药典》2020 年版

【功能】祛风除湿，通络止痛，补益肝肾。

【主治】风湿瘀阻、肝肾不足所致的痹病。症见肢体拘挛，手足麻木，腰腿酸痛。

【组成】天麻、羌活、独活、盐杜仲、牛膝、粉萆薢、附子（黑顺片）、当归、地黄、玄参。

【组方分析】方中天麻，祛风通络止痛，平肝息风止痉，为君药。

羌活，祛风散寒，除湿止痛；独活，祛风湿，止痹痛；粉萆薢，祛风利湿，除痹；盐杜仲，补肝肾，强腰膝；牛膝，补肝肾，强腰膝，通经脉。五药合用，祛风除湿，通络止痛，补肝肾，强筋骨，共为臣药。

制附子，逐风寒湿，温经止痛；当归，补血活血，行滞止痛；地黄，清热，养阴生津，逐血痹，填骨髓；玄参，清热，滋阴降火。四药合用，祛风除湿，通络止痛，养血滋阴，以防辛温耗伤阴血，共为佐药。

全方配伍，标本兼顾，共奏祛风除湿、通络止痛、补益肝肾之功。

【临床应用】

（1）辨证要点　本方是治疗风湿瘀阻、肝肾不足所致痹病的常用方。以肢体拘挛、手足麻木、腰腿酸痛为辨证要点。

（2）现代应用　本品可用于脑血管意外之半身不遂、偏头痛、风湿性关节炎、腰肢疼痛、手足麻木、小儿麻痹后遗症以及高血压等属风湿瘀阻、肝肾不足者。

【用法用量】口服。水蜜丸一次 6g，小蜜丸一次 9g，大蜜丸一次 1 丸，一日 2～3 次。

【注意事项】孕妇慎用；湿热痹者，慎用。

🌐 **思政元素**

"天麻之父"徐锦堂

我国著名的药用真菌培养、药用植物栽培学家徐锦堂，为解决天麻资源紧张。在 20 世纪 60 年代，开创了世界首次人工栽培天麻的先例；在 20 世纪 70 年代，成功地研究出天麻无性繁殖固定菌床法栽培新技术；在 20 世纪 80 年代，创造了天麻有性繁殖树叶菌床法，解决了天麻的退化问题；在此基础上，分离、筛选出紫萁小菇等天麻种子共生萌发菌，彻底揭开困惑科学界多年的天麻生活史的秘密，为陕鄂川山区的贫困农民开辟了一条科技脱贫致富之路，创造了一个科研与生产、科研成果与推广应用紧密结合的成功典范；体现了老一辈科研工作者胸怀祖国、心系百姓，将论文写在大地上的科学献身精神。

四、瘀血阻络痹痛用方药

颈复康颗粒

《中华人民共和国药典》2020 年版

【功能】活血通络，散风止痛。

【主治】风湿瘀阻所致的颈椎病。症见头晕，颈项僵硬，肩背酸痛，手臂麻木。

【组成】羌活、川芎、葛根、秦艽、威灵仙、麸炒苍术、丹参、白芍、地龙（酒炙）、红花、乳香（制）、黄芪、党参、地黄、石决明、煅花蕊石、关黄柏、炒王不留行、燀桃仁、没药（制）、土鳖虫（酒炙）。

【组方分析】方中羌活，散寒，除湿止痛，治太阳病头项强痛及上半身风湿痹痛；葛根，解肌，"疗中风头痛""破血"；川芎，活血，祛风，止痛。三药合用，活血，散风止痛，共为君药。

秦艽，散风除湿，通络舒筋，止痹痛；威灵仙，祛风湿，通经络，除痹痛；苍术，祛风散寒，除湿止痛；关黄柏，清热燥湿，泻相火。四药相合，祛风湿，通经络，止痹痛。丹参，活血通经；制乳香、制没药，活血止痛；燀桃仁，破血通经；红花，活血通脉；酒土鳖虫，破血散瘀；煅花蕊石，活血化瘀；炒王不留行，活血通经。九药相合，活血通络止痛。诸药合用，活血通络，散风止痛，共为臣药。

黄芪，补气，生血，行滞；党参，补气，养血。二药相合，补气养血行滞，并防辛散苦燥耗气。地黄，滋阴清热；白芍，养血柔肝止痛；石决明，清肝，平肝潜阳；酒地龙，清热息风通络。四药相合，滋阴平肝，息风止痉，通络止痛，并防辛苦燥散伤阴。六药合用，共为佐药。

诸药合用，辛散温通又甘补，共奏活血通络、散风止痛之功。

【临床应用】

（1）辨证要点　本品为治疗风湿瘀阻所致颈椎病的基础方。以头晕、颈项僵硬、肩背酸痛、手臂麻木为辨证要点。

（2）现代应用　本品可用于头晕、颈项僵硬、肩背酸痛、手臂麻木等属风湿瘀阻者。

【用法用量】60℃以下温开水冲服。一次 1～2 袋，一日 2 次。饭后服用。

【注意事项】孕妇忌服；消化道溃疡、肾性高血压患者慎服或遵医嘱；如有感冒、发烧、鼻咽痛等患者，应暂停服用；忌生冷、油腻食物。

任务四　健康指导

一、注意事项

注意改善患者的工作、生活环境，远离潮湿环境，避免外邪入侵。
注意加强体育锻炼，提高身体素质，增强机体抵御外邪的能力。
注意病后调摄护理，做好防寒保暖等预防工作。

健康指导

二、用药指导

部分风湿痹痛类方药中含有有毒药物，治疗时需严格控制药物剂量，用量宜从小量开始。
除内服药物外，还可用外敷、熏洗、佩戴等方法治疗风湿痹痛，均有一定临床疗效。

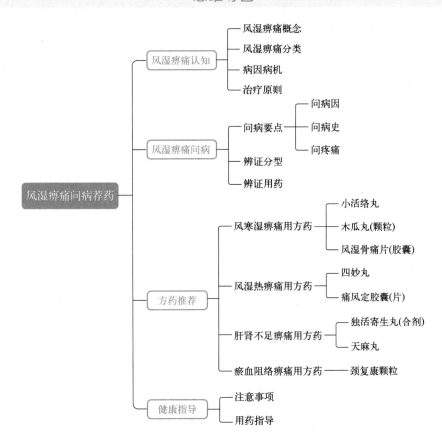

复习思考题

一、填空题

1. 风湿痹痛的辨证分型可分为（　　　　）、（　　　　）、（　　　　）、（　　　　）。

复习思考题答案

2. 小活络丸主治（　　　）证，四妙丸主治（　　　）证，独活寄生丸主治（　　　）证。

3. 颈复康颗粒的功能是（　　　　），木瓜丸的功能是（　　　　）。

4. 风寒湿痹痛的代表方是（　　　　），风湿热痹痛的代表方是（　　　　）。

5. 风湿骨痛片的功能是（　　　　），痛风定胶囊的功能是（　　　　）。

二、选择题

（一）单选题

1. 风湿痹痛属于风寒湿痹痛者，宜选用的中成药是（　　　）。

A. 小活络 　　　　B. 木瓜丸 　　　　C. 风湿骨痛片 　　　D. 天麻丸

2. 四妙丸的药味组成是（　　　）。

A. 苍术、黄柏、牛膝、薏苡仁 　　　　　　B. 白术、黄柏、牛膝、薏苡仁

C. 苍术、黄连、牛膝、薏苡仁 　　　　　　D. 苍术、黄柏、牛膝、冬瓜仁

3. 颈椎病患者症见头晕，颈项僵硬，肩背酸痛，手臂麻木，宜选用的中成药是（　　　）。

A. 小活络丸 　　　B. 四妙丸 　　　　C. 独活寄生丸 　　　D. 颈复康颗粒

4. 患者关节疼痛肿胀，屈伸不利，局部长恶风寒，肢体麻木，腰膝酸软，宜选择的中成药

是（   ）。

  A. 木瓜丸   B. 风湿骨痛片   C. 痛风定胶囊   D. 天麻丸

  5. 患者腰膝冷痛，屈伸不利，酸重无力，麻木偏枯，日久不愈，宜选择的中成药是（   ）。

  A. 颈复康颗粒   B. 四妙丸   C. 木瓜丸   D. 独活寄生丸

  （二）多选题

  1. 颈复康颗粒的功能有（   ）。

  A. 化湿和中   B. 活血通络   C. 散风止痛   D. 滋阴柔肝

  2. 独活寄生丸的功能有（   ）。

  A. 养血舒筋   B. 祛风除湿   C. 清热解毒   D. 补益肝肾

  3. 可用于关节疼痛，肌肉关节疼痛酸麻，遇阴雨寒冷则疼痛加剧，得热痛减的有（   ）。

  A. 小活络丸   B. 木瓜丸   C. 风湿骨痛片   D. 天麻丸

  4. 风湿痹痛的病因有（   ）。

  A. 正气不足   B. 饮食失宜   C. 情志不遂   D. 外感风寒

三、分析题

  1. 处方分析

  苍术 15g 牛膝 15g 盐黄柏 10g 薏苡仁 30g

  请根据处方药物组成，分析此方适用于风湿痹痛的何种证型，并简要说明理由。

  2. 案例分析

  患者李某，男，45岁。素体虚弱，不耐风寒。1周前受凉后，突发两腿股膝至胯疼痛发凉，不得屈伸，麻木拘挛，行动受限；舌淡紫，苔白腻，脉沉弦。

  请辨证分型，并为该患者推荐合适的中成药。

模块四
皮肤科、外科病问病荐药

项目一　疮疡问病荐药

 学习目标

[知识目标]

1. 掌握五味消毒饮、仙方活命饮、如意金黄散的功能、主治、组成、组方分析及注意事项。
2. 熟悉疮疡的概念、分期、病因病机、治疗原则、辨证分型、注意事项及用药指导。
3. 了解连翘败毒丸、生肌玉红膏、京万红软膏的功能、主治及注意事项。

[技能目标]

1. 学会疮疡病的问病技巧。
2. 学会疮疡病的方药推荐。

[素质目标]

1. 培养学生传承精华、守正创新的责任感。
2. 培育学生合理用药、科学用药的意识。
3. 树立学生关爱健康、服务健康的理念。

案例导入

　　患者李某，男，63岁。初诊：3天前饮酒后出现咽部红肿疼痛，兼见口臭、口渴、便秘、尿黄、舌红、苔黄腻、脉滑数。

　　讨论：此患者患有何种疾病？此病产生的病因是什么？可选用何种方剂或中成药？请为此患者介绍该方药的功能、主治、组成及注意事项，并提供健康指导。

任务一　疮疡认知

疮疡认知

一、疮疡概念

疮疡，是中医外科最常见的疾病。广义上，泛指一切体表浅显的外科疾病；狭义上，指各种致病因素侵袭人体后引起的体表感染性疾病。狭义疮疡，常可分为初期、中期、后期三个阶段。中医外科疮疡疾病包括疖、疔、痈、有头疽、丹毒、流痰、流注、瘰疬等。在肿疡阶段，一般以红肿热痛为主；在溃疡阶段，多以溃腐流脓及机体组织损伤为主要症状，可伴有功能障碍及全身中毒症状。疮疡好发于夏秋季，但四季皆可发病。西医学中的体表部分发生的急、慢性化脓性感染等，均在中医疮疡范畴。

二、疮疡分期

疮疡的病变过程可分为初期、中期和后期。疮疡初期，人体正气充足，邪毒蕴结，疮疡未成脓，多见热毒蕴结或湿热壅滞等证。疮疡中期，热盛肉腐，脓肿已成。疮疡后期，若脓毒外解，腐肉脱落，新肉生长，则痊愈；若正气不足，邪毒内陷，则出现恶逆之症，甚至危及生命。

三、病因病机

疮疡的致病因素分外因和内因两大类。外因有六淫邪毒、时疫之毒和外来伤害等，内因有情志内伤、饮食不节、房室损伤等。各种致病因素侵袭人体后，影响气血运行，引起局部气血凝滞、营卫不和、经络阻塞，产生肿痛症状。一般认为疮疡的发生，从外感受者，轻；五脏蕴结从内发外者，重。外邪引起的疮疡，以热毒、火毒最为多见，属阳证；内伤引起的疮疡，大多因虚致病，且多属于慢性，属阴证。如外感风、寒、暑、湿等引起的疮疡，在初起阶段，虽并不都具有热毒、火毒的红热现象，但在病中期，能显现火热之毒。而内生肾虚络空，易为风寒痰浊侵袭而成流痰；肺肾阴亏，虚火上炎，灼津为痰而成瘰疬。

四、治疗原则

较轻或范围较小的浅部疮疡，可仅用外治法；而疡科大症，则需要内治、外治相结合。内治法的总则为消、托、补，外治法总则为消、腐、敛。初期，尚未成脓时，宜消散，常清热解毒、和营行瘀；中期，脓成不溃或脓出不畅，宜托毒，常透托、补托；后期，正气虚弱者，宜补益敛疮，常益气养血、敛疮生肌等。

任务二　疮疡问病

疮疡问病

一、问病要点

疮疡问病包括问疮疡颜色、是否突出皮肤、疼痛程度以及加重因素等。
疮疡颜色苍白，平塌下陷，疼痛和缓，多为阴证；疮疡颜色红赤，高肿突起，疼痛剧烈，多为阳证。因素体热盛、饮食不节感受湿热之邪而发，为阳证；因病程缠绵、邪气内陷而致，为阴证。

二、辨证分型

疮疡的辨证分型主要有热毒蕴结疮疡和湿热瘀阻疮疡。

三、辨证用药

1. 热毒蕴结疮疡

症状表现有局部红肿疼痛，或有脓疱，伴口臭、口渴、便秘、溲赤、舌红苔黄腻、脉滑数。其病多因热毒蕴结，治宜清热解毒，消肿止痛。热毒蕴结疮疡的代表方药有五味消毒饮、仙方活命饮、连翘败毒丸等。

2. 湿热瘀阻疮疡

症状表现有疮面晦暗，脓少而薄，闷胀疼痛或微痛，或伴气虚、阴虚等见症，病程日久，经常反复发作。其病多因湿热瘀阻，治宜清热燥湿，活血解毒。湿热瘀阻疮疡的代表方药有如意金黄散、生肌玉红膏、京万红软膏等。

⟳ 课堂互动　热毒蕴结疮疡与湿热瘀阻疮疡应如何区别？

任务三　方药推荐

一、热毒蕴结疮疡用方药

方药推荐

五味消毒饮
《医宗金鉴》

【功能】清热解毒，散结消肿。

【主治】热毒蕴蒸疔疮痈肿证。症见疔疮初起，发热恶寒，疮形如粟，坚硬根深，状如铁钉，以及痈疡疖肿，红肿热痛，舌红苔黄，脉数。

【组成】金银花、野菊花、蒲公英、紫花地丁、紫背天葵子。

【组方分析】方中金银花，清热解毒，消散痈肿，尤善解中上焦之热毒，为痈疮疔毒之要药，为君药。

野菊花，清热解毒；蒲公英、紫花地丁，均清热解毒，为痈疮疔毒之要药；紫背天葵子，清热解毒，凉血消肿散结。四药合用，清热解毒，消肿散结，共为臣药。

诸药合用，共奏清热解毒、散结消肿之功。

【临床应用】

（1）辨证要点　本方是治疗热毒蕴蒸疔疮痈肿的常用方。以疔疮痈肿、红肿热痛、发热恶寒、舌红苔黄、脉数为辨证要点。

（2）现代应用　本方可用于急性乳腺炎、蜂窝组织炎等外科急性感染，急性泌尿系感染、胆囊炎、肺炎、流行性乙型脑炎等急性传染病具有热毒证候者。

【用法用量】用水 400mL，煎至 300mL，加无灰酒 100mL，再滚二三沸，去滓热服。盖被取汗。酒可佐助，因其辛热，通血脉，可利痈肿疔毒。

【注意事项】脾胃虚弱、大便溏薄者，慎用；阴疽肿痛者，忌用。

仙方活命饮
《校注妇人良方》

【功能】清热解毒，消肿溃坚，活血止痛。

【主治】阳证痈疡肿毒初起证。症见红肿焮痛，或身热凛寒，苔薄白或黄，脉数有力。

【组成】白芷、贝母、防风、赤芍药、当归尾、甘草节、皂角刺（炒）、穿山甲（炙）、天花粉、乳香、没药、金银花、陈皮。

【组方分析】本方为热毒壅聚、气滞血瘀痰结而设。热毒壅聚，营气郁滞，气滞血瘀，聚而成形，故局部红肿热痛；邪正交争于表，故身热凛寒；正邪俱盛，相搏于经，则脉数有力。治宜清热解毒，消肿溃坚，活血止痛。

方中金银花，清热解毒，为疮痈要药，为君药。

当归尾，活血化瘀；赤芍，清热凉血化瘀；乳香、没药，活血散瘀止痛；陈皮，理气行滞，使气行血行，肿结自消。五药合用，行气活血，化瘀止痛，共为臣药。

白芷、防风，消肿排脓，胜湿止痛；贝母，清热化痰，散结消肿；天花粉，清热生津，散结消肿；穿山甲，通经络；皂角刺，通络溃坚。六药合用，消肿溃坚，散结排脓，共为佐药。

甘草，既清热解毒，又调和诸药，为佐使药。

诸药合用，共奏清热解毒、消肿溃坚、活血止痛之功。

【临床应用】

（1）辨证要点　本方是治疗热毒痈疡肿毒初起的常用方。以红肿焮痛、身热凛寒、苔薄黄、脉数有力为辨证要点。

（2）现代应用　本方可用于化脓性炎症、蜂窝织炎、化脓性扁桃体炎、乳腺炎、脓疱疮、疖肿、深部脓肿等属热毒壅聚者。

【用法用量】用酒一大碗，煎五七沸服。酒辛热，借其通行周身，以行药势，助药力直达病所。

【注意事项】本方只可用于痈肿未溃之前，若已溃，断不可用；本方性偏寒凉，阴证疮疡，忌用；脾胃本虚、气血不足者，应慎用。

🌸 知识拓展

疖是一种生于皮肤浅表的急性化脓性疾患，随处可生，小儿、青年多见，相当于西医的单个毛囊及其皮脂腺或汗腺的急性化脓性炎症。疔是发病迅速而且危险性较大的急性感染性疾病，多发生在颜面和手足等处，相当于中医的疔、痈、坏疽的一部分，相当于西医的皮肤炭疽及急性淋巴管炎。痈是发生在皮肉之间的急性化脓性疾病，相当于西医的体表浅表脓肿、急性化脓性淋巴结炎。

连翘败毒丸
《中华人民共和国卫生部药品标准》

【功能】清热解毒，散风消肿。

【主治】脏腑积热、风热湿毒引起的疮疡初起。症见红肿疼痛，憎寒发热，风湿疙瘩，遍身刺痒，大便秘结。

【组成】连翘、金银花、苦地丁、天花粉、黄芩、黄连、大黄、苦参、荆芥穗、防风、白芷、羌活、麻黄、薄荷、柴胡、当归、赤芍、甘草。

【组方分析】方中连翘，清热解毒，消肿散结，为疮家圣药，为君药。

金银花，清热解毒；苦地丁，清热解毒，散结消肿。二药合用，清热解毒，共为臣药。

赤芍，清热凉血，散瘀止痛；黄芩，清热燥湿，泻上焦之热；黄连，清热燥湿，清中焦之火；大黄，清热泻火通便；苦参，清热燥湿利尿。大黄、苦参二药，清利湿毒从二便排出。天花粉，清热泻火，消肿排脓；麻黄，发汗解表；白芷，解表散风，消肿排脓；荆芥穗，解表散风，透疹，止痒；防风，祛风解表；薄荷，疏散风热，透疹止痒；羌活，祛风除湿；柴胡，疏散退热；当归，活血养血。以上诸药，清热，燥湿，散风，消肿，共为佐药。

甘草，调和诸药，为使药。

诸药合用，共奏清热解毒、散风消肿之功。

【临床应用】

（1）辨证要点　本品是治疗脏腑积热、风热湿毒引起疮疡的常用方。以红肿疼痛、憎寒发热、遍身刺痒为辨证要点。

(2) 现代应用　本品可用于疮疖、蜂窝组织炎、急性淋巴结炎、流行性腮腺炎、化脓性腮腺炎、丹毒、天疱疮、脓疱疮以及渗出性皮肤病等属脏腑积热、风热湿毒者。

【用法用量】口服。一次 6g，一日 2 次。

【注意事项】疮疡阴证者，慎用；孕妇忌服。

二、湿热瘀阻疮疡用方药

如意金黄散
《中华人民共和国药典》2020 年版

【功能】清热解毒，消肿止痛。

【主治】热毒瘀滞肌肤所致疮疡肿痛、丹毒流注。症见肌肤红、肿、热、痛。亦用于跌扑损伤。

【组成】姜黄、大黄、黄柏、苍术、厚朴、陈皮、甘草、生天南星、白芷、天花粉。

【组方分析】方中天花粉，消肿排脓，清热解毒，为君药。

大黄，清热泻火，凉血解毒，逐瘀通经；黄柏，清热燥湿，解毒疗疮；姜黄，破血行气，通经止痛；白芷，燥湿止带，消肿排脓。四药合用，行气通经，清热解毒，共为臣药。

苍术，燥湿祛风；厚朴，燥湿消痰下气；陈皮，燥湿化痰理气；生天南星，消肿散结。四药合用，燥湿化痰，消肿散结，共为佐药。

甘草，缓急止痛，调和诸药，为佐使药。

诸药合用，共奏清热解毒、燥湿化痰、消肿止痛之功。

【临床应用】

(1) 辨证要点　本品是治疗疮疡肿痛的常用方。以肌肤红、肿、热、痛为辨证要点。

(2) 现代应用　本品可用于流行性腮腺炎、疥疮、黄水疮、跌打损伤、静脉炎、会阴切口硬结、重度褥疮等属热毒瘀滞者。

【用法用量】外用。红肿、烦热、疼痛，用清茶调敷；漫肿无头，用醋或葱酒调敷，亦可用植物油或蜂蜜调敷。一日数次。

【注意事项】外用药，不可内服。

生肌玉红膏
《外科正宗》

【功能】活血祛腐，解毒生肌。

【主治】痈疽、发背等疮、溃烂流脓，以及疗疮、疗根脱出需长肉收口者。

【组成】白芷、甘草、归身、血竭、轻粉、虫白蜡、紫草、麻油。

【组方分析】方中轻粉，拔毒生肌，为君药。

血竭，敛疮生肌；白芷，祛风止痛，消肿排脓；紫草，凉血活血，解毒透疹；虫白蜡，止血生肌。四药合用，解毒敛疮，生肌排脓，共为臣药。

归身，补血活血；麻油，养血润燥。二药合用，补血润燥，共为佐药。

甘草，调和诸药，为使药。

诸药合用，共奏解毒消肿、生肌止痛之功。

【临床应用】

(1) 辨证要点　本方是治疗热毒将尽、余邪未清、正气已虚、新肌难生的常用方。以溃烂流脓、创口不收为辨证要点。

(2) 现代应用　本方可用于慢性骨髓炎、烫伤、溃疡、皮肤热毒等病溃疡久不生肌收口者。

【用法用量】疮面洗清后外涂本膏，一日 1 次。

【注意事项】外用药，切勿入口。

京万红软膏

《中华人民共和国药典》2020 年版

【功能】活血解毒，消肿止痛，去腐生肌。

【主治】轻度水、火烫伤，疮疡肿痛，创面溃烂。

【组成】地榆、当归、桃仁、紫草、金银花、五倍子、白芷、血竭、木鳖子、冰片、罂粟壳、地黄、黄连、血余、棕榈、半边莲、土鳖虫、白蔹、黄柏、红花、大黄、苦参、槐米、木瓜、苍术、赤芍、黄芩、胡黄连、川芎、栀子、乌梅、乳香、没药。

【组方分析】方中地榆、黄柏合用，清热凉血，消肿止痛，共为君药。

黄芩、栀子、大黄、黄连合用，助君清热凉血；槐米、半边莲、金银花、紫草、苦参、胡黄连、白蔹、地黄合用，清热燥湿，凉血解毒，祛腐敛疮。以上诸药，解毒，消肿止痛，共为臣药。

桃仁、红花、当归、川芎、血竭、赤芍、木鳖子、土鳖虫、乳香、没药、木瓜合用，活血破瘀，溃痈生肌，消肿止痛；罂粟壳、五倍子、乌梅、棕榈、血余炭合用，收涩止血，敛疮消肿；白芷、苍术、冰片，散结止痛，活血排脓，收散并用。以上诸药，活血，消肿，生肌，共为佐药。

诸药合用，共奏活血解毒、消肿止痛、去腐生肌之功。

【临床应用】

（1）辨证要点　本品是治疗水火电灼烫伤的常用方。以局部皮肤色红或起水疱，或疱下基底部皮色鲜红、疼痛为辨证要点。

（2）现代应用　本品可用于慢性溃疡、褥疮、糖尿病足、带状疱疹、冻疮、新生儿尿布皮炎、晒伤、皮肤缺损等。

【用法用量】用生理盐水清理疮面，涂敷本品或将本品涂于消毒纱布上，敷盖创面，用消毒纱布包扎。一日 1 次。

【注意事项】孕妇慎用；若用药后出现皮肤过敏反应须及时停用；不可内服，不可久用；服药期间，忌食辛辣、海鲜食物。

📖 课堂拓展

京万红软膏是一种外用纯中药制剂，现为科技部保密品种，其组方及制作技艺为国家非物质文化遗产。组方上承东汉名医、外科鼻祖华佗的"黄连解毒膏"，后由华佗的弟子吴普代代相传，至安徽省著名中医吴香山继承并发扬光大。

20 世纪 60 年代，抗美援越战争期间急需治疗炮火烧伤的特效药，吴香山将祖传秘方黄连解毒膏无偿献给国家，在天津工农兵中药厂（今达仁堂）生产，代号"5470"。1970 年药膏正式批复生产，并命名为"京万红"，使得这一千年古方惠泽万家。

🌐 思政元素

从麻沸散看文化自信

麻沸散是世界最早的麻醉剂，比西方早 1600 多年，由东汉末年著名的医学家华佗创制用于外科手术中。《后汉书·华佗传》载："若疾发结于内，针药所不能及者，乃令先以酒服麻沸散，既醉无所觉，因刳破腹背，抽割积聚。"可见，中医外科学历史悠久，内容丰富，是中医学的重要组成部分，在漫长的历史发展过程中，经历了起源、形成、发展、逐渐成熟等不同阶段，取得了巨大成就。作为当代大学生，要坚定文化自信，继承发扬好中医药事业，有志于把中医药做大做强，走向世界！

任务四　健康指导

健康指导

一、注意事项

疮疡用药大多数为外用药，不可内服。

服药期间注意饮食宜清淡，忌肥甘厚味、辛辣刺激之品，忌食鱼腥发物。

注意个人卫生，保持局部皮肤清洁。

二、用药指导

治疗疮疡病时，应内外并治，既要重视局部病变，又要重视整体情况，分清寒热、虚实、表里、阴阳，采取准确的治疗方法，达到治愈的目的。

思维导图

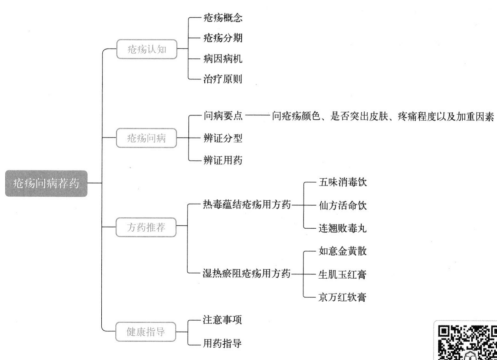

复习思考题答案

复习思考题

一、填空题

1. 疮疡的辨证分型可分为（　　　　）、（　　　　）。

2. 连翘败毒丸主治（　　　　），如意金黄散主治（　　　　）。

3. 五味消毒饮的功能是（　　　　），京万红软膏的功能是（　　　　）。

二、选择题

（一）单选题

1. 如意金黄散治疗红肿、烦热疼痛时，需要用（　　）。

A. 醋调敷　　　　　　　B. 葱酒调敷　　　　　C. 清茶调敷　　　　　D. 蜂蜜调敷

2. 仙方活命饮中君药为（　　）。

A. 陈皮　　　　　　　　B. 金银花　　　　　　C. 贝母　　　　　　　D. 防风

3. 生肌玉红膏的功能是（　　）。

A. 解毒，祛腐，生肌　　　　　　　　　B. 清热解毒，凉血化瘀

C. 清热解毒，消肿止痛　　　　　　　　D. 辟瘟解毒，散风消肿

（二）多选题

1. 以下不可内服的药有（　　）。

A. 如意金黄散　　　　　B. 连翘败毒丸　　　　C. 京万红软膏　　　　D. 生肌玉红膏

2. 下列可以治疗疮疡红肿热痛的有（　　）。

A. 槐角丸　　　　　　　B. 如意金黄散　　　　C. 消风止痒颗粒　　　D. 连翘败毒丸

三、分析题

1. 处方分析

轻粉 4g　血竭 4g　白芷 10g　紫草 10g　当归 10g　虫白蜡 10g　甘草 10g

请根据处方药物组成，分析此方适用于疮疡的何种证型，并简要说明理由。

2. 案例分析

患者王某，女，42 岁，前来就诊。患者有过皮肤病史，近日到沿海出差常吃海鲜，今感觉皮肤不适。症见多处肌肤损伤，红、肿、热、痛，局部溃烂。

请辨证分型，并为该患者推荐合适的中成药。

项目二　疹痒问病荐药

🖅 学习目标

[知识目标]

1. 掌握消风散、消风止痒颗粒、消银胶囊（片）的功能、主治、组成、组方分析及注意事项。
2. 熟悉疹痒的概念、分类、病因病机、治疗原则、注意事项及用药指导。
3. 了解肤痒颗粒、乌蛇止痒丸的功能、主治及注意事项。

[技能目标]

1. 学会疹痒病的问病技巧。
2. 学会疹痒病的方药推荐。

[素质目标]

1. 培养学生传承精华、守正创新的责任感。
2. 培育学生合理用药、科学用药的意识。
3. 树立学生关爱健康、服务健康的理念。

📖 案例导入

患者王某，男，57岁。初诊：症见皮肤风团色红，时隐时现，瘙痒难忍，或皮肤瘙痒不止，皮肤干燥，无原发皮疹。

讨论：此患者患有何种疾病？此病产生的病因是什么？可选用何种方剂或中成药？请为此患者介绍该方药的功能、主治、组成及注意事项，并提供健康指导。

任务一 疹痒认知

疹痒认知

一、疹痒概念

疹痒，是各种引起皮肤瘙痒的皮肤疾病的总称。疹痒以皮肤瘙痒为主要症状，常因剧烈、反复、频繁地搔抓后引起抓痕、血痂、皮肤肥厚、苔藓样变等皮疹特征。常见有湿疹湿疮、风疹瘙痒、瘾疹等皮肤瘙痒病证。现代医学急性荨麻疹、湿疹、皮炎等均在中医疹痒范畴。

二、疹痒分类

疹痒类型较多，发病的原因也比较复杂，病位在皮肤，但常与脾、胃、肝、肾、心等脏腑关系密切。根据其病因和临床表现，可分为风湿热郁疹痒和血虚风燥疹痒。

三、病因病机

疹痒多因风湿热邪蕴阻于肌肤，或血虚风燥所致。凡禀性不耐、气血虚弱、卫外失固、气滞血瘀、血热内蕴等，均可成为本病的内在原因；六淫之邪侵袭，或食入辛辣鱼腥动风之品，以及皮毛、羽绒等衣物接触、摩擦等，均可为本病的外因。

青壮年者，多血气方刚，血热内蕴，若感外邪侵袭，或饮食不节，过食辛辣、鱼腥发物，致脾胃运化失司，水湿内停，停久化热，湿热内蕴，湿热熏蒸肌肤，则致血热生风、肌肤瘙痒，而成风湿热郁疹痒。

血虚风燥疹痒，是因年老体虚，肝肾阴亏，生风生燥，肌肤失濡，或久病体虚者，气血亏虚，气虚则卫外失固，风邪乘隙外袭，血虚则生风，肌肤失养，发为瘙痒，而成血虚风燥疹痒。

四、治疗原则

风湿热郁疹痒，多由风、湿、热等邪气蕴阻于肌肤，导致气血失和，治宜疏风除湿，清热止痒等；血虚风燥疹痒，多由素体阴血不足、血虚生风，受风寒湿热等邪气，治宜清热凉血，养血润燥，祛风止痒。

任务二 疹痒问病

一、问病要点

疹痒问病

风湿热郁疹痒，临床表现有皮肤瘙痒，抓痕明显，遇热痒剧，稍凉减轻，甚或皮损粗糙，肥厚，久治不愈，继发感染或苔藓样变，身热，苔黄，脉浮数，舌体胖，舌质暗，苔白或腻，脉缓。血虚风燥疹痒，临床表现有皮肤干燥、脱屑，瘙痒昼轻夜重，心烦难寐，手足心热，皮损干燥、抓痕、血痂，舌淡苔薄，脉弦细数或弦数等。

二、辨证分型

疹痒的辨证分型有风湿热郁疹痒和血虚风燥疹痒。

三、辨证用药

1. 风湿热郁疹痒

临床表现有皮肤瘙痒，疹出色红，或遍身云片状斑点，抓破后渗出津水，或丘疹、水疱、血疱，或见水肿性风团。其病多因风湿热郁结肌肤，治宜疏风除湿，清热止痒。风湿热郁疹痒的代表方药有消风散、消风止痒颗粒、肤痒颗粒等。

2. 血虚风燥疹痒

临床表现有皮疹点滴状，基底鲜红色，表面覆有银白色鳞屑，或皮疹表面附有较厚的银白色鳞屑，皮肤干燥，无原发皮疹。其病多因血虚风燥，治宜清热凉血，养血润燥，祛风止痒。血虚风燥疹痒的代表方药有消银胶囊、乌蛇止痒丸等。

课堂互动　风湿热郁疹痒与血虚风燥疹痒应如何区别？

任务三　方药推荐

一、风湿热郁疹痒用方药

方药推荐

消风散
《外科正宗》

【功能】疏风养血，清热除湿。

【主治】风热或风湿所致风疹、湿疹。症见皮肤瘙痒，疹出色红，或遍身云片状斑点，抓破后渗出津水，苔白或黄，脉浮数。

【组成】当归、地黄、防风、蝉蜕、知母、苦参、胡麻仁、荆芥、苍术、牛蒡子、石膏、甘草、木通。

【组方分析】本方为风热或风湿所致风疹、湿疹而设。风热或风湿之邪侵袭人体，浸淫血脉，内不得疏泄，外不得透达，郁于肌肤腠理，故见皮肤瘙痒不绝，疹出色红，或抓破后津水。治宜疏风养血，清热除湿。

方中荆芥，祛风解表，透疹止痒；防风，祛风胜湿；牛蒡子，疏散风热，宣肺透疹，解毒；蝉蜕，疏散风热，透疹。四药合用，祛风止痒，共为君药。

石膏、知母，清热泻火；地黄，清热凉血。三者合用，清热凉血。苍术，祛风燥湿；苦参，清热燥湿；木通，利尿通淋。三者合用，除湿，清热凉血。六药合用，共为臣药。

当归，养血活血；胡麻仁，养血祛风润燥。二者合用，养血活血，滋阴润燥，共为佐药。

甘草，清热解毒，调和诸药，为佐使药。

诸药合用，使风去热清湿除，共奏疏风养血、清热除湿之功。

【临床应用】

（1）辨证要点　本方是治疗风疹、湿疹的常用方。以皮肤瘙痒、疹出色红、脉浮、苔黄、脉浮数为辨证要点。

（2）现代应用　本方可用于急性荨麻疹、湿疹、皮炎等属风热或风湿所致者。

【用法用量】水煎，口服。

【注意事项】忌辛辣、鱼腥、烟酒、浓茶。

消风止痒颗粒
《中华人民共和国卫生部药品标准》

【功能】消风清热，除湿止痒。

【主治】风湿热邪蕴阻肌肤所致的湿疹、风疹瘙痒、小儿瘾疹。症见皮肤丘疹，水疱，抓痕，血疱，或见梭形或纺锤形水肿性风团，中央出现小水疱，瘙痒剧烈；湿疹、皮肤瘙痒症、丘疹、荨麻疹见上述证候者。

【组成】防风、蝉蜕、苍术（炒）、地黄、地骨皮、当归、荆芥、亚麻子、石膏、甘草、木通。

【组方分析】方中荆芥，祛风解表，透疹止痒；防风，祛风胜湿；炒苍术，祛风燥湿；蝉蜕，疏散风热，透疹；亚麻子，养血祛风，润燥通便。五药合用，祛风止痒，共为君药。

石膏，清热泻火；木通，利尿通淋；地骨皮，清肺凉血。三药合用，清热，除湿，共为臣药。

当归，养血活血；地黄，清热凉血。二药合用，清热活血，共为佐药。

甘草，调和诸药，兼以清热解毒，为佐使药。

诸药合用，共奏消风清热、除湿止痒之功。

【临床应用】

(1) 辨证要点　本品是治疗风湿热邪蕴阻肌肤所致的湿疹、风疹、瘾疹的常用方。以皮肤丘疹、水疱、血疱、舌苔薄黄、脉浮数等为辨证要点。

(2) 现代应用　本品可用于荨麻疹、丘疹、湿疹、皮肤瘙痒等属风热者。

【用法用量】口服。1岁以内每日15g，1~4岁每日30g，5~9岁每日45g，10~14岁每日60g，15岁以上每日90g，分2~3次服用。

【注意事项】忌食海鲜鱼腥、葱蒜辛辣等物；孕妇禁用。

🌐 思政元素

传承发展

消风散源自明代医学大家陈实功《外科正宗》，该方考虑湿疹、风疹成因的复杂性，遵循《内经》"诸痛痒疮皆属于心"之说，考虑风、热、血、湿、燥、虚、实诸因，针对痒风，采用疏风祛风、养血熄风、祛风胜湿等法，全面组方而成。此方一出，风头盖过《太平惠民和剂局方》《普济方》收录的消风散。现代中成药消风止痒颗粒是在消风散基础上，经现代科学技术制备而来，广泛用于湿疹、风疹瘙痒的治疗。从传统古方到现代成药，凝聚着历代先贤的心血，包含着中医药的哲学智慧，代表着中医药临床实践经验的总结，体现着中华医药的守正创新，推动着中医药的高质量创新发展。

肤痒颗粒
《中华人民共和国卫生部药品标准》

【功能】祛风活血，除湿止痒。

【主治】皮肤瘙痒病，荨麻疹。症见皮肤瘙痒，疹出色红。

【组成】炒苍耳子、地肤子、川芎、红花、白英。

【组方分析】方中地肤子，清热利湿，祛风止痒，能清除皮肤中之湿热与风邪而止痒，为君药。

炒苍耳子，散风寒，通鼻窍，祛风湿；白英，清热利湿，祛风，解毒，可治皮肤瘙痒。二药合用，利湿，祛风，共为臣药。

川芎，活血行气，祛风止痛；红花，活血通经，散瘀止痛。二者合用，取"治风先治血，血行风自灭"之意，共为佐药。

诸药合用，共奏祛风活血、除湿止痒之功。

【临床应用】

(1) 辨证要点　本品是治疗风湿热郁皮肤瘙痒的常用方。用于治疗皮肤瘙痒病、荨麻疹等。以皮肤瘙痒、疹出色红为辨证要点。

(2) 现代应用　本品可用于荨麻疹等属风湿热郁者。

【用法用量】开水冲服。一次0.5~1袋，一日3次。

【注意事项】孕妇忌服。

二、血虚风燥疹痒用方药

消银胶囊（片）
《中华人民共和国药典》2020年版

【功能】清热凉血，养血润肤，祛风止痒。

【主治】血热风燥型白疕和血虚风燥型白疕。症见皮疹为点滴状，基底鲜红色，表面覆有银白色鳞屑，或皮疹表面附有较厚的银白色鳞屑，较干燥，基底淡红色，瘙痒较甚。

【组成】地黄、牡丹皮、赤芍、当归、苦参、金银花、玄参、牛蒡子、蝉蜕、白鲜皮、大青叶、红花、防风。

【组方分析】方中牡丹皮，清热凉血；地黄，清热凉血，养阴；玄参，清热凉血，滋阴降火，解毒散结。三药合用，清热凉血，养血，共为君药。

金银花，清热解毒，疏散风热；大青叶，清热解毒，凉血消斑；红花，活血通经，散瘀止痛；当归、赤芍，活血凉血化瘀，寓有"治风先治血，血行风自灭"之意。五药合用，清热凉血，活血化瘀，共为臣药。

苦参，清热燥湿；白鲜皮，清热燥湿，祛风止痒，解毒；防风，祛风除湿；牛蒡子，疏散风热，宣肺透疹，解毒；蝉蜕，疏风散邪，使风去痒止。五药合用，清热，祛风，止痒，共为佐药。

诸药合用，共奏清热凉血、养血润燥、祛风止痒之功。

【临床应用】

（1）辨证要点　本品是治疗白疕的常用方。以皮疹瘙痒，色鲜红或淡红、呈点滴状或片状，表面覆有白色鳞屑或鳞屑较厚，刮之可见薄膜为辨证要点。

（2）现代应用　本品可用于银屑病等属血热风燥和血虚风燥者。

【用法用量】口服。胶囊剂：一次5～7粒，一日3次。一个月为一疗程。片剂：一次5～7片，一日3次。一个月为一疗程。

【注意事项】脾胃虚寒者，慎用；孕妇禁用；忌食辛辣油腻及海鲜等发物。

课堂拓展

白疕，相当于西医学的银屑病，是一种以红斑、丘疹、鳞屑损害为主要表现的慢性复发性炎症性皮肤病。其临床特点是红斑基础上覆盖多层银白色鳞屑，刮去鳞屑有薄膜及露水珠样出血点。病程较长，反复发作，不易根治。男女老幼皆可罹患，具有一定的遗传倾向，在自然人群中的发病率为0.1%～3%。初发病例季节性明显，多冬重夏轻，但部分患者可相反，数年之后则季节性不明显。

乌蛇止痒丸
《中华人民共和国药典》2020年版

【功能】养血祛风，燥湿止痒。

【主治】风湿热邪蕴于肌肤所致的瘾疹、风瘙痒。症见皮肤风团色红，时隐时现，瘙痒难忍，或皮肤瘙痒不止，皮肤干燥，无原发皮疹。

【组成】乌梢蛇（白酒炙）、防风、蛇床子、苦参、关黄柏、苍术（泡）、红参须、牡丹皮、蛇胆汁、人工牛黄、当归。

【组方分析】方中当归，养血活血；红参须，益气养血。二药合用，养血活血，共为君药。

蛇床子，燥湿祛风，杀虫止痒；酒乌梢蛇，祛风湿，通经络；苍术，祛风燥湿。三药合用，祛风，燥湿止痒，共为臣药。

牡丹皮，清热凉血；苦参，清热燥湿止痒；关黄柏，清热燥湿泻火，善清下焦之火；人工牛黄、蛇胆汁，清热解毒。五药合用，清热凉血，燥湿止痒，共为佐药。

防风，祛风解表，胜湿，为使药。

诸药合用，共奏养血祛风、燥湿止痒之功。

【临床应用】

（1）辨证要点　本品是治疗瘾疹、风瘙痒的常用方。以皮肤风团色红、时隐时现、瘙痒难忍等为辨证要点。

（2）现代应用　本品可用于慢性荨麻疹、皮肤瘙痒等属风湿热郁者。

【用法用量】口服。一次 2.5g，一日 3 次。

【注意事项】孕妇慎用。

🌱 **知识拓展**

瘾疹，中医病名，是指一种皮肤出现风团，时隐时现的瘙痒性、过敏性皮肤病。其临床特点是皮肤上出现风团，色红或白，形态各一，发无定处，骤起骤退，退后不留痕迹，自觉瘙痒。古代文献中称之为"瘾疹""风疹块"等，相当于西医的荨麻疹。

任务四　健康指导

一、注意事项

饮食不节是诱发疹痒的一个重要原因，服药期间饮食宜清淡，应忌食辛辣、鱼腥，忌烟酒、浓茶等。

注意个人卫生，保持局部皮肤清洁。

健康指导

二、用药指导

治疗疹痒病时，既要重视局部病变，又要重视整体情况，分清寒热、虚实、表里、阴阳，采取准确的治疗方法，达到治愈的目的。

注意饮食禁忌，限制或禁食鱼、虾、蟹等海腥"发物"，以及禽类食品和葱、蒜、辣椒等刺激性食物及煎炸油腻食物等，避免症状加重或复发。

思维导图

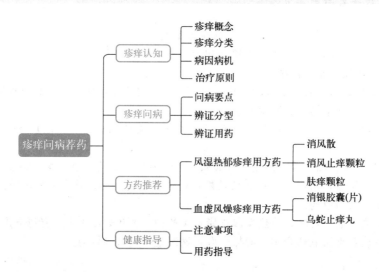

复习思考题

一、填空题

1. 疹痒的辨证分型可分为（　　　）、（　　　）。
2. 消风散主治（　　　），肤痒颗粒主治（　　　）。
3. 消风止痒颗粒的功能是（　　　　　　　），乌蛇止痒丸的功能是（　　　　　　　）。

二、选择题

（一）单选题

1. 乌蛇止痒丸的功能是（　　　）。

A. 养血祛风，燥湿止痒 　　　　　　　　B. 清热解毒，凉血化瘀

C. 辟瘟解毒，散风消肿 　　　　　　　　D. 清热凉血，养血润燥

2. 消银胶囊中君药为（　　　）。

A. 当归、苦参、金银花 　　　　　　　　B. 牡丹皮、地黄、玄参

C. 牡丹皮、赤芍、当归 　　　　　　　　D. 金银花、大青叶、红花

（二）多选题

1. 下列属于皮肤病的是（　　　）。

A. 痱子 　　　　　B. 粉刺 　　　　　C. 皮肤瘙痒 　　　　　D. 风疹

2. 下列属于瘾疹临床特点的是（　　　）。

A. 突然出现风团 　　　　　　　　　　B. 皮肤色白或红

C. 形态不一 　　　　　　　　　　　　D. 大小不等

三、分析题

1. 处方分析

防风 10g　蝉蜕 10g　当归 10g　地黄 10g　地骨皮 10g　亚麻子 12g　荆芥 10g　石膏 20g
甘草 5g

请根据处方药物组成，分析此方适用于疹痒何种证型，并简要说明理由。

2. 案例分析

某患者，男，13岁。突发皮损潮红灼热、瘙痒无休、渗液流汁，伴有身热、口渴、大便干、舌红苔黄。

请辨证分型，并为该患者推荐合适的中成药。

项目三　痔疮问病荐药

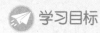

学习目标

[知识目标]

1. 掌握槐花散、马应龙麝香痔疮膏的功能、主治、组成、组方分析及注意事项。
2. 熟悉痔疮的概念、分类、病因病机、治疗原则、注意事项及用药指导。
3. 了解槐角丸、痔康片、痔宁片、消痔软膏的功能、主治及注意事项。

[技能目标]

1. 学会痔疮病的问病技巧。
2. 学会痔疮病的方药推荐。

[素质目标]

1. 培养学生传承精华、守正创新的责任。
2. 培育学生合理用药、科学用药的意识。
3. 树立学生关爱健康、服务健康的理念。

案例导入

患者姜某，男，36岁。初诊：大便带血、滴血或喷射状出血，血色鲜红，或有肛门瘙痒。舌红、苔薄白或薄黄，脉浮数。

讨论：此患者患有何种疾病？此病产生的病因是什么？可选用何种方剂或中成药？请为此患者介绍该方药的功能、主治、组成及注意事项，并提供健康指导。

任务一　痔疮认知

一、痔疮概念

痔疮认知

痔疮，是直肠末端黏膜下、肛管和肛门缘皮下的静脉丛发生扩大、曲张所形成的柔软的静脉团，或肛门缘皱襞皮肤发炎、肥大、结缔组织增生，或肛门静脉破裂、血液瘀滞形成血栓的一种疾病。本病任何年龄都可发生，但临床以20～40岁最为多见，儿童很少发生。据有关资料统计，其发病率为60％～70％，而且多数患者随着年龄增长逐渐加重。痔疮以痔疮肿痛、出血为主要症状，可伴有便秘、肛周潮湿瘙痒或痔核脱出等症状。现代医学内痔、外痔和混合痔等均在中医痔疮范畴。

二、痔疮分类

根据发病部位的不同，分为内痔、外痔和混合痔。按照痔疮证型的不同，常见有热毒蕴结痔疮和湿热瘀阻痔疮。

三、病因病机

痔疮病因不外乎风、燥、湿、热四邪相合，饮食失节，久坐久立，负重远行，长期便秘和遗传。以上病因致风热湿毒，壅遏肠道血分，损伤脉络，血渗外溢，引起痔疮。

四、治疗原则

热毒蕴结痔疮，治宜清热解毒，凉血润燥；湿热瘀阻痔疮，治宜活血消肿，清热祛湿。

任务二　痔疮问病

一、问病要点

痔疮问病

热毒蕴结痔疮，症状表现有痔核脱出，灼热疼痛，便血，色泽鲜红，口渴喜饮，唇燥咽干，大便干结，小便短赤，舌红苔黄，脉弦数。湿热瘀阻痔疮，症状表现有痔核小，质柔软，无疼痛，常因大便时痔核擦破而出血，血色鲜红，脱出痔核，舌质红，苔黄腻，脉滑数。

二、辨证分型

痔疮的辨证分型有热毒蕴结痔疮和湿热瘀阻痔疮。

三、辨证用药

1. 热毒蕴结痔疮
治宜清热解毒，凉血润燥。热毒蕴结痔疮的代表方药有槐花散、槐角丸、痔康片等。
2. 湿热瘀阻痔疮
治宜活血消肿，清热祛湿，湿热瘀阻痔疮的代表方药有马应龙麝香痔疮膏、痔宁片、消痔软膏等。

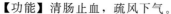
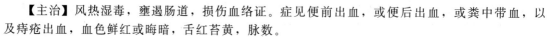
任务三　方药推荐

一、热毒蕴结痔疮用方药

方药推荐

槐花散
《普济本事方》

【功能】清肠止血，疏风下气。

【主治】风热湿毒，壅遏肠道，损伤血络证。症见便前出血，或便后出血，或粪中带血，以及痔疮出血，血色鲜红或晦暗，舌红苔黄，脉数。

【组成】槐花、侧柏叶、荆芥穗、枳壳。

【组方分析】本方为肠风、脏毒而设。风热湿毒，壅遏肠道血分，损伤脉络，血渗外溢，故见便前出血，或便后出血，或粪中带血，以及痔疮出血，血色鲜红或晦暗，舌红苔黄，脉数。治宜清肠止血，疏风下气。

方中槐花，清大肠湿热，凉血止血，为君药。

侧柏叶，清热止血，助槐花凉血止血；荆芥穗，祛风理血。二药合用，共为臣药。

枳壳，行气宽肠，以达"气调则血调"，为佐使药。

诸药合用，共奏清肠止血、疏风下气之功。

【临床应用】

（1）辨证要点　本方是治疗肠风、脏毒下血的常用方。以便血、血色鲜红或晦暗、舌红、脉数为辨证要点。

（2）现代应用　本方可用于痔疮出血、结肠炎出血、肠癌便血等属风热湿毒者。

【用法用量】为细末，每服 6g，开水或米汤调下；亦可作汤剂，水煎服。

【注意事项】方中药性寒凉，只宜暂用，不宜久服；便血日久属气虚或阴虚者，不宜使用。

思政元素

健康中国，生命至上

槐花散出于《普济本事方》。普济二字，意为普度众生，济世救人，体现的是古人以天下苍生为念、为百姓健康为念的初衷，是医者仁爱情怀的一脉相承，是医者仁心仁术的时空穿越。

中医药学凝聚的深邃哲学智慧和中华民族几千年的健康养生理念及其实践经验，为中华民族的健康保驾护航了上千年。没有全民健康，就没有全面小康，我们更应当精知识、强技能，在"健康中国"建设中有所作为，奉献自我。

槐角丸
《中华人民共和国药典》2020 年版

【功能】清肠疏风，凉血止血。

【主治】血热所致的肠风、痔疮。症见痔疮肿痛，便血，血色鲜红而清，舌红苔黄，脉浮弦。

【组成】炒槐角、地榆炭、当归、防风、黄芩、麸炒枳壳。

【组方分析】方中炒槐角，清热泻火，凉血止血，为君药。

地榆炭，凉血止血，解毒敛疮；黄芩，清热燥湿，泻火解毒，止血。二药合用，清肠，凉血止血共为臣药。

麸炒枳壳，炒用宽肠利气；当归，活血养血。二药合用，一气一血，气血得调，便血得止，共为佐药。

防风，祛风胜湿，为使药。

诸药合用，共奏清肠疏风、凉血止血之功。

【临床应用】

（1）辨证要点　本方是治疗肠风痔疮的常用方。以痔疮、便血、血色鲜红、舌红苔黄、脉浮弦为辨证要点。

（2）现代应用　本方可用于痔疮出血、肛裂、慢性结肠炎、肠息肉出血、肛门直肠周围脓肿、慢性细菌性痢疾等属风热湿毒壅滞肠道者。

【用法用量】口服。水蜜丸一次 6g，小蜜丸一次 9g，大蜜丸一次 1 丸，一日 2 次。

【注意事项】阳虚出血者，忌用。

痔康片
《中华人民共和国药典》2020 年版

【功能】清热凉血，泻热通便。

【主治】热毒风盛或湿热下注所致的便血、内痔。症见大便下血，肛门作痛，有下坠感。

【组成】豨莶草、金银花、槐花、地榆炭、黄芩、大黄。

【组方分析】方中地榆炭，凉血止血，解毒敛疮；槐花，清大肠湿热，凉血止血。二药合用，清热凉血，止血解毒，共为君药。

大黄，清热泻火，凉血解毒，逐瘀通经，泻下通便；黄芩，清热燥湿，泻火解毒，止血。二药合用，清热解毒，泻热通便，共为臣药。

豨莶草，祛风清热解毒；金银花，清热解毒，疏散风热。二药合用，祛风，清热解毒，共为佐药。

诸药合用，共奏清热凉血、泻热通便之功。

【临床应用】

（1）辨证要点　本品是治疗热毒风盛或湿热下注所致便血、内痔的常用方。以痔疮肿痛、大便下血、有下坠感为辨证要点。

（2）现代应用　本品可用于Ⅰ、Ⅱ期内痔等属风热及湿热下注者。

【用法用量】口服。一次 3 片，一日 3 次。7 天为一疗程，或遵医嘱。

【注意事项】孕妇禁用。

> 🌼 知识拓展
>
> 　　李时珍云："楚人呼猪为豨，呼草之气味辛毒为莶，此草气臭如猪而味莶螫，故谓之豨莶、猪膏"。豨莶草来源于菊科植物豨莶 *Siegesbeckia orientalis* L.、腺梗豨莶 *Siegesbeckia pubescens* Makino 或毛梗豨莶 *Siegesbeckia glabrescens* Makino 的干燥地上部分，具有祛风湿、利关节、解毒之功。以豨莶草为原料的单方制剂豨莶草片，于 2021 年在欧盟成员国成功获批，用于风湿性关节炎引起的疼痛的治疗。这表明，中医药的现代化和国际化的特色之路，助推中医药优质的健康医疗服务惠及世界，中医药走向世界是时代需求。

二、湿热瘀阻痔疮用方药

马应龙麝香痔疮膏
《中华人民共和国药典》2020 年版

【功能】清热燥湿，活血消肿，去腐生肌。

【主治】湿热瘀阻所致的痔疮、肛裂。症见大便出血，或疼痛，有下坠感；亦用于肛周湿疹。

【组成】煅炉甘石粉、琥珀、人工麝香、人工牛黄、珍珠、冰片、硼砂。

【组方分析】方中人工麝香，活血通经，消肿止痛；人工牛黄，清热解毒，消肿止痛。二药合用，活血消肿止痛，共为君药。

冰片，清热止痛；硼砂，清热解毒，去腐生肌；煅炉甘石粉，解毒止痒，收湿敛疮；珍珠，解毒生肌；琥珀，化瘀止血。五药合用，清热燥湿，生肌敛疮，共为臣药。

诸药合用，共奏清热燥湿、活血消肿、去腐生肌之功。

【临床应用】

（1）辨证要点　本品是治疗湿热瘀阻所致痔疮的常用方。以大便出血，或疼痛、有下坠感为辨证要点。

（2）现代应用　本品可用于痔疮、肛裂、肛周湿疹等属湿热瘀阻者。

【用法用量】外用。取适量涂搽患处，一日1次。

【注意事项】本品为外用药，禁止内服；孕妇禁用。

📖 课堂拓展

在《中华人民共和国药典》（2020年版）收录品种中，除马应龙麝香痔疮膏外，还有马应龙八宝眼膏。马应龙八宝眼膏具有清热退赤、止痒去翳之功，由煅炉甘石、琥珀、人工麝香、人工牛黄、珍珠、冰片、硼砂、硇砂组成，用于风火上扰所致的眼睛红肿痛痒、流泪、眼睑红烂；沙眼见上述证候者。

痔宁片
《中华人民共和国药典》2020年版

【功能】清热凉血，润燥疏风。

【主治】实热内结或湿热瘀滞所致的痔疮。症见痔疮肿痛，大便出血。

【组成】地榆炭、侧柏叶炭、地黄、槐米、酒白芍、荆芥炭、当归、黄芩、枳壳、刺猬皮（制）、乌梅、甘草。

【组方分析】方中地榆炭，凉血止血，解毒敛疮；侧柏叶炭，凉血止血，擅治下焦血热出血。二药合用，清热凉血止血，共为君药。

黄芩，清热燥湿，泻火解毒，止血；制刺猬皮，化瘀止痛，收敛止血；槐米，清大肠湿热，凉血止血；地黄，清热凉血；酒白芍，养血润燥；乌梅，敛肺涩肠。六药合用，清热止血，润燥，共为臣药。

荆芥炭，疏风止血；枳壳，行气宽肠；当归，活血养血。三药合用，润燥疏风，共为佐药。

甘草，调和诸药，为使药。

诸药合用，共奏清热凉血、润燥疏风之功。

【临床应用】

（1）辨证要点　本品是治疗实热内结或湿热瘀滞所致痔疮的常用方。以痔疮出血、肿痛为辨证要点。

（2）现代应用　本品可用于痔疮等属实热内结或湿热瘀滞者。

【用法用量】口服。一次3～4片，一日3次。

【注意事项】孕妇慎用；忌食辛辣食物。

消痔软膏
《中华人民共和国药典》2020年版

【功能】凉血止血，消肿止痛。

【主治】炎性、血栓性外痔及Ⅰ、Ⅱ期内痔属风热瘀阻或湿热壅滞证。

【组成】熊胆粉、地榆、冰片。

【组方分析】方中熊胆粉，清热解毒，凉血消肿，消痔止痛，为君药。

地榆，凉血止血，解毒敛疮，为臣药。

冰片，清热止痛，为佐药。

诸药合用，共奏凉血止血、消肿止痛之功。

【临床应用】

（1）辨证要点　本品是治疗风热瘀阻或湿热壅滞痔疮常用方。以痔核脱出肿痛，伴有出血、血色鲜红、舌质红、苔黄腻、脉滑数为辨证要点。

（2）现代应用　本品可用于炎性、血栓性外痔及Ⅰ、Ⅱ期内痔等属风热瘀阻或湿热壅滞者。

【用法用量】外用。用药前用温水清洗局部。治疗内痔：将注入头轻轻插入肛内，把药膏推入肛内。治疗外痔：将药膏均匀涂敷患处，外用清洁纱布覆盖。一次2～3g，一日2次。

【注意事项】忌食辛辣、厚味食物。

任务四　健康指导

健康指导

一、注意事项

饮食失节、久坐久立、长期便秘是引起痔疮的一个重要原因。平时需注意养成良好的生活习惯，加强体育锻炼，避免辛辣刺激食物，保持大便通畅等，积极治疗腹泻和便秘，这也是防止痔疮复发的主要方法。

二、用药指导

治疗痔疮病时，应内外并治，采取准确的治疗方法，达到治愈的目的。

发生内痔应及时治疗，防止进一步发展。

痔疮脱出肛外要及时回纳，切不可盲目牵拉，以免撕伤或断裂而造成大出血。

思维导图

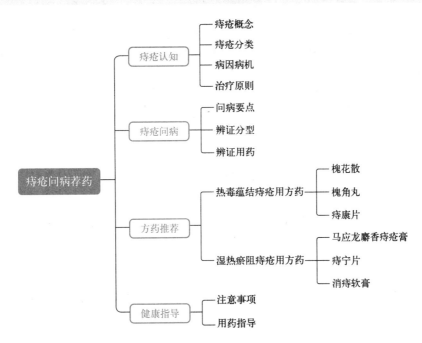

复习思考题答案

一、填空题

1. 痔疮的辨证分型可分为（   ）、（   ）。

2. 槐花散主治（   ），槐角丸主治（   ），马应龙麝香痔疮膏主治（   ）。

3. 痔宁片的功能是（   ），痔康片的功能是（   ）。

二、选择题

（一）单选题

1. 槐角丸的功效是（   ）。

A. 清热燥湿，收涩止血   B. 清肠疏风，凉血止血

C. 清热凉血，泻热通便   D. 清热解毒，润肠通便

2. 消痔软膏中含有的中药有（   ）。

A. 熊胆粉、地榆   B. 冰片、金银花

C. 大黄、黄连   D. 地黄、当归

3. 便血色鲜，量较多，肛内肿物外脱，肛门灼热坠胀最宜选用（   ）。

A. 马应龙麝香痔疮膏   B. 地榆槐角丸

C. 痔疮片   D. 槐角丸

（二）多选题

1. 痔疮根据发病部位的不同，分为（   ）。

A. 内痔   B. 外痔   C. 混合痔   D. 肠痔

2. 痔疮病位在肠，与其关系密切的脏腑有（   ）。

A. 肝   B. 肺   C. 脾   D. 肾

3. 不属于内痔便血特点的是（   ）。

A. 黏液脓血便   B. 大便带血，颜色鲜红

C. 水样便   D. 羊粪样便

三、分析题

1. 处方分析

炒槐角20g　地榆炭15g　黄芩10g　炒枳壳10g　当归10g　防风10g

请根据处方药物组成，分析此方适用于痔疮何种证型，并简要说明理由。

2. 案例分析

患者齐某，男，42岁，前来就诊。主诉大便出血，疼痛，有下坠感，苔薄黄腻，脉弦数。请辨证分型，并为该患者推荐合适的中成药。

模块五

五官科病问病荐药

项目一 眼病问病荐药

 学习目标

[知识目标]

1. 掌握石斛夜光丸、明目蒺藜丸、黄连羊肝丸的功能、主治、组方分析及注意事项。
2. 熟悉眼病的概念、分类、病因病机、治疗原则、辨证分型、注意事项及用药指导。
3. 了解明目地黄丸（浓缩丸）、明目上清片、八宝眼药散的功能、主治及注意事项。

[技能目标]

1. 学会眼病的问病技巧。
2. 学会眼病的方药推荐。

[素质目标]

1. 培养学生传承精华、守正创新的责任感。
2. 培育学生合理用药、科学用药的意识。
3. 树立学生关爱健康、服务健康的理念。

案例导入

　　患者张某，男，28岁。因感受风热，出现暴发火眼、红肿作痛、头晕目眩、眼边刺痒，伴大便燥结、小便赤黄，舌红苔黄，脉浮数等。

　　讨论：此患者患有何种疾病？此病产生的病因是什么？可选用何种方剂或中成药？请为此患者介绍该方药的功能、主治、组成及注意事项，并提供健康指导。

任务一　眼病认知

眼病认知

一、眼病概念

　　眼病，是以目涩畏光、视物模糊、迎风流泪或目赤肿痛为主要症状的眼部疾患。西医学中的老年性白内障、干眼症、急性结膜炎等，均在中医眼病范畴。

二、眼病分类

　　本病多由于脏腑功能失调，累及肝肾，精血不足，不能上荣于目或肝火上攻头目所致，也可由外感风热之邪，上攻头目而发。故眼病可分为虚证与实证两大类，虚证有肝肾亏虚眼病，实证有风热上攻眼病和肝火旺盛眼病等。

三、病因病机

　　肝开窍于目，眼病病位在目，与肝、肾等脏器有关。病因有内伤与外感之分；病机是目失濡养或火热上攻头目。

　　肝肾亏虚眼病，多因过劳，伤血伤精，或素体阴虚，或年老体衰，致肝肾亏虚，精血不足，不能上荣于目；或由肝肾阴亏，致虚火上炎头目而发。

　　风热上攻眼病，因外感风热，上冲头目，伤津腐肉而成。

　　肝火旺盛眼病，因情志不遂，肝气郁结，久郁化火，或暴怒伤肝，肝火上冲，循经上攻头目而成。

四、治疗原则

　　眼病的治疗应分清表里虚实。外感眼病，以风热为主，治宜疏散风热，明目退翳。内伤眼病，当分虚实和脏腑；正虚者，治宜滋补肝肾；邪实者，治宜清肝明目。

任务二　眼病问病

眼病问病

一、问病要点

　　眼病的问病要点包括目痛、目痒、目泪、视力以及全身症状等。

　　眼病时作，视物模糊，眼睛干涩，畏光流泪，伴有潮热盗汗者，多为肝肾阴虚眼病；若暴发火眼，红肿作痛，头晕目眩，眼边刺痒，伴大便燥结者，多为风热上攻眼病；目赤肿痛，视物昏暗，羞明流泪，胬肉攀睛，伴急躁易怒、胸胁胀痛者，多为肝火上炎眼病。

二、辨证分型

　　眼病的辨证分型有肝肾亏虚眼病、风热上攻眼病、肝火旺盛眼病。其中，风热上攻眼病为外感眼病，肝肾亏虚眼病和肝火旺盛眼病为内伤眼病。

三、辨证用药

1. 肝肾亏虚眼病

临床表现有视物模糊，眼睛干涩，畏光流泪，伴有潮热盗汗、咽干口燥，舌红少苔，脉细数等。其病多因肝肾亏虚所致，治宜滋补肝肾。肝肾亏虚眼病的代表方药有石斛夜光丸、明目地黄丸等。

2. 风热上攻眼病

临床表现有暴发火眼，红肿作痛，头晕目眩，眼边刺痒，伴大便燥结、小便赤黄，舌红苔黄，脉浮数等。其病多因外感风热所致，治宜疏散风热，明目退翳。风热上攻眼病的代表方药有明目蒺藜丸、明目上清丸等。

3. 肝火旺盛眼病

临床表现有目赤肿痛，视物昏暗，羞明流泪，胬肉攀睛，伴急躁易怒、胸胁胀痛，舌红苔黄，脉弦数等。其病多因肝火上冲所致，治宜清肝明目。肝火旺盛眼病的代表方药有黄连羊肝丸、八宝眼药散等。

课堂互动 风热上攻眼病与肝火旺盛眼病应如何区别？

任务三 方药推荐

一、肝肾亏虚眼病用方药

方药推荐

石斛夜光丸
《中华人民共和国药典》2020 年版

【功能】滋阴补肾，清肝明目。

【主治】肝肾两亏或阴虚火旺证。症见内障目暗，视物昏花。

【组成】石斛、天冬、麦冬、地黄、熟地黄、枸杞子、菟丝子、五味子、肉苁蓉、牛膝、人参、山药、茯苓、甘草、水牛角浓缩粉、山羊角、决明子、青葙子、黄连、菊花、蒺藜（盐炒）、川芎、防风、苦杏仁、麸炒枳壳。

课程思政

中医文化之美

石斛夜光丸，以石斛等滋肾养肝之品，以壮水之主，使阴精充沛，得以上输，而目自精明。夜光，即指夜里发光的物体。喻服本方后，眼睛明亮，亦可于夜间看见或辨认周围事物，是亟言其功效之卓著也，故名。石斛夜光丸体现了中医药处方命名的文化之美。

【组方分析】方中石斛，滋阴清热；天冬，养阴润燥；麦冬，养阴生津；地黄，清热凉血，养阴生津。四药合用，滋阴降火，清热凉血，润燥滑肠，共为君药。

熟地黄，补血滋阴，益精填髓；枸杞子，滋补肝肾，益精明目；菟丝子，补益肝肾，明目；五味子，收敛固涩，益气生津，补肾宁心；肉苁蓉，补肾阳，益精血；牛膝，补肝肾，强筋骨。六药合用，助君药滋补肝肾，益精明目，润燥滑肠，又引火下行，共为臣药。

人参，大补元气，补脾益肺，生津养血；山药，补脾养胃，生津益肺，补肾涩精；甘草，补脾益气。四药合用，善补脾益气，以助精血生化之源，增强补益肝肾之功。水牛角，清热凉血；山羊角，平肝息风，清肝明目，散血解毒；决明子，清热明目，润肠通便；青葙子，清肝泻火，明目退翳；黄连，清热燥湿，泻火解毒。五药合用，善清热凉血，泻火明目，燥湿润肠。菊花，散风清热，平肝明目，清热解毒；蒺藜，平肝解郁，活血祛风，明目，止痒；川芎，活血行气，祛风止痛；防风，祛风解表，胜湿止痛；苦杏仁，润肠通便；麸炒枳壳，理气化痰。六药相合，疏散风热，平肝疏肝，清利头目，兼胜湿、活血、行气、止泪。诸药合用，共为佐药。

甘草，调和诸药，为使药。

全方配伍，融滋补、清泄、润降为一体，共奏滋阴补肾、清肝明目之功。

【临床应用】

（1）辨证要点　本品是治疗阴虚火旺所致内障目暗、视物昏花的常用方。以视物模糊、眼睛干涩、潮热盗汗、舌红少苔、脉细数为辨证要点。

（2）现代应用　本品可用于治疗老年性白内障、干眼症等属阴虚火旺者。

【用法用量】口服。丸剂：水蜜丸一次 7.3g，小蜜丸一次 11g，大蜜丸一次 2 丸，一日 2 次。

【注意事项】忌辛辣刺激性食物。

 课堂拓展

石斛夜光丸，出自《证治准绳·类方》第七册，补上治下，利以缓，利以久，不利以速也。原方用于治疗内障，现临床用于治疗各种眼病，如干眼症、玻璃体浑浊、中心性浆液性脉络膜视网膜病变、慢性葡萄膜炎、糖尿病视网膜病变、青光眼术后、溢泪症、白内障术后、神经性头痛、耳鸣耳聋、高血压、更年期综合征。现代药理研究表明石斛夜光丸有改善结膜微循环、延缓白内障形成、抗疲劳、增强机体抵抗力等药理作用。

明目地黄丸（浓缩丸）
《中华人民共和国药典》2020 年版

【功能】滋肾，养肝，明目。

【主治】肝肾阴虚证。症见目涩畏光，视物模糊，迎风流泪。

【组成】熟地黄、酒萸萸、枸杞子、山药、当归、白芍、蒺藜、石决明（煅）、牡丹皮、茯苓、泽泻、菊花。

【组方分析】方中熟地黄，补血滋阴，益精填髓，精血充则神旺，神旺则目睛明，为君药。

酒萸萸，补益肝肾；枸杞子，滋补肝肾，益精明目；山药，补脾养胃，生津益肺，补肾涩精；当归，补血活血；白芍，养血敛阴，柔肝平阳。五药合用，助君药补精养血，以滋养明目，共为臣药。

蒺藜，平肝解郁，活血祛风，明目，止痒；石决明，平肝潜阳，清肝明目；牡丹皮，清热凉血，活血化瘀；泽泻，利水渗湿，泄热；茯苓，利水渗湿，健脾；菊花，散风清热，平肝明目，清热解毒。六药合用，平肝疏肝，清肝明目，助君药益肾降浊，酒萸萸之温涩，共为佐药。

菊花，又引药上行到达病所，亦为使药。

全方配伍，滋补中兼清泄，共奏滋肾、养肝、明目之功。

【临床应用】

（1）辨证要点　本品是治疗肝肾阴虚所致视物昏花的常用方。以目涩畏光、视物模糊等为辨证要点。

（2）现代应用　本品可用于治疗干眼症，糖尿病视网膜病变等属肝肾阴虚者。

【用法用量】口服。丸剂：水蜜丸一次 6g，小蜜丸一次 9g，大蜜丸一次 1 丸，一日 2 次。浓缩丸：一次 8～10 丸，一日 3 次。

【注意事项】忌烟、酒、辛辣刺激性食物，感冒时不宜服用。

二、风热上攻眼病用方药

明目蒺藜丸
《卫生部药品标准中药成方制剂》

【功能】清热散风，明目退翳。

【主治】上焦火盛证。症见暴发火眼，云蒙障翳，羞明多眵，眼边赤烂，红肿痛痒，迎风流泪。

【组成】黄连、蒺藜（盐水炙）、旋复花、蔓荆子（微炒）、密蒙花、栀子（姜水炙）、决明子（炒）、石决明、川芎、地黄、菊花、黄柏、防风、当归、黄芩、木贼、白芷、荆芥、薄荷、连翘、赤芍、甘草、蝉蜕。

【组方分析】方中蒺藜，平肝解郁，活血祛风，明目，止痒；菊花，散风清热，平肝明目，清热解毒；蝉蜕，疏散风热，明目退翳。三药合用，清热散风，明目退翳，止痒，共为君药。

决明子、石决明，平肝潜阳，清肝明目；黄芩、黄连、黄柏、栀子，清热燥湿，泻火解毒；薄荷、蔓荆子，疏散风热，清利头目；密蒙花、木贼，疏散风热，养肝明目，退翳。十药合用，助君药清热散风，明目退翳，共为臣药。

连翘，清热解毒，消肿散结；荆芥、防风，解表散风；白芷，祛风止痛，消肿排脓；当归、赤芍、地黄、川芎，清热凉血，活血止痛。八药合用，既清散头面部风热，除湿止痒，又清热凉血，散风止痛，共为佐药。

旋覆花，善下气降逆，以利清泄上中焦实热火毒；生甘草，清热解毒，调和诸药。二药合用，共为使药。

全方配伍，清泄疏散，共奏清热散风、明目祛翳之功。

【临床应用】

（1）辨证要点　本品是治疗上焦火盛所致暴发火眼的常用方。以暴发火眼、云蒙障翳、火毒炽盛等为辨证要点。

（2）现代应用　本品可用于治疗急性结膜炎、单纯性角膜溃疡等属外感风热者。

【用法用量】口服。一次9g，一日2次。

【注意事项】阴虚火旺及年老体弱者慎用；服药期间忌食辛辣油腻食物。

🌱 知识拓展

> 　　暴发火眼，是白睛暴发红赤，眵多黏结，常累及双眼，能迅速传染并引起广泛流行的一类病证。又称天行赤眼，俗称红眼病。多因外感疫疠之气所致，或兼肺胃积热，内外合邪交攻于目而发。临床表现为发病迅速，患眼白睛红赤，或见白睛溢血成点成片，涩痒交作，怕热羞明，眵多胶结，多双眼或先后发病。多于夏秋之季发病，患者常有传染病接触史。常见于现代医学的急性细菌性结膜炎等。

明目上清片
《中华人民共和国药典》2020年版

【功能】清热散风，明目止痛。

【主治】外感风热所致的暴发火眼，红肿作痛，头晕目眩，眼边刺痒，大便燥结，小便赤黄。

【组成】菊花、连翘、黄芩、黄连、薄荷脑、荆芥油、蝉蜕、蒺藜、栀子、熟大黄、石膏、天花粉、麦冬、玄参、赤芍、当归、车前子、枳壳、陈皮、桔梗、甘草。

【组方分析】方中菊花，散风清热，平肝明目，清热解毒；连翘，清热解毒，消肿散结，疏散风热；黄芩、黄连，清热燥湿，泻火解毒。四药合用，疏散风热，泻火解毒，明目止痛，共为君药。

薄荷脑，疏散风热，清利头目；荆芥油，解表散风；蝉蜕，疏散风热，明目退翳；蒺藜，平肝解郁，活血祛风，明目，止痒；栀子、石膏、天花粉，清热泻火；熟大黄，泻下攻积，清热泻火，凉血解毒。八药合用，既助君药清热散风明目，又助君药清热解毒，共为臣药。

麦冬，养阴生津；玄参，清热凉血，滋阴降火，解毒散结；赤芍，清热凉血，散瘀止痛；当归，补血活血；车前子，清热利尿通淋，明目；枳壳，理气宽中，行滞消胀，助熟大黄通肠泄热；陈皮，理气健脾，以防苦寒甘腻之品伤胃。诸药合用，既助君臣药清热泻火，又滋阴润燥滑肠，兼顾脾胃，共为佐药。

桔梗，宣肺，排脓，既宣散肺气以清泄上焦火邪，又载药上行直达头面；甘草，清热解毒，调和诸药；二药合用，共为佐使药。

全方配伍，疏散、清泄、通降并用，共奏清热散风、明目止痛、兼通利二便之功。

【临床应用】

（1）辨证要点　本品是治疗外感风热所致暴发火眼的常用方。以暴发火眼、红肿作痛、二便不通等为辨证要点。

（2）现代应用　本品可用于治疗急性结膜炎等属外感风热者。

【用法用量】口服。一次4片，一日2次。

【注意事项】孕妇慎用；忌食辛辣油腻食物。

三、肝火上炎眼病用方药

黄连羊肝丸
《中华人民共和国药典》2015年版

【功能】泻火明目。

【主治】肝火旺盛所致目赤肿痛，视物昏暗，羞明流泪，翳肉攀睛。

【组成】黄连、龙胆、胡黄连、黄芩、黄柏、密蒙花、木贼、茺蔚子、夜明砂、决明子（炒）、石决明（煅）、柴胡、青皮（醋炒）、鲜羊肝。

【组方分析】方中黄连，清热燥湿，泻火解毒；龙胆，清热燥湿，泻肝胆火。两药合用，清肝泻火之力甚著，切中病机，共为君药。

胡黄连，清湿热；黄芩、黄柏，清热燥湿，解毒疗疮；木贼、密蒙花，清热泻火，养肝明目，退翳；茺蔚子，清肝明目；夜明砂，清热明目，活血消积；决明子、石决明，平肝潜阳，清肝明目。九药合用，既助君药清泻肝火明目，又消散瘀血，促进翳肉消散，共为臣药。

柴胡，疏散退热，疏肝解郁；青皮，疏肝破气。二药合用，调畅气机，疏泄郁热，共为佐药。

鲜羊肝，以脏养脏，养肝，明目，补血，为使药。

全方配伍，清泄、养阴，共奏泻火明目、养肝之功。

【临床应用】

（1）辨证要点　本品是治疗肝火旺盛所致目赤肿痛的常用方。以目赤肿痛、视物昏暗、羞明流泪等为辨证要点。

（2）现代应用　本品可用于治疗流行性角膜结膜炎、蒸发性干眼症等属肝火旺盛者。

【用法用量】口服。小蜜丸一次9g（18丸），大蜜丸一次1丸，一日1～2次。

【注意事项】忌烟、酒，忌辛辣、刺激性食物。

八宝眼药散
《卫生部药品标准中药成方制剂》

【功能】消肿止痛，退翳明目。

【主治】肝胃火盛所致的目赤肿痛，眼缘溃烂，畏光怕风，眼角涩痒。

【组成】炉甘石（三黄汤飞）、地栗粉、熊胆、硼砂（炒）、冰片、珍珠、朱砂、海螵蛸（去壳）、麝香。

【组方分析】方中炉甘石，解毒明目退翳，收湿止痒敛疮；将其煅后研细，用三黄（黄连、黄芩、黄柏）汤飞炒后，又兼清热燥湿、泻火解毒之功，为君药。

地栗粉、熊胆，清肝明目；硼砂，清热解毒，防腐消肿；冰片，清热止痛。四药合用，助君药清热泻火，消肿止痛，退翳明目，收湿敛疮，共为臣药。

珍珠，明目消翳，解毒生肌；朱砂，明目，解毒；海螵蛸，收湿敛疮。三药合用，清热退翳，收湿生肌，共为佐药。

麝香，活血通经，消肿止痛，既善活血消肿止痛，疗"目中肤翳"（《名医别录》）；又通行诸窍，引药入肌肤结膜，为使药。

全方配伍，清泄消散，收敛，共奏消肿止痛、退翳明目之功。

【临床应用】

（1）辨证要点　本品是治疗肝胃火盛所致目赤肿痛的常用方。以目赤肿痛、眼缘溃烂、急躁易怒等为辨证要点。

（2）现代应用　本品可用于治疗性出血性结膜炎、流行性角膜结膜炎早期、眦部睑缘炎、溃疡性睑缘炎等属肝胃火盛者。

【用法用量】取少许，点于眼角，一日2～3次。点药后，轻轻闭眼5分钟以上。

【注意事项】孕妇慎用。忌食辛辣食物，忌吸烟，忌饮酒。如用水调滴眼时，宜摇匀后使用。

任务四　健康指导

一、注意事项

健康指导

眼病患者在服药期间忌烟、酒及辛辣、生冷、鱼腥、油腻类食物。

眼病患者应合理用眼，注意眼部护理，宜在医师指导下选择用药或去医院就诊。

二、用药指导

预防眼病，应注意饮食有规律，起居有常度；避免时邪，调和情志；讲究卫生，保护视力；注意安全，防止外伤。

防寒保暖，戒烟酒，饮食宜清淡，避免接触刺激性气体。适当加强锻炼，增强体质，提高抗病能力。

初患眼病者，伴有急躁易怒、大便干结等症状，应及时去医院诊治。

思维导图

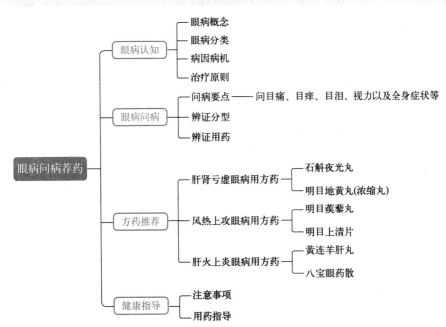

眼病问病荐药
- 眼病认知
  - 眼病概念
  - 眼病分类
  - 病因病机
  - 治疗原则
- 眼病问病
  - 问病要点 —— 问目痛、目痒、目泪、视力以及全身症状等
  - 辨证分型
  - 辨证用药
- 方药推荐
  - 肝肾亏虚眼病用方药
    - 石斛夜光丸
    - 明目地黄丸(浓缩丸)
  - 风热上攻眼病用方药
    - 明目蒺藜丸
    - 明目上清片
  - 肝火上炎眼病用方药
    - 黄连羊肝丸
    - 八宝眼药散
- 健康指导
  - 注意事项
  - 用药指导

一、填空题

1. 眼病的辨证分型可分为（　　　　　　　）、（　　　　　　　）和（　　　　　　　）。
2. 明目地黄丸主治（　　　　　　）证，黄连羊肝丸主治（　　　　　　）证。
3. 明目蒺藜丸的功能是（　　　　），明目上清片的功能是（　　　　）。

二、选择题

（一）单选题

1. 既滋阴补肾，又清肝明目的的中成药是（　　　）。

A. 明目地黄丸　　　　B. 明目蒺藜丸　　　　C. 石斛夜光丸　　　　D. 明目上清片

2. 可用于治疗外感风热所致暴发火眼的中成药是（　　　）。

A. 明目上清片　　　　B. 黄连羊肝丸　　　　C. 明目蒺藜丸　　　　D. 八宝眼药散

3. 可用于治疗肝胃火盛所致目赤肿痛的中成药是（　　　）。

A. 明目蒺藜丸　　　　B. 明目上清片　　　　C. 黄连羊肝丸　　　　D. 八宝眼药散

4. 某患者，女，65岁，症见目涩畏光，视物模糊，迎风流泪，咽干口燥，潮热，舌红少苔，脉细数，宜选择的中成药是（　　　）。

A. 明目地黄丸　　　　B. 八宝眼药散　　　　C. 明目蒺藜丸　　　　D. 明目上清片

5. 某患者，男，42岁，症见目赤肿痛，视物昏暗，急躁易怒、胸胁胀痛，舌红苔黄，脉弦数等。宜选择的中成药是（　　　）。

A. 明目地黄丸　　　　B. 明目蒺藜丸　　　　C. 黄连羊肝丸　　　　D. 明目上清片

（二）多选题

1. 石斛夜光丸的主治病证包括（　　　）。

A. 阴虚火旺　　　　B. 肝肾两亏　　　　C. 气阴两虚　　　　D. 气血两虚

2. 八宝眼药散的使用注意有（　　　）。

A. 孕妇慎用　　　　B. 忌食辛辣食物　　　　C. 忌吸烟　　　　D. 忌饮酒

3. 明目地黄丸的功能是（　　　）。

A. 滋肾　　　　B. 养肝　　　　C. 明目　　　　D. 疏散风热

三、分析题

1. 处方分析

熟地黄15g　山药15g　山茱萸10g　牡丹皮10g　茯苓10g　泽泻10g　枸杞子10g　菊花10g　青葙子10g　石决明20g　甘草6g

请根据处方药物组成，分析此方适用于眼病的何种证型，并简要说明理由。

2. 案例分析

患者刘某，女，56岁，前来就诊。主诉眼睛干涩两周，近期症状加重。症见眼睛干涩，畏光流泪，视物模糊，咽干口燥，潮热盗汗，舌红少苔，脉细数等。

请辨证分型，并为该患者推荐合适的中成药。

项目二　耳病问病荐药

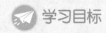 学习目标

[知识目标]

1. 掌握耳聋左慈丸、耳聋丸的功能、主治、组方分析及注意事项。
2. 熟悉耳病的概念、分类、病因病机、治疗原则、辨证分型、注意事项及用药指导。
3. 了解通窍耳聋丸的功能、主治及注意事项。

[技能目标]

1. 学会耳病的问病技巧。
2. 学会耳病的方药推荐。

[素质目标]

1. 培养学生传承精华、守正创新的责任感。
2. 培育学生合理用药、科学用药的意识。
3. 树立学生关爱健康、服务健康的理念。

案例导入

患者王某，男，25岁。因进食大量辛辣食物后，出现头晕头痛，耳聋，耳内流脓，口苦，纳差，恶心呕吐，腹胀，大便溏，舌红，苔黄腻。

讨论：此患者患有何种疾病？此病产生的病因是什么？可选用何种方剂或中成药？请为此患者介绍该方药的功能、主治、组成及注意事项，并提供健康指导。

任务一　耳病认知

一、耳病概念

耳病，是以耳鸣耳聋为主要症状；伴头晕头痛，咽干口燥，手足心热，盗汗，腰膝酸软等，或伴耳内流脓，口苦，纳差，恶心呕吐等的耳部疾患。西医学中的神经性耳鸣、神经性耳聋、突发性耳鸣耳聋等，均在中医耳病范畴。

二、耳病分类

本病多由于脏腑功能失调，累及肝肾，精血不足，不能上荣于耳，或肝胆湿热，循经上攻所致。故耳病可分为虚证与实证两大类，虚证有肝肾亏虚耳病，实证有肝胆湿热耳病等。

三、病因病机

肾开窍于耳，耳病病位在耳，与肝、胆、肾等脏腑有关。病因有内伤与外感之分；病机是耳失濡养或湿热上扰。

肝肾亏虚耳病，因过劳，或素体阴虚，或年老体衰，致肝肾亏虚，耳失濡养而成。

肝胆湿热耳病，因外感湿热之邪，或嗜酒，或过食肥甘辛辣，致湿热蕴结肝胆，疏泄失常，循经上冲而成。

四、治疗原则

耳病的治疗应分清虚实。耳病多由内伤引起。内伤耳病，当分虚实和脏腑。正虚者，治宜滋肾聪耳；邪实者，治宜清利湿热。

任务二　耳病问病

一、问病要点

耳病的问病要点包括耳鸣、耳聋、脓耳、听力以及全身症状等。

耳病时作，耳鸣耳聋，伴头晕头痛，烦躁不宁，或潮热盗汗，腰膝酸软者，多为肝肾阴虚耳病；若头晕头痛，耳聋耳鸣，耳内流脓，口苦纳差者，多为湿热蕴结耳病。

二、辨证分型

耳病多以内伤为主，耳病的辨证分型包含有肝肾亏虚耳病和肝胆湿热耳病。

三、辨证用药

1. 肝肾阴虚耳病

临床表现有耳鸣耳聋，伴头晕头痛，咽干口燥，烦躁不宁，或手足心热，盗汗，腰膝酸软，舌红，苔少，脉弦细数。其病因多为肝肾亏虚，耳失濡养所致。治宜滋肾聪耳。肝肾阴虚耳病的代表方药有耳聋左慈丸等。

2. 肝胆湿热耳病

临床表现有头晕头痛、耳聋耳鸣、耳内流脓，口苦，纳差，恶心呕吐，腹胀，大便或闭或溏，舌红，苔黄腻。其病因多为湿热蕴结肝胆，循经上冲所致。治宜清利湿热。肝胆湿热耳病的代表方药有耳聋丸、通窍耳聋丸等。

课堂互动 肝肾阴虚耳病与肝胆湿热耳病应如何区别？

任务三　方药推荐

方药推荐

一、肝肾亏虚耳病用方药

耳聋左慈丸

《中华人民共和国药典》2020 年版

【功能】滋肾平肝。

【主治】肝肾阴虚证。症见耳鸣耳聋，头晕目眩。

【组成】熟地黄、山茱萸（制）、山药、泽泻、茯苓、牡丹皮、竹叶柴胡、磁石（煅）。

【组方分析】方中熟地黄，养血滋阴，益精填髓，为君药。

山茱萸，补益肝肾；山药，补脾养胃，补肾涩精。二药合用，助君药滋肾养肝，共为臣药。

牡丹皮，清泻相火，制山茱萸温涩；泽泻，利水渗湿，泄热，防熟地黄滋腻恋邪；茯苓，利水渗湿，健脾，助山药健运。磁石，平肝潜阳，聪耳明目；竹叶柴胡，疏解肝郁。五药合用，泄相火，益脾肾，疏肝郁，聪耳目，共为佐药。

诸药相合，滋补兼镇潜，共奏滋阴平肝之功。

【临床应用】

（1）辨证要点 本品是治疗肝肾阴虚所致耳鸣耳聋的常用方。以耳鸣耳聋、头晕目眩、口苦咽干、腰膝酸软、舌红少苔、脉弦细数为辨证要点。

（2）现代应用 本品可用于治疗神经性耳鸣、神经性耳聋等属肝肾阴虚者。

【用法用量】口服。水蜜丸一次 6g；大蜜丸一次 1 丸，一日 2 次。

【注意事项】肝火上炎、痰瘀阻滞实证不宜用；注意饮食调理，忌辛辣刺激及油腻食物。

🌼 **知识拓展**

竹叶柴胡（*Bupleurum marginatum* Wall. ex DC.）为伞形科柴胡属植物，分布在我国西南、中部和南部各省区，印度、尼泊尔等地也有分布。生长在海拔 750～2300m 的山坡草地或林下。全草入药，多为西南地区民间用药。味辛苦，性微寒，归肝胆肺经，具解表和里、疏肝解郁、提升中气之功效。具有抗氧化、抗炎、镇痛、镇静、抗菌、抗病毒和抗肿瘤等药理作用，其主要成分为柴胡皂苷类、黄酮、挥发油及多糖类等。

二、肝胆湿热耳病用方药

耳聋丸

《中华人民共和国药典》2020 年版

【功能】清肝泻火，利湿通窍。

【主治】肝胆湿热证。症见头晕头痛，耳聋耳鸣，耳内流脓。

【组成】龙胆、黄芩、栀子、羚羊角、泽泻、木通、地黄、当归、九节菖蒲、甘草。

【组方分析】方中龙胆，清热燥湿，泻肝胆火；为君药。

黄芩，清热燥湿，泻火解毒；栀子，泻火除烦，清热利湿，凉血解毒。二者合用，清热燥湿，泻火解毒，助君药泻肝胆实火，清肝经湿热，共为臣药。

泽泻，利水渗湿，泄热；木通，利尿通淋，清热除烦；九节菖蒲，开窍豁痰，化湿。三药合用，利湿通窍。地黄，清热凉血，养阴生津；当归，补血活血。二药合用，以防利湿太过而伤阴。羚羊角，平肝清肝，散血解毒。六药合用，助君臣药泻肝胆实火，除肝经湿热，又滋阴养血，平抑肝阳，还可通耳窍，防苦燥再伤肝阴，共为佐药。

甘草，清热解毒，缓急止痛，调和诸药，为佐使药。

诸药相合，清泄除湿开窍，共奏清肝泻火、利湿通窍之功。

【临床应用】

（1）辨证要点　本品是治疗肝胆湿热所致耳鸣耳聋的常用方。以耳鸣耳聋、耳内流脓、烦躁易怒、口苦、舌红苔薄黄、脉弦数为辨证要点。

（2）现代应用　本品可用于治疗突发性耳鸣耳聋、感觉神经性耳鸣耳聋等属肝胆湿热者。

【用法用量】口服。水蜜丸一次 6g；大蜜丸一次 1 丸，一日 2 次。

【注意事项】脾胃虚寒者慎用；孕妇慎用；忌辛辣食物。

课堂拓展

> 感觉神经性耳聋，又称为感音神经性耳聋，为多种原因导致耳蜗或蜗后病变，使患者感受声音能力下降。对这类耳聋者的正确诊断有赖于详细的病史、对全身情况的全面了解及准确的耳科检查。本病的病变多不可逆，预防的意义重于治疗。治疗应争取早期，以改善内耳微循环。药物以 B 族维生素药物为主，针对可能的发病原因采取相应措施也是重要的。

通窍耳聋丸
《中华人民共和国药典》2020 年版

【功能】清肝泻火，通窍润便。

【主治】肝经热盛证。症见头目眩晕，耳聋蝉鸣，耳底肿痛，目赤口苦，胸膈满闷，大便燥结。

【组成】北柴胡、龙胆、芦荟、熟大黄、黄芩、青黛、天南星（矾炙）、木香、醋青皮、陈皮、当归、栀子（姜炙）。

【组方分析】方中龙胆，清热燥湿，泻肝胆火，为君药。

黄芩，清热燥湿，泻火解毒；姜栀子，泻火除烦，清热利湿。二者合用，清热燥湿，泻火解毒，助君药泻肝胆实火，清肝经湿热，共为臣药。

芦荟，清肝泻火，泻下通便；熟大黄，泻下攻积，清热泻火。两药相合，畅通肠腑，助君臣药清肝泻火，共为臣药。青黛，清泻肝火；天南星，燥湿化痰。柴胡，疏肝解郁；木香，行气止痛；醋青皮，疏肝破气止痛；陈皮，理气健脾。四药合用，理气疏肝，畅达肝气。当归，补血，润肠，使祛邪不伤正。九药合用，清肝，通窍，润肠，共为佐药。

诸药合用，共奏清肝泻火、通窍润便之功。

【临床应用】

（1）辨证要点　本品是治疗肝经热盛所致耳鸣耳聋的常用方。以耳鸣耳聋、耳底肿痛、目赤口苦、舌红苔黄、脉弦数为辨证要点。

（2）现代应用　本品可用于治疗突发性耳鸣耳聋、神经性耳鸣耳聋等属肝胆火旺者。

【用法用量】口服。一次 6g，一日 2 次。

【注意事项】阴虚火旺、脾胃虚寒者，不宜用；忌食辛辣，孕妇忌服。

由病及人，用心关怀

脏窍相通，源于《灵枢·脉度篇》："五脏常内阅于七窍……五脏不和，则七窍不通。"《内经》提出七窍每一窍都是脏腑的反应，"脏腑相和"是七窍功能正常的基础，七窍虽各有所主之脏，但不专于一脏，每窍与各脏腑关系都十分复杂。

窍之所病，脏为之因。耳者，肾之窍也。肾气实则耳聪，肾气虚则耳聋。因此日常工作中，我们面对的不仅仅是"耳病"本身，更是"患有疾病的人"，因此我们要不断提高医学素养，及时给予患者人文关怀，助其早日康复。

任务四　健康指导

一、注意事项

耳病患者在服药期间忌酒及辛辣、生冷、鱼腥、油腻类食物。

耳病患者应注意耳部护理，宜在医师指导下选择用药或去医院就诊。

健康指导

二、用药指导

预防耳病，应注意饮食起居，避免时邪，调和情志，保护听力。

局部用药前，应先清洁外耳道，擦净外耳道分泌物。

初患耳病者，伴有发热等全身症状，应及时去医院诊治。

思维导图

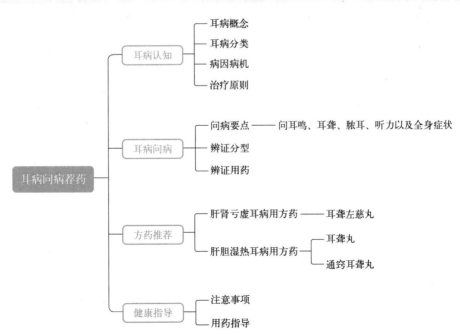

一、填空题

1. 耳病的辨证分型可分为（　　　　　　）、（　　　　　　）。
2. 耳聋左慈丸主治（　　　　　　）证，耳聋丸主治（　　　　　　）证。

二、选择题

（一）单选题

1. 某患者症见头目眩晕，耳聋蝉鸣，耳底肿痛，目赤口苦，宜选用的中成药是（　　　）。

A. 耳聋丸　　　　　　B. 耳聋左慈丸　　　　C. 通窍耳聋丸　　　D. 龙胆泻肝丸

2. 孕妇忌服的中成药是（　　　）。

A. 通窍耳聋丸　　　　B. 八宝眼药散　　　　C. 明目蒺藜丸　　　D. 耳聋丸

3. 既清肝泻火，又利湿通窍的中成药是（　　　）。

A. 耳聋丸　　　　　　B. 耳聋左慈丸　　　　C. 通窍耳聋丸　　　D. 龙胆泻肝丸

（二）多选题

1. 耳聋左慈丸的组成包括（　　　）。

A. 熟地黄　　　　　　B. 山茱萸　　　　　　C. 山药　　　　　　D. 磁石

2. 通窍耳聋丸的功能有（　　　）。

A. 清肝泻火　　　　　B. 通窍润便　　　　　C. 利湿通窍　　　　D. 滋补肝肾

三、分析题

1. 处方分析

柴胡10g　龙胆6g　黄芩10g　栀子10g　地黄10g　当归10g　青皮10g　陈皮10g　法半夏10g　郁金15g　木通6g　甘草6g

请根据处方药物组成，分析此方适用于耳病的何种证型，并简要说明理由。

2. 案例分析

患者李某，男，65岁，双侧耳鸣15年，听力下降2年。现症见耳鸣，听力下降，伴腰膝酸软，潮热盗汗，失眠多梦，舌红少苔，脉细数。

请辨证分型，并为该患者推荐合适的中成药。

项目三 鼻病问病荐药

🖅 学习目标

［知识目标］

　　1. 掌握鼻炎康片、鼻窦炎口服液、辛芩颗粒（片）的功能、主治、组方分析及注意事项。

　　2. 熟悉鼻病的概念、分类、病因病机、治疗原则、辨证分型、注意事项及用药指导。

　　3. 了解千柏鼻炎片（胶囊）、辛夷鼻炎丸、藿胆丸（片）、鼻渊舒口服液（胶囊）的功能、主治及注意事项。

［技能目标］

　　1. 学会鼻病的问病技巧。

　　2. 学会鼻病的方药推荐。

［素质目标］

　　1. 培养学生传承精华、守正创新的责任感。

　　2. 培育学生合理用药、科学用药的意识。

　　3. 树立学生关爱健康、服务健康的理念。

🖵 案例导入

　　患者李某，男，15岁。因感冒后出现鼻塞，涕黄稠而量多，嗅觉差，鼻黏膜红肿，可伴鼻痒气热，头痛，舌红苔黄，脉浮数。经检查为急性鼻窦炎。

　　讨论：此患者患有何种疾病？此病产生的病因是什么？可选用何种方剂或中成药？请为此患者介绍该方药的功能、主治、组成及注意事项，并提供健康指导。

任务一　鼻病认知

一、鼻病概念

鼻病认知

鼻病，是以鼻流浊涕、嗅觉减退为主要症状，伴嗅觉减退或消失发热，口苦等，或遇冷症状加重，恶风自汗等的鼻部疾患。现代医学中的急慢性鼻炎、过敏性鼻炎、鼻窦炎等均在中医鼻病范畴。

二、鼻病分类

本病多因外邪侵袭，邪犯鼻窍，或湿热熏蒸，或脏腑功能失调，胆经郁热，灼伤鼻窍，或肺气不足，外感风邪所致。鼻病可分为虚证与实证两大类，实证有风热犯肺鼻病、胆腑郁热鼻病之分；虚证有正虚邪盛鼻病等。

三、病因病机

肺开窍于鼻，鼻病病位在鼻，与肺、胆等脏腑有关。病因有内伤与外感之分；病机是邪犯鼻窍，湿热熏蒸，或肺气不足，外感风邪而发。

风热犯肺鼻病，因外感风热，风热袭肺，致肺失清肃，宣降失常，鼻窍不利而成。

胆腑郁热鼻病，因情志不遂，郁而化热，或胆经郁热，胆腑疏泄失职，移热于脑，灼伤鼻窍而成。如《素问》云："胆移热于脑，则辛頞鼻渊，鼻渊者，浊涕下不止也。"

正虚邪盛鼻病，因久病咳喘，耗伤肺气，或脾虚失运，生化不足，肺失充养，复感外邪，致肺气亏虚，卫外不固，风邪上扰鼻窍而成。

四、治疗原则

鼻病的治疗应分清表里虚实。外感鼻病，以邪实为主，治宜清热解毒通窍。内伤鼻病，当分虚实和脏腑；邪实者，治宜清胆泄热，通窍；正虚者，治宜益气，祛风通窍。

任务二　鼻病问病

一、问病要点

鼻病问病

鼻病的问病要点包括鼻塞、流涕、嗅觉以及全身症状等。

鼻病发作，鼻塞，涕黄稠而量多，嗅觉差，鼻黏膜红肿，伴头痛，发热，咳嗽，痰多者，多为外感风热鼻病；若头晕头痛，耳聋耳鸣，耳内流脓，口苦纳差者，多为湿热蕴结鼻病；若鼻痒，喷嚏，流清涕，伴易感冒，倦怠乏力，气短者，多为肺气亏虚，外感风邪鼻病。

二、辨证分型

鼻病的辨证分型有风热犯肺鼻病、胆腑郁热鼻病和正虚邪盛鼻病等。其中，风热犯肺鼻病为外感鼻病，胆腑郁热鼻病和正虚邪盛鼻病则多为内伤鼻病。

三、辨证用药

1. 风热犯肺鼻病

临床表现有鼻塞，涕黄稠而量多，嗅觉差，鼻黏膜红肿，头痛，发热，汗出，胸闷，咳嗽，痰多，舌红苔黄，脉浮数。其病多因外感风热，治宜清热解毒，宣通鼻窍。风热犯肺鼻病的代表方药有鼻炎康片、千柏鼻炎丸、辛夷鼻炎丸等。

2. 胆腑郁热鼻病

临床表现有脓涕量多，色黄或黄绿，或有臭味，鼻塞重，嗅觉差，鼻黏膜红赤，头痛较剧，口苦，咽干，目眩，耳鸣，耳聋，寐少梦多，烦躁易怒，小便黄赤，舌质红，舌苔黄或腻，脉弦数。其病多因胆经郁热，治宜清胆泄热通窍。胆腑郁热鼻病的代表方药有鼻窦炎口服液、藿胆丸、鼻渊舒口服液等。

3. 正虚邪盛鼻病

临床表现有鼻痒，喷嚏，流清涕，伴易感冒，倦怠乏力，气短，恶寒发热，舌淡苔薄白，脉浮无力。其病多因正虚受邪，治宜益气固表，祛风通窍。正虚邪盛鼻病的代表方药有辛芩颗粒等。

> **课堂互动** 胆腑郁热鼻病与风热犯肺鼻病应如何区别？

任务三　方药推荐

一、风热犯肺鼻病用方药

方药推荐

鼻炎康片

《中华人民共和国药典》2020 年版

【功能】清热解毒，宣肺通窍，消肿止痛。

【主治】风邪蕴肺证。症见急慢性鼻炎、过敏性鼻炎。

【组成】野菊花、黄芩、猪胆汁、麻黄、薄荷油、苍耳子、广藿香、鹅不食草、当归、马来酸氯苯那敏。

【组方分析】方中野菊花，清热解毒，泻火平肝；黄芩，清热燥湿，泻火解毒；猪胆汁，清热润燥，解毒。三药合用，清热解毒力强，共为君药。

麻黄，宣肺解表；薄荷，疏散风热；苍耳子，散风寒，通鼻窍。三药合用，助君药疏风散邪，宣肺通窍，共为臣药。

广藿香，芳香发表；鹅不食草，发散风寒，通鼻窍；当归，活血散风，防辛温燥烈之品耗伤气血。三药合用，助君臣药化湿浊，通鼻窍，共为佐药。

又加入马来酸氯苯那敏，抗组胺，抑制鼻腔过敏反应。

全方配伍，标本兼顾，共奏清热解毒、宣肺通窍、消肿止痛之功。

【临床应用】

（1）辨证要点　本品是治疗风邪蕴肺所致鼻塞的常用方。以鼻塞、流涕黄稠、嗅觉减退、喷嚏等为辨证要点。

（2）现代应用　本品可用于治疗急慢性鼻炎、过敏性鼻炎等属风邪蕴肺者。

【用法用量】口服。一次 4 片，一日 3 次。

【注意事项】脾肺气虚或气滞血瘀鼻塞者，慎用；孕妇及高血压患者慎用；用药期间不宜驾驶车辆、管理机器及高空作业等。忌食辛辣食物；不宜过量、久服。

安全用药

鼻炎康片是治疗急、慢性鼻炎和过敏性鼻炎的常用中成药之一，疗效确切。因为本品含有马来酸氯苯那敏（即扑尔敏），服用药物后，极个别会出现困倦、嗜睡、口渴等感觉，所以用药期间不能从事驾驶车辆、管理机器及高空作业等工作，孕妇及有原发性高血压病患者等需在医师指导下用药。

为确保用药安全，大家要扎实学习中成药相关的知识和技能，牢记服务人民大众健康的工作宗旨，为患者提供科学的用药指导，提醒患者用药注意，为自己、家人和社会的合理用药、安全用药保驾护航。

千柏鼻炎片（胶囊）
《中华人民共和国药典》2020 年版

【功能】清热解毒，活血祛风，宣肺通窍。

【主治】风热犯肺、内郁化火、凝滞气血所致的鼻塞，鼻痒气热，流涕黄稠，或持续鼻塞，嗅觉迟钝；急慢性鼻炎、急慢性鼻窦炎见上述证候者。

【组成】千里光、卷柏、川芎、麻黄、白芷、决明子、羌活。

【组方分析】方中千里光，清热解毒，利湿，为君药。

卷柏，活血通经；川芎，活血行气，祛风止痛；麻黄，宣肺解表；白芷，祛风，宣通鼻窍，消肿排脓。四药相合，活血祛风，宣肺通窍，共为臣药。

决明子，清肝泄热，润肠通便；羌活，祛风除湿。二药合用，助君臣药清热散风，共为使药。

诸药相合，苦泄辛散寒清，共奏清热解毒、活血祛风、宣通鼻窍之功。

【临床应用】

（1）辨证要点　本品是治疗风热犯肺所致鼻塞的常用方。以鼻塞、鼻痒、流涕黄稠、嗅觉减退等为辨证要点。

（2）现代应用　用于治疗急慢性鼻炎、急慢性鼻窦炎等属风热犯肺者。

【用法用量】口服。片剂：一次 4 片，一日 3 次。胶囊剂：一次 2 粒，一日 3 次，15 天为一个疗程；症状减轻后，减量维持或遵医嘱。

【注意事项】忌辛辣、鱼腥食物。孕妇慎用。

🌱 **知识拓展**

急性鼻炎是鼻腔黏膜的急性炎性疾病，有传染性，常反复发生。其致病微生物主要为病毒，以鼻病毒和冠状病毒为主。临床表现为鼻塞，鼻分泌物增多，喷嚏和鼻腔发痒，说话呈闭塞性鼻音，嗅觉减退，鼻黏膜明显充血肿胀，鼻腔内充满黏液性或黏脓性分泌物。以支持和对症治疗为主，并注意防止并发症。鼻腔通气引流，以促进恢复。

辛夷鼻炎丸
《中华人民共和国药典》2020 年版

【功能】祛风宣窍，清热解毒。

【主治】风热上攻、热毒蕴肺所致的鼻塞，鼻流清涕或浊涕，发热，头痛。

【组成】辛夷、薄荷、紫苏叶、甘草、广藿香、苍耳子、鹅不食草、板蓝根、山白芷、防风、鱼腥草、菊花、三叉苦。

【组方分析】方中辛夷，散风寒，通鼻窍；苍耳子，散风寒，通鼻窍，祛风湿。二药合用，散风，升阳，通窍，利湿，共为君药。

薄荷，疏散风热，清利头目；紫苏叶，解表散寒；防风，祛风解表，胜湿止痛；山白芷，祛风行气，消肿止痛，解毒；菊花，散风清热，清热解毒。五药合用，助君药宣散风热，祛风通窍，共为臣药。

广藿香，芳香发表，化湿；鹅不食草，发散风寒，通鼻窍。二药合用，祛风邪，化湿浊，通鼻窍。鱼腥草，清热解毒，消痈排脓；板蓝根，清热解毒；三叉苦，清热解毒，祛风除湿。三药合用，清热解毒。诸药合用，助君臣药祛风通窍，清热解毒，共为佐药。

甘草，清热解毒，调和药性，为使药。

诸药相合，辛散寒清，共奏祛风宣窍、清热解毒之效。

【临床应用】

(1) 辨证要点　本品是治疗风热上攻、热毒蕴肺所致鼻塞的常用方。以鼻塞、流涕、头痛等为辨证要点。

(2) 现代应用　本品可用于治疗慢性鼻炎、过敏性鼻炎、神经性头痛等属风热犯肺、热毒蕴肺者。

【用法用量】口服。一次 3g，一日 3 次。

【注意事项】忌辛辣、鱼腥食物。用药后如感觉唇部麻木者，应停药。

二、胆腑郁热鼻病用方药

鼻窦炎口服液
《中华人民共和国药典》2020 年版

【功能】疏散风热，清热利湿，宣通鼻窍。

【主治】风热犯肺、湿热内蕴所致的鼻塞不通，流黄稠涕。

【组成】辛夷、苍耳子、栀子、黄芩、竹叶柴胡、薄荷、川芎、细辛、白芷、茯苓、川木通、桔梗、黄芪、龙胆草。

【组方分析】方中辛夷，散风寒，通鼻窍；苍耳子，散风寒，通鼻窍，祛风湿。两药相合，善散风邪，化湿浊，通鼻窍，共为君药。

栀子，泻火除烦，清热利湿；黄芩，清热燥湿，泻火解毒；竹叶柴胡，疏解肝胆郁热；薄荷，疏散风热，清利头目；川芎，活血行气，祛风止痛；细辛，祛风止痛，通窍；白芷，祛风止痛，宣通鼻窍，消肿排脓。七药相合，助君药散风，祛湿，通窍，清泄肺火，解胆腑郁热，消肿排脓，共为佐药。

茯苓，利水渗湿；川木通，利尿通淋；龙胆草，清热燥湿，泻肝胆火。三药合用，清热利湿。黄芪，补气升阳，托毒排脓；桔梗，宣肺，又载药上行而直达头面。诸药合用，共为佐药。

诸药相合，辛香通散，苦寒清利，共奏疏风清热、祛湿排脓、通窍止痛之功。

【临床应用】

(1) 辨证要点　本品是治疗风热犯肺、湿热内蕴所致的鼻塞不通、流黄稠涕的常用方。以鼻塞、流涕黄稠等为辨证要点。

(2) 现代应用　本品可用于治疗急慢性鼻炎、鼻窦炎等属风热犯肺、湿热内蕴者。

【用法用量】口服。一次 10mL，一日 3 次；20 天为一疗程。

【注意事项】忌烟酒、辛辣、鱼腥食物。

藿胆丸（片）
《中华人民共和国药典》2020 年版

【功能】芳香化浊，清热通窍。

【主治】湿浊内蕴、胆经郁火所致的鼻塞、流清涕或浊涕、前额头痛。

【组成】广藿香叶、猪胆粉。

【组方分析】方中猪胆粉，清热润燥，解毒，善清胆经郁热，化痰浊为君药。

广藿香，芳香化浊，发表散风，宣通鼻窍，为臣药。

二药相合，化浊，辛散，清泄，共奏芳香化浊、清热通窍之功。

【临床应用】

（1）辨证要点　本品是治疗湿浊内蕴、胆经郁火所致的鼻塞、流涕的常用方。以鼻塞、流涕、前额头痛等为辨证要点。

（2）现代应用　本品可用于治疗急性鼻炎、急性鼻窦炎等属湿浊内蕴、胆经郁火者。

【用法用量】口服。丸剂：一次 3～6g，一日 2 次。片剂：一次 3～5 片，一日 2～3 次；儿童酌减或饭后服用，或遵医嘱。

【注意事项】慢性鼻炎属虚寒证者，不宜用；忌烟酒、辛辣、鱼腥食物。

鼻渊舒口服液（胶囊）

《中华人民共和国药典》2020 年版

【功能】疏风散热，祛湿通窍。

【主治】鼻炎、鼻窦炎属肺经风热及胆腑郁热证者。

【组成】苍耳子、辛夷、薄荷、白芷、黄芩、栀子、柴胡、细辛、川芎、黄芪、川木通、桔梗、茯苓。

【组方分析】方中辛夷，散风寒，通鼻窍；苍耳子，散风寒，通鼻窍，祛风湿。二药合用，散风祛湿，宣通鼻窍，共为君药。

细辛，祛风止痛，通窍；白芷，祛风止痛，宣通鼻窍，消肿排脓。二药合用，以助君药散风通窍。栀子，泻火除烦，清热利湿；黄芩，清热燥湿，泻火解毒。二药合用，清泻肝胆郁热。柴胡，疏肝解郁；薄荷，疏散风热，清利头目；川芎，善活血行气，祛风止痛。七药相合，助君药散风、祛湿、通窍，清泄肺火、解胆腑郁热，消肿排脓；共为臣药。

茯苓，利水渗湿，健脾；川木通，利尿通淋；桔梗，宣肺，又载药上行而直达头面；共为佐使药。黄芪，补气升阳，托毒排脓。

诸药相合，辛香通散，苦寒清利，共奏疏风清热、祛湿通窍之功，故用于鼻炎、鼻窦炎属肺经风热及胆腑郁热证者。

【临床应用】

（1）辨证要点　本品是治疗肺经风热、胆腑郁热所致的鼻塞、流涕的常用方。以鼻塞、流涕黄稠等为辨证要点。

（2）现代应用　本品可用于治疗鼻炎、鼻窦炎等属肺经风热、胆腑郁热者。

【用法用量】口服。口服液：一次 10mL，一日 2～3 次，7 天为一疗程。胶囊剂：一次 3 粒，一日 3 次，7 天为一疗程或遵医嘱。

> **课堂拓展**
>
> 　　苍耳子为中医治疗鼻渊头痛的主要药物之一，药用历史悠久，资源丰富，临床应用广泛。苍耳子的主要化学成分有挥发油、脂肪酸、酚酸类等，其药理作用有抗炎镇痛、抗菌、抗病毒、降血糖、降血脂、抗过敏、调节免疫、抗肿瘤等。临床常用于治疗急慢性鼻炎、过敏性鼻炎、风湿性关节炎、皮肤病等与免疫异常相关的疾病。
>
> 　　现代研究发现苍耳子有肝肾毒性、胃肠道毒性等不良反应，尤其是肝损伤。因此，临床用苍耳子，需合理炮制、合理配伍、严控量程等，避免发生药物不良反应。

三、正虚邪盛鼻病用方药

辛芩颗粒（片）
《中华人民共和国药典》2020 年版

【功能】益气固表，祛风通窍。

【主治】肺气不足、风邪外袭所致的鼻痒、喷嚏、流清涕、易感冒；过敏性鼻炎见上述证候者。

【组成】黄芪、白芷、白术、防风、荆芥、细辛、苍耳子、桂枝、石菖蒲、黄芩。

【组方分析】方中黄芪，补气升阳，益卫固表；白芷，祛风止痛，宣通鼻窍。二者相伍，益气固表，祛风通窍，切中病机，共为君药。

白术，健脾益气，固表止汗，以助黄芪补气固表；苍耳子，散风寒，通鼻窍，祛风湿；细辛，祛风通窍。二药合用，以助白芷祛风散寒，宣通鼻窍。防风，祛风解表；荆芥，解表散风，透疹。二药相合，助白芷解表散风。五药相伍，益气固表、散风通窍，止痒除湿，共为臣药。

桂枝，发汗解肌，温通经脉；石菖蒲，开窍豁痰，化湿开胃；黄芩，清热燥湿，泻火解毒。三者相合，既温阳、鼓舞气血生长，又益气固表，还祛风、通窍、除湿，而除鼻痒、止清涕，更佐制辛温甘温之品，以免温燥太过而再生邪热，共为佐药。

诸药相合，甘温补固，辛温宣散，共奏益气固表、祛风通窍之功。

【临床应用】

（1）辨证要点　本品是治疗肺气不足、风邪外袭所致的喷嚏、流涕的常用方。以鼻痒、喷嚏、流清涕、易感冒等为辨证要点。

（2）现代应用　本品可用于治疗变应性鼻炎、过敏性鼻炎等属肺气不足、风邪外袭者。

【用法用量】口服。颗粒剂：一次 1 袋，一日 3 次。20 日为一疗程。片剂：一次 3 片，一日 3 次。

【注意事项】儿童及老年人慎用，孕妇、婴幼儿及肾功能不全者禁用。

任务四　健康指导

一、注意事项

健康指导

鼻病患者在服药期间忌辛辣刺激食物；增强体质，避免感受外邪；积极防治鼻咽部的慢性疾病。

儿童、老年人、孕妇及哺乳期妇女鼻病患者，宜在医师指导下选择用药或去医院就诊。

二、用药指导

预防鼻病，首应避免感受外邪，戒烟酒，饮食宜清淡，避免接触刺激性气体。适当加强锻炼，增强体质，提高抗病能力。

鼻病患者，不宜长期使用含血管收缩剂的滴鼻液，以免导致鼻黏膜萎缩。

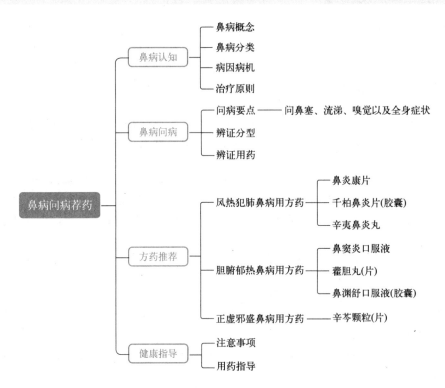

鼻病问病荐药
- 鼻病认知
  - 鼻病概念
  - 鼻病分类
  - 病因病机
  - 治疗原则
- 鼻病问病
  - 问病要点 —— 问鼻塞、流涕、嗅觉以及全身症状
  - 辨证分型
  - 辨证用药
- 方药推荐
  - 风热犯肺鼻病用方药
    - 鼻炎康片
    - 千柏鼻炎片(胶囊)
    - 辛夷鼻炎丸
  - 胆腑郁热鼻病用方药
    - 鼻窦炎口服液
    - 藿胆丸(片)
    - 鼻渊舒口服液(胶囊)
  - 正虚邪盛鼻病用方药 —— 辛芩颗粒(片)
- 健康指导
  - 注意事项
  - 用药指导

复习思考题

复习思考题答案

一、填空题

1. 鼻病的辨证分型可分为（　　　　　　　）、（　　　　　　　）和（　　　　　　　）。

2. 鼻炎康片主治（　　　　　　）证，辛芩颗粒主治（　　　　　）证。

3. 鼻窦炎口服液的功能是（　　　　　　　　），藿胆丸的功能是（　　　　　　　）。

二、选择题

（一）单选题

1. 用于治疗风热犯肺、湿热内蕴所致的鼻塞不通、流黄稠涕的中成药是（　　）。

A. 鼻窦炎口服液　　　　B. 藿胆丸　　　　　　　C. 千柏鼻炎片　　　　D. 鼻渊舒口服液

2. 用于鼻炎、鼻窦炎属肺经风热及胆腑郁热证者的中成药是（　　）。

A. 鼻炎康片　　　　　　B. 鼻渊舒口服液　　　　C. 辛夷鼻炎丸　　　　D. 千柏鼻炎丸

3. 既益气固表，又祛风通窍的中成药是（　　）。

A. 千柏鼻炎片　　　　　B. 鼻渊舒口服液　　　　C. 辛夷鼻炎丸　　　　D. 辛芩颗粒

4. 具有祛风宣窍、清热解毒功能的中成药是（　　）。

A. 藿胆丸　　　　　　　B. 千柏鼻炎丸　　　　　C. 辛夷鼻炎丸　　　　D. 鼻渊舒口服液

5. 既疏风散热，又祛湿通窍的中成药是（　　）。

A. 千柏鼻炎片　　　　　B. 鼻渊舒口服液　　　　C. 辛夷鼻炎丸　　　　D. 辛芩颗粒

（二）多选题

1. 千柏鼻炎丸的功能是（　　）。

A. 清热解毒　　　　　　B. 活血祛风　　　　　　C. 宣肺通窍　　　　　D. 消肿止痛

2. 鼻炎康的功能是（　　）。

A. 清热解毒　　　　　　B. 祛湿通窍　　　　　　C. 宣肺通窍　　　　　　D. 消肿止痛

3. 鼻窦炎口服液的功能是（　　）。

A. 疏散风热　　　　　　B. 活血祛风　　　　　　C. 宣通鼻窍　　　　　　D. 清热利湿

4. 鼻炎康片使用时应注意（　　）。

A. 孕妇及高血压患者慎用

B. 用药期间不宜驾驶车辆、管理机器和高空作业

C. 不宜过量、久服

D. 忌食辛辣食物

三、分析题

1. 处方分析

苍耳子10g　辛夷10g　黄芩10g　白芷10g　川芎10g　薄荷6g　柴胡10g　栀子10g　龙胆10g　广藿香10g　茯苓10g　甘草6g

根据处方药物分析此方适用于鼻病类的何种证型，并简要说明理由。

2. 用药推荐分析

患者王某，男，23岁，近半年，出现鼻痒、喷嚏、流清涕，伴易感冒、倦怠乏力、气短、恶寒发热、舌淡苔薄白、脉浮无力等症状。

请辨证证型，并为该患者推荐常用的中成药。

项目四 　咽喉病问病荐药

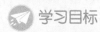

学习目标

[知识目标]

1. 掌握黄氏响声丸、复方鱼腥草片、冰硼散、桂林西瓜霜、玄麦甘桔颗粒、铁笛丸等的功能、主治、组方分析及注意事项。

2. 熟悉咽喉病的概念、分类、病因病机、治疗原则、辨证分型、注意事项及用药指导。

3. 了解复方草珊瑚含片、金嗓开音丸（颗粒）、利咽解毒颗粒、板蓝根颗粒（茶）、清咽利膈丸、六神丸、青果丸、清咽丸、金果含片、金果饮咽喉片等的功能、主治及注意事项。

[技能目标]

1. 学会咽喉病的问病技巧。

2. 学会咽喉病的方药推荐。

[素质目标]

1. 培养学生传承精华、守正创新的责任感。

2. 培育学生合理用药、科学用药的意识。

3. 树立学生关爱健康、服务健康的理念。

案例导入

患者赵某，女，18岁，近日因天气炎热，过食辛辣，症见咽喉疼痛，咽部红肿明显，吞咽困难，伴口渴喜饮，口臭，大便秘结，小便短赤，舌红苔黄，脉数有力。

讨论：此患者患有何种疾病？此病产生的病因是什么？可选用何种方剂或中成药？请为此患者介绍该方药的功能、主治、组成及注意事项，并提供健康指导。

任务一　咽喉病认知

咽喉病认知

一、咽喉病概念

咽喉病，是以咽痛或咽部不适感、咽部红肿为主要症状，伴有发热恶风、头痛，咳嗽痰黄，或伴有发热，口渴喜饮，头痛，小便短赤，大便秘结；或以咽部干燥、微痛为主要症状，伴有干痒，异物感，颧红潮热，耳鸣多梦等。西医学中的扁桃体炎、急慢性咽喉炎等有咽喉肿痛者，均在中医咽喉病范畴。

二、咽喉病分类

本病多由外感风热上扰，咽喉不利，或脏腑功能失调，火毒上攻，蕴结咽喉或虚火上炎，熏蒸咽喉所致。故咽喉病可分为虚证与实证两大类，实证有风热袭肺咽喉病、热毒蕴结咽喉病之分；虚证多为虚火上炎咽喉病等。

三、病因病机

咽喉为肺之门户，咽喉病病位在咽喉，与肺、胃、肾等脏腑有关。咽喉病病因有内伤与外感之分，病因为风热、热毒或虚火，病机是热邪毒蕴咽喉或虚火熏蒸咽喉所致。

风热袭肺咽喉病，因外感风热，风热上扰，或风寒入里化热，致肺失清肃，咽喉不利，咽喉肿痛。

热毒蕴结咽喉病，因素体阳盛，或饮食服药不当，肺胃积热；或热病之后，余热留恋，致火毒上攻，蕴结咽喉，气血壅滞而成。

虚火上炎咽喉病，因过劳、伤血、伤精，或素体阴虚，或年老体衰，致肝肾阴虚，虚火上炎，熏蒸咽喉而生。

四、治疗原则

咽喉病的治疗应分清虚实。外感咽喉病，以邪实为主，治宜疏风，清热利咽。内伤咽喉病，当分虚实和脏腑；邪实者，治宜泄热，解毒利咽；正虚者，治宜滋阴降火，清肺利咽。

任务二　咽喉病问病

咽喉病问病

一、问病要点

咽喉病的问病要点包括咽痛、咽痒、咽干以及全身症状等。

咽部疼痛，逐渐加重，吞咽或咳嗽时疼痛加剧，伴发热恶风、头痛、咳嗽痰黄者，多为外感风热引起；若咽喉疼痛红肿，吞咽困难，伴发热、头痛剧、小便短赤、大便秘结者，多为湿热蕴结引起；若咽部干燥，微痛，干痒，灼热，有异物感，或颧红潮热，耳鸣多梦，多为虚火上炎，熏蒸咽喉所致。

二、辨证分型

咽喉病的辨证分型有风热袭肺咽喉病、热毒蕴结咽喉病、阴虚火旺咽喉病等。其中，风热袭肺咽喉病为外感鼻病，热毒蕴结咽喉病、阴虚火旺咽喉病则多为内伤鼻病。

三、辨证用药

1. 风热袭肺咽喉病

临床表现有咽部疼痛，逐渐加重，吞咽或咳嗽时疼痛加剧，咽部红肿；伴发热恶风，头痛，咳嗽痰黄，舌质红，苔黄，脉浮数。其病因多为风热上扰，咽喉不利所致。治宜疏风清热，消肿利咽。风热袭肺咽喉病的代表方药有黄氏响声丸、复方鱼腥草片、复方草珊瑚含片、金嗓开音丸、利咽解毒颗粒等。

2. 热毒蕴结咽喉病

临床表现有咽喉疼痛红肿，吞咽困难，咽喉如梗，咽部红肿明显，伴发热、口渴喜饮、头痛剧，小便短赤，大便秘结，舌红苔黄，脉数有力。其病因多为火毒上攻，蕴结咽喉所致。治宜泄热解毒，利咽消肿。热毒蕴结咽喉病的代表方药有冰硼散、桂林西瓜霜、板蓝根颗粒、清咽利膈丸、六神丸、青果丸、清咽丸等。

🔊 **课堂互动**　风热袭肺证与热毒蕴结证的咽喉病应如何区别？

3. 阴虚火旺咽喉病

临床表现有咽部干燥，微痛，干痒，灼热，有异物感，干咳少痰，或痰中带血，或颧红潮热，耳鸣多梦，舌红，苔少，脉细数。其病因多为虚火上炎，熏蒸咽喉所致。治宜滋阴降火，清肺利咽。阴虚火旺咽喉病的代表方药有玄麦甘桔颗粒、铁笛丸、金果含片、金果饮咽喉片等。

任务三　方药推荐

一、风热袭肺咽喉病用方药

黄氏响声丸

《中华人民共和国药典》2020年版

【功能】疏风清热，化痰散结，利咽开音。

【主治】风热外束、痰热内盛所致的急慢性喉瘖。症见声音嘶哑，咽喉肿痛，咽干灼热，咽中有痰，或寒热头痛，或便秘尿赤。

【组成】桔梗、薄荷、蝉蜕、诃子肉、胖大海、浙贝母、方儿茶、川芎、酒大黄、连翘、甘草、薄荷脑。

【组方分析】方中桔梗，宣肺，利咽，祛痰，排脓，为君药。

薄荷、薄荷脑，疏散风热，利咽；蝉蜕，疏散风热，利咽；诃子肉，敛肺止咳，降火利咽；胖大海，清热润肺，利咽开音，润肠通便；浙贝母，清热化痰止咳，解毒散结消痈；方儿茶，活血止痛，清肺化痰；七药相合，助君药疏散风热，利咽开音，清肺化痰，共为臣药。

川芎，活血行气，疏风止痛；大黄，清热泻火，凉血解毒；连翘，清热解毒，消肿散结，疏散风热；三药相合，助君臣药活血止痛，通便泻热，疏散风热，利咽开音，共为佐药。

甘草，清热解毒，调和诸药，为佐使药。

诸药相合，辛散苦泄，共奏疏风清热、化痰散结、利咽开音之功。

【临床应用】

（1）辨证要点　本品是治疗风热外束、痰热内盛所致喉瘖的常用方。以声音嘶哑、咽喉肿痛、咽干灼热、咽中有痰等为辨证要点。

（2）现代应用　本品可用于治疗急慢性喉炎及声带小结、声带息肉初起等属风热外束、痰热内盛者。

【用法用量】口服。一次 8 丸（炭衣丸，每丸重 0.1g），一日 3 次，饭后服用；儿童减半。

【注意事项】胃寒便溏者慎用。

 知识拓展

> 喉瘖，中医病名，系指有言无声的病证。瘖同喑，即失音。临床上常分为暴瘖、久瘖两类。暴瘖多属实证，猝然发病。其病因为风寒外袭，客于肺系，或风热犯肺，热灼津伤，痰热互结，气道受遏，肺气壅塞致金实不鸣。久瘖多属虚证，多由高声谈唱、久咳不止、气阴两耗或肺肾阴亏咽喉失于濡养所致，即金破不鸣。

复方鱼腥草片（合剂）
《中华人民共和国药典》2020 年版

【功能】清热解毒。

【主治】外感风热所致的急喉痹、急乳蛾。症见咽部红肿，咽痛；急性咽炎、急性扁桃体炎见上述证候者。

【组成】鱼腥草、黄芩、板蓝根、连翘、金银花。

【组方分析】方中鱼腥草，清热解毒，消痈排脓，为君药。

金银花，清热解毒，疏散风热；连翘，清热解毒，消肿散结，疏散风热；两药相伍，助君药清热解毒消痈，共为臣药。

黄芩，清热燥湿，泻火解毒；板蓝根，清热解毒，凉血利咽；两药相伍，助君臣药清热解毒，利咽消痈，共为佐药。

诸药相合，辛散苦寒并用，共奏清热泻火、解毒散结之功。

【临床应用】

（1）辨证要点　本品是治疗外感风热所致的急喉痹、急乳蛾的常用方。以咽部红肿、咽痛等为辨证要点。

（2）现代应用　本品可用于治疗急性咽炎、急性扁桃体炎等属外感风热者。

【注意事项】忌烟酒、辛辣、鱼腥食物。

【用法用量】口服。片剂：一次 4～6 片，一日 3 次。合剂：一次 20～30mL，一日 3 次。

【注意事项】胃寒便溏者慎用。

复方草珊瑚含片
《中华人民共和国药典》2020 年版

【功能】疏风清热，消肿止痛，清利咽喉。

【主治】外感风热所致的喉痹。症见咽喉肿痛，声哑失音；急性咽喉炎见上述证候者。

【组成】肿节风浸膏、薄荷脑、薄荷素油。

【组方分析】方中肿节风浸膏，清热凉血，祛风通络，为君药。

薄荷脑，疏散风热，利咽，助主药疏散风热，辟秽解毒，为臣药。

薄荷油，疏风清热，以疏散上焦风热之邪，为佐药。

诸药相合，既能清泄在里邪热，又能疏散在表之热邪，共奏疏风清热、消肿止痛、清利咽喉之功。

【临床应用】

（1）辨证要点　本品是治疗外感风热所致的喉痹的常用方。以咽喉肿痛、声哑失音等为辨证要点。

（2）现代应用　本品可用于治疗急性咽喉炎等属外感风热者。

【用法用量】含服。一次 2 片，每隔 2 小时 1 次，一日 6 次。

【注意事项】忌烟酒及辛辣、鱼腥食物。

金嗓开音丸（颗粒）

《中华人民共和国药典》2020 年版

【功能】清热解毒，疏风利咽。

【主治】风热邪毒引起的咽喉肿痛，声音嘶哑。

【组成】金银花、连翘、玄参、板蓝根、赤芍、黄芩、桑叶、菊花、前胡、燀苦杏仁、牛蒡子、泽泻、胖大海、僵蚕（麸炒）、蝉蜕、木蝴蝶。

【组方分析】方中金银花，清热解毒，疏散风热；连翘，清热解毒，消肿散结，疏散风热；两药相伍，清热解毒，疏风利咽，共为君药。

玄参，清热凉血，解毒散结；板蓝根，清热解毒，凉血利咽；黄芩，清热燥湿，泻火解毒；三药相伍，增强君药清热解毒利咽之功，共为臣药。

赤芍，清热凉血，散瘀止痛；桑叶，疏散风热，清肺润燥；菊花，疏散风热、清热解毒；前胡，化痰宣肺；苦杏仁，降气止咳，润肠通便；牛蒡子，疏散风热、解毒利咽；胖大海，清热润肺，利咽开音，润肠通便；蝉蜕，疏散风热，利咽；木蝴蝶，清肺利咽；僵蚕，祛风止痛，化痰散结；泽泻，利水渗湿，泄热；多药合用，助君臣药清热解毒，疏散风热，清肺利咽，共为佐药。

诸药相合，辛散苦泄，共奏清热解毒、疏风利咽之功。

【临床应用】

（1）辨证要点　本品是治疗风热邪毒所致的咽喉肿痛的常用方。以咽喉肿痛、声音嘶哑等为辨证要点。

（2）现代应用　本品可用于治疗急性咽炎、亚急性咽炎、喉炎等属外感风热者。

【用法用量】口服。丸剂：水蜜丸一次 60～120 丸；大蜜丸一次 1～2 丸，一日 2 次。颗粒剂：一次 1 袋，一日 2 次。

【注意事项】忌烟、酒及辛辣食物。

利咽解毒颗粒

《中华人民共和国药典》2020 年版

【功能】清肺利咽，解毒退热。

【主治】外感风热所致的咽痛、咽干、喉核红肿、发热恶寒；急性扁桃体炎、急性咽炎见上述证候者。

【组成】板蓝根、金银花、连翘、薄荷、牛蒡子（炒）、山楂（焦）、桔梗、大青叶、僵蚕、玄参、黄芩、地黄、天花粉、大黄、浙贝母、麦冬。

【组方分析】方中板蓝根，清热解毒，凉血利咽，为君药。

金银花，清热解毒，疏散风热；连翘，清热解毒，消肿散结，疏散风热；薄荷，疏散风热，利咽；牛蒡子，疏散风热，解毒利咽；四药相伍，助君药清热解毒利咽，共为臣药。

山楂，活血化瘀；桔梗，宣肺，利咽，祛痰，排脓；大青叶，清热解毒；僵蚕，祛风止痛，化痰散结；玄参，清热凉血，解毒散结；地黄，清热凉血，养阴生津；黄芩，清热燥湿，泻火解毒；大黄，泻下攻积，清热泻火，凉血解毒；天花粉，清热泻火，消肿排脓；浙贝母，清热化痰、散结消痈；麦冬，养阴润燥；助君臣药清泻肺热，利咽解毒，共为佐药。

诸药相合，辛散苦泄养阴并用，共奏清肺利咽、解毒退热之功。

【临床应用】

（1）辨证要点　本品是治疗外感风热所致的咽喉肿痛的常用方。以咽喉肿痛、咽干等为辨证要点。

（2）现代应用　本品可用于治疗急性扁桃体炎、急性咽炎等属外感风热者。

【用法用量】开水冲服。一次 1 袋，一日 3～4 次。

【注意事项】忌食辛辣及过咸食物。

二、热毒蕴结咽喉病用方药

冰硼散

《中华人民共和国药典》2020年版

【功能】清热解毒，消肿止痛。

【主治】热毒蕴结所致的咽喉疼痛、牙龈肿痛、口舌生疮。

【组成】冰片、硼砂（煅）、朱砂、玄明粉。

【组方分析】方中冰片，清热止痛，为君药。

硼砂，清热解毒，散结消肿，增君药清热解毒、消肿之功，为臣药。

朱砂，清热解毒；玄明粉，清火消肿。二者相合，增君臣药清热利咽，散结消肿，共为臣佐药。

诸药相合，清解兼消散，共奏清热解毒、消肿止痛之功。

【临床应用】

（1）辨证要点　本品是治疗热毒蕴结所致的咽喉肿痛的常用方。以咽喉疼痛、牙龈肿痛、口舌生疮等为辨证要点。

（2）现代应用　本品可用于治疗急性扁桃体炎、口腔溃疡等属热毒蕴结者。

【用法用量】吹敷患处，每次少量，一日数次。

【注意事项】忌食辛辣。

课堂拓展

冰硼散，出自明代《外科正宗》。原方由冰片五分、硼砂（煅）五钱、朱砂六分、玄明粉五钱组成；用于治疗咽喉口齿新久肿痛，及久嗽痰火咽哑作痛。具有清热解毒、消肿止痛之功效。

其现代临床应用广泛，主要用于咽喉肿痛、牙龈肿痛、口舌生疮等病症；还可用于治疗牙周炎、扁桃体炎、口腔溃疡、流行性腮腺炎、百日咳、新生儿脐炎、带状疱疹、急慢性中耳炎、霉菌性阴道炎、宫颈柱状上皮异位、慢性宫颈炎、原发性肝癌中重度疼痛等热毒蕴结之证。

桂林西瓜霜

《中华人民共和国药典》2020年版

【功能】清热解毒，消肿止痛。

【主治】风热上攻、肺胃热盛所致的乳蛾、喉痹、口糜。症见咽喉肿痛，喉核肿大，口舌生疮，牙龈肿痛或出血。

【组成】西瓜霜、煅硼砂、黄柏、黄连、山豆根、射干、浙贝母、青黛、冰片、无患子果（炭）、大黄、黄芩、甘草、薄荷脑。

【组方分析】方中西瓜霜，清热泻火，消肿止痛，为君药。

黄芩，清热燥湿，泻火解毒；黄连，清热燥湿，泻火解毒；黄柏，清热燥湿，泻火除蒸，解毒疗疮；射干，清热解毒，消痰，利咽；山豆根，清热解毒，消肿利咽。多药合用，助君药清热解毒利咽，共为臣药。

大黄，泻下攻积，清热泻火，凉血解毒；浙贝母，清热化痰止咳，解毒散结消痈；青黛，清热解毒，泻火定惊；薄荷脑，疏散风热，利咽；无患子果，清热祛痰；冰片，清热止痛；硼砂，清热解毒，防腐消肿。七药合用，助君臣药清热解毒、消肿止痛，共为佐药。

甘草，清热解毒，调和诸药，为佐使药。

诸药相合，苦寒清泄，共奏清热解毒、消肿止痛之功。

【临床应用】

（1）辨证要点　本品是治疗风热上攻、肺胃热盛所致的乳蛾、喉痹的常用方。以咽喉疼痛、牙龈肿痛、口舌生疮等为辨证要点。

（2）现代应用　本品可用于治疗急慢性咽炎、扁桃体炎、口腔溃疡、牙龈炎等属风热上攻、肺胃热盛者。

【用法用量】外用，喷、吹或敷于患处，一次适量，一日数次；重症者兼服，一次 1～2g，一日 3 次。

【注意事项】忌烟酒及辛辣、鱼腥食物。

板蓝根颗粒（茶）
《中华人民共和国药典》2020 年版

【功能】清热解毒，凉血利咽。

【主治】肺胃热盛所致的咽喉肿痛、口咽干燥；急性扁桃体炎见上述证候者。

【组成】板蓝根。

【组方分析】方中板蓝根，清热解毒，凉血利咽，善清肺胃之热，为君药。

奏清热解毒，凉血利咽之功。

【临床应用】

（1）辨证要点　本品是治疗肺胃热盛所致的咽喉肿痛的常用方。以咽喉疼痛、口咽干燥等为辨证要点。

（2）现代应用　本品可用于治疗急性扁桃体炎等属肺胃热盛者。

【用法用量】开水冲服。颗粒剂：一次 5～10g，一日 3～4 次。茶剂：一次 1 块，一日 3 次。

【注意事项】忌食辛辣。

清咽利膈丸
《中华人民共和国药典》2020 年版

【功能】清热利咽，消肿止痛。

【主治】外感风邪、脏腑积热所致的咽部红肿，咽痛，面红腮肿，痰涎壅盛，胸膈不利，口苦舌干，大便秘结，小便黄赤。

【组成】射干、连翘、栀子、黄芩、熟大黄、炒牛蒡子、薄荷、天花粉、玄参、荆芥穗、防风、桔梗、甘草。

【组方分析】方中黄芩，清热燥湿，泻火解毒，善清肺胃之热，消肿利咽，为君药。

射干，清热解毒，祛痰利咽；连翘，疏散风热，清热解毒，散结消肿；栀子，泻火除烦，清热利湿，凉血解毒；熟大黄，泻下攻积，清热泻火，凉血解毒。四药合用，助君药清热解毒，消肿利咽，共为臣药。

防风，祛风解表；荆芥穗，解表散风。二者相伍，辛散温微，反佐用之，可增辛散透表之力。薄荷，疏散风热，利咽；牛蒡子，疏散风热、解毒利咽；天花粉，清热泻火，消肿排脓；玄参，清热凉血，解毒散结；桔梗，宣肺，利咽，祛痰。七药合用，助君臣药清热解毒利咽，共为佐药。

甘草，清热解毒，调和诸药，为佐使药。

诸药相合，苦寒清泄，共奏清热利咽、消肿止痛之功。

【临床应用】

（1）辨证要点　本品是治疗外感风邪、脏腑积热所致的咽喉肿痛的常用方。以咽喉疼痛、口苦舌干、大便秘结等为辨证要点。

（2）现代应用　本品可用于治疗急性扁桃体炎等属外感风邪、脏腑积热者。

【用法用量】开水冲服。一次 5～10g，一日 3～4 次。

【注意事项】忌食辛辣；孕妇忌用。

透过局部，看清整体

咽喉，为肺胃之门户，又为肝脾肾三阴经之所过，与五脏关系密切。咽喉肿痛虽为局部疾病，但与身体其他不适症状密切相关。咽喉病的治疗，当透过一隅，看清全局；透过局部，看清整体。认清局部与整体的关系：整体是由部分构成的，离开部分，整体就不复存在；部分的功能及其变化会影响整体的功能，关键部分的功能及其变化甚至对整体的功能起决定作用。因此我们要秉承整体观的理念，树立全局观念，立足整体，统筹全局，选择最佳方案，实现整体的最优目标，从而达到整体功能大于部分功能之和的理想效果。

六神丸
《卫生部药品标准中药成方制剂》

【功能】消肿解毒，止痛退热，镇惊安神。

【主治】喉风喉痹、喉痛、双单乳蛾等咽喉诸症，疔毒、痈疮、小儿急热惊风及一般红肿热痛等症。

【组成】珍珠粉、牛黄、麝香、雄黄、蟾酥、冰片。

【组方分析】方中牛黄，清心豁痰开窍，凉肝息风解毒；珍珠，安神定惊，解毒生肌。两药合用，增强清热解毒、安神定惊之功，共为君药。

蟾酥，解毒，止痛；雄黄，解毒，燥湿，祛痰。两药合用，助君药解毒止痛，共为臣药。

冰片，清热止痛；麝香，活血通经，消肿止痛。两药合用，助君臣药消肿解毒止痛之功，共为佐药。

诸药相合，寒凉辛散，共奏消肿解毒、止痛退热、镇惊安神之功。

【临床应用】

（1）辨证要点　本品是治疗火毒内蕴所致的咽喉肿痛的常用方。以咽喉红肿疼痛等为辨证要点。

（2）现代应用　本品可用于治疗急性扁桃体炎等属火毒内蕴者。

【用法用量】口服。一日3次，温开水吞服：一岁每次服1粒，两岁每次服2粒，三岁每次服3～4粒，四岁至八岁每次服5～6粒，九岁至十岁每次服8～9粒，成年每次服10粒。外用。外敷在皮肤红肿处，取丸十数粒，用冷开水或米醋少许，盛食匙中化散，数搽四周，每日数次常保潮润，直至肿退为止。如红肿已出脓或将出脓或已穿烂，切勿再敷。

【注意事项】新生儿禁用，孕妇禁用。

青果丸
《中华人民共和国药典》2020年版

【功能】清热利咽，消肿止痛。

【主治】肺胃蕴热所致的咽部红肿，咽痛，失音声哑，口干舌燥，干咳少痰。

【组成】青果、金银花、黄芩、北豆根、麦冬、玄参、白芍、桔梗。

【组方分析】方中青果，清热解毒，利咽，生津，为君药。

金银花，清热解毒，疏散风热；黄芩，清热燥湿，泻火解毒，善清肺胃之火；北豆根，清热解毒，祛风止痛。三药相合，助君药清热解毒利咽，共为臣药。

麦冬，养阴生津，润肺清心；玄参，清热凉血，解毒散结；白芍，养血调经，敛阴止汗，柔肝止痛；桔梗，宣肺，利咽，祛痰，载药上浮直达病所。四药合用，共为佐药。

诸药相合，酸甘生津，苦寒清泄，共奏清热利咽、消肿止痛之功。

【临床应用】

（1）辨证要点　本品是治疗肺胃蕴热所致的咽喉肿痛的常用方。以咽喉红肿疼痛、口干舌燥等为辨证要点。

（2）现代应用　本品可用于治疗急性扁桃体炎等属肺胃蕴热者。

【用法用量】口服。水蜜丸一次 8g，大蜜丸一次 2 丸，一日 2 次。

【注意事项】忌食辛辣食物。

清咽丸
《中华人民共和国药典》2020 年版

【功能】清热利咽，生津止渴。

【主治】肺胃热盛所致的咽喉肿痛，声音嘶哑，口舌干燥，咽下不利。

【组成】桔梗、北寒水石、薄荷、诃子肉、甘草、乌梅肉、青黛、硼砂（煅）、冰片。

【组方分析】方中桔梗，宣肺，利咽，祛痰，专入肺经，载药上浮直达病所；寒水石，清热泻火，消肿利咽。二药相合，增强清热利咽之功，共为君药。

薄荷，疏散风热，利咽；青黛，清热解毒，泻火定惊。二药相合，助君药清热利解毒咽，共为臣药。

诃子肉，敛肺止咳，降火利咽；乌梅肉，敛肺止咳，生津；冰片，清热止痛；硼砂，清热解毒，消肿。四药相合，既能清热消肿利咽，又能敛肺生津开音，共为佐药。

甘草，清热解毒，调和诸药，为佐使药。

诸药相合，辛散寒凉酸涩并用，共奏清热利咽、生津润燥之功。

【临床应用】

（1）辨证要点　本品是治疗肺胃热盛所致的咽喉肿痛的常用方。以咽喉红肿疼痛、声音嘶哑等为辨证要点。

（2）现代应用　本品可用于治疗急性扁桃体炎等属肺胃热盛者。

【用法用量】口服或含化。小蜜丸一次 6g，大蜜丸一次 1 丸，一日 2~3 次。

【注意事项】忌烟、酒，忌食辛辣之物。

三、阴虚火旺咽喉病用方药

玄麦甘桔颗粒（含片、胶囊）
《中华人民共和国药典》2020 年版

【功能】清热滋阴，祛痰利咽。

【主治】阴虚火旺，虚火上浮，口鼻干燥，咽喉肿痛。

【组成】玄参、麦冬、甘草、桔梗。

【组方分析】方中玄参，清热凉血，滋阴降火，解毒散结，善治阴虚火旺引起的咽喉肿痛，为君药。

麦冬，养阴生津，润肺清心。助君药清热养阴利咽，为臣药。

桔梗，宣肺，利咽，祛痰，专入肺经，载药上浮直达病所；甘草，清热解毒，祛痰止咳。二药相合，共为佐药。

甘草，调和药性，亦为使药。

诸药相合，甘寒苦泄，共奏清热滋阴、祛痰利咽之功。

【临床应用】

（1）辨证要点　本品是治疗阴虚火旺所致的咽喉肿痛的常用方。以咽喉红肿疼痛、咽干口燥等为辨证要点。

（2）现代应用　本品可用于治疗慢性咽炎等属阴虚火旺者。

【用法用量】口服。颗粒剂：开水冲服，一次 1 袋，一日 3~4 次。含片：含服，一次 1~2 片，一日 12 片，随时服用。胶囊剂：一次 3~4 粒，一日 3 次。

【注意事项】忌烟酒及辛辣、鱼腥食物。

铁笛丸（口服液）
《中华人民共和国药典》2020 年版

【功能】润肺利咽，生津止渴。

【主治】阴虚肺热津亏引起的咽干声哑，咽喉疼痛，口渴烦躁。

【组成】麦冬、玄参、瓜蒌皮、诃子肉、青果、凤凰衣、桔梗、浙贝母、茯苓、甘草。

【组方分析】方中玄参，清热凉血，滋阴降火，解毒散结，善治阴虚火旺引起的咽喉肿痛，为君药。

麦冬，养阴生津，润肺清心；青果，清热解毒，利咽，生津；诃子肉，敛肺止咳，降火利咽；瓜蒌皮，清热化痰，利气宽胸。四药相合，助君药养阴润燥利咽，共为臣药。

凤凰衣，养阴清肺；桔梗，宣肺，利咽，祛痰；浙贝母，清热化痰，散结消痈；茯苓，健脾宁心，防苦寒之品伤脾。四药相合，助君臣药养阴清肺利咽，共为佐药。

甘草，清热解毒，调和诸药，为佐使药。

诸药相合，甘寒苦泄，共奏润肺利咽、生津止渴之功。

【临床应用】

（1）辨证要点　本品是治疗阴虚肺热所致的咽喉肿痛的常用方。以咽喉红肿疼痛、咽干声哑等为辨证要点。

（2）现代应用　本品可用于治疗慢性咽炎等属阴虚肺热者。

【用法用量】口服或含化。丸剂：一次2丸，一日2次。口服液：一次10mL，一日2次；小儿酌减。

【注意事项】忌烟、酒及辛辣食物。

金果含片

《中华人民共和国药典》2020年版

【功能】养阴生津，清热利咽。

【主治】肺热阴伤所致的咽部红肿，咽痛，口干咽燥；急慢性咽炎见上述证候者。

【组成】地黄、玄参、西青果、蝉蜕、胖大海、麦冬、南沙参、太子参、陈皮。

【组方分析】方中地黄，善清热凉血、养阴生津，为君药。

玄参，清热凉血，滋阴降火，解毒散结；西青果，清热生津，解毒；蝉蜕，疏散风热，利咽；胖大海，清热润肺，利咽开音，润肠通便。四药相合，助君药养阴生津利咽，共为臣药。

麦冬，养阴生津，润肺清心；南沙参，养阴清肺，益胃生津，化痰，益气；太子参，益气健脾，生津润肺；陈皮，理气健脾，使诸药补而不滞。四药合用，共为佐药。

诸药相合，甘寒苦泄，共奏养阴生津、清热利咽之功。

【临床应用】

（1）辨证要点　本品是治疗肺热阴伤所致的咽喉肿痛的常用方。以咽喉红肿疼痛、咽干口燥等为辨证要点。

（2）现代应用　本品可用于治疗急慢性咽炎等属肺热阴伤者。

【用法用量】含服。每小时2～4片，一日10～20片。

【注意事项】少数患者用药后偶有恶心、上腹不适感。

金果饮咽喉片

《中华人民共和国药典》2020年版

【功能】养阴生津，清热利咽。

【主治】肺热阴伤所致的咽部红肿，咽痛，口干咽燥。

【组成】地黄、玄参、西青果、蝉蜕、麦冬、胖大海、南沙参、太子参、陈皮、薄荷油。

【组方分析】方中地黄，善清热凉血、养阴生津，为君药。

玄参，清热凉血，滋阴降火，解毒散结；西青果，清热生津，解毒；蝉蜕，疏散风热，利咽；胖大海，清热润肺，利咽开音，润肠通便。四药相合，助君药养阴生津利咽，共为臣药。

麦冬，养阴生津，润肺清心；南沙参，养阴清肺，益胃生津，化痰，益气；太子参，益气健脾，生津润肺；陈皮，理气健脾，使诸药补而不滞；薄荷油，疏散风热，利咽。五药合用，共为佐药。

诸药相合，甘寒苦泄，共奏养阴生津、清热利咽之功。

【临床应用】

（1）辨证要点　本品是治疗肺热阴伤所致的咽喉肿痛的常用方。以咽喉红肿疼痛、咽干口燥等为辨证要点。

（2）现代应用　本品可用于治疗急、慢性咽炎，放疗引起的咽干不适等属肺热阴伤者。

【用法用量】含服。每小时 4 片（0.5g），每小时 2 片（0.1g）。

【注意事项】忌食辛辣、油腻、厚味食物。

任务四　健康指导

一、注意事项

健康指导

咽喉病患者在服药期间忌烟、酒及辛辣、生冷、鱼腥、油腻类食物。

儿童、老年人、孕妇及哺乳期妇女咽喉病患者，宜在医师指导下选择用药或去医院就诊。

二、用药指导

咽喉肿痛起病急者，多属肺胃之热，治疗应适当配合清热化痰利咽之品，配合中药（金银花、连翘、薄荷、甘草）煎水含漱，有助于减轻咽喉局部红肿。

咽喉疼痛较甚者，可在医生指导下以刺血法治疗，配合耳尖、少商、商阳穴点刺放血，以助泄热。

思维导图

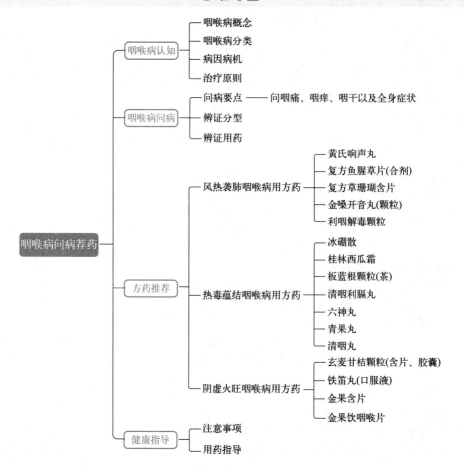

一、填空题

1. 咽喉病的辨证分型可分为（　　　　　　　）、（　　　　　　　）、（　　　　　　　）。

2. 黄氏响声丸主治（　　　　　　　）证，清咽丸主治（　　　　　　　）证，玄麦甘桔颗粒主治（　　　　　　　）证。

3. 六神丸的功能是（　　　　　　　），冰硼散的功能是（　　　　　　　）。

二、选择题

（一）单选题

1. 用于风热上攻、肺胃热盛所致的乳蛾、喉痹、口糜的中成药是（　　）。

A. 冰硼散　　　　　　　　　　　B. 玄麦甘桔颗粒

C. 桂林西瓜霜　　　　　　　　　D. 复方草珊瑚含片

2. 具有清热解毒、凉血利咽功能的中成药是（　　）。

A. 六神丸　　　　B. 板蓝根颗粒　　　C. 冰硼散　　　D. 清咽利膈丸

3. 具有润肺利咽、生津止渴功能的中成药是（　　）。

A. 青果丸　　　　B. 清咽丸　　　C. 利咽解毒颗粒　　　D. 铁笛丸

4. 某患者，男，25岁，因外感风热，症见声音嘶哑，咽喉肿痛，咽干灼热，咽中有痰，便秘尿赤，宜选择的中成药是（　　）。

A. 青果丸　　　　B. 黄氏响声丸　　　C. 利咽解毒颗粒　　　D. 铁笛丸

5. 某患者，女，55岁，症见咽喉疼痛，咽干口燥，夜间加重，舌红少苔，脉细数，宜选择的中成药是（　　）。

A. 清咽利膈丸　　　B. 清咽丸　　　C. 六神丸　　　D. 玄麦甘桔颗粒

（二）多选题

1. 黄氏响声丸的功能是（　　）。

A. 疏风清热　　　B. 清利咽喉　　　C. 消肿止痛　　　D. 宣肺通窍

2. 复方草珊瑚含片的功能是（　　）。

A. 疏风清热　　　B. 清利咽喉　　　C. 清热利湿　　　D. 消肿止痛

3. 金嗓子开音丸的功能是（　　）。

A. 清热解毒　　　B. 疏风利咽　　　C. 清热利湿　　　D. 消肿止痛

4. 孕妇禁用的中成药是（　　）。

A. 清咽利膈丸　　　B. 清咽丸　　　C. 六神丸　　　D. 金果饮咽喉片

三、分析题

1. 处方分析

射干10g　菊花10g　板蓝根10g　金银花15g　连翘15g　薄荷6g　桔梗10g　玄参10g　黄芩10g　鱼腥草15g　蒲公英15g　甘草6g

请根据处方药物组成，分析此方适用于咽喉的何种证型，并简要说明理由。

2. 案例分析

张某，女，48岁，近期出现咽喉疼痛，咽干口燥，夜间加重，伴潮热盗汗，心烦失眠，多梦，舌红少苔，脉细数等病证。

请辨证分型，并为该患者推荐合适的中成药。

模块六

>>> 妇科病问病荐药 <<<

项目一 月经不调问病荐药

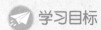 学习目标

[知识目标]

1. 掌握乌鸡白凤丸（片、颗粒）、八珍益母颗粒（胶囊）、逍遥丸（水丸、浓缩丸、片、胶囊、颗粒）、桂枝茯苓丸（片、胶囊）、大黄䗪虫丸、女金丸（胶囊）、艾附暖宫丸、少腹逐瘀丸的功能、主治、组成、组方分析及注意事项。

2. 熟悉月经不调的概念、分类、病因病机、治疗原则、辨证分型、注意事项及用药指导。

3. 了解妇科十味片、七制香附丸、固经丸的功能、主治及注意事项。

[技能目标]

1. 学会月经不调的问病技巧。

2. 学会月经不调的方药推荐。

[素质目标]

1. 培养学生传承精华、守正创新的责任感。

2. 培育学生合理用药、科学用药的意识。

3. 树立学生关爱女性健康、服务健康的理念。

案例导入

患者王某，23岁，女，因爱美减肥，每天不吃饭，只吃水果、蔬菜，三个月后，体重减轻了十多斤，但月经周期发生紊乱，经量减少，经色偏淡，面色淡白，唇甲色淡，容易劳累。

讨论：此患者患有何种疾病？病因是什么？可选用何种中成药或方剂？如何进行健康指导？

任务一　月经不调认知

月经不调认知

一、月经不调概念

月经是周期性子宫出血，通常 28 天左右一周期，但 21～35 天一周期也都为正常。经期是指每次行经持续时间，一般 3～7 天，多数为 4～5 天。

凡月经的周期、经期、经量发生异常，以及伴随月经周期出现明显不适症状的疾病，称为月经病。常见的月经病有月经先期、月经后期、月经先后不定期、月经过多、月经过少、经期延长、痛经等。

二、月经不调分类

月经不调多与肝、脾、肾和胞宫相关，常见有气血两虚月经不调、肝郁血虚月经不调、瘀血内停月经不调、气滞血瘀月经不调、寒凝血瘀月经不调和阴虚血热月经不调等。

三、病因病机

月经不调的病因主要有外感寒热湿邪、内伤七情、饮食失宜、劳倦过度、房劳多产和体质因素。其病机主要是脏腑功能失常，气血不和，间接或直接地损伤冲任二脉。

气血两虚月经不调，因素体虚弱，或饮食失节，或过劳久思，或大病久病，损伤脾气，导致脾化源不足，致营血亏虚，冲任不充，血海不能按时满溢或脾气虚弱，失于统摄，冲任不固，不能制约经血而成。

肝郁血虚月经不调，因情志抑郁，或愤怒伤肝，致肝气逆乱，疏泄失司，肝郁木旺乘脾土，脾虚而化源不足，冲任失调，血海不充，蓄溢失常而生。

瘀血内停月经不调，因瘀血内停，冲任阻滞，不通则痛而成。

气滞血瘀月经不调，因情志忧郁，疏泄不及，血为气滞，运行不畅，冲任阻滞而成。

寒凝血瘀月经不调，因外感寒邪，或过食生冷，或阳气不足，使寒客冲任，血为寒凝，瘀滞冲任而成。

阴虚血热月经不调，因素体阴虚，或失血伤阴，或久病阴亏，或多产房劳耗伤经血，以致阴液亏损，虚热内生，热伏冲任，血海不宁；亦可因素体阳盛，或肝郁化火，过食辛辣动血之品，或外感热邪，热扰冲任，迫血妄行而成。

四、治疗原则

月经不调的治疗重在治本，治疗原则有补肾、健脾、疏肝、通调气血等。论治中，首辨他病、经病的不同。如因他病致月经不调者，当治他病，病去则经自调；若因月经不调而生他病者，当予调经，经调则他病自愈。次辨标本缓急，急则治其标、缓则治其本。如痛经剧烈，应以止痛为主；若经崩暴下，当以止血为先。再辨月经周期各阶段的不同，经前血海充盈，勿滥补，疏导为先；经中血室正开，慎用大寒大热之剂；经后血海空虚，宜调补，勿用强攻之品。

任务二　月经不调问病

一、问病要点

月经不调问病

问月经周期、经期、经色、经量、经质及伴随月经周期出现的症状等。

1. 问经期

月经先期，又称为经行先期、经早，是指月经周期连续提前 7～10 天以上，多为肝经血热或气虚不摄血。月经后期，又称经期错后、经迟，是指月经周期连续推迟 1 周以上，甚至 3～5 个月一行，多为血虚、血瘀、寒凝、痰阻、气滞。月经先后不定期，又称经水先后无定期、经乱，是指月经周期时或提前，时或延后在 7 天以上，且连续 2 个月经周期以上，多为肝气郁滞或脾肾虚损，冲任失调。

2. 问经量

经量，是指经期排出的血量，一般总量为 50～80mL。月经过多，是指月经周期、经期都正常，经量明显多于以往者，多为血热、气虚不固、瘀阻冲任。月经过少，是指月经周期、经期都正常，经量明显少于以往者，不足 2 日，甚至点滴即净者，多为营血不足、精血不足、寒凝、血瘀、痰湿阻滞。崩漏，是指不在行经期间，阴道内出血，多为气虚、血热、血瘀；若来势迅猛，出血量多，谓之崩；势缓而量少，淋漓不断，谓之漏。闭经，是指在女子年逾 18 周岁，月经尚未来潮，或已行经，未受孕、不在哺乳期，而又停经超过三个月，多为肝气郁结、血瘀、湿盛痰阻。

3. 问经色、经质

经色，是指月经的颜色，正常者多为暗红色；经质，是指经血质地，正常经血为不稀不稠，无血块，无特殊气味。经色淡红质稀，多为血虚、寒证；经色深红质稠，多为血热、实证；经色暗紫有血块，多为寒凝血瘀。

4. 问其他

痛经，是指经期或行经前后，出现周期性小腹疼痛，伴有腰酸或其他不适，严重者甚至剧痛晕厥，多为气滞血瘀、气血两虚或肾精不足、湿热蕴结、寒凝或阳虚。经前痛经，或疼痛拒按，血块排出痛减，多属实证；经后痛经，或隐隐作痛，喜按，多属虚证；得热痛减，色黯者，多属寒证；得热痛甚，色鲜红质稠者，多为热证；胀甚于痛者，多为气滞，刺痛或痛甚于胀者，多为血瘀；痛经，伴有腰痛，多与肾相关。

月经先期，经量多或量少，色淡质稀，伴神疲乏力，气短懒言，多为脾气虚或肾气虚。

月经后期，量少，色淡质稀，伴腰膝酸软，头晕耳鸣，多为肾虚；月经后期，量少，色淡质稀，伴小腹隐隐作痛，失眠心悸，面色苍白，舌质淡脉细，多为血虚证；月经后期，量少，色紫黯有块，伴小腹冷痛，得热痛减，多为寒证；月经后期，量少，色黯或有血块，伴小腹胀痛，情志不畅，多为气滞；月经后期，月经过多或过少，色紫黑有块，伴小腹刺痛拒按，血块排出后痛减，舌紫黯者，多为瘀血。

月经先后不定期，经量或多或少，色黯红，有血块，经前或经期伴有胸胁、乳房、少腹胀痛，精神抑郁，时欲太息，嗳气食少，多为肝郁。

二、辨证分型

月经不调的辨证分型主要有气血两虚月经不调、肝郁血虚月经不调、瘀血内停月经不调、气滞血瘀月经不调、寒凝血瘀月经不调和阴虚血热月经不调等。

三、辨证用药

1. 气血两虚月经不调

临床表现有月经先期或后期，经期或经后小腹隐痛喜按，月经量少或多，色淡质稀，神疲乏力，头晕失眠，面色苍白，舌淡，苔薄，脉细弱。其病多因气血两虚。治宜补气养血，调经止痛。气血两虚月经不调的代表方药有乌鸡白凤丸、八珍益母颗粒等。

2. 肝郁血虚月经不调

临床表现有月经先期或后期，经前或经期胸胁、乳房、少腹胀痛，月经量多或量少，色黯红有块，平时情志不舒，时欲太息，嗳气食少，头晕目眩，脉弦。其病多因肝郁血虚。治宜疏肝健脾，养血调经。肝郁血虚月经不调的代表方药有逍遥丸、妇科十味片等。

3. 瘀血内停月经不调

临床表现有月经后期，经前或经期出现小腹刺痛或闷痛或钝痛拒按，血块排出痛减，经色紫黯有块，肌肤甲错，舌质紫黯，有瘀斑，脉涩。其病多因瘀血内停。治宜活血化瘀，调经止痛。瘀血内停月经不调的代表方药有大黄䗪虫丸、桂枝茯苓丸等。

4. 气滞血瘀月经不调

临床表现有月经后期，经前或经期出现小腹胀痛拒按，血块排出痛减，或矢气增加，经色紫黯有块，伴乳房胀痛，胸闷不舒，舌质紫黯，有瘀斑，脉弦。其病多因气滞血瘀。治宜行气活血，调经止痛。气滞血瘀月经不调的代表方药有女金丸、七制香附丸等。

💧 **课堂互动** 肝郁血虚月经不调与气滞血瘀月经不调有何不同？

5. 寒凝血瘀月经不调

临床表现有月经后期，经前或经期出现小腹冷痛拒按，得热痛减，经色紫黯有块，面色青白，畏寒肢冷，手足不温，舌黯苔白，脉沉紧。其病多因寒凝血瘀。治宜活血散寒，调经止痛。寒凝血瘀月经不调的代表方药有艾附暖宫丸、少腹逐瘀丸等。

6. 阴虚血热月经不调

临床表现有月经先期，经量过多，经色深红或紫黑稠黏，手足心热，腰膝酸软，舌红，脉细数。其病多因阴虚血热。治宜滋阴清热，固经止血。阴虚血热月经不调的代表方药有固经丸等。

任务三　方药推荐

一、气血两虚月经不调用方药

方药推荐

乌鸡白凤丸（片、颗粒）
《中华人民共和国药典》2020年版

【功能】补气养血，调经止带。

【主治】气血两虚，身体瘦弱，腰膝酸软，月经不调，崩漏带下。

【组成】乌鸡（去毛爪肠）、鹿角胶、醋鳖甲、煅牡蛎、桑螵蛸、人参、黄芪、当归、白芍、醋香附、天冬、甘草、地黄、熟地黄、川芎、银柴胡、丹参、山药、芡实（炒）、鹿角霜。

【组方分析】气血两虚，则身体瘦弱；精血不足，则腰膝酸软；气虚统血无力，血溢脉外，则月经不调，崩漏带下。治以补气养血，调经止带。

方中乌鸡重用，补血滋阴，以除瘦弱，为君药。

人参，大补元气，补脾益肺，生津养血；黄芪，补气养血；熟地黄，滋阴补血；山药，补气，健脾，益阴。三药合用，补气健脾。当归，补血活血，调经止痛；丹参、白芍，活血，补血，调经；川芎，活血行气。四药合用，补血，调经。鹿角胶、鹿角霜，补肝肾，益精血。生地黄，滋阴清热；天冬，滋阴降火；醋鳖甲，滋阴清热。三药合用，滋补阴液，清虚热。诸药合用，补气，补血，益精，滋阴，共为臣药。

香附，疏肝理气，调经止痛；炒芡实、桑螵蛸、煅牡蛎，补虚，固涩，止带；银柴胡，清退阴分之热。五药合用，共为佐药。

甘草，补脾益气，缓急止痛，调和诸药，为佐使药。

诸药合用，补虚，行敛，共奏补气养血、调经止带之功。

【临床应用】

(1) 辨证要点　本品是治疗气血两虚之月经不调、痛经、崩漏带下的常用方。以月经后期、月经色淡质稀、面色无华、倦怠乏力为辨证要点。

(2) 现代应用　本品可用于功能失调性子宫出血、产后恶露不尽、产后低热、少女青春期经期紊乱、更年期综合征等证属气血两虚者。

【用法用量】口服。丸剂：水蜜丸一次 6g，小蜜丸一次 9g，大蜜丸一次 1 丸，一日 2 次。片剂：一次 2 片，一日 2 次。颗粒剂：一次 1 袋，一日 2 次。

【注意事项】孕妇禁用；实证慎用；不宜同时服用藜芦、五灵脂、皂荚或其制剂；忌食生冷食物，服药期间不宜饮茶和吃白萝卜。

八珍益母颗粒（胶囊）
《中华人民共和国药典》2020 年版

【功能】益气养血，活血调经。

【主治】气血两虚兼有血瘀所致的月经不调。症见月经周期错后，行经量少，淋漓不净，精神不振，肢体乏力。

【组成】益母草、麸炒白术、甘草、酒白芍、熟地黄、党参、茯苓、当归、川芎。

【组方分析】方中益母草重用，活血化瘀调经；当归，补血活血，调经止痛；熟地黄，补血滋阴，益精填髓。三药同用，补血益精，活血调经，共为君药。

党参，养血生津，补气健脾；麸炒白术，健脾益气；茯苓，健脾；甘草，补脾益肺。四药合用，补中气，健脾运，脾健则生化之源充足，以助君药补血，共为臣药。

川芎，入血走气，活血行气，止痛；酒白芍，补血柔肝，调经止痛。二药合用，散瘀，补血，共为佐药。

诸药合用，补散相合，补中有散，共奏益气养血、活血调经之功。

【临床应用】

(1) 辨证要点　本品是治疗气血两虚兼有瘀所致月经不调、痛经的常用方。以经色暗红有血块、倦怠乏力、舌淡有瘀斑为辨证要点。

(2) 现代应用　本品可用于产后恶露不尽、产后腹痛、黄褐斑、鳞状毛囊角化病等属气血两虚兼有瘀者。

【用法用量】口服。丸剂：水蜜丸一次 6g，小蜜丸一次 9g，大蜜丸一次 1 丸，一日 2 次。胶囊剂：一次 3 粒，一日 3 次。

【注意事项】孕妇禁用；服药期间不宜吃生冷食物。

二、肝郁血虚月经不调用方药

逍遥丸（水丸、浓缩丸、片、胶囊、颗粒）
《中华人民共和国药典》2020 年版

【功能】疏肝健脾，养血调经。

【主治】肝郁血虚脾弱所致的郁闷不舒、胸胁胀痛、头晕目眩、食欲减退、月经不调。

【组成】柴胡、白芍、茯苓、薄荷、当归、炒白术、炙甘草、生姜。

【组方分析】本方为肝郁血虚脾弱而设。肝为藏血之脏，喜条达而恶抑郁，体阴而用阳。

肝失条达，情志不畅，则郁闷不舒；肝失柔和，则肝郁血虚。足厥阴肝经，布胁肋，循喉咙之后，与督脉会与巅，肝郁血虚，故两胁作痛，头晕目眩；肝病传脾，脾胃虚弱，故食欲减退。肝藏血，主疏泄，肝郁血虚脾弱，在妇女则多见月经不调，乳房胀痛。治宜疏肝解郁，养血健脾。

方中柴胡，疏肝解郁，使肝气条达，为君药。

白芍，养血敛阴，柔肝缓急；当归，养血和血，调经止痛。二药与君药相伍，补肝体而助肝用，使血和肝和，血充肝柔，共为臣药。

炒白术，健脾益气；茯苓，健脾；炙甘草，补脾益气。三药合用，健脾以运化有权，使营血生化有源；又实土以抑木，解木郁土衰、肝病传脾之弊。薄荷，疏散郁遏之气，透达肝经郁热；生姜，降逆和中，辛散郁。五药合用，健脾疏肝，共为佐药。

柴胡，引药归肝，又兼使药之用。

诸药合用，肝郁得疏，血虚得养，脾弱得复，肝脾同调，气血兼顾，共奏疏肝健脾、养血调经之功。本方有顺肝条达之性，故名"逍遥"。

【临床应用】

（1）辨证要点　本品是治疗肝郁血虚脾弱的代表方。以两胁作痛、神疲食少、月经不调、脉弦而虚为辨证要点。

（2）现代应用　本品可用于更年期综合征、经前期紧张症、乳腺小叶增生、慢性肝炎、早期肝硬化、胆石症、消化性溃疡、慢性胃炎、胃肠神经官能症等属肝郁血虚脾弱者。

【用法用量】口服。丸剂：小蜜丸一次9g，大蜜丸一次1丸，一日2次。水丸：一次6～9g，一日1～2次。浓缩丸：一次8丸，一日3次。片剂：一次4片，一日2次。胶囊剂：一次5粒，一日2次。颗粒剂：一次1袋，一日2次。

【注意事项】孕妇忌用。

知识拓展

逍遥丸原方出自宋代《太平惠民和剂局方》中逍遥散，该方是在四逆散基础上加减而成，最初也叫八味逍遥散。"女子以肝为先天"，逍遥丸作为疏肝的代表方，在妇科应用极为广泛，因此，清代医家叶天士赞其为"女科圣药"。逍遥丸还有两个附方，加味逍遥丸和丹栀逍遥丸。二者在原方基础上加入了牡丹皮、栀子，牡丹皮泄血中火热，栀子泻三焦之火，用于肝郁化火的月经不调。二者区别主要在牡丹皮和栀子的用量上，加味逍遥丸中牡丹皮和栀子用量是丹栀逍遥丸的二倍多，因此加味逍遥丸的清热作用强于丹栀逍遥丸。

妇科十味片
《中华人民共和国药典》2020年版

【功能】养血疏肝，调经止痛。

【主治】血虚肝郁所致月经不调、痛经、月经前后诸证。症见行经后错，经水量少，有血块，行经小腹疼痛，血块排出疼减，经前双乳胀痛，烦躁，食欲不振。

【组成】醋香附、当归、白术、大枣、赤芍、川芎、醋延胡索、甘草、白芍、熟地黄、碳酸钙。

【组方分析】方中醋香附，疏肝理气；当归，养血活血。二药合用，疏肝养血，调经止痛，共为君药。

熟地黄，滋阴补血，益精填髓；白芍，养血调经，柔肝止痛；川芎，活血行气，止痛；赤芍，清热凉血，散瘀止痛；醋延胡索，活血，行气，止痛。五药合用，养血活血，调经止痛，共为臣药。

白术，益气健脾；大枣，补中益气；甘草，益气补中，调和诸药。三药合用，使脾运得健，气血化生，共为使药。

碳酸钙，补充体内钙质。

诸药合用，共奏养血疏肝、调经止痛之功。

【临床应用】

（1）辨证要点　本品是妇科调经常用方。以行经后错，经水量少，有血块，经前双乳胀痛为辨证要点。

（2）现代应用　本品可用于月经不调、行经腹痛、乳腺增生、乳房纤维瘤、闭经等属血虚肝郁者。

【用法用量】口服。一次4片，一日3次。

【注意事项】孕妇禁用。

三、瘀血内停月经不调用方药

桂枝茯苓丸（片、胶囊）
《中华人民共和国药典》2020年版

【功能】活血，化瘀，消癥。

【主治】妇人宿有癥块，或血瘀经闭，行经腹痛，产后恶露不尽。

【组成】桂枝、牡丹皮、桃仁、茯苓、赤芍。

【组方分析】本方原治妇人素有癥块，致妊娠胎动不安、漏下不止之证。胞宫素有血瘀癥块，复因妊娠，阻遏经脉，致血溢脉外，进而胎失所养，故漏下不止，血色紫黑晦黯，胎动不安；瘀血内阻胞宫，血行不畅，不通则痛，故行经腹痛。治宜活血化瘀，缓消癥块。

方中桂枝，温通血脉，行散血瘀；茯苓，健脾渗湿，以利行瘀。二药合用，畅通血脉，共为君药。

桃仁，破血祛瘀，以消癥块，为臣药。牡丹皮，活血散瘀，凉血清热；赤芍，清热凉血，活血化瘀。三药合用，活血祛瘀消癥，又可防桂枝辛温太过，共为佐药。

诸药合用，寒温并用，消散兼清，共奏活血化瘀、缓消癥块之功。

【临床应用】

（1）辨证要点　本品是治疗瘀血留滞胞宫、妊娠胎动不安、漏下不止的常用方。以少腹有癥块、血色紫黑晦暗、腹痛拒按为辨证要点。

（2）现代应用　本品可用于慢性盆腔炎、附件炎、子宫内膜异位症、子宫肌瘤、卵巢囊肿、妇女经期综合征等属瘀阻胞宫者。

【用法用量】口服。丸剂：一次1丸，一日1～2次。片剂：一次3片，一日3次。饭后服。经期停服。3个月为一疗程，或遵医嘱。胶囊剂：一次3粒，一日3次。饭后服。前列腺增生疗程8周，其余适应证疗程12周，或遵医嘱。

【注意事项】孕妇忌用，或遵医嘱；经期停服；偶见药后胃脘不适、隐痛，停药后可自行消失。

⊕ 思政元素

科技创新赋能产业

　　桂枝茯苓胶囊处方来源于汉代张仲景《金匮要略》桂枝茯苓丸，也已完成美国FDAⅡ期临床试验，是我国中药国际化示范品种之一。2020年，桂枝茯苓胶囊以其科技创新、临床疗效、市场份额及行业影响力等维度的出色表现，获得了"十三五"中国医药科技标志性成果。中国医药科技标志性成果反映了我国医药产业科技创新赋能产业链发展，是科技赋能支撑产业高质量发展的生动体现。

大黄䗪虫丸

《中华人民共和国药典》2020 年版

【功能】活血破瘀，通经消癥。

【主治】瘀血内停所致的癥瘕、闭经。症见腹部肿块，肌肤甲错，面色黧黑，潮热羸瘦，经闭不行。

【组成】熟大黄、炒土鳖虫、制水蛭、虻虫（去翅足，炒）、炒蛴螬、煅干漆、桃仁、地黄、白芍、黄芩、炒苦杏仁、甘草。

【组方分析】本方为瘀血内停所致的癥瘕、闭经而设。过饱、过饥、忧郁及房事、疲劳过度，致营血亏损，肌肉失养，故形体羸瘦；经脉失养，则血脉凝涩，日久瘀血内阻，新血难生，濡润肌肤失润，目精失养，故肌肤甲错，面色黧黑；瘀血内停，郁而化热，故潮热；瘀血内停，阻滞腹部气机，则腹部肿块；瘀血阻滞，经脉不通，则经闭不行。治宜活血破瘀，通经消癥。

方中熟大黄，攻积导滞，逐瘀通经，破癥消积，推陈出新；炒土鳖虫，专人血分，破血逐瘀，消癥散结。二药合用，破血逐瘀，通经消癥，共为君药。

制水蛭、炒虻虫、炒蛴螬，破瘀血，消癥结；煅干漆，破癥攻坚；桃仁，活血，祛瘀。五药合用，助君药破血逐瘀，通经消癥，共为臣药。

地黄，凉血清热，养阴益血；白芍，养血敛阴，柔肝缓急。二药相合，养阴补血，以防破血太过，损伤正气。黄芩，清热燥湿，泻火解毒，助大黄以清瘀热；炒苦杏仁，宣降肺气，助桃仁破瘀润燥。四药相合，养血滋阴以扶正，清热苦泄以祛邪，共为佐药。

甘草，缓和虫药峻猛药性，又调和诸药，为使药。

诸药相合，逐瘀清泄，滋阴润燥，共奏活血破瘀、通经消癥之功。

【临床应用】

（1）辨证要点　本品是治疗瘀血内停所致癥瘕、闭经的代表方。以形体虚羸、腹满食少、两目黧黑、脉涩为辨证要点。

（2）现代应用　本品可用于肝硬化、脂肪肝、慢性活动性肝炎、肝癌、周围血管疾病、慢性白血病等属瘀血内停者。

【用法用量】口服。一次 1 丸，一日 2 次。

【注意事项】孕妇忌服。

四、气滞血瘀月经不调用方药

女金丸（胶囊）

《中华人民共和国药典》2020 年版

【功能】益气养血，理气活血，止痛。

【主治】气血两虚、气滞血瘀所致的月经不调。症见月经提前，月经错后，月经量多，神疲乏力，经水淋漓不净，行经腹痛。

【组成】当归、川芎、白芍、熟地黄、党参、炒白术、茯苓、甘草、肉桂、益母草、牡丹皮、没药（制）、醋延胡索、藁本、白芷、黄芩、白薇、醋香附、砂仁、陈皮、煅赤石脂、鹿角霜、阿胶。

【组方分析】本方为气血不足、气滞血瘀而设。女子以血为本，气血不足，故神疲乏力；气不固摄，则月经量多，经水淋漓不净；血虚或血瘀，故月经先期或后期，行经腹痛。治宜益气养血，理气活血，止痛。

党参，补脾益气养血；炒白术，补中健脾燥湿；茯苓，健脾运，渗脾湿；甘草，补中益气。四药合用，补气健脾而生血。当归，补血活血，调经止痛；白芍，养血柔肝，调经止痛；熟地黄，质润滋腻，补血益精；阿胶，质黏滋润，养血滋阴，止血；川芎，活血行气，止痛。五药合用，补血益精，调经止痛，补而不滞。九药合用，益气养血，调经止痛，共为君药。

益母草，活血调经，止痛；牡丹皮，凉血，活血散瘀；肉桂，温经通脉，散瘀止痛；醋延胡索，活血，行气，止痛；醋香附，疏肝理气，调经止痛；制没药，芳香走窜，活血止痛。六药合用，滞气，散瘀，止痛，共为臣药。

砂仁，醒脾行气；陈皮，理气健脾。二药合用，行滞气，健脾胃，以防补而壅滞。藁本疏达厥阴郁滞；白芷，主女人血崩（《药性论》）；煅赤石脂，收敛止血；鹿角霜，益精血，温阳，止血。三药相合，温疏收涩并用，温经止漏。黄芩，泻火止血；白薇，凉血清热。二药相合，清热止血，又防温热太过。七药相合，共为佐药。

全方配伍，温补行散，涩敛清泄，共奏益气养血、理气活血、调经止痛之功。

【临床应用】

（1）辨证要点　本品是治疗气血不足、气滞血瘀所致月经不调的常用方。以月经不调、月经量多、面色无华、神疲气短为辨证要点。

（2）现代应用　本品可用于各种月经不调属气血不足、气滞血瘀者。

【用法用量】口服。丸剂：水蜜丸一次 5g，小蜜丸一次 9g，大蜜丸一次 1 丸，一日 2 次。胶囊剂：一次 3 粒，一日 2 次。30 天为一疗程。

【注意事项】孕妇慎用；湿热蕴结者不宜使用；忌食辛辣、生冷食物。

七制香附丸
《中华人民共和国药典》2020 年版

【功能】疏肝理气，养血调经。

【主治】气滞血虚所致的痛经、月经量少、闭经。症见胸胁胀痛，经行量少，行经小腹胀痛，经前双乳胀痛，经水数月不行。

【组成】醋香附、地黄、茯苓、当归、熟地黄、川芎、炒白术、白芍、益母草、艾叶（炭）、黄芩、酒萸肉、天冬、阿胶、炒酸枣仁、砂仁、醋延胡索、艾叶、粳米、盐小茴香、人参、甘草。

【组方分析】方中醋香附，疏肝解郁，调经止痛，为君药。

当归，补血和血，调经止痛；熟地黄、阿胶，补血滋阴；白芍，养血和营，柔肝止痛；川芎，活血行气，止痛。四物汤配阿胶，补而不滞，滋而不腻，养血活血。益母草，活血调经。阿胶、益母草二药相合，补血调经，行血不伤血。醋延胡索，活血，行气，止痛。与川芎配伍，补血不滞血。七药合用，养血，调经，理气，共为臣药。

人参、茯苓、炒白术、甘草，四药四君子方，益气健脾；砂仁，理气温脾；粳米，补中益气；盐小茴香，理气和胃，散寒止痛；艾叶、炭艾叶，温经散寒止痛；酒萸肉，补益肝肾；炒酸枣仁，养血补肝，宁心安神；天冬，安神除烦；黄芩，清热泻火，止血。诸药相合，补脾胃化生气血，滋阴补肝扶正气，共为佐药。

甘草，调和诸药，为使药。

诸药合用，行散补虚并用，共奏疏肝理气、养血调经之功。

【临床应用】

（1）辨证要点　本品是治疗气滞血瘀所致月经不调、痛经的常用方。以胸胁胀痛、经行量少、行经小腹胀痛为辨证要点。

（2）现代应用　本品可用于各种月经不调属气滞血瘀者。

【用法用量】口服。一次 6g，一日 2 次。

【注意事项】孕妇禁用；忌生冷、油腻食物。

五、寒凝血瘀月经不调用方药

艾附暖宫丸
《中华人民共和国药典》2020 年版

【功能】理气养血，暖宫调经。

【主治】血虚气滞、下焦虚寒所致的月经不调、痛经。症见行经后错，经量少，有血块，小腹疼痛，经行小腹冷痛喜热，腰膝酸痛。

【组成】艾叶（炭）、醋香附、制吴茱萸、肉桂、当归、川芎、酒白芍、地黄、炙黄芪、续断。

【组方分析】本方为血虚气滞、下焦虚寒而设。血虚寒凝，气血运行不畅，则月经不调，经行后错，量少有血块；寒凝胞宫，下焦失于温照，则小腹冷痛，腰膝酸痛。治宜理气养血，暖宫调经。

方中当归，补血活血，调经止痛；醋香附，理气解郁，调经止痛。二药合用，补血活血，理气止痛，共为君药。

地黄，滋养阴血；酒白芍，养血敛阴，行经止痛；川芎，活血行气，止痛；炙黄芪，补中益气，化生气血。四药相合，助君药养血活血，理气止痛，共为臣药。

艾叶（炭），温经散寒，止血；制吴茱萸，散寒止痛，疏肝下气；肉桂，散寒止痛，温暖胞宫；续断，补肝肾，行血脉。四药相合，养血理气，散寒暖宫，共为佐药。

诸药配伍，温补通散，共奏暖宫调经、温补气血之功。

【临床应用】

（1）辨证要点　本品是治疗血虚气滞、下焦虚寒所致的月经不调、痛经的常用方。以月经不调、经行小腹冷痛、腰膝酸软为辨证要点。

（2）现代应用　本品可用于不孕症、月经紊乱、闭经、宫颈炎等属子宫虚寒者。

【用法用量】口服。小蜜丸一次 9g，大蜜丸一次 1 丸，一日 2～3 次。

【注意事项】感冒发热患者，不宜服用；忌生冷食物，不宜凉水洗澡。

少腹逐瘀丸
《中华人民共和国药典》2020 年版

【功能】温经活血，散寒止痛。

【主治】寒凝血瘀所致的月经后期、痛经、产后腹痛。症见行经后错，行经小腹冷痛，经血紫暗，有血块，产后小腹疼痛喜热，拒按。

【组成】当归、蒲黄、醋五灵脂、赤芍、盐小茴香、醋延胡索、没药（炒）、川芎、肉桂、炮姜。

【组方分析】本方取《金匮要略》温经汤之意，合失笑散化裁而成少腹逐瘀丸。

方中蒲黄、醋五灵脂，活血祛瘀，散结止痛，共为君药。醋五灵脂，止痛而不损胃气；蒲黄，重在活血祛瘀。

川芎、赤芍，活血化瘀，行气；当归，补血活血。三药合用，活血，止痛，共为臣药。

醋延胡索、炒没药，行气活血化瘀，消肿定痛；炮姜、肉桂、盐小茴香，温经散寒，通达下焦，共为佐药。

诸药合用，共奏活血祛瘀、温经散寒止痛之效。

【临床应用】

（1）辨证要点　本方为治疗寒凝血瘀所致月经后期、痛经、产后腹痛常用方。以少腹冷痛、血色黯黑、有块为辨证要点。

（2）现代应用　常用于闭经、痛经、子宫肌瘤、盆腔炎等属寒凝血瘀者。

【用法用量】温黄酒或温开水送服。一次 1 丸，一日 2～3 次。

【注意事项】孕妇忌服。

📖 **课堂拓展**

　　血府逐瘀汤、通窍活血汤、膈下逐瘀汤、少腹逐瘀汤、身痛逐瘀汤，习称"五逐瘀汤"，皆为清代王清任所创之活血化瘀剂。五方均用川芎，或配桃仁、红花，或配赤芍、当归加减而成，同具活血祛瘀止痛之功，主治瘀血所致之证。然血府逐瘀汤主治胸中瘀阻之证；通窍活血汤主治瘀阻头面之证；膈下逐瘀汤善治膈下瘀血证；少腹逐瘀汤以寒凝血瘀之少腹疼痛、月经不调为最宜；身痛逐瘀汤用于瘀阻脉络之肢体痹痛或关节疼痛。

六、阴虚血热月经不调用方药

固经丸
《中华人民共和国药典》2020 年版

【功能】滋阴清热，固经止带。

【主治】阴虚血热所致的月经先期。症见经血量多，色紫黑，赤白带下。

【组成】盐关黄柏、麸炒椿皮、酒黄芩、醋香附、炒白芍、醋龟甲。

【组方分析】本方为阴虚火旺、损伤冲任、迫血妄行而设。肝肾阴虚，相火炽盛，损伤冲任，迫血妄行，以致经水过期不止或下血量多，赤白带下。阴虚火旺，故手足心热，腰膝酸软。治宜滋阴清热，固经止血。

方中醋龟甲，滋阴潜阳，养血补心，固经止崩，益肾滋阴而降火；炒白芍，柔肝缓急，敛阴益血以养肝。二药合用，滋阴养血，清热止血，共为君药。

盐关黄柏，泻火坚阴，燥湿止带；酒黄芩，清热燥湿，泻火止血。二药配伍，清热泻火，共为臣药。

麸炒椿皮，清热燥湿，收涩止带，止血；醋香附，疏肝理气，调经止痛。二药配伍，固经止带，行气散瘀，共为使药。

诸药合用，滋阴清涩，共奏滋阴清热、固经止血之功。

【临床应用】

（1）辨证要点　本品是治疗阴虚血热崩漏的常用方。以经血量多、血色深红甚至紫黑黏稠、手足心热为辨证要点。

（2）现代应用　本品可用于功能失调性子宫出血、慢性附件炎、子宫肌瘤、绝经综合征致经行量多、产后恶露不尽等属阴虚血热者。

【用法用量】口服。一次 6g，一日 2 次。

【注意事项】瘀血阻滞、经血过多者，禁用；本方寒凉伤胃，脾胃虚寒者，慎用。

任务四　健康指导

一、注意事项

月经不调患者服药期间忌烟、酒、咖啡、浓茶及辛辣刺激性食物。

经期注意保暖，忌冷水洗澡洗头；忌寒凉食物、收涩药和止血药，饮食清淡、宜消化，以补血活血的食物，如大枣、红糖、桃仁、玫瑰花、月季花、羊肉等为主；忌盲目减肥。

健康指导

二、用药指导

月经不调治疗一般需按疗程服药，大多药物可温黄酒或温开水饭后送服，平时规律作息，放松心情，适量饮食，适当加强体育锻炼，增强体质，有助于月经不调的治疗。

痛经时多卧床休息，放松心情。可按揉三阴交、血海、足三里穴保健。

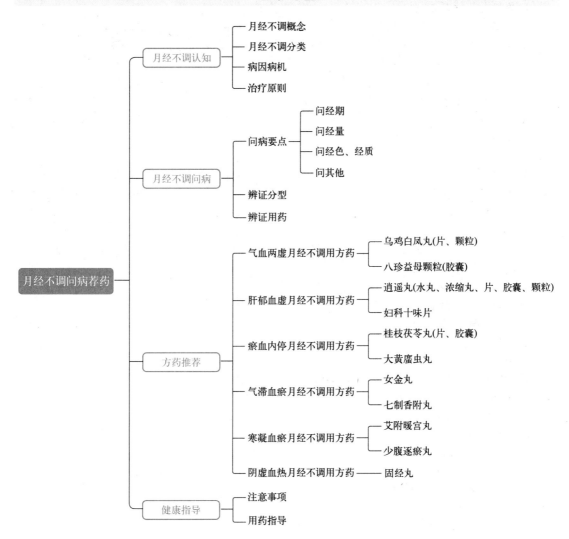

月经不调问病荐药

- 月经不调认知
  - 月经不调概念
  - 月经不调分类
  - 病因病机
  - 治疗原则
- 月经不调问病
  - 问病要点
    - 问经期
    - 问经量
    - 问经色、经质
    - 问其他
  - 辨证分型
  - 辨证用药
- 方药推荐
  - 气血两虚月经不调用方药
    - 乌鸡白凤丸(片、颗粒)
    - 八珍益母颗粒(胶囊)
  - 肝郁血虚月经不调用方药
    - 逍遥丸(水丸、浓缩丸、片、胶囊、颗粒)
    - 妇科十味片
  - 瘀血内停月经不调用方药
    - 桂枝茯苓丸(片、胶囊)
    - 大黄䗪虫丸
  - 气滞血瘀月经不调用方药
    - 女金丸
    - 七制香附丸
  - 寒凝血瘀月经不调用方药
    - 艾附暖宫丸
    - 少腹逐瘀丸
  - 阴虚血热月经不调用方药
    - 固经丸
- 健康指导
  - 注意事项
  - 用药指导

复习思考题

复习思考题答案

一、填空题

1. 月经不调的辨证分型可分为（　　　　）、（　　　　）、（　　　　）、（　　　　）、（　　　）和气血两虚型月经不调。

2. （　　）用于妇人宿有癥块，（　　）用于肝郁脾虚诸证。

3. 八珍益母颗粒为（　　）加上益母草，功能是（　　　　　　）。

4. 乌鸡白凤丸的功能是（　　　　　　），艾附暖宫丸的功能是（　　　　　　）。

5. 大黄䗪虫丸中䗪虫是（　　　　），该中成药功能是（　　　　　　）。

二、选择题

（一）单选题

1. 月经不调属于阴虚血热者，宜选用的中成药是（　　）。

A. 少腹逐瘀丸 　　　　 B. 女金丸 　　　　　　 C. 固经丸 　　　　 D. 逍遥丸

2. 可用于寒凝血瘀痛经的是（　　）。

A. 八珍益母颗粒　　　　B. 妇科十味片　　　　C. 七制香附丸　　　　D. 桂枝茯苓丸

3. 逍遥丸的君药是（　　　）。

A. 柴胡　　　　　　　　B. 白芍　　　　　　　C. 薄荷　　　　　　　D. 当归

4. 某患者，症见月经推迟三个月，经量少色黯，经前胸胁及乳房胀痛，平时食少便溏，舌质淡，脉弦，宜选择的中成药是（　　　）。

A. 乌鸡白凤丸　　　　　B. 女金丸　　　　　　C. 桂枝茯苓丸　　　　D. 逍遥丸

5. 可用于气滞血瘀月经不调的是（　　　）。

A. 固经丸　　　　　　　B. 大黄䗪虫丸　　　　C. 艾附暖宫丸　　　　D. 七制香附丸

（二）多选题

1. 月经不调的病因有（　　　）。

A. 外感寒湿　　　　　　B. 内伤七情　　　　　C. 节食减肥　　　　　D. 体质因素

2. 某患者，经前及经期小腹胀痛拒按，疼痛随血块排出减轻，经色紫黯，有血块，经前乳房胀痛，胸闷不舒，舌质紫黯，有瘀斑，脉弦。可选择的中成药有（　　　）。

A. 女金丸　　　　　　　B. 七制香附丸　　　　C. 桂枝茯苓丸　　　　D. 乌鸡白凤丸

3. 某患者，因经期淋雨导致痛经，经色紫黯有块，小腹疼痛，畏寒肢冷，舌暗苔白，脉沉紧。可选择的中成药有（　　　）。

A. 八珍益母胶囊　　　　B. 固经丸　　　　　　C. 少腹逐瘀丸　　　　D. 艾附暖宫丸

4. 可用于气血两虚月经不调的是（　　　）。

A. 八珍益母颗粒　　　　B. 妇科十味片　　　　C. 逍遥丸　　　　　　D. 乌鸡白凤丸

三、分析题

1. 处方分析

吴茱萸 9g　当归 6g　白芍 6g　川芎 6g　人参 6g　桂枝 6g　阿胶 6g　丹皮 6g　生姜 6g　甘草 6g　半夏 6g　麦冬 9g　香附 6g

请根据处方药物组成，分析此方适用于月经不调的何种证型，并简要说明理由。

2. 案例分析

患者王某，女，21 岁，主诉月经连续半年推迟，每次推迟十天左右，这个月月经还没有来。症见经量少，色淡质稀，经期经后小腹隐隐作痛，面色苍白，乏力，舌质淡，苔白，脉弱。

请辨证分型，并为该患者推荐合适的中成药。

项目二　带下病问病荐药

学习目标

[知识目标]

1. 掌握妇科千金片（胶囊）、花红片（胶囊、颗粒）、消糜栓的功能、主治、组成、组方分析及注意事项。

2. 熟悉带下病的概念、分类、病因病机、治疗原则、辨证分型、注意事项及用药指导。

3. 了解白带丸、除湿白带丸、千金止带丸（水丸）的功能、主治及注意事项。

[技能目标]

1. 学会带下病的问病技巧。

2. 学会带下病的方药推荐。

[素质目标]

1. 培养学生传承精华、守正创新的责任感。

2. 培育学生合理用药、科学用药的意识。

3. 树立学生关爱女性健康、服务健康的理念。

案例导入

患者李某，女，25岁，因人工流产后护理不到位，出现带下量多，色黄如脓，有臭味，伴有阴道瘙痒疼痛。

讨论：此患者患有何种疾病？此病产生的病因是什么？可选用何种方剂或中成药？请为此患者介绍该方药的功能、主治、组成及注意事项，并提供健康指导。

任务一　带下病认知

带下病认知

一、带下病概念

带下病，又称带证、下白物，是指女性白带（阴道分泌物）的量明显增多或减少，白带的颜色、质地、气味发生异常，或伴有四肢疲倦、腰部酸痛、小腹坠胀疼痛等全身或局部症状的病证。西医学的阴道炎、子宫颈或盆腔炎症、内分泌失调、宫颈及宫体肿瘤等疾病引起的白带增多，可归属于本病的范畴。

在某些生理情况下，也可出现带下增多或带下减少。如月经期前后、排卵期、妊娠期带下增多，而无其他不适者，为生理性带下；绝经前后白带量减少，而无不适者，亦为生理现象，不作病论。

二、带下病分类

白带明显增多，颜色、质地、气味异常，称为带下过多；白带明显减少，伴阴道干涩或其他全身局部症状，称为带下过少。根据带下量不同，可分为带下过多和带下过少。

带下过多的病因是湿邪，湿邪有内湿与外湿之分。内湿的产生与肝、脾、肾三脏失调有关。脾虚失运，致水湿内生，或肾阳虚衰，气化失常，水湿内停，或肝郁侮脾，肝火夹湿热下注。外湿多因久居湿地，或涉水淋雨，或饮食不洁，致机体感受湿热毒虫邪而致。故带下病常见分型主要有湿热瘀阻和脾肾阳虚两大类。

三、病因病机

带下病病位主要在前阴、胞宫，病因有内湿、外湿，任脉损伤、带脉失约是带下病的致病关键。

湿热瘀阻带下病，多因素体湿热内蕴，或湿热内犯；或淋雨涉水，外感湿邪，蕴而化热，伤及任带；或脾虚生湿，湿蕴化热；或因肝郁化热，肝气乘脾，脾虚失运，肝火挟脾湿，阻遏下焦，损伤任带二脉而成。

脾肾阳虚带下病，多因脾肾久病，耗气伤阳；或水邪久踞，致肾阳虚衰，脾阳失温；或脾阳久虚，不能充养肾阳，致脾肾阳气俱伤，水湿不化，下注冲任，损及任带而成。

四、治疗原则

带下病的治疗需结合全身症状及病史等综合分析，辨清虚实寒热。脾肾阳虚带下病，以正虚为主，当健脾补肾，升阳化湿；湿热瘀阻带下病，以邪实为主，当清热除湿止带。

任务二　带下病问病

带下病问病

一、问病要点

问带下的量、色、质、气味及伴随症状。

1. 问带下色、量、质、气味

带下色白，量多，质稀如涕，淋漓不绝而无臭味，多为脾虚湿注；带下色黄，质黏臭秽，多为湿热下注或湿毒蕴结；带下色赤，量多淋漓，微有臭味，多为肝经郁热。

2. 问带下伴随症状

带下量多，色白或淡黄，质清稀，伴食少便溏，多属脾阳虚；带下量多，色白，质清稀如水，伴畏寒，属肾阳虚；量不甚多，色黄或赤白相兼，质稠或有臭气，为阴虚夹湿；带下量多，色黄，质黏稠，有臭气，或如泡沫状，或色白如豆渣状，为湿热下注。

带下过少，阴道干涩，伴头晕耳鸣，腰酸，手足心热，烘热汗出，心烦少寐，属肾阳亏损；带下量少，伴少腹疼痛拒按，精神抑郁，烦躁易怒，胸胁乳房胀痛，属血瘀津亏。

二、辨证分型

带下病辨证分型包括湿热瘀阻带下病和脾肾阳虚带下病。

三、辨证用药

1. 湿热瘀阻带下病

临床表现有带下量多，色黄有味，黏稠，伴小腹作痛，口苦口腻，小便短赤，舌红苔黄腻，脉滑数。其病多因湿热瘀阻，治宜清热除湿，化瘀止带。湿热瘀阻带下病的代表方药有白带丸、妇科千金片、花红片、消糜栓等。

2. 脾肾阳虚带下病

临床表现有带下量多，色白，绵绵不断，质稀如水，伴畏寒肢冷，纳少便溏，小腹冷痛，舌淡苔白润，脉沉迟。其病多因脾肾阳，治宜补肾健脾，调经止带。脾肾阳虚带下病的代表方药有除湿白带丸、千金止带丸等。

任务三　方药推荐

一、湿热瘀阻带下病用方药

方药推荐

白带丸
《中华人民共和国药典》2020 年版

【功能】清热，除湿，止带。

【主治】湿热下注所致的带下病。症见带下量多，色黄，有味。

【组成】黄柏（酒炒）、椿皮、白芍、当归、醋香附。

【组方分析】本方为湿热下注带下病而设。肝郁化热，脾虚生湿，湿热下注，则带下量多，色黄、有味。治宜清热，除湿，止带。

方中椿皮，清热燥湿，收涩止带，为君药。

酒黄柏，清热燥湿，除下焦湿热而止带。可助君药清热燥湿、止带，为臣药。

当归，补血活血；白芍，养血敛阴，柔肝止痛；醋香附，疏肝解郁，止痛。三药相合，疏肝理气，运脾除湿止带，又养血敛阴，防苦燥太过而伤阴血，共为佐药。

诸药合用，苦寒与甘辛并用，共奏清热、除湿、止带之功。

【临床应用】

（1）辨证要点　本品是治疗湿热下注所致带下病的常用方。以带下量多、色黄、有味为辨证要点。

（2）现代应用　本品可用于宫颈炎、阴道炎等属湿热下注者。

【用法用量】口服。一次 6g，一日 2 次。

【注意事项】虚寒性带下者禁用。

妇科千金片（胶囊）
《中华人民共和国药典》2020 年版

【功能】清热除湿，益气化瘀。

【主治】湿热瘀阻所致的带下病、腹痛。症见带下量多，色黄质稠，臭秽，小腹疼痛，腰骶酸痛，神疲乏力；慢性盆腔炎、子宫内膜炎、慢性宫颈炎见上述证候者。

【组成】千斤拔、穿心莲、单面针、金樱根、功劳木、当归、鸡血藤、党参。

【组方分析】本方为湿热瘀阻所致的带下病而设。湿热下注于前阴，则带下量多，色黄质稠，臭秽；湿热瘀阻胞脉，则小腹疼痛，腰骶酸痛，神疲乏力。治宜清热除湿，益气化瘀。

方中千斤拔，祛风利湿，消瘀解毒；功劳木，清热燥湿，泻火解毒。二药合用，清热解毒，燥湿止带，共为君药。

穿心莲，清热解毒，凉血消肿；党参，健脾益气，扶助正气；当归，补血活血，止痛；鸡血藤，活血补血，通络止痛。四药合用，清热解毒，益气化瘀，共为臣药。

单面针，活血散瘀，行气止痛；金樱根，固涩止带。二药合用，止带，止痛，共为佐药。

诸药合用，清中有涩，补中有散，共奏清热除湿、益气化瘀之功。

【临床应用】

（1）辨证要点　本品为治疗湿热瘀阻所致带下病、腹痛的常用方。以带下量多、色黄质稠、腰部酸痛为辨证要点。

（2）现代应用　本品常可用于急慢性盆腔炎、宫颈炎、子宫内膜炎、阴道黏膜炎、产后恶露不尽等属湿热瘀阻者。

【用法用量】口服。片剂：一次 6 片，一日 3 次。胶囊剂：一次 2 粒，一日 3 次，14 天为一疗程；温开水送服。

【注意事项】孕妇禁用；忌食辛辣。

🌐 思政元素

中医药"走出去"

　　二十世纪六七十年代，湖南名老中医杨升三基于祖传治疗妇科疾病的名医验方，开发了妇科千金片医院制剂。经临床检验，疗效显著。1979 年，由株洲千金药业（原株洲市中药厂）研制出妇科千金片，并被认定为国家中药保密品种，成为国家基本药物和国家医保目录甲类品种。其相关制剂妇科千金胶囊，在 2021 年以创新中成药身份获得巴基斯坦药品管理局药品临床试验批件，成为巴基斯坦第一个妇科类中成药产品。近年来，中医药响应国家"一带一路"号召，中医药"走出去"步入快车道，践行中医药国际化战略，已传播至 196 个国家和地区，惠泽世界。

花红片（胶囊、颗粒）
《中华人民共和国药典》2020 年版

【功能】清热解毒，燥湿止带，祛瘀止痛。

【主治】湿热瘀滞所致带下病、月经不调。症见带下量多，色黄质稠，小腹隐痛，腰骶酸痛，经行腹痛；慢性盆腔炎、输卵管卵巢炎、子宫内膜炎见上述证候者。

【组成】一点红、鸡血藤、白背叶根、菥蓂、白花蛇舌草、桃金娘根、地桃花。

【组方分析】本方为湿热瘀阻所致带下病、月经不调而设。

方中一点红，清热解毒，散瘀消肿；白花蛇舌草，清热解毒，利尿除湿。二药合用，清热解毒，利湿止带，共为君药。

地桃花，清热解毒，利湿活血；白背叶根，清热利湿，消瘀；菥蓂，清热利湿，解毒消肿。三药合用，清热，利湿，止带，共为臣药。

鸡血藤，活血补血，通络止痛；桃金娘，养血通络，除湿止痛。二药合用，活血祛瘀止痛，共为佐药。

诸药合用，苦寒清燥，共奏清热解毒、燥湿止带、祛瘀止痛之功。

【临床应用】

（1）辨证要点　本品是治疗湿热瘀阻所致带下病、月经不调的常用方。以带下量多、色黄质稠、经行腹痛为辨证要点。

（2）现代应用　本品可用于慢性盆腔炎、输卵管卵巢炎、子宫内膜炎等属湿热瘀阻者。

【用法用量】口服。片剂：一次4～5片，一日3次，7天为一疗程，必要时可连服2～3个疗程，每疗程之间停药3天。胶囊剂：一次3粒，一日3次，7天为一疗程，必要时可连服2～3个疗程，每疗程之间停药3天。颗粒剂：一次1袋，一日3次，7天为一疗程，必要时可连服2～3个疗程，每疗程之间停药3天。

【注意事项】孕妇禁用；妇女经期、哺乳期慎用。

 知识拓展

花红片是基于广西柳州市一个流传百年的妇科验方开发出来的，其命名是取方中君药白花蛇舌草的"花"字和一点红的"红"字加剂型命名，寓意女性如鲜花一样健康美丽。

消糜栓
《中华人民共和国药典》2020年版

【功能】清热解毒，燥湿杀虫，祛腐生肌。

【主治】湿热下注所致的带下病。症见带下量多，色黄，质稠，腥臭，阴部瘙痒；滴虫性阴道炎、霉菌性阴道炎、非特异性阴道炎、宫颈柱状上皮异位见上述证候者。

【组成】人参茎叶皂苷、黄柏、紫草、苦参、枯矾、冰片、儿茶。

【组方分析】本方为湿热下注带下病而设。湿热下注，带脉失约，故见带下量多，色黄，质稠，腥臭，阴部瘙痒。治宜清热解毒，燥湿杀虫，祛腐生肌。

方中紫草，清热凉血解毒，导热毒外出；黄柏，清热燥湿，利下焦湿热；苦参，清热燥湿，杀虫，止痒。三药合用，清热燥湿，杀虫，止带，共为君药。

儿茶，清热解毒，收湿敛疮，去腐生肌；枯矾，燥湿杀虫止痒，清热解毒。二药合用，清热解毒，燥湿杀虫，止痒止带，共为臣药。

冰片，清热止痛，消肿生肌；人参茎叶皂苷，滋补强壮，增强免疫，促创面愈合。二药合用，祛邪扶助，共为佐药。

诸药合用，清燥涩敛，共奏清热解毒、燥湿杀虫、祛腐生肌之功。

【临床应用】

（1）辨证要点　本品是治疗湿热下注所致带下病的常用方。以带下量多、色黄味臭、阴部瘙痒为辨证要点。

（2）现代应用　本品可用于滴虫性阴道炎、霉菌性阴道炎、非特异性阴道炎、宫颈柱状上皮异位等属湿热下注者。

【用法用量】阴道给药。一次1粒，一日1次。

【注意事项】妊娠期忌用。

课堂互动　白带丸、妇科千金片、花红片都用于湿热瘀阻带下病，在使用上有何区别？

二、脾肾阳虚带下病用方药

除湿白带丸
《中华人民共和国药典》2020年版

【功能】健脾益气，除湿止带。

【主治】脾虚湿盛所致带下病。症见带下量多，色白质稀，纳少，腹胀，便溏。

【组成】党参、炒白术、山药、白芍、芡实、车前子（炒）、当归、苍术、陈皮、白果仁、荆芥炭、柴胡、黄柏炭、茜草、海螵蛸、煅牡蛎。

【组方分析】本方党参，补中益气，健脾化湿；炒白术，健脾益气，燥湿利水；山药，补脾益气；苍术，健脾燥湿。四药合用，健脾，燥湿止带，共为君药。

炒车前子，清热利水渗湿；黄柏炭，清热燥湿，泻火除蒸。二药合用，清利湿热，使湿热从下焦而去。白果仁，敛肺气，止带浊；芡实，益肾固精，除湿止带；海螵蛸，收敛止血，涩精止带，收湿敛疮；煅牡蛎，潜阳补阴，软坚散结；荆芥炭，收涩止血。五药共用，收涩止带。当归，补血活血，止痛；白芍，养血敛阴。二药合用，补血生气。九药相合，除湿，止带，补血生气，共为臣药。

茜草，凉血止血，祛瘀通经；柴胡，和表升阳，疏肝解郁；陈皮，理气健脾，燥湿化痰。三药相合，升清降浊，共治脾虚湿盛之源，共为佐药。

诸药合用，标本皆治，气血兼调，共奏健脾除湿、清热止带之功。

【临床应用】

（1）辨证要点　本品是治疗脾虚湿盛所致带下病的常用方。以带下量多、色白或淡黄、清稀、面色㿠白、舌淡、苔白腻、脉缓为辨证要点。

（2）现代应用　本品可用于宫颈炎、宫颈柱状上皮异位、子宫内膜炎等属脾虚湿盛者。

【用法用量】口服。一次 6～9g，一日 2 次。

【注意事项】孕妇慎用。

千金止带丸（水丸）
《中华人民共和国药典》2020 年版

【功能】健脾补肾，调经止带。

【主治】脾肾两虚所致的月经不调、带下病。症见月经先后不定期，量多或淋漓不净，色淡无块，或带下量多，色白清稀，神疲乏力，腰膝酸软。

【组成】党参、炒白术、当归、白芍、川芎、醋香附、木香、砂仁、小茴香（盐炒）、醋延胡索、盐杜仲、续断、盐补骨脂、鸡冠花、青黛、椿皮（炒）、煅牡蛎。

【组方分析】本方为脾肾两虚、冲任失调而设。肾虚不能封藏，脾虚失于统摄，故月经先后不定期，量多或淋漓不净，或带下量多，色白清稀，神疲乏力，腰膝酸软。治宜健脾补肾，调经止带。

方中党参，健脾益气；炒白术，健脾益气，燥湿利水；盐补骨脂，温脾止泻，温肾助阳；盐杜仲，补益肝肾；续断，补肝肾，止崩漏。五药合用，健脾温肾，健脾补肾，调经止带，共为君药。

鸡冠花，收敛止血，止带；炒椿皮，清热燥湿，收涩止带；煅牡蛎，收敛固涩。三药合用，收涩止带。当归，补血活血，止痛；白芍，养血敛阴；川芎，活血行气，止痛；延胡索，活血养血，行气止痛。四药合用，补血活血，调经止带。七药合用，补血活血，收涩止带，共为臣药。

醋香附，疏肝解郁，调经止痛；木香，行气止痛；砂仁，化湿温脾；盐小茴香，理气化湿，温中止痛。四药合用，温脾肾，畅气机，促脾健，止带下。青黛，凉血清肝，收涩止带。五药合用，调经止带，共为佐药。

诸药合用，补涩行散，共奏健脾益肾、调经止带之功。

【临床应用】

（1）辨证要点　本品是治疗脾肾两虚所致月经不调、带下病的常用方。以带下色白或淡黄、质黏稠或清稀如水、舌质淡、苔白腻、脉象濡缓为辨证要点。

（2）现代应用　本品可用于慢性盆腔炎、阴道炎、子宫内膜炎、慢性宫颈炎等属脾肾两虚者。

【用法用量】口服。丸剂：一次 1 丸，一日 2 次。水丸：一次 6～9g，一日 2～3 次。

【注意事项】孕妇忌用。

你知道吗？妇科千金片还可以治疗牙痛。妇科千金片具有清热除湿，益气化瘀的功效。对于上火引起的牙龈发炎、肿痛，服用妇科千金片，可以清热降火，起到治疗牙痛的作用。这就是中医异病同治的理论，我们在应用中成药时不要局限于病，只要证候相符，就可使用。

任务四　健康指导

一、注意事项

带下病患者服药期间忌烟、酒、咖啡、浓茶及生冷、辛辣刺激性食物。

止带药物有内服、外用之分，外用制剂使用前需清洁阴部，避开经期使用。

孕妇及在哺乳期、经期的患者使用宜在医师指导下进行。

健康指导

二、用药指导

带下病要注意阴部的卫生，每天清水冲洗外阴，避免坐浴和盆浴。避免房事。本类药物饭后服用。饮食宜少吃甜食及油腻、滋腻、辛辣等生湿助热的食物。平时生活规律，情绪舒畅，加强锻炼，适当食用山药、茯苓、大米、赤小豆等健脾祛湿的食物。

带下严重或阴部瘙痒患者可内服药与外用药一起使用。

思维导图

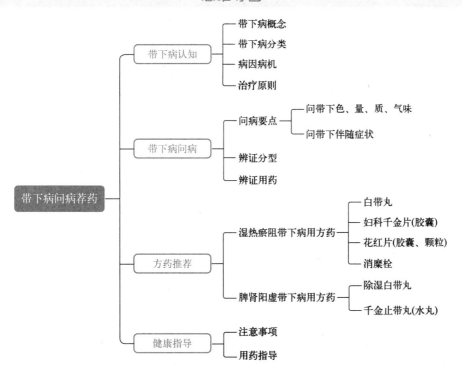

一、填空题

1. 带下病的辨证分型可分为（　　　　　　）和（　　　　　　）。
2. 妇科千金片的功能是（　　　　　　），花红片的功能是（　　　　）。
3. 带下病多与（　　　）邪有关，与（　　　）和（　　　）两个脏器关系最为密切。

二、选择题

（一）单选题

1. 湿热瘀阻带下最适合的方药是（　　　）。

A. 花红片　　　　　　　B. 除湿白带丸　　　　　C. 千金止带丸　　　　　D. 女金丸

2. 消糜栓的使用方法是（　　　）。

A. 直肠给药　　　　　　B. 口服　　　　　　　　C. 阴道给药　　　　　　D. 擦洗

3. 患者，女，39岁，带下量多、色白两月余。症见带下量多，有腥臭味，色白清稀，伴有阴部瘙痒，面色白，神疲乏力，偶有腰膝酸软，宜选择的中成药是（　　　）。

A. 千金止带丸　　　　　B. 白带丸　　　　　　　C. 妇科千金片　　　　　D. 花红片

4. 某患者，女，26岁，症见带下量多，色黄质稠，有臭味，时常阴部瘙痒，偶有小腹疼痛。平时易劳累，动则出汗，尿频，舌淡苔薄黄，脉细，宜选用的中成药是（　　　）。

A. 除湿白带丸　　　　　B. 千金止带丸　　　　　C. 妇科千金片　　　　　D. 白带丸

（二）多选题

1. 某患者，女，自述带下量多，色白清稀，无臭，平时容易头晕耳鸣，畏寒肢冷，尿频尿急，食少便溏，可以选用（　　　）。

A. 除湿白带丸　　　　　B. 妇科千金片　　　　　C. 千金止带丸　　　　　D. 消糜栓

2. 可用于治疗湿热瘀阻带下的成药有（　　　）。

A. 白带丸　　　　　　　B. 除湿白带丸　　　　　C. 妇科千金片　　　　　D. 千金止带丸

三、分析题

1. 处方分析

土炒白术30g　炒山药30g　人参6g　车前子9g　白芍15g　苍术9g　甘草3g　陈皮2g　荆芥穗2g　柴胡2g

请根据处方药物组成，分析此方适用于带下病的何种证型，并简要说明理由。

2. 案例分析

患者刘某，女，30岁，主诉近半年带下量多，色黄有异味，偶有腰痛，经期小腹疼痛，有慢性盆腔炎病史。舌红苔黄而干。

请辨证分型，并为该患者推荐合适的中成药。

项目三　乳癖病问病荐药

🛫 学习目标

[知识目标]

1. 掌握乳癖消片（胶囊、颗粒）、小金丸（片、胶囊）的功能、主治、组成、组方分析及注意事项。

2. 熟悉乳癖病的概念、分类、病因病机、治疗原则、辨证分型、使用注意及用药指导。

3. 了解消乳散结胶囊的功能、主治及注意事项。

[技能目标]

1. 学会乳癖病的问病技巧。

2. 学会乳癖病的方药推荐。

[素质目标]

1. 培养学生传承精华、守正创新的责任感。

2. 培育学生合理用药、科学用药的意识。

3. 树立学生关爱女性健康、服务健康的理念。

➡️ 案例导入

患者王某，23岁，女，平素抑郁寡欢，近日因与友人吵架生气，出现乳房胀痛，摸之有肿块，心烦失眠，苔薄黄，脉弦。

讨论：该患者患有何种疾病？此病产生的病因是什么？可选用何种方剂或中成药？请为此患者介绍该方药的功能、主治、组成及注意事项，并提供健康指导。

任务一　乳癖病认知

乳癖病认知

一、乳癖概念

乳癖，是单侧或双侧乳房疼痛并出现肿块，与月经周期及情志变化密切相关的乳腺组织良性增生性疾病。本病多见于 25～45 岁女性，受教育程度高、初潮年龄早、初次怀孕年龄大、未哺乳和绝经迟的女性，均为本病高发人群。现代医学中的乳腺小叶增生、乳房囊性增生、乳房纤维瘤等，均在中医乳癖范畴之内。

二、乳癖分类

本病常见分型主要有痰热互结乳癖和痰气瘀滞乳癖两大类。

三、病因病机

乳头属肝，乳房属胃。乳癖病位在乳房，与胃、肝、脾三经关系密切。病因与肝气不舒、冲任失调有关。基本病机为乳房气滞血瘀、痰瘀凝结。

痰热互结乳癖，因饮食不节，脾胃受损，或思虑伤脾，脾失健运，痰湿内生，内蕴生热，痰热互结，阻于乳络而发。

痰气瘀滞乳癖，因情志不遂，或受精神刺激，或急躁恼怒，致肝气郁结，气机阻滞，郁而伤脾，脾失健运，水湿不化，凝而为痰，痰气瘀搏结，积聚成块，经脉不通，不通则痛而起；或肝气郁久化热，热灼津液为痰，气滞痰凝血瘀而起；或因冲任失调，上则乳房失养，痰浊凝结而成。

🔁 **课堂互动**　乳癖病与哪些因素有关？

四、治疗原则

乳癖病以疏肝解郁、行气活血、软坚散结、调理冲任为治疗原则。痰热互结乳癖，宜清热化痰，软坚散结；痰气瘀滞乳癖，宜疏肝解郁，化痰散结。

任务二　乳癖病问病

乳癖病问病

一、问病要点

1. 问乳腺肿块性质

肿块卵圆形，表面光滑，推之可移动，多为单发；肿块扁平形，肿块与乳腺组织黏合在一起，边界不清楚，肿痛常随月经期和情绪变化增减。

2. 问加重因素及伴随症状

肿块，伴有局部红肿热痛，多为痰热；肿块，随喜怒消长，伴有胸闷胁胀，易怒，多为肝郁；肿块，经前加重，伴有腰酸乏力，月经失调，多为冲任不调。

二、辨证分型

乳癖病的辨证分型有痰热互结乳癖和痰气瘀滞乳癖。

三、辨证用药

1. 痰热互结乳癖

临床表现有乳房胀痛或刺痛，局部红肿热痛，伴失眠多梦，痰多，咽喉不利，小便黄，舌红，苔黄腻，脉滑数。其病多因痰热互结，治宜清热化痰，软坚散结。痰热互结乳癖的代表方药有乳癖消片等。

2. 痰气瘀滞乳癖

临床表现有乳房结块，质坚胀痛，肿块随喜怒消长，伴胸闷胁胀。其病多因痰气瘀滞，治宜疏肝解郁，化痰散结。痰气瘀滞乳癖的代表方药有小金丸、消乳散结胶囊等。

任务三　方药推荐

一、痰热互结乳癖病用方药

方药推荐

乳癖消片（胶囊、颗粒）

《中华人民共和国药典》2020 年版

【功能】软坚散结，活血消痈，清热解毒。

【主治】痰热互结所致的乳癖、乳痈。症见乳房结节，数目不等，大小形态不一，质地柔软；或产后乳房结块，红热疼痛；乳腺增生、乳腺炎早期见上述证候者。

【组成】鹿角、蒲公英、昆布、天花粉、鸡血藤、三七、赤芍、海藻、漏芦、木香、玄参、牡丹皮、夏枯草、连翘、红花。

【组方分析】本方为痰热互结、乳络壅滞而设。痰瘀结聚，气血不畅，阻滞乳络，故乳房结节，数目不等，大小形态不一，质地柔软；乳汁郁积化热，致乳络不通，化热成痈，故产后乳房结块，红热肿痛。治宜软坚散结，活血消痈，清热解毒。

方中蒲公英，清热解毒，消散消肿，为治乳痈要药；鹿角，活血散瘀，消肿。二药合用，清热散结，活血消肿，故共为君药。

昆布、海藻，软坚散结；天花粉，清热消肿；夏枯草，散痰火之郁结；三七，活血化瘀止痛；鸡血藤，活血，补血。六药合用，清热消痰，软坚散结，活血消肿，止痛，共为臣药。

赤芍、牡丹皮，清热凉血，散瘀止痛；玄参，清热降火，凉血散结；连翘，清热解毒，散结消痈；漏芦，清热解毒，消痈散结，兼能通乳。五药合用，散结活血，清热解毒，消痈，共为佐药。

红花，活血通经，散瘀止痛；木香，行气止痛。二药合用，畅血行，行气滞，共为使药。

诸药合用，辛苦咸并用，散结、活血、清热同行，共奏软坚散结、活血消痈、清热解毒之功。

【临床应用】

（1）辨证要点　本品是治痰热互结所致的乳癖、乳痈的常用方。以乳房结节、大小不一，或产后乳房结块、局部红肿热痛为辨证要点。

（2）现代应用　本品可用于乳腺囊性增生病、急性乳腺炎早期等属痰热互结者。

【用法用量】口服。片剂：一次 5～6 片，一日 3 次。胶囊剂：一次 5～6 粒，一日 3 次。颗粒剂：一次 1 袋，一日 3 次。

【注意事项】孕妇慎服。

二、痰气瘀滞乳癖病用方药

小金丸（片、胶囊）

《中华人民共和国药典》2020 年版

【功能】散结消肿，化瘀止痛。

【主治】痰气凝滞所致的瘰疬、瘿瘤、乳岩、乳癖。症见肌肤或肌肤下肿块一处或数处，推之能动，或骨及骨关节肿大，皮色不变，肿硬作痛。

🌱 **知识拓展**

乳岩是指发生在乳房部的恶性肿瘤，临床特点是乳房肿块质地坚硬，凹凸不平，边界不清，推之不移，按之不痛，或乳头溢血，晚期可见溃烂凸如泛莲或菜花。病因病机为情志失调，饮食失节，冲任不调。发病年龄一般在40～60岁，绝经期妇女发病率相对较高。乳岩相当于西医学的乳腺癌、乳腺肉瘤、恶性叶状肿瘤等范畴。

【组成】麝香或人工麝香、木鳖子（去壳去油）、制草乌、枫香脂、醋乳香、醋没药、醋五灵脂、酒当归、地龙、香墨。

【组方分析】方中人工麝香，活血祛瘀，消肿止痛；木鳖子，消肿散结。二药合用，散结消肿，化瘀止痛，共为君药。

制草乌，散寒止痛；枫香脂，活血止痛，解毒祛痰；醋五灵脂，活血通脉止痛；地龙，清热通络，祛痰。四药合用，止痛，祛痰，活血，共为臣药。

醋乳香，活血行气，消肿止痛；醋没药，行气散瘀，消肿止痛；酒当归，养血活血，化瘀止痛；香墨，化瘀消肿。四药合用，活血，行气，消肿，止痛，共为佐药。

诸药合用，行散为长，共奏散结消肿、化瘀止痛之功。

【临床应用】

（1）辨证要点　本品是治疗痰气凝滞所致瘰疬、乳癖、乳岩的常用方。以局部肿胀钝痛、皮色不变、日久不愈为辨证要点。

（2）现代应用　本品可用于甲状腺瘤、甲状腺癌、颈淋巴结核、乳腺小叶增生、乳房纤维瘤、乳房结核、乳腺癌、骨或关节结核、淋巴结核、头部疖肿等属痰气凝滞者。

【用法用量】口服。丸剂：一次1.2～3g，一日2次；小儿酌减。片剂：一次2～3片，一日2次；小儿酌减。胶囊剂：一次3～7粒，一日2次；小儿酌减。

【注意事项】孕妇禁用。

🔍 **课堂拓展**

小金丸，源自清代名医王维德的《外科证治全生集》。原方名为小金丹，以金显其珍贵，以丹显其精炼，主治气结痰凝血瘀所致的甲状腺肿、甲状腺瘤、淋巴结结核、骨结核、乳腺增生、乳腺良性肿瘤。亦可用于各种脑瘤、肌纤维瘤、神经纤维瘤、淋巴肉芽肿及其他良恶性肿瘤。方中香墨，为松烟、胶汁、冰片和香料等制成的墨，具有清热、止血、消肿、增强视力的作用。在《中华人民共和国药典》（2020年版）中，除小金丸、小金片、小金胶囊三个制剂品种外，还有荷叶丸、万应锭、万应胶囊、比拜克胶囊等4个制剂品种含有香墨。

消乳散结胶囊
《国家中成药标准汇编外科妇科分册》

【功能】疏肝解郁，化痰散结，活血止痛。

【主治】肝郁气滞、痰瘀凝聚所致的乳腺增生、乳房胀痛。

【组成】柴胡（醋炙）、白芍（炒）、香附（醋炙）、玄参、昆布、瓜蒌、夏枯草、牡蛎、当归、猫爪草、黄芩、丹参、土贝母、山慈菇、全蝎、牡丹皮。

【组方分析】方中醋柴胡，疏肝解郁；醋香附，疏肝解郁，理气宽中；夏枯草，清热消肿散结。三药同用，疏肝理气，消肿散结，共为君药。

当归，补血活血；炒白芍，养血补血，柔肝止痛；玄参，凉血滋阴，泻火解毒；牡丹皮，清热凉血，活血化瘀；丹参，活血散瘀，通经止痛。五药合用，活血止痛，共为臣药。

黄芩，清热解毒；瓜蒌，清热散结；猫爪草，化痰散结，解毒消肿；土贝母，解毒散结消肿；昆布，消痰，软坚散结；牡蛎，化痰软坚；山慈菇，清热化痰散结；全蝎，攻毒散结，通络止痛。八药相合，化痰散结，共为佐使。

诸药合用，肝气舒，痰瘀散，胀痛除，共奏疏肝解郁，化痰散结，活血止痛之功。

【临床应用】

（1）辨证要点 本品是治疗肝郁气滞，痰瘀凝聚导致乳腺增生的常用方。以乳房硬结肿块，质硬不移，胸胁乳房胀痛，随情志或经期改变为辨证要点。

（2）现代应用 本品可用于乳腺增生、乳房胀痛等因气滞痰凝者。

【用法用量】口服。一次 3 粒，一日 3 次。

【注意事项】孕妇忌服。

任务四　健康指导

一、注意事项

乳癖病用药期间，患者应注意调理情志，保持情绪乐观，忌食辛辣刺激性食物及其他发物。患者应经常自查乳房，注意肿块变化，预防肿块发生癌变。因本类方药多含有活血化瘀消痈药物，故孕妇禁用或慎用。

健康指导

二、用药指导

乳癖病应注意保持情绪舒畅，忌焦虑，戒烟酒，规律作息，适当锻炼，饮食宜清淡，低脂、低糖饮食。选择合适的内衣，及时治疗月经不调等妇科疾患。可在医师指导下对乳房进行按摩、热敷，根据病情适当食用玫瑰花茶、茉莉花茶、黄花菜等。

思维导图

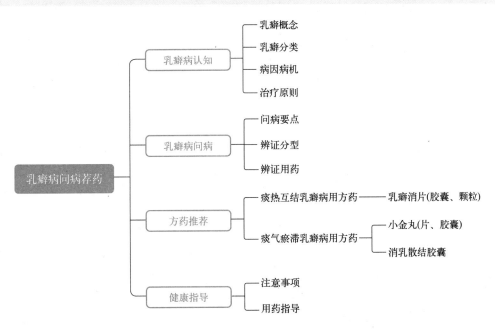

一、填空题

1. 小金丸的服用方法是（　　　　　　）。
2. 乳癖病的辨证分型可分为（　　　　　　）和（　　　　　　　　　　）。

二、选择题

（一）单选题

1. 除治疗乳癖，还可治疗乳岩、瘰疬等的中成药是（　　　）。

A. 小金丸　　　　　　B. 消乳散结胶囊　　　　C. 乳癖消片　　　　D. 逍遥丸

2. 组方中含有麝香的方药是（　　　）。

A. 金匮肾气丸　　　　B. 消乳散结胶囊　　　　C. 乳癖消片　　　　D. 小金丸

3. 某患者，女，33岁，乳腺增生多年。症见乳房肿块大小不一，经常胀痛，皮色正常，适选用的中成药是（　　　）。

A. 妇科十味片　　　　B. 大黄䗪虫丸　　　　C. 小金丸　　　　D. 桂枝茯苓丸

（二）多选题

1. 小金丸的功能是（　　　）。

A. 散结消肿　　　　　B. 化瘀止痛　　　　　C. 疏肝解郁　　　　D. 化痰散结

2. 以下因素与乳癖病产生有关的是（　　　）。

A. 烦躁易怒　　　　　B. 思虑过度　　　　　C. 劳倦过度　　　　D. 饥饱失常

三、分析题

1. 处方分析

柴胡 12g　当归 12g　白芍 12g　白术 10g　茯苓 12g　栀子 10g　牡丹皮 10g　川芎 10g　枳壳 12g　郁金 15g　夏枯草 15g　瓜蒌 15g　浙贝母 12g　甘草 10g

请根据处方药物组成，分析此方适用于乳癖病的何种证型，并简要说明理由。

2. 案例分析

患者张某，女，36岁，主诉双侧乳房疼痛半年余，症见双侧乳房疼痛，摸之有大小不一的肿块，肿块经前加重，随喜怒消长，伴有胸冈胁胀、易怒、失眠多梦、心烦口苦，苔薄黄，脉弦。

请辨证分型，并为该患者推荐合适的中成药。

模块七
>>> 儿科病问病荐药 <<<

项目一　小儿感冒问病荐药

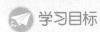 学习目标

[知识目标]

1. 掌握解肌宁嗽丸、小儿热速清口服液（糖浆、颗粒）、小儿豉翘清热颗粒的功能、主治、组成、组方分析及注意事项。

2. 熟悉小儿感冒的概念、分类、病因病机、治疗原则、辨证分型、注意事项及用药指导。

3. 了解儿感清口服液的功能、主治及注意事项。

[技能目标]

1. 学会小儿感冒病的问病技巧。

2. 学会小儿感冒病的方药推荐。

[素质目标]

1. 培养学生传承精华、守正创新的责任感。

2. 培育学生合理用药、科学用药的意识。

3. 树立学生关爱儿童健康、服务健康的理念。

案例导入

患者林某，7岁，男，因感受风寒，出现恶寒、发热、无汗、全身酸楚、头痛、咳剧、苔薄白、脉弦紧等症状。

讨论：此患者患有何种疾病？此病产生的病因是什么？可选用何种方剂或中成药？请为此患者介绍该方药的功能、主治、组成及注意事项，并提供健康指导。

一、小儿感冒概念

小儿感冒认知

小儿感冒，俗称小儿伤风，是指以发热、恶寒、鼻塞、流涕、喷嚏、咳嗽、头痛、全身酸痛等肺卫表证为主要临床表现的肺系外感疾病。小儿感冒一年四季均可发生，多见于冬、春二季及气候骤变时。因小儿肺脏娇嫩，感邪后，易夹痰、夹滞、夹惊。若及时治疗，一般预后良好，如表邪不解，由表及里，可发展为咳嗽，或邪毒内传。现代西医学中的小儿普通感冒、小儿急性上呼吸道感染、小儿时行感冒等，均在中医小儿感冒范畴。

二、小儿感冒分类

因小儿感冒多外感表邪，常兼杂寒、热、滞等，病位主要在肺卫。根据其病因和临床表现，可分为小儿风寒感冒、小儿风热感冒和小儿夹滞感冒。

三、病因病机

小儿风寒感冒，因风寒外束，致肌肤闭郁，卫阳不得宣发，故恶寒，发热，无汗；风邪犯肺，寒邪束肺，致肺气失宣，故喉痒，喷嚏，咳嗽；寒邪郁于太阳经脉，致经脉拘急收引，气血流通不畅，则头痛，身痛，肢节酸痛；苔薄白，脉浮紧，为风寒征象。

小儿风热感冒，风热之邪，口鼻而入，侵犯肺卫，致卫气不畅，腠理开泄，则发热较重，恶风，微有汗出；风邪上扰清窍，则头痛；热邪客肺，肺气失宣，则鼻塞，流涕，喷嚏，咳嗽；咽喉为肺胃之门户，风热上乘，攻于咽喉，则咽喉肿痛；舌红，苔薄黄，脉浮数，为风热征象。小儿肌肤薄，藩篱疏，感邪之后易于传变，易成寒热夹杂之证。

💬 **课堂互动**　小儿风寒感冒与小儿风热感冒应如何区别？

小儿夹滞感冒，风寒外感，病同上理；食滞中焦，则脘腹胀满；升降失司，则呕恶，纳呆，泄泻；食积化腐，则口气秽浊，大便酸臭；苔垢腻，脉滑，为内有积滞征象。

四、治疗原则

小儿感冒的基本治疗原则为疏风解表。因所感外邪寒热性质及夹滞的不同，可选用辛温解表、辛凉解表与和中解表。

另外，小儿"纯阳"之体，感冒容易寒从热化，或热为寒闭，形成寒热夹杂之证。单用辛凉，易汗出不透；单用辛温，恐助热化火；常取辛凉辛温并用。

任务二　小儿感冒问病

一、问病要点

小儿感冒问病

1. 问寒热
恶寒重，发热轻，为风寒；发热重，恶寒轻，为风热。

2. 问汗

有汗，为表虚；无汗，为表实。

3. 问其他

喉痒，为风邪；肢节酸痛，为湿；流清涕，为风寒；流黄浊涕，为风热；恶心、呕吐，脘腹胀满者，为湿或食积；口气秽浊，大便酸臭，为食积。

二、辨证分型

小儿感冒的病因有风寒、风热、暑湿、时疫、痰、滞等，故小儿感冒的辨证分型有小儿风寒感冒、小儿风热感冒和小儿夹滞感冒等。

三、辨证用药

1. 小儿风寒感冒

临床表现有恶寒，发热，无汗，头痛，鼻塞，流涕，喷嚏，咳嗽，喉痒，舌淡，苔薄白，脉浮紧。其病多因风寒，治宜宣肺散寒。小儿风寒感冒的代表方药有解肌宁嗽丸、儿感清口服液。

2. 小儿风热感冒

临床表现有发热重，恶风，有汗或无汗，头痛，鼻塞，流浊涕，喷嚏，咳嗽，痰黄黏，咽红或肿，口干而渴，舌质红，苔薄白或黄，脉浮数。其病多因风热，治宜辛凉解表。小儿风热感冒的代表方药有小儿热速清口服液等。

3. 小儿夹滞感冒

临床表现有恶寒，发热，头痛身楚，脘腹胀满，不思饮食，呕吐酸腐，口气秽浊，大便酸臭，或腹痛泄泻，舌苔垢腻，脉滑。其病多积滞，治宜解表和中。小儿夹滞感冒的代表方药有小儿豉翘清热颗粒等。

任务三　方药推荐

一、小儿风寒感冒用方药

方药推荐

解肌宁嗽丸
《中华人民共和国药典》2020年版

【功能】解表宣肺，止咳化痰。

【主治】外感风寒、痰浊阻肺所致的小儿感冒发热、咳嗽痰多。

【组成】紫苏叶、葛根、前胡、苦杏仁、桔梗、浙贝母、陈皮、半夏（制）、茯苓、木香、枳壳、玄参、天花粉、甘草。

【组方分析】方中紫苏叶，发表散寒，理气宽中；葛根，解肌发表；桔梗，开宣肺气，祛痰利咽。三药合用，既辛散解表，又宣肺祛痰，共为君药。

前胡，宣散风热，降气祛痰；苦杏仁，降气止咳平喘；浙贝母，清热化痰；制半夏、陈皮，燥湿化痰。五药合用，宣肺化痰止咳，共为臣药。

茯苓，渗利健脾去痰湿；枳壳，行气化痰除痞；木香，行气止痛，健脾消痰；天花粉，清肺泻火；玄参，降火解毒，与天花粉同用，可防寒郁化火，并能泄热润燥。五药合用，可助君臣化痰止咳，共为佐药。

甘草，既化痰止咳，又能调和诸药，为佐使药。

诸药相合，共奏解表宣肺、止咳化痰之功。

【临床应用】

（1）辨证要点　本品是治疗外感风寒、痰浊阻肺的常用方。以发热、咳嗽、痰多色白、舌苔白、脉浮紧为辨证要点。

（2）现代应用　本品可用于小儿上呼吸道感染、支气管炎、肺炎等属外感风寒、痰浊阻肺者。

【用法用量】口服。小儿周岁一次半丸，一岁至三岁一次一丸，一日2次。

【注意事项】风热感冒咳嗽者，慎用；服药期间，忌食辛辣、生冷、油腻食物。

 知识拓展

　　解肌宁嗽方由清代沈金鳌的《沈氏尊生书》中的宁嗽汤加减变化而来，其制剂有丸、口服液、颗粒等制剂。研究表明，解肌宁嗽口服液对由2,4-二硝基酚大鼠发热模型有显著的解热作用；对由蛋清所致的大鼠足肿胀有明显的抗炎作用；对氨水引发的小鼠咳嗽有显著的镇咳作用；能显著增加小鼠气管的酚红排出量，有祛痰作用。对由醋酸引起的小鼠扭体有抑制作用。

儿感清口服液
《中华人民共和国卫生部药品标准》

【功能】解表清热，宣肺化痰。

【主治】小儿外感风寒、肺胃蕴热证。症见发热恶寒，鼻塞流涕，咳嗽有痰，咽喉肿痛，口渴。

【组成】紫苏叶、荆芥穗、薄荷、黄芩、桔梗、化橘红、法半夏、甘草。

【组方分析】方中紫苏叶，发表散寒，理气宽中；荆芥穗，散风发表；薄荷，疏散风热，清利头目，利咽。三药合用，解表散邪，共为君药。

黄芩，清热泻火；桔梗，开宣肺气，祛痰利咽。二药合用，清宣肺气，祛痰利咽，共为臣药。

化橘红，燥湿理气化痰；法半夏，燥湿化痰。二药合用，助臣药祛痰止咳，共为佐药。

甘草，既祛痰止咳，又调和诸药，为佐使药。

全方配伍，疏清宣散，共奏解表清热、宣肺化痰之功。

【临床应用】

（1）辨证要点　本品是治疗小儿外感风寒、肺胃蕴热证的常用方。以发热恶寒、流涕、咽喉肿痛、舌红、苔薄白、脉浮数为辨证要点。

（2）现代应用　本品可用于小儿普通感冒、流行性感冒、上呼吸道感染等属外感风寒、肺胃蕴热者。

【用法用量】口服。一岁至三岁，每次10mL，一日2次；四岁至七岁，每次10mL，一日3次；八岁至十四岁，每次20mL，一日3次。

【注意事项】忌食辛辣、生冷、油腻食物。

🌐 思政元素

从一而终，专心探究

　　因小儿脉微难见，诊察时又多惊啼，脉诊难以辨证；又因小孩喜怒无常、哭啼喜笑、骨气未成、形声未正，望诊无法给出答案；三因小儿年幼，五脏柔弱，病情反复无常，中医的望闻问切四诊极难用在小儿身上，故小儿多有夭折。

但面对千难万险，两宋时期的钱乙却迎难而上，创造了"面上证"与"目内证"观察法，以面上五官结合其他为依据，自创一套小儿诊病之法，从一而终，专精儿科，专心探究，通过自己的努力和经验的积累，编著中医儿科典籍，为后世留下了丰富的儿科医案，被后世尊为"儿科之圣"。

二、小儿风热感冒用方药

小儿热速清口服液（糖浆、颗粒）
《中华人民共和国药典》2020 年版

【功能】清热解毒，泻火利咽。

【主治】小儿外感风热所致的感冒。症见高热，头痛，咽喉肿痛，鼻塞流涕，咳嗽，大便干结。

【组成】柴胡、黄芩、金银花、连翘、葛根、板蓝根、水牛角、大黄。

【组方分析】方中柴胡，疏散退热；黄芩，清热解毒。二药同用，清疏相合，表里同解，共为君药。

金银花、连翘，相须为用，疏散风热，清热解毒；葛根，解肌退热。三药合用，可助君药清热疏表解毒。板蓝根，清热解毒，凉血利咽；水牛角，泻火解毒，清热凉血。二药合用，泻火解毒，凉血利咽。五药相合，共为佐药。

大黄，攻积通便，清热泻火，为佐使药。

诸药合用，共奏清热解毒、泻火利咽之功。

【临床应用】

（1）辨证要点　本品是治疗小儿外感风热所致感冒的常用方。以高热、咽喉肿痛、流涕、舌红苔黄、脉浮数为辨证要点。

（2）现代应用　本品可用于普通感冒、流行性感冒、上呼吸道感染等属外感风热证者。

【用法用量】口服。口服液：一周岁以内，一次 2.5～5mL；一岁至三岁，一次 5～10mL；三岁至七岁，一次 10～15mL；七岁至十二岁，一次 15～20mL；一日 3～4 次。糖浆剂：一周岁以内，一次 2.5～5mL；一岁至三岁，一次 5～10mL；三岁至七岁，一次 10～15mL；七岁至十二岁，一次 15～20mL；一日 3～4 次。颗粒剂：一周岁以内，一次 1.5～3g；一岁至三岁，一次 3～6g；三岁至七岁，一次 6～9g；七岁至十二岁，一次 9～12g；一日 3～4 次。

【注意事项】风寒感冒或脾虚便溏者，慎用；服药期间，忌食辛辣、生冷、油腻食物；病情较重或服药 24 小时后疗效不明显者，可酌情增加剂量。

三、小儿夹滞感冒用方药

小儿豉翘清热颗粒
《中华人民共和国药典》2020 年版

【功能】疏风解表，清热导滞。

【主治】小儿风热感冒挟滞证。症见发热咳嗽，鼻塞流涕，咽红肿痛，纳呆口渴，脘腹胀满，便秘或大便酸臭，溲黄。

【组成】连翘、淡豆豉、薄荷、荆芥、炒栀子、大黄、青蒿、赤芍、槟榔、厚朴、黄芩、半夏、柴胡、甘草。

淡豆豉为豆科植物大豆 *Glycine max* (L.) Merr. 的干燥成熟种子（黑豆）的发酵加工品。淡豆豉是利用中药传统发酵技术制备而来，其制法是：取桑叶、青蒿各 70～100g，加水煎煮，滤过，煎液拌入净大豆 1000g 中，等吸尽后，蒸透，取出，稍晾，再置容器内，用煎过的桑叶、青蒿渣覆盖，闷使发酵至黄衣上遍时，取出，除去药渣，洗净，置容器内再闷 15～20 天，至充分发酵、香气溢出时，取出，略蒸，干燥，即得。

【组方分析】方中连翘，清热解毒，疏散风热；淡豆豉，解表除烦，宣发郁热。两药合用，疏风解表，清热解毒，共为君药。

薄荷，疏散风热，清利头目，利咽；荆芥，散风解表；栀子，泻火除烦，清热解毒；大黄，清热通腑，泻火解毒。四药合用，疏散风热，通腑泄热，共为臣药。

青蒿，解表热；柴胡，疏散退热；黄芩，清热燥湿，泻火解毒。三药合用，清热散热。赤芍，清热凉血止痛；槟榔，消积行气；厚朴，消痰燥湿，下气除满；半夏，燥湿化痰，降逆止呕，消痞散结。七药合用，共为佐药。

甘草，既顾护胃气，又调和诸药，为佐使药。

全方配伍，疏散风热与泄热降逆并用，共奏疏风解表、清热导滞之功。

【临床应用】

（1）辨证要点　本品是治疗小儿风热感冒挟滞证的常用方。以发热、流涕、咽红肿痛、脘腹胀满、舌苔厚腻而浊、脉滑数为辨证要点。

（2）现代应用　本品可用于小儿普通感冒、流行性感冒、上呼吸道感染等属外感风热、内伤食积证者。

【用法用量】开水冲服。六个月至一岁，一次 1～2g；一岁至三岁，一次 2～3g；四岁至六岁，一次 3～4g；七岁至九岁，一次 4～5g；十岁以上，一次 6g；一日 3 次。

【注意事项】风寒感冒者慎用。

任务四　健康指导

一、注意事项

饮食宜清淡、易消化，忌食辛辣、冷饮、肥甘厚味。居室保持空气流通、新鲜。经常到户外活动，呼吸新鲜空气，多晒太阳，加强锻炼。关注气候变化，及时增减衣服。避免与感冒患者接触，感冒流行期间少去公共场所。

健康指导

二、用药指导

小儿为稚阴稚阳之体，不宜发汗太过，以免耗损津液。体质虚弱者，不宜过于发表，可采用扶正解表法。呼吸道反复感染的患儿，应在感冒之后及时调理，改善体质，增强免疫力。

根据小儿的特点，在小儿感冒的治疗用药方面要注意，需兼顾兼夹地治疗，应在解表基础上，分别佐以化痰、消积、镇惊之法。治疗中以轻清疏解为主，不宜过汗，防止耗伤津液；慎用下法，以防苦寒伤伐脾胃；体质虚弱者可采用扶正解表法，益气、养阴，以助正气祛邪外出。

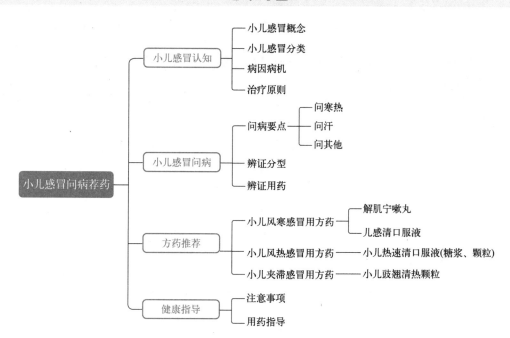

 复习思考题

复习思考题答案

一、填空题

1. 小儿感冒的辨证分型可分为（　　　　　　）、（　　　　　　）和夹滞感冒。

2. 儿感清口服液的功能是（　　　　　　）、（　　　　　　）。

二、选择题

（一）单选题

1. 小儿风寒感冒可选用（　　　）。

A. 解肌宁嗽丸　　　　　　　　　　B. 热速清口服液

C. 冰硼散　　　　　　　　　　　　D. 小儿豉翘清热颗粒

2. 小儿风热感冒可选用（　　　）。

A. 解肌宁嗽丸　　　　　　　　　　B. 儿感清口服液

C. 小儿豉翘清热颗粒　　　　　　　D. 小青龙合剂

3. 小儿夹滞感冒应选用（　　　）。

A. 解肌宁嗽丸　　　　　　　　　　B. 儿感清口服液

C. 小儿豆豉清热颗粒　　　　　　　D. 小儿热速清口服液

（二）多选题

1. 解肌宁嗽丸的功能有（　　　）。

A. 解表宣肺　　　　　　　　　　　B. 止咳化痰

C. 止咳平喘　　　　　　　　　　　D. 利水渗湿

2. 小儿热速清口服液功能为（　　　）。

A. 温通经脉　　　　　　　　　　　B. 清热解毒

C. 泻火利咽　　　　　　　　　　　D. 活血化瘀

3. 小儿豉翘清热颗粒的功能为（　　　）。

A. 活血祛瘀　　　B. 平肝潜阳　　　C. 疏风解表　　　D. 清热导滞

三、分析题

1. 处方分析

大青叶 15g　连翘 15g　金银花 10g　淡豆豉 10g　牛蒡子 5g　薄荷 10g　荆芥 10g　桔梗 10g　芦根 5g

请根据处方药物组成，分析此方适用于感冒的何种证型，并简要说明理由。

2. 案例分析

患者刘某，女，4 岁，家长陪同前来就诊。症见发热，咳嗽流涕，痰黏，咽红或肿，口干而渴，舌红，苔薄黄，脉浮数等。

请辨证分型，并为该患者推荐合适的中成药。

项目二　小儿咳嗽问病荐药

学习目标

[知识目标]

　　1. 掌握儿童清肺丸、小儿咳喘灵颗粒、清宣止咳颗粒、小儿消积止咳口服液的功能、主治、组成、组方分析及注意事项。

　　2. 熟悉小儿咳嗽的概念、分类、病因病机、治疗原则、辨证分型、注意事项及用药指导。

　　3. 了解鹭鸶咯丸的功能、主治及注意事项。

[技能目标]

　　1. 学会小儿咳嗽病的问病技巧。

　　2. 学会小儿咳嗽病的方药推荐。

[素质目标]

　　1. 培养学生传承精华、守正创新的责任感。

　　2. 培育学生合理用药、科学用药的意识。

　　3. 树立学生关爱儿童健康、服务健康的理念。

案例导入

　　患者李某，7岁，男，咳嗽加剧，前来就诊，症见咳嗽剧烈，痰黄黏稠，不易咳出，口渴咽痛，伴有发热、头痛，微有汗，舌红苔黄，脉浮数。

　　讨论：此患者患有何种疾病？此病产生的病因是什么？可选用何种方剂或中成药？请为此患者介绍该方药的功能、主治、组成及注意事项，并提供健康指导。

任务一　小儿咳嗽认知

一、小儿咳嗽概念

小儿咳嗽，是因感受外邪或脏腑功能失调，影响肺的宣发肃降，造成肺气上逆作咳，以咳嗽为主症的病证。一年四季均可发生，多见于冬、春二季及寒温不调之时。小儿年龄越小，患病率越高。西医学中的小儿气管炎、小儿支气管炎等，均在中医小儿咳嗽范畴。

二、小儿咳嗽分类

小儿咳嗽可分为外感咳嗽和内伤咳嗽两类。外感咳嗽往往病程短，伴有表证，多属实证。内伤咳嗽，发病多缓，病程较长，多兼有不同程度的里证，常呈由实转虚的证候变化。由于小儿肺常不足，卫外不固，易感受外邪引起发病，故以外感咳嗽为多见。小儿咳嗽有小儿风寒咳嗽、小儿风热咳嗽、小儿食积咳嗽和小儿痰浊咳嗽等。

三、病因病机

咳嗽病位主要在肺、脾，病因有内外之别。外因是感受六淫之邪，以风邪为主；内因则是肺脾虚弱。小儿冷暖不知自调。风邪致病，首犯肺卫，肺为邪侵，壅阻肺络，宣降失司，肺气上逆，则为咳嗽。风为百病之长，常夹寒、夹热，故有小儿风寒咳嗽与小儿风热咳嗽之别；小儿脾虚生痰，上贮于肺，致肺失清肃，而发为痰浊咳嗽或食积咳嗽。

小儿风寒咳嗽，因风寒束肺，肺气失宣所致。肺主卫表，司开合，风寒犯肺，致肺气失宣，则咳嗽频作，喉痒声重；风寒外束，腠理闭塞，故发热，恶寒；风寒外袭，经气不畅，而见全身酸痛；舌苔薄白，指纹浮红，为邪在表之象。

小儿风热咳嗽，因风热犯肺，肺失清肃所致。风热犯肺，肺失清肃，气道不宣，故咳嗽不爽，鼻流浊涕；肺主皮毛，风热束表，客于皮毛，开合失司，故发热，头痛，恶风，微汗出；肺热上熏于咽，而见咽痛；舌苔薄黄，脉浮数，为风热邪在肺卫之象。

小儿食积咳嗽，因乳食内积，气机郁滞，食积郁热所致。乳食停积中焦，胃失和降，故脘腹胀满疼痛，嗳腐恶心，呕吐酸馊；气火上升，里热熏蒸，故面红唇赤，口苦作渴，烦躁不宁；舌红苔黄、脉滑数，指纹紫，是痰热之象。

小儿痰浊咳嗽，因痰浊中阻，肺失宣降所致。脾胃虚弱，纳运失常，滋生痰湿，上贮于肺，则咳嗽痰壅，色白而稀；痰浊中阻，气机失畅，则胸闷纳呆；苔白腻，脉濡，为痰浊内停之象。

小儿咳嗽病因虽多，但其发病机理相近，皆为肺脏受累，宣肃失司所致。外感咳嗽病起于肺，内伤咳嗽可因肺病迁延，也可由它脏先病累及肺脏所致。

四、治疗原则

本病证的治疗，应分清外感、内伤与邪正虚实。外感咳嗽，邪气盛而正气未虚，治宜疏散外邪，以宣通肺气，使邪去正安；不宜过早使用苦寒、滋腻、收涩、镇咳药，以免留邪。内伤咳嗽，则应辨明由何脏累及，随证立法。痰盛者，当化痰，以宣肃肺气；依痰热、痰湿不同，可清热化痰、燥湿化痰。

任务二　小儿咳嗽问病

一、问病要点

1. 问外感与内伤

咳嗽时作，白天多于夜间，咳声急剧，咽痒作咳，为外感咳嗽；晨起咳嗽，阵发加剧，咳声重浊，痰出咳减，多为内伤咳嗽。咳声嘶哑，病势急、病程短，为外感咳嗽；咳声粗浊，病势缓而病程长者，为内伤咳嗽。

2. 问痰色、痰质、痰量

痰白稀薄，属风、属寒；痰黄黏稠，属热；痰白质黏，为痰浊；痰白清稀、透明呈泡沫样，属虚、属寒。咳而少痰，多属燥热；痰多色白，常属湿痰；痰多色黄，多属痰热。

3. 问加重因素

饮食肥甘、生冷食物后加重，属痰湿；受凉、受寒后加重，多为痰湿和风寒。

二、辨证分型

小儿咳嗽病因有外感与内伤，故小儿咳嗽有小儿外感咳嗽与小儿内伤咳嗽。其中小儿外感咳嗽以小儿风热咳嗽和小儿风寒咳嗽多见；小儿内伤咳嗽有小儿食积咳嗽和小儿痰浊咳嗽等。

三、辨证用药

1. 小儿风寒咳嗽

临床表现有咳嗽频作，咽痒声重，痰白清稀，鼻塞流涕，恶寒少汗，或有发热头痛，全身酸痛，舌苔薄白，脉浮紧。其病多因风寒束肺，治宜散寒宣肺。小儿风寒咳嗽的代表方药有儿童清肺丸等。

2. 小儿风热咳嗽

临床表现有咳嗽不爽，痰黄黏稠，不易咯出，口渴咽痛，鼻流浊涕，伴有发热头痛、恶风、微汗出，舌质红，苔薄黄，脉浮数。其病多因风热犯肺，治宜疏风清热，宣肺止咳。小儿风热咳嗽的代表方药有清宣止咳颗粒、小儿咳喘灵颗粒等。

课堂互动　小儿风热咳嗽与小儿风寒咳嗽应如何区别？

3. 小儿食积咳嗽

临床表现有咳嗽痰多，稠黏难咯，伴脘腹胀满、疼痛，嗳腐恶心，呕吐酸馊乳食，面红唇赤，口苦作渴，烦躁不宁，舌红苔黄，脉滑数。其病多因乳食积滞，治宜清热消积止咳。小儿食积咳嗽的代表方药有小儿消积止咳口服液。

4. 小儿痰浊咳嗽

临床表现有咳嗽痰壅，色白而稀，胸闷纳呆，苔白腻，脉濡。其病多因痰浊蕴肺，治宜宣肺化痰止咳。小儿痰浊咳嗽的代表方药有鹭鸶咯丸。

任务三　方药推荐

一、小儿风热咳嗽用方药

儿童清肺丸

《中华人民共和国卫生部药品标准》

【功能】清肺，解表，化痰，止嗽。

【主治】小儿风寒外束、肺经痰热所致的面赤身热，咳嗽气促，痰多黏稠，咽痛声哑。

【组成】麻黄、炒苦杏仁、紫苏叶、细辛、薄荷、黄芩、石膏、蜜桑白皮、板蓝根、蜜枇杷叶、天花粉、炒紫苏子、葶苈子、法半夏、橘红、浙贝母、前胡、白前、瓜蒌皮、石菖蒲、煅青礞石、甘草。

【组方分析】方中麻黄，宣肺解表；紫苏叶，散肺经风寒；细辛，散风寒，除寒饮；薄荷，散上焦风热。四药同用，能散风解表，共为君药。

石膏，清泄肺热，透表解热；板蓝根，清热解毒，利咽消肿；蜜桑白皮，泻肺中之热邪，行肺中之痰水；瓜蒌皮，既清肺润肺涤痰，又宽胸利气止咳；天花粉，清肺润肺；黄芩，清肺中之热。诸药同用，能清肺热，润肺燥，利咽祛痰，共为臣药。

橘红、法半夏，燥湿化痰；炒紫苏子，降气消痰，止咳平喘；白前，降气祛痰止咳；石菖蒲，开窍化痰。诸药同用，燥湿化痰，降气止咳。葶苈子，消除痰饮，泻肺平喘；浙贝母，开热郁，散痰结；蜜枇杷叶，清肺止咳；炒苦杏仁，降气止咳平喘；前胡，宣散肺气，降气祛痰；煅青礞石，下气坠痰。诸药同用，能清肺降气，祛痰止咳。共为佐药。

甘草，祛痰止咳，调和诸药，为佐使药。

全方配伍，辛散苦燥，清疏相合，共奏清肺解表、化痰止嗽之功。

【临床应用】

(1) 辨证要点　本品是治疗小儿风寒外束，肺经痰热咳嗽的常用方。以面赤身热、咳嗽气促、痰多黏稠、舌红苔黄、脉数为辨证要点。

(2) 现代应用　本品可用于小儿上呼吸道感染、支气管炎、肺炎等属风寒外束、肺经痰热者。

【用法用量】口服。一次1丸，一日2次；3岁以下一次半丸。

【注意事项】阴虚燥咳，体弱久咳者，慎用；服药期间，忌食辛辣、生冷、油腻食物。

二、小儿风热咳嗽用方药

小儿咳喘灵颗粒
《中华人民共和国卫生部药品标准》

【功能】宣肺清热，止咳祛痰，平喘。

【主治】小儿外感风热所致的感冒、咳喘。症见发热，恶风，微有汗出，咳嗽咯痰，咳喘气促；上呼吸道感染、支气管炎、肺炎见上述证候者。

【组成】麻黄、石膏、苦杏仁、瓜蒌、金银花、板蓝根、甘草。

【组方分析】方中麻黄，重在宣肺，解表平喘；石膏，清肺泻火，解肌透热。二药合用，既宣肺解表，又泄热平喘，共为君药。

苦杏仁，降气止咳平喘；瓜蒌，清热化痰，利气宽胸；金银花，疏散风热，清热解毒。三药合用，清热宣肺，化痰平喘，助君药清热平喘，共为臣药。

板蓝根，清热解毒，凉血利咽，为佐药。

甘草，既解毒止咳，又调和诸药，为佐使药。

诸药合用，宣清相兼，共奏宣肺清热、止咳祛痰、平喘之功。

【临床应用】

(1) 辨证要点　本品是治疗小儿外感风热所致咳嗽的常用方。以发热、恶风、咳喘、舌红苔黄、脉浮数为辨证要点。

(2) 现代应用　本品可用于小儿上呼吸道感染、支气管炎、肺炎等属外感风热者。

【用法用量】开水冲服。两岁以内一次1g，三岁至四岁一次1.5g，五岁至七岁一次2g，一日3～4次。

【注意事项】风寒感冒者，慎用；服药期间，忌食辛辣、生冷、油腻食物。

小儿咳喘灵系列成药的组方是由张仲景的麻黄杏仁石膏甘草汤加瓜蒌、金银花、板蓝根而来。此外，小儿清热止咳系列成药、小儿清肺化痰系列成药、小儿麻甘颗粒、小儿咳喘宁系列成药、小儿咳喘冲剂、小儿肺热咳喘系列成药，也由麻黄杏仁石膏甘草汤加减变化而来，广泛用于小儿风热咳嗽或小儿肺热咳嗽。

清宣止咳颗粒
《中华人民共和国卫生部药品标准》

【功能】疏风清热，宣肺止咳。

【主治】小儿外感风热所致的咳嗽。症见咳嗽，咯痰，发热，鼻塞，流涕，微恶风寒，咽红或痛，苔薄黄。

【组成】桑叶、薄荷、苦杏仁、桔梗、紫菀、陈皮、白芍、枳壳、甘草。

【组方分析】方中桑叶，疏散风热，清肺润燥；薄荷，疏散风热，清利咽喉。二药合用，疏散风热，清肺止咳，利咽，共为君药。

苦杏仁，降气化痰，止咳平喘；桔梗，宣肺祛痰，利咽止咳；紫菀，润肺下气，止咳化痰；陈皮，燥湿化痰，理气宽健脾。四药合用，宣肺止咳化痰，共为臣药。

白芍，益阴敛阴，以防辛散温燥耗伤阴液；枳壳，理气宽中，行滞消积，气行则痰消。二药合用，共为佐药。

甘草，既润肺止咳，又调和诸药，为佐使药。

全方配伍，寒温相制，散中有敛，共奏疏风清热、宣肺止咳之功。

【临床应用】

（1）辨证要点　本品是治疗小儿外感风热所致咳嗽的常用方。以咳嗽、发热、微恶风寒、流涕、苔薄黄、脉浮数为辨证要点。

（2）现代应用　本品可用于小儿感冒咳嗽属外感风热者。

【用法用量】开水冲服。一岁至三岁，每次 1/2 包；四岁至六岁，每次 3/4 包；七岁至十四岁，每次 1 包；一日 3 次。

【注意事项】风寒咳嗽，忌用；脾虚易腹泻者，慎服；服药期间，忌食辛辣、生冷、油腻食物。

三、小儿食积咳嗽用方药

小儿消积止咳口服液
《中华人民共和国药典》2020 年

【功能】清热肃肺，消积止咳。

【主治】小儿饮食积滞，痰热蕴肺所致的咳嗽，夜间加重，喉间痰鸣，腹胀，口臭。

【组成】枇杷叶（蜜炙）、葶苈子（炒）、瓜蒌、枳实、连翘、桔梗、山楂（炒）、莱菔子（炒）、槟榔、蝉蜕。

【组方分析】方中蜜炙枇杷叶，清肺止咳，降逆止呕；炒葶苈子，泻肺平喘，行水消肿。二药合用，清热肃肺，共为君药。

瓜蒌，清热化痰，宽胸散结；枳实，破气消积，化痰散痞；连翘，清热解毒，疏散风热；蝉蜕，疏散清透，宣肺利咽；桔梗，开宣肺气，祛痰止咳。五药合用，助君药清热肃肺，共为佐药。

炒山楂，消化食积；炒莱菔子，行气消积，降气化痰；槟榔，消积行气。三药合用，消积行气，共为佐药。

诸药合用，苦降清泄兼消，共奏清热肃肺、消积止咳之功。

【临床应用】

（1）辨证要点　本品是治疗小儿饮食积滞、痰热蕴肺常用方。以咳嗽、夜间加重、喉间痰鸣、腹胀为辨证要点。

（2）现代应用　本品可用于小儿上呼吸道感染、支气管炎、肺炎等属饮食积滞、痰热蕴肺者。

【用法用量】口服。周岁以内一次 5mL，一岁至两岁一次 10mL，三岁至四岁一次 15mL，五岁以上一次 20mL，一日 3 次；5 天为一疗程。

【注意事项】体质虚弱、肺气不足、肺虚久咳、便溏者，慎用；三个月以下婴儿，忌用。

 课堂拓展

中国专利奖，是中国国家知识产权局（CNIPA）和世界知识产权组织（WIPO）共同主办的在中国发明专利领域的唯一政府奖励，该奖项得到联合国世界知识产权组织的认可。小儿消积止咳系列产品由 10 味药材组成，治脾为本，治肺为标，肺脾同治，消食积，止咳嗽，治疗小儿食积咳嗽疗效显著。其相关的发明专利"一种治疗小儿食积咳嗽的中药组合物及其制备方法（专利号：ZL03100185.8）"，在 2022 年获得第 23 届中国专利银奖。

四、小儿痰浊咳嗽

鹭鸶咯丸
《中华人民共和国药典》2020 年版

【功能】宣肺，化痰，止咳。

【主治】痰浊阻肺所致的顿咳、咳嗽。症见咳嗽阵作，痰鸣气促，咽干声哑；百日咳见上述证候者。

【组成】麻黄、苦杏仁、石膏、甘草、细辛、炒紫苏子、炒芥子、炒牛蒡子、瓜蒌皮、射干、青黛、蛤壳、天花粉、栀子（姜制）、人工牛黄。

【组方分析】方中麻黄，宣肺平喘；苦杏仁，降气止咳平喘。二药合用，宣肺止咳平喘，共为君药。

石膏，清肺泄热而止咳平喘；炒紫苏子，降气消痰，止咳平喘；瓜蒌皮，清肺化痰，理气宽胸；天花粉，清肺热，润肺燥；蛤壳，清肺热，去稠痰。五药相合，寒温并用，清肺化痰止咳，共为臣药。

炒芥子，温肺气，豁寒痰，利气机；细辛，温肺散寒，化痰除饮；射干，清热解毒，祛痰利咽；炒牛蒡子，宣肺利咽；姜栀子，泻三焦之火，清热除烦；人工牛黄，清热解毒，化痰开窍，利咽；青黛，清热解毒利咽。七药合用，化痰清热，共为佐药。

甘草，清热止咳，调和诸药，为佐使药。

诸药相合，宣泄并用，共奏宣肺、化痰、止咳之功。

【临床应用】

（1）辨证要点　本品是治疗小儿痰浊阻肺所致咳嗽的常用方，用于治疗咳嗽阵作、痰鸣气促、咽干声哑。以咳嗽、痰鸣、气促、声哑为辨证要点。

（2）现代应用　本品可用于小儿上呼吸道感染、支气管炎、肺炎、百日咳等属痰浊阻肺者。

【用法用量】梨汤或温开水送服。一次 1 丸，一日 2 次。

【注意事项】体虚久咳者，慎用；服药期间避免接触异味、烟尘，忌食辛辣等刺激性食物；不宜长期服用。

以身试验，科研创新

第三届国医大师王烈教授是现代中医儿科理论奠基人之一。1969年春夏之交，王烈上山采药途中，发现折断处流出黄色浆液擦不掉的植物，便向前辈邓明鲁先生请教。得知是白屈菜，民间用其治泻、止痛和治疮痈。鉴于白屈菜为有毒草药，王烈便亲身服药，仔细观察药物反应，最后终于找到合适剂量。经过几年的实验科研，取得了白屈菜治泻、治咳、治痛等多项成效，发现白屈菜居国内单味药治疗百日咳疗效的第一位，并为国家药典收录。

任务四　健康指导

一、注意事项

健康指导

咳嗽时，防止食物呛入气管引起窒息；经常变换体位及轻拍背部，以助痰液排出。饮食上，宜清淡、易消化、富含营养；忌辛辣刺激、过甜过咸饮食。休息时，保持环境安静，保持室内空气新鲜、流通，室温以20～24℃为宜，相对湿度约60％。适当到户外活动，加强体格锻炼，增加小儿抗病能力。

二、用药指导

外感咳嗽，治当祛邪利肺，宜选用宣肃肺气、疏散外邪之品，忌用敛肺、收涩的镇咳药，以免郁遏肺气，不能达邪外出。

内伤咳嗽，治当酌情兼顾标本虚实的主次，宜选用祛邪兼补正之品，忌用宣散之品，以免耗损阴液，伤及肺气，正气更虚。

慢性咳嗽，若反复发作，应当注意起居饮食的调护。

思维导图

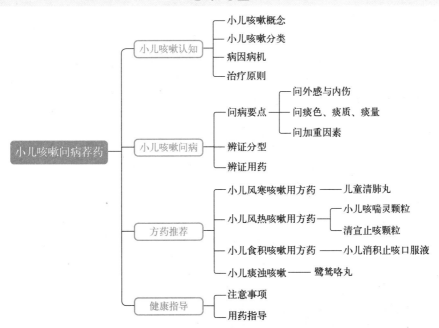

一、填空题

1. 小儿咳嗽有（　　　　）、（　　　　）、（　　　　）和小儿痰浊咳嗽。

2. 鹭鸶咯丸主治（　　　　），清宣止咳颗粒主治（　　　　）。

二、选择题

（一）单选题

1. 小儿风寒咳嗽可选用（　　　）。

A. 儿童清肺丸　　　　　　　　　　B. 小儿咳喘灵颗粒

C. 小儿消积止咳口服液　　　　　　D. 鹭鸶咯丸

2. 小儿风热咳嗽可选用（　　　）。

A. 儿童清肺丸　　　　　　　　　　B. 清宣止咳颗粒

C. 小儿消积止咳口服液　　　　　　D. 鹭鸶咯丸

3. 小儿食积咳嗽应选用（　　　）。

A. 儿童清肺丸　　　　　　　　　　B. 清宣止咳颗粒

C. 小儿消积止咳口服液　　　　　　D. 小儿咳喘灵颗粒

（二）多选题

1. 儿童清肺丸的功能有（　　　）。

A. 清肺　　　　　B. 化痰　　　　　C. 止咳　　　　　D. 利水渗湿

2. 小儿咳喘灵颗粒的功能为（　　　）。

A. 宣肺清热　　　　B. 止咳祛痰　　　　C. 平喘　　　　D. 活血化瘀

3. 小儿消积止咳口服液的功能为（　　　）。

A. 清热肃肺　　　　B. 消积止咳　　　　C. 疏风解表　　　　D. 清热导滞

三、分析题

1. 处方分析

桑叶 15g　　菊花 5g　　金银花 10g　　芦根 10g　　连翘 10g　　薄荷 10g　　甘草 10g　　桔梗 10g　　苦杏仁 5g

请根据处方药物组成，分析此方适用于感冒的何种证型，并简要说明理由。

2. 案例分析

患者刘某，女，4岁，家长陪同前来就诊。症见咳嗽频作，声重，咽痒，痰白清稀，鼻塞流涕，恶寒无汗，发热头痛，全身酸痛，舌苔薄白，脉浮紧。

请辨证分型，并为该患者推荐合适的中成药。

项目三　小儿热证问病荐药

学习目标

[知识目标]

1. 掌握小儿咽扁颗粒、局方至宝散的功能、主治、组成、组方分析及注意事项。
2. 熟悉小儿热证的概念、分类、病因病机、治疗原则、辨证分型、注意事项及用药指导。
3. 了解小儿化毒散、牛黄抱龙丸的功能、主治及注意事项。

[技能目标]

1. 学会小儿热证的问病技巧。
2. 学会小儿热证的方药推荐。

[素质目标]

1. 培养学生传承精华、守正创新的责任感。
2. 培育学生合理用药、科学用药的意识。
3. 树立学生关爱儿童健康、服务健康的理念。

案例导入

患者林某，9 岁，男，因感受风热，出现咽痛、口舌糜烂、疮疡溃烂、烦躁口渴、舌红苔黄燥、脉洪数等症状。

讨论：此患者患有何种疾病？此病产生的病因是什么？可选用何种方剂或中成药？请为此患者介绍该方药的功能、主治、组成及注意事项，并提供健康指导。

任务一　小儿热证认知

一、小儿热证概念

小儿热证，是由于小儿感受温邪、热毒或寒邪化热而引起的热性证候。常伴有身热，汗多，咽喉肿痛，发热喜冷，手足烦热，烦躁不宁，脉虚弱；或见面赤，烦躁，口渴，喜冷饮，神昏谵语，便秘或泄泻热臭，小便短赤，舌红苔黄燥，脉数等。现代医学中的小儿急性咽炎、小儿急性扁桃体炎、小儿化脓性脑膜炎等，均在中医小儿热证范畴。

小儿热证认知

二、小儿热证分类

小儿热证初起多为感受温热邪毒。热毒炽盛表现为肺胃热盛；若是热毒炽盛或温邪化热入里，则表现为热入心包。

三、病因病机

小儿热证多因外感温邪、热毒或寒邪化热入里；或饮食不节，积蓄为热，致阳热有余或阴津不足而发。

小儿肺胃热盛，多因小儿感受温邪、热毒，致肺胃火旺，出现咽痛、口舌糜烂、疮疡溃烂、烦躁口渴、舌红苔黄燥、脉洪数等症状。

小儿热入心包，多因小儿感受温邪化热入里，出现高热、神昏、谵语，甚则四肢厥逆、抽搐等症状。

🔄 **课堂互动**　小儿热入心包与小儿肺胃热盛应如何区别？

四、治疗原则

根据热所在部位的不同进行治疗。肺胃有热者，治以清解肺胃热毒；热在心包者，治以清心开窍。

任务二　小儿热证问病

一、问病要点

1. 问病势

小儿热证起病急、病程短、体温较高，为实证。发热不明显者，多脏腑功能亢进。发热，而起病慢、病程长，多为低热、自觉发热。

小儿热证问病

2. 问发热时间、节律

体温正常，局部发热，甚或红、肿、热、痛，多为热毒；体温正常，局部发热，而同时伴有脏腑兼证者，多为脏腑实火；高热不退，口渴尿少，多为暑热；身热夜甚，兼见不寐、谵语、斑疹，多为血热；午后潮热或夜间发热，手足心热，多为阴虚；发热而体温较低，形寒畏冷，四肢不温，多为阳虚。

二、辨证分型

小儿热证包括小儿肺胃热盛和小儿热入心包。

三、辨证用药

1. 小儿肺胃热盛

临床表现有咽痛，口舌糜烂，疮疡溃烂，烦躁口渴，舌红苔黄燥，脉洪数等。其病多因肺胃热盛，治宜清热解毒。小儿肺胃热盛的代表方药有小儿咽扁颗粒、小儿化毒散等。

2. 小儿热入心包

临床表现有高热，神昏，谵语，甚则昏迷不醒，四肢厥逆，或见抽搐等。其病多因热入心包，治宜清热镇惊。小儿热入心包代表方有牛黄抱龙丸等。

任务三　方药推荐

方药推荐

一、小儿肺胃热盛

小儿咽扁颗粒

《中华人民共和国药典》2020 年版

【功能】清热利咽，解毒止痛。

【主治】小儿肺胃热盛所致的喉痹、乳蛾。症见咽喉肿痛，咳嗽痰盛，口舌糜烂；急性咽炎、急性扁桃体炎见上述证候者。

【组成】金银花、射干、金果榄、桔梗、玄参、麦冬、人工牛黄、冰片。

【组方分析】方中金银花，清热解毒，疏风清热；射干，清热解毒，祛痰利咽，散结止痛。二药合用，清宣肺卫，解毒利咽，共为君药。

金果榄，清热解毒，利咽消肿；桔梗，开宣肺气，祛痰利咽；玄参，解毒散结利咽，清热滋阴；麦冬，清肺养阴。四药合用，清热祛痰，解毒利咽，共为臣药。

人工牛黄，清热解毒而利咽；冰片，清热止痛而消肿。二药合用，解毒利咽止痛，并能凉肝以防肝热生风，共为佐药。

诸药合用，清解祛痰，共奏清热利咽、解毒止痛之功。

【临床应用】

（1）辨证要点　本品是治疗小儿肺胃热盛所致喉痹、乳蛾的常用方。以咽喉肿痛、咳嗽痰盛、口舌糜烂、舌红苔黄、脉数为辨证要点。

（2）现代应用　本品可用于小儿急性咽炎、急性扁桃体炎等属于肺胃热盛者。

【用法用量】开水冲服。一岁至两岁一次 4g，一日 2 次；三岁至五岁一次 4g，一日 3 次；六岁至十四岁一次 8g，一日 2～3 次。

【注意事项】虚火乳蛾、喉痹者，慎用；服药期间忌食生冷、辛辣、油腻食物。

小儿化毒散

《中华人民共和国药典》2020 年版

【功能】清热解毒，活血消肿。

【主治】小儿热毒内蕴、毒邪未尽所致的口疮肿痛、疮疡溃烂、烦躁口渴、大便秘结。

【组成】人工牛黄、大黄、黄连、珍珠、雄黄、川贝母、天花粉、赤芍、乳香（制）、没药（制）、冰片、甘草。

【组方分析】方中牛黄，清热解毒，定惊安神；大黄，清热泻火，泻下攻积；珍珠，清热解毒，镇心安神。三药合用，清热解毒，共为君药。

黄连，清热泻火解毒；雄黄，解毒；天花粉，清热泻火，生津止渴；赤芍，清热凉血，活血祛瘀。四药合用，助君药清热解毒，共为臣药。

川贝母，清热化痰，消肿散结；制乳香、制没药，活血止痛，消肿生肌；冰片，开窍醒神，清热止痛。四药合用，清热，活血消肿，止痛，共为佐药。

甘草，清热解毒，调和诸药，为佐使药。

诸药合用，共奏清热解毒、活血消肿之功。

【临床应用】

（1）辨证要点　本品是治疗小儿热毒内蕴、毒邪未尽所致口疮的常用方。以口疮肿痛、疮疡溃烂、大便秘结为辨证要点。

（2）现代应用　本品可用于小儿急性咽喉炎、急性扁桃体炎、急性牙周炎、复发性口腔溃疡等属于热毒内蕴、毒邪未尽者。

【用法用量】口服。一次 0.6g，一日 1～2 次；三岁以内小儿酌减。外用，敷于患处。

【注意事项】脾虚易腹泻者，慎用；因含有雄黄，不宜过量或久服。

📖 **课堂拓展**

> 小儿化毒散来源于明代《痘疹金镜录》赛金化毒散，可通利胃肠，有效促进便秘的改善。将 184 例小儿便秘患儿随机分为 A 组和 B 组，A 组给予常规疗法，B 组给予常规治疗配合小儿化毒散治疗。结果显示，A 组临床治疗总有效率为 86.96％，B 组治疗总有效率为 100.00％，A 组复发率为 35.87％，B 组复发率为 10.87％。此结果表明，小儿化毒散能有效提升便秘患儿的治疗总有效率，而且安全性高、复发率低。

二、小儿热入心包

局方至宝散
《中华人民共和国药典》2020 年版

【功能】清热解毒，开窍镇静。

【主治】热病属热入心包、热盛风动证。症见高热惊厥，烦躁不安，神昏谵语及小儿急热惊风。

【组成】水牛角浓缩粉、牛黄、玳瑁、人工麝香、朱砂、雄黄、琥珀、安息香、冰片。

【组方分析】方中水牛角，清热凉血，解毒定惊；人工麝香，开窍通闭。二药合用，清热解毒，开窍定惊，共为君药。

牛黄，清热解毒，化痰开窍，息风定惊；玳瑁，清热解毒，平肝镇心；冰片，芳香走窜，清热开窍；安息香，开窍辟秽，醒神。四药相合，清热解毒，开窍镇惊，共为臣药。

朱砂，镇心安神，定惊，清热解毒；琥珀，镇心安神；雄黄，燥湿祛痰，解毒辟秽。三药合用，清热解毒，开窍镇惊，共为佐药。

全方配伍，辛香开窍，寒凉泄热，共奏清热解毒、开窍镇惊之功。

【临床应用】

（1）辨证要点　本品是治疗小儿热入心包，热盛风动证常用方。以高热狂躁、痰多气粗、神昏不语或妄语、舌红苔黄、脉滑数为辨证要点。

（2）现代应用　现代常用于治疗流行性乙型脑炎、流行性脑脊髓膜炎、脑血管意外、中暑、癫痫、肝昏迷、慢性肾炎尿毒症等属于痰迷心窍者。

【用法用量】口服。一次 2g，一日 1 次；小儿三岁以内一次 0.5g，四岁至六岁一次 1g；或遵医嘱。

【注意事项】孕妇禁用；寒闭神昏者不宜使用；服药期间忌食辛辣食物；因其含有毒的朱砂、雄黄，故不宜过量或久服；肝肾功能不全者慎用；在治疗过程中如出现肢寒畏冷、面色苍白、冷汗不止、脉微欲绝、由闭证变为脱证时，应立即停药；高热神昏、小儿急惊风等口服本品困难者，可鼻饲给药。

病者持之以立命

局方至宝散来源于《太平惠民和剂局方》的至宝丹。《太平惠民和剂局方》是我国历史上第一部成药药典，朱震亨赞扬道："《和剂局方》之为书也，可以据证检方，即方用药，不必求医，不必修制，寻赎见成丸散，疾病便可安痊。"该书官府守之以为法，医门传之以为业，病者持之以立命，世人习之以成俗。

牛黄抱龙丸
《中华人民共和国药典》2020 年版

【功能】清热镇惊，祛风化痰。

【主治】小儿风痰壅盛所致的惊风。症见高热，神昏，惊风，抽搐。

【组成】牛黄、胆南星、天竺黄、全蝎、炒僵蚕、朱砂、琥珀、人工麝香、雄黄、茯苓。

【组方分析】方中牛黄，清热解毒，清心豁痰，息风定惊；胆南星，清热化痰定惊。二药合用，清热定惊，祛痰止痉，共为君药。

天竺黄，清热豁痰，凉心定惊；琥珀，重镇安神定惊；朱砂，清心安神；茯苓，健脾运，除痰湿，安心神；人工麝香，开窍醒神。五药合用，清热化痰，镇定安神，共为臣药。

全蝎，走窜搜剔，息风止痉；炒僵蚕，息风止痉，祛风止痛，化痰散结；雄黄，祛痰定惊。三药合用，祛风定惊，共为佐药。

诸药合用，清泄祛风，共奏清热镇惊、祛风化痰之功。

【临床应用】

（1）辨证要点　本品是治疗小儿风痰壅盛所致惊风的常用方。以高热、神昏、惊风、抽搐、舌红苔黄、脉数为辨证要点。

（2）现代应用　本品可用于小儿化脓性脑膜炎、大叶性肺炎、中毒性痢疾、中暑等急性热病的极期属风痰壅盛者。

【用法用量】口服。一次 1 丸，一日 1～2 次；周岁以内小儿酌减。

【注意事项】慢惊风或阴虚火旺所致虚风内动者，慎用；本品含朱砂、雄黄，故不宜过量或久服；服药期间，饮食宜清淡，忌食辛辣、油腻食物。

❀ 知识拓展

牛黄抱龙丸、琥珀抱龙丸、金黄抱龙丸，三方均具有清热化痰、息风定搐的作用，均可用于小儿高热惊风、痰盛抽搐等证。然牛黄抱龙丸主要用于治疗痰热内闭之高热不退、气促痰盛的急性惊风、热毒炽盛无表证者。琥珀抱龙丸兼有益气健脾作用，故无论痰热惊风、外感惊风，还是脾虚惊风，皆可使用。金黄抱龙丸清热息风作用较弱，临床治疗小儿发热，以烦躁不安为宜。

任务四　健康指导

一、注意事项

宜食清淡食物和清凉饮料，忌食辛辣、油腻、黏腻之品。

清热中成药药性多寒凉，且易伤阳败胃，故不宜多服久用，以免损伤

健康指导

脾胃。

二、用药指导

先辨热证的虚实。实热，宜苦寒直折，清热泻火；虚热，则宜凉血除蒸，甘寒养阴。

再分热证真假。热深厥深，真热假寒，才可使用清热剂。为避免寒热格拒，可采用寒药温服法；若阴盛格阳，真寒假热，不可妄投清热剂。

热为阳邪，易耗伤阴液，应配合养阴生津之品，以顾护阴液。

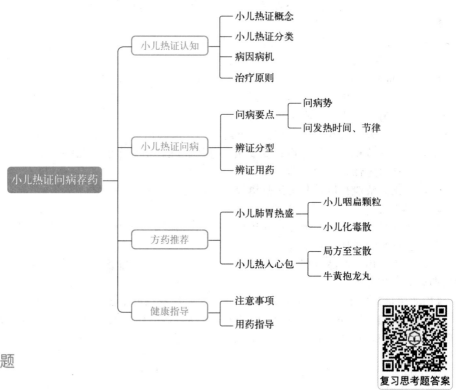

思维导图

复习思考题答案

复习思考题

一、填空题

1. 小儿热证有（　　　　　　　　）和（　　　　　　　　）两类。

2. 小儿咽扁颗粒可用于（　　　　　　　　　　　　）所致的喉痹、乳蛾，局方至宝散主治热病属（　　　　　　　　　　）证。

3. 牛黄抱龙丸的功效是（　　　　　　　　），小儿化毒散的功效是（　　　　　　　　　　）。

二、选择题

（一）单选题

1. 小儿肺胃热盛可选用（　　　）。

A. 小儿咽扁颗粒　　　B. 牛黄抱龙丸　　　C. 局方至宝散　　　D. 小儿热速清颗粒

2. 小儿热入心包可选用（　　　）。

A. 局方至宝散　　　B. 小儿咽扁颗粒　　　C. 小儿化毒散　　　D. 小儿热速清颗粒

（二）多选题

1. 小儿咽扁颗粒的功能有（　　　）。

A. 清热利咽　　　B. 解毒止痛　　　C. 止咳平喘　　　D. 利水渗湿

2. 局方至宝散的功能有（　　）。

A. 宣肺清热　　　　　　B. 止咳祛痰　　　　　　C. 清热解毒　　　　　　D. 开窍镇静

三、分析题

1. 处方分析

黄芩 15g　黄柏 10g　黄连 10g　栀子 15g　大黄 9g　钩藤 9g　雄黄 3g　朱砂 1g　龙胆 6g 薄荷 6g　灯心草 3g

请根据处方药物组成，分析此方适用于热证的何种证型，并简要说明理由。

2. 案例分析

患者刘某，女，4 岁，家长陪同前来就诊。主诉咽喉肿痛，咳嗽痰盛，口舌糜烂，口渴口干，舌红苔黄，脉数。

请辨证分型，并为该患者推荐合适的中成药。

项目四　小儿泄泻问病荐药

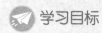 学习目标

[知识目标]
1. 掌握止泻灵颗粒、小儿泻速停颗粒的功能、主治、组成、组方分析及注意事项。
2. 熟悉小儿泄泻的概念、分类、病因病机、治疗原则、辨证分型、注意事项及用药指导。
3. 了解小儿腹泻宁糖浆、小儿泻痢片的功能、主治及注意事项。

[技能目标]
1. 学会小儿泄泻的问病技巧。
2. 学会小儿泄泻的方药推荐。

[素质目标]
1. 培养学生传承精华、守正创新的责任感。
2. 培育学生合理用药、科学用药的意识。
3. 树立学生关爱儿童健康、服务健康的理念。

案例导入

患者林某，9 岁，男，大便稀溏，前来就诊。症见色淡不臭，多于食后作泻，时轻时重，伴食少纳呆，神疲倦怠，面黄消瘦。

讨论：此患者患有何种疾病？此病产生的病因是什么？可选用何种方剂或中成药？请为此患者介绍该方药的功能、主治、组成及注意事项，并提供健康指导。

任务一　小儿泄泻认知

小儿泄泻认知

一、小儿泄泻概念

小儿泄泻，是以小儿大便稀薄甚至水样，次数增多，或呈水样带有不消化乳食及黏液为特征的一种小儿常见病。本病以两岁以下的小儿最为多见。虽一年四季均可发生，但以夏秋季节发病率为高，秋冬季节发生的泄泻，容易引起流行。现代医学中的小儿秋季腹泻、小儿急慢性肠炎等，均在中医小儿泄泻范畴。

二、小儿泄泻分类

小儿脾常不足，运化力弱，饮食不知自节，若调护失宜，乳哺不当，饮食失节或不洁，过食生冷瓜果或不消化食物，皆能损伤脾胃，而发生泄泻。小儿泄泻主要有小儿脾虚泄泻和小儿湿热泄泻。

三、病因病机

小儿泄泻的发生，以感受外邪，内伤饮食，脾胃虚弱为多见，主要病位在脾胃。饮食入胃，若脾胃受病，水谷不化，精微不布，清浊不分，夹杂而下，而成泄泻。

小儿脾虚泄泻，因脾胃虚弱，清阳不升，运化失职，故大便稀溏，色淡不臭，时轻时重；脾胃虚弱，运纳无权，故多食后作泻；泄泻较久，脾虚不运，精微不布，生化乏源，气血不足，故面色萎黄，形体消瘦，神疲倦怠，舌淡苔白，脉缓弱。

小儿湿热泄泻，因湿热之邪，蕴结脾胃，下注肠道，传化失司，故泻下稀薄如水样，量多次频；湿性黏腻，热性急迫，湿热交蒸，壅阻胃肠气机，故泻下急迫，色黄而臭，或见少许黏液，腹痛时作，烦闹不安；湿困脾胃，故食欲不振，甚或呕恶，神疲乏力；若伴外感，则发热；热重于湿，则口渴；湿热下注，则小便短黄；舌红苔黄腻，脉滑数，均为湿热之证。

🔄 **课堂互动**　小儿脾虚泄泻与小儿湿热泄泻应如何区别？

四、治疗原则

泄泻治疗，以运脾化湿为基本法则。实证，当以祛邪，治宜清热利湿，健脾止泻；虚证，当以扶正，治宜健脾益气，渗湿止泻。

任务二　小儿泄泻问病

小儿泄泻问病

一、问病要点

1. 问虚实寒热

起病缓，病程长，腹痛喜按，口淡不渴，稍进油腻或饮食稍多即泻，多为虚；起病急骤，脘腹胀满，腹痛拒按，泻后痛减，多为实。粪质清稀如水，腹痛喜温，完谷不化，常因饮食生冷食物而诱发，多为寒；粪便黄褐，味臭较重，泻下急迫，肛门灼热，多为热。

2. 问泄泻特点

泄泻迁延不愈，倦怠乏力，面色萎黄，为脾虚；五更泄泻，完谷不化，腰酸肢冷，为肾阳不足。

3. 问轻重缓急

泄泻而饮食如常，为轻证；泄泻而不能食，消瘦，或暴泻无度，为重证；起病急，病程短，为急，以湿盛、食积为主；病程长，病势缓，为慢，以脾虚、脾肾阳虚为主。

4. 问泻下之物

大便清稀，或如水样，气味腥秽，属寒；大便稀溏，粪色黄褐，气味臭秽，为湿为热；大便溏垢，臭如败卵，完谷不化，为伤食。

二、辨证分型

小儿泄泻因病因不同，可分为小儿风寒泄泻、小儿食积泄泻、小儿湿热泄泻、小儿脾虚泄泻和小儿脾阳虚泄泻等。其中，小儿风寒泄泻、小儿食积泄泻和小儿湿热泄泻，为实证；小儿脾虚泄泻和小儿脾阳虚泄泻，为虚证。

三、辨证用药

1. 小儿脾虚泄泻

临床表现有大便稀溏，色淡不臭，多于食后作泻，时轻时重，面色萎黄，形体消瘦，神疲倦怠，舌淡苔白，脉缓弱。其病多因脾虚，治宜健脾止泻。小儿脾虚泄泻的代表方药有止泻灵颗粒、小儿腹泻宁糖浆。

2. 小儿湿热泄泻

临床表现有大便水样，或如蛋花汤样，泻下急迫，量多次频，气味秽臭，或见少许黏液，腹痛时作，食欲不振，或伴呕恶，神疲乏力，或发热烦闹，口渴，小便短黄，舌红，苔黄腻，脉滑数。其病多因湿热，治宜清热利湿止泻。小儿湿热泄泻的代表方药有小儿泻速停颗粒、小儿泻痢片等。

任务三 方药推荐

一、小儿脾虚泄泻

方药推荐

止泻灵颗粒
《中华人民共和国卫生部药品标准》

【功能】健脾益气，渗湿止泻。

【主治】小儿脾胃虚弱所致的泄泻。症见大便溏泄，饮食减少，腹胀，倦怠懒言；慢性肠炎见上述证候者。

【组成】党参、白术（炒）、薏苡仁（炒）、茯苓、白扁豆（炒）、山药、莲子、陈皮、泽泻、甘草。

【组方分析】方中党参，健脾益肺；炒白术，健脾益气，燥湿利水；茯苓，利水渗湿，健脾。三者合用，健脾益气，渗湿止泻，共为君药。

山药，补脾养胃；莲子，补脾止泻；炒白扁豆，健脾化湿；炒薏苡仁，利水渗湿，健脾止泻。四者合用，助君药健脾益气，渗湿止泻，共为臣药。

陈皮，理气健脾，燥湿化痰；泽泻，利水渗湿，泄热化浊。二药合用，健脾祛湿，共为佐药。

甘草，补脾益气，调和诸药，为佐使药。

诸药合用，共奏健脾益气、渗湿止泻之功。

【临床应用】

（1）辨证要点　本品是治疗小儿脾胃虚弱所致泄泻的常用方。以大便溏泄、腹胀、倦怠懒言为辨证要点。

（2）现代应用　本品可用于小儿慢性肠炎属于脾胃虚弱者。

【用法用量】口服。一次12g，六岁以下儿童减半或遵医嘱，一日3次。

【注意事项】感受外邪、内伤饮食或湿热腹泻者，慎用；服药期间忌食辛辣、油腻、刺激食物。

🌱 知识拓展

《内经》称泄泻为"飧泄""濡泄""洞泄""注下""后泄"等。泄泻的病因与风、寒、热、湿、饮食有关，病位与脾、胃、大肠、小肠关系密切。

《素问·举痛论篇》曰："寒气客于小肠，小肠不得成聚，故后泄腹痛矣。"《素问·至真要大论篇》曰："诸呕吐酸，暴注下迫，皆属于热。"《素问·太阴阳明论篇》指出："饮食不节，起居不时者，阴受之……阴受之则入五脏……下为飧泄。"《素问·举痛论篇》曰："怒则气逆，甚则呕血及飧泄。"另外《素问·脉要精微论篇》曰："胃脉实则胀，虚则泄。"《素问·脏气法时论篇》曰："脾病者……虚则腹满肠鸣，飧泄食不化。"《素问·宣明五气篇》谓："五气所病……大肠小肠为泄。"

小儿腹泻宁糖浆
《中华人民共和国药典》2020年版

【功能】健脾和胃，生津止泻。

【主治】脾胃气虚所致的泄泻。症见大便泄泻，腹胀腹痛，纳减，呕吐，口干，倦怠乏力，舌淡苔白。

【组成】党参、茯苓、甘草、木香、白术、葛根、广藿香。

【组方分析】方中党参，健脾益肺；白术，健脾益气，燥湿利水；茯苓，利水渗湿，健脾。三者合用，健脾益气，渗湿止泻，共为君药。

葛根，生津止渴，升阳止泻；广藿香，芳香化浊，和中止呕；木香，行气止痛，健脾消食。三者合用，健脾和胃，化湿止泻，共为臣药。

甘草，补脾益气，调和诸药，为佐使药。

诸药合用，共奏健脾和胃、生津止泻之功。

【临床应用】

（1）辨证要点　本品是治疗脾胃气虚所致的泄泻的常用方。以大便泄泻、纳减、呕吐、倦怠乏力为辨证要点。

（2）现代应用　本品可用于小儿慢性肠炎、轮状病毒性肠炎属于脾胃虚弱者。

【用法用量】口服。十岁以上儿童一次10mL，一日2次；十岁以下儿童酌减。

【注意事项】呕吐腹泻后舌红口渴、小便短赤者慎用。

📖 课堂拓展

轮状病毒性肠炎，俗称秋季腹泻，其传播途径主要是粪口传播，存在明显的季节性，多发生在六个月至两岁的婴幼儿，四岁以上少见，主要表现为呕吐、发热、腹泻，以大便次数多、水分多为特点，是造成小儿营养不良、生长发育障碍的主要原因之一。

二、小儿湿热泄泻

小儿泻速停颗粒
《中华人民共和国药典》2020 年版

【功能】清热利湿，健脾止泻，缓急止痛。

【主治】小儿湿热蕴结大肠所致的泄泻。症见大便稀薄如水样，腹痛，纳差；小儿秋季腹泻及迁延性、慢性腹泻见上述证候者。

【组成】地锦草、茯苓、儿茶、乌梅、焦山楂、白芍、甘草。

【组方分析】方中地锦草，清热解毒，利湿止痢，为君药。

茯苓，健脾止泻；儿茶，收敛止泻，清热解毒；乌梅，涩肠止泻。三药合用，健脾利湿，涩肠止泻，共为臣药。

焦山楂，消食导滞止泻；白芍、甘草，二者同用，缓急止痛。三药合用，共为佐药。

甘草，清热解毒，调和诸药，为佐使药。

全方配伍，清利收涩，补虚缓急，共奏清热利湿、健脾止泻、缓急止痛之功。

【临床应用】

(1) 辨证要点　本品是治疗小儿湿热蕴结大肠所致泄泻的常用方。以大便稀薄、腹痛、舌红苔黄腻、脉滑数为辨证要点。

(2) 现代应用　本品可用于小儿秋季腹泻及迁延性、慢性腹泻等属湿热蕴结大肠者。

【用法用量】口服。六个月以下一次 1.5～3g；六个月至一岁以内一次 3～6g；一岁至三岁，一次 6～9g；三岁至七岁，一次 10～15g；七岁至十二岁，一次 15～20g，一日 3～4 次。或遵医嘱。

【注意事项】虚寒泄泻者，不宜使用；忌食生冷、油腻、刺激食物。

🌐 思政元素

不在利而在信

明代医家万全曰："医者，仁术也，博爱之心也，当以天地之心为心，视人之子犹己之子，勿以势利之心易之也。"遇有求救，无论贵贱亲疏，均不辞辛劳，跋山涉水，一心赴救。一子病泻十余日不止，病家惟恐万全不肯用心，取白金二两送礼。万全感到人格受到侮辱，耐心向病家解释，并精心治疗，一剂而愈至精至诚，终于赢得了病家的信赖与尊敬。

小儿泻痢片
《中华人民共和国药典》2020 年版

【功能】清热利湿，止泻。

【主治】小儿湿热下注所致的痢疾、泄泻。症见大便次数增多或里急后重、下利赤白。

【组成】葛根、黄芩、黄连、厚朴、白芍、茯苓、焦山楂、乌梅、甘草、滑石粉。

【组方分析】方中葛根，升阳止泻，为君药。

黄芩、黄连，清热燥湿，厚肠止痢；茯苓，利水渗湿；滑石粉，清热利尿祛湿。四药合用，清热利湿。乌梅，涩肠止泻。四药合用，清热利湿止泻，共为臣药。

焦山楂，行气导滞；厚朴，燥湿下气；白芍，养血敛阴，缓急止痛。三药合用，调和气血，气行则血行，以止痢。

甘草，清热解毒，调和诸药，为佐使药。

全方配伍，清利收涩，共奏清热利湿、止泻之功。

【临床应用】

(1) 辨证要点　本品是治疗小儿湿热下注所致的痢疾、泄泻的常用方。以大便次数增多或里急后重、下利赤白为辨证要点。

（2）现代应用　本品可用于小儿秋季腹泻及迁延性、慢性腹泻等属湿热蕴结大肠者。

【用法用量】口服。一岁以下一次 1 片，两岁至三岁一次 2～3 片，四岁以上一次 4～6 片，一日 4 次。

【注意事项】虚寒泄泻者，不宜使用。

任务四　健康指导

一、注意事项

健康指导

保持周围环境空气流通，温度、湿度适宜，适时添减衣物，避免过热或受凉。患儿饮食用具及污染的尿布，除用清水清洗干净外，应煮沸消毒，并在阳光下暴晒，防止交叉感染。轻者可多参加户外活动，呼吸新鲜空气，重症者应卧床休息。保持皮肤、衣被的清洁干燥，每日用温水沐浴，污染的衣被应及时更换。保持臀部清洁干燥，防止红臀，局部涂油不使尿液浸及红肿部位，以免溃破。

二、用药指导

按时按量服用药物，注意观察用药后症状缓解情况。小儿寒湿泄泻方药宜偏热服，小儿脾虚泄泻方药宜热服。婴幼儿用奶瓶喂药时，要防止吞入空气。若小儿抗拒服药，须固定其头和手，用小勺将药放于舌根部，使自然咽下，防止药液呛入气管。

思维导图

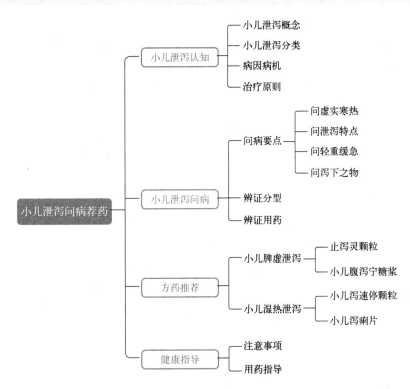

一、填空题

1. 小儿泄泻实证有小儿风寒泄泻、小儿食积泄泻和（　　　　　），小儿泄泻虚证有（　　　　　　　）和小儿脾阳虚泄泻两类。

2. 止泻灵颗粒的功能是（　　　　　　　），小儿泻速停颗粒的功能是（　　　　　　　）。

3. 小儿腹泻宁糖浆可用于（　　　　　　　）所致的泄泻，小儿泻痢片可用于（　　　　　　　）所致的痢疾、泄泻。

二、选择题

（一）单选题

1. 小儿脾虚泄泻可选用（　　　）。

A. 止泻灵颗粒　　　　　　　　　　B. 小儿泻速停颗粒

C. 小儿泻痢片　　　　　　　　　　D. 保和丸

2. 小儿湿热泄泻可选用（　　　）。

A. 止泻灵颗粒　　　　　　　　　　B. 小儿泻速停颗粒

C. 小儿腹泻宁糖浆　　　　　　　　D. 小儿敷脐止泻散

（二）多选题

1. 止泻灵颗粒的君药有（　　　）。

A. 党参　　　　　B. 白术（炒）　　　C. 薏苡仁（炒）　　　D. 茯苓

2. 小儿泻痢片功能有（　　　）。

A. 清热利湿　　　B. 健脾止泻　　　C. 止泻　　　　　D. 缓急止痛

三、分析题

1. 处方分析

党参 16g　白术 15g　茯苓 15g　甘草 10g　山药 10g　莲子肉 10g　扁豆 10g　薏苡仁 10g　砂仁 10g

请根据处方药物组成，分析此方适用于热证的何种证型，并简要说明理由。

2. 案例分析

患者刘某，女，4 岁，家长陪同前来就诊。主诉大便稀溏，多于食后作泻，时轻时重，面色萎黄，形体消瘦，神疲倦怠，舌淡苔白，脉缓弱。

请辨证分型，并为该患者推荐合适的中成药。

项目五　小儿伤食问病荐药

📎 学习目标

[知识目标]

1. 掌握小儿化食丸、健脾消食丸的功能、主治、组成、组方分析及注意事项。
2. 熟悉小儿伤食的概念、分类、病因病机、治疗原则、辨证分型、注意事项及用药指导。
3. 了解一捻金、肥儿丸的功能、主治及注意事项。

[技能目标]

1. 学会小儿伤食的问病技巧。
2. 学会小儿伤食的方药推荐。

[素质目标]

1. 培养学生传承精华、守正创新的责任感。
2. 培育学生合理用药、科学用药的意识。
3. 树立学生关爱健康、服务健康的理念。

📋 案例导入

　　患者林某，3 岁，男，因暴食出现不思饮食、呕吐，家长陪同就诊。症见精神倦怠，面色萎黄，食后脘腹胀满，大便溏薄，乳食不化，或兼有呕吐，唇舌淡红，脉细弱。

　　讨论：此患者患有何种疾病？此病产生的病因是什么？可选用何种方剂或中成药？请为此患者介绍该方药的功能、主治、组成及注意事项，并提供健康指导。

任务一　小儿伤食认知

一、小儿伤食概念

小儿伤食，是因小儿喂养不当，内伤乳食，停积胃肠，脾运失司所引起的一种小儿常见的脾胃病证。临床以不思乳食、腹胀嗳腐、大便酸臭或便秘为特征。西医学中的小儿消化功能紊乱，在中医小儿伤食范畴。

二、小儿伤食分类

小儿各年龄组皆可发病，但以婴幼儿多见。小儿伤食可分为小儿伤食实证、小儿伤食虚证及小儿伤食虚实夹杂证。其中，小儿伤食实证以乳食内积为多，小儿伤食虚证以脾胃虚弱为主，小儿伤食虚实夹杂证以脾虚夹积多见。

三、病因病机

小儿脾胃虚弱、先天不足以及人工喂养的婴幼儿容易反复发病。少数患儿食积日久，迁延失治，脾胃功能严重受损，导致小儿营养和生长发育障碍，形体日渐羸瘦，可转化成疳证。

小儿伤食实证，多因食积内停，气机郁滞，致脘腹胀满，疼痛拒按；食滞中焦，胃失和降，则夜卧不安、乳食不思或食欲不振，嗳腐恶心，呕吐酸馊；腐秽壅积，运化无方，则大便秽臭；食积化热，则低热，肚腹热甚；舌苔腻，为乳食内积之象。

小儿伤食虚证，多因脾胃虚弱，运化无力，精微不生，气血无源，机体失养，致神倦乏力，面色萎黄，形体消瘦，唇舌色淡；脾胃虚弱，运纳失司，气机不畅，故不思饮食，食则饱胀，呕吐酸馊，大便酸臭，甚夹不消化食物。

课堂互动　小儿伤食实证与小儿伤食虚证应如何区别？

四、治疗原则

小儿伤食实证，以消食导滞为主；小儿伤食虚证，以健脾开胃为要；小儿伤食虚实夹杂证，以健脾消食、消补兼施为法。

任务二　小儿伤食问病

一、问病要点

1. 问伤乳与伤食

母乳喂养或牛奶喂养的婴儿发病者，为伤乳；普通饮食的幼儿发病者，为伤食。呕吐物或大便中可见乳凝块，为伤乳；呕吐物或大便中可见食物残渣，为伤食。伤食多有较明显的饮食不节史。

2. 问虚实

病程短，脘腹胀痛，拒按，或伴低热，哭闹不安，多实证；病程较长，脘腹胀满，喜按，神疲形瘦，多虚中夹实证。

二、辨证分型

小儿伤食的辨证分型有小儿伤食实证、小儿伤食虚证及小儿伤食虚实夹杂证。

三、辨证用药

1. 小儿伤食实证

临床表现有小儿乳食不思，食欲不振或拒食，脘腹胀满，疼痛拒按，嗳腐恶心，呕吐酸馊乳食，烦躁，哭闹，夜卧不安，低热，肚腹热甚，大便秽臭，舌红苔腻。其病多因食积内停，治宜消食化积。小儿伤食实证的代表方药有小儿化食丸、一捻金等。

2. 小儿伤食虚证

临床表现有神倦乏力，面色萎黄，形体消瘦，夜寐不安，不思饮食，食则饱胀，腹满喜按，呕吐酸馊，大便溏薄，大便夹有乳凝块或食物残渣，舌淡红，苔白腻，脉沉细而滑。其病多因脾虚食积，治宜健脾消食。小儿伤食虚证的代表方药有健脾消食丸。

3. 小儿伤食虚实夹杂证

临床表现有食欲不振，稍微进食即有饱胀感，呕吐酸腐，腹胀喜按，喜俯卧，睡眠不安，伴面色萎黄，形体消瘦，精神倦怠，肢体无力，大便稀溏，夹有不消化食物残渣，舌质淡，苔白腻，脉细滑，指纹淡滞。其病多因食积伤脾，或脾虚夹积，治宜健脾和胃，消食化积。小儿伤食虚实夹杂证的代表方药有小儿香橘丸、小儿化滞健脾丸等。

任务三　方药推荐

一、小儿伤食实证

方药推荐

小儿化食丸

《中华人民共和国药典》2020 年版

【功能】消食化滞，泻火通便。

【主治】小儿食滞化热所致的积滞。症见厌食，烦躁，恶心呕吐，口渴，脘腹胀满，大便干燥。

【组成】焦山楂、六神曲（炒焦）、焦麦芽、焦槟榔、醋莪术、三棱（制）、牵牛子（炒焦）、大黄。

【组方分析】方中焦山楂、焦神曲、焦麦芽，合为焦三仙，既消各种食积，又健胃和中，共为君药。

焦槟榔，行气消积；醋莪术，行气消积，除胀止痛；制三棱，行气消积止痛。三药合用，可消食积，行气除胀，共为臣药。

焦牵牛子，攻积通便；大黄，攻积导滞，泻热通便。二药合用，攻积通便，共为佐药。

诸药合用，消中通泄，共奏消食化滞、泻火通便之功。

【临床应用】

（1）辨证要点　本品是治疗小儿食滞化热所致积滞的常用方。以厌食、烦躁、恶心呕吐、大便干燥为辨证要点。

（2）现代应用　本品可用于小儿消化功能紊乱属于食滞化热者。

【用法用量】口服。周岁以内一次 1 丸，周岁以上一次 2 丸，一日 2 次。

【注意事项】脾虚食积者，慎用；服药期间不宜过食生冷、辛辣、油腻食物；中病即止，不宜长期服用。

量少效验，关护儿童

小儿体质娇嫩，脏腑薄弱，易罹病患。一捻金，既治风痰外感咳嗽，又疗内伤腹胀纳差，内外通治，为医小儿疾病万全之方。一捻，言其用手指捻取，谓分量很轻；金者，形容其效果可靠，非常贵重。有只用少量药物，可奏奇效之意，故名之。一捻，量少效验，体现了中医药因人制宜特色。

一捻金
《中华人民共和国药典》2020年版

【功能】消食导滞，祛痰通便。

【主治】小儿脾胃不和、痰食阻滞所致的积滞。症见停食停乳，腹胀便秘，痰盛喘咳。

【组成】大黄、炒牵牛子、槟榔、人参、朱砂。

【组方分析】方中大黄，荡涤肠胃，攻下通便，涤痰化食；炒牵牛子，攻积通便，消痰涤饮。二药相须为用，消食导滞，祛痰通便，共为君药。

槟榔，消积，行气，利水，通便；人参，补脾益气，扶助正气，以防诸药克伐太过。二药合用，一泻一补，既行气消积，又益气扶正，共为臣药。

朱砂，镇心逐痰，祛邪降火，为佐药。

诸药合用，攻消兼补，共奏消食导滞、祛痰通便之功。

【临床应用】

（1）辨证要点　本品是治疗小儿脾胃不和，痰食阻滞所致积滞的常用方。以停食、停乳、腹胀、便秘、喘咳为辨证要点。

（2）现代应用　本品可用于小儿消化功能紊乱属脾胃不和、痰食阻滞者。

【用法用量】口服。一岁以内一次0.3g，一岁至三岁一次0.6g，四至六岁一次1g，一日1～2次；或遵医嘱。

【注意事项】脾胃虚弱、无痰食积滞者，慎用；不宜过食生冷、油腻食物；本方含有朱砂，不宜久服；肝肾功能不全者，慎用。

二、小儿虚证食积

健脾消食丸
《中华人民共和国卫生部药品标准》

【功能】健脾和胃，消食化滞。

【主治】小儿脾胃气虚所致的疳证。症见小儿乳食停滞，脘腹胀满，食欲不振，面黄肌瘦，大便不调。

【组成】炒白术、炒枳实、木香、焦槟榔、草豆蔻、鸡内金（醋炙）、荸荠粉。

【组方分析】方中炒白术，健脾益气，助脾运以资生化之源，为君药。

炒枳实，行气消积，化滞除胀；木香，行肠胃气滞而调中；焦槟榔，行气，消积除胀；醋鸡内金，运脾健胃，消化食积。四药合用，消食行气，消除胀满，共为臣药。

草豆蔻，燥湿行气，除胀消满；荸荠粉，开胃下食，消积。二药相成，消食和中，共为佐药。

诸药相合，补消同用，共奏健脾和胃、消食化滞之功。

【临床应用】

（1）辨证要点　本品是治疗小儿脾胃气虚所致疳证的常用方。以小儿乳食停滞、食欲不振、面黄肌瘦、大便不调为辨证要点。

（2）现代应用　本品可用于小儿消化功能紊乱属脾胃气虚者。

【用法用量】口服。一岁以内一次服1/2丸，一岁至两岁一次服一丸，两岁至四岁一次服1

丸半，四岁以上一次服 2 丸，一日 2 次。

【注意事项】脾胃虚弱无积滞者，慎用；服药期间，宜食用清淡易消化食物，养成良好的饮食习惯。

> 🌿 **知识拓展**
>
> 　　荸荠在我国有着药食两用的悠久历史。在古代文献中多有记载，如《尔雅·释草》中云"芍，凫茈"，《本草纲目》载荸荠"甘，微寒，滑，无毒"，《中药大辞典》云"荸荠具清热、化痰、消积之效"。现代研究表明，荸荠除能抑制金黄色葡萄球菌、大肠埃希菌、产气杆菌及铜绿假单胞菌外，还具有促进生长发育、降血压、整肠通便、消热解毒、降压防病等作用。

肥儿丸
《中华人民共和国药典》2020 年版

【功能】健胃消积，驱虫。

【主治】小儿消化不良，虫积腹痛，面黄肌瘦，食少腹胀泄泻。

【组成】煨肉豆蔻、木香、六神曲（炒）、炒麦芽、胡黄连、槟榔、使君子仁。

【组方分析】方中炒六神曲，消食健胃，行散滞气；使君子，杀虫，消积。二药合用，健胃消积，驱虫，共为君药。

炒麦芽，消食健胃；槟榔，杀虫，消积，行气导滞；胡黄连，清虚热，除疳热。三药合用，消积行气，清热除疳，共为臣药。

木香，行脾胃滞气，健脾消食；煨肉豆蔻，温中行气，涩肠止泻。二药相合，行气健胃，涩肠止泻，共为佐药。

诸药合用，消散兼杀虫，共奏健胃消积、驱虫之功。

【临床应用】

（1）辨证要点　本品是治疗小儿消化不良、虫积腹痛的常用方。以不思饮食、肚腹胀满、苔薄黄为辨证要点。

（2）现代应用　本品可用小儿肠道蛔虫症、小儿慢性消化不良等属脾虚食积、虫积者。

【用法用量】口服。一次 1～2 丸，一日 1～2 次；三岁以内小儿酌减。

【注意事项】脾虚气弱者慎用；服用本品一般不超过三日。

> 📖 **课堂拓展**
>
> 　　肥儿散由白术、山药、茯苓、甘草（蜜炙）、鸡内金（醋炙）、南山楂六药组成，与肥儿丸仅一字之差，但组成、功能主治存有差异。两者具有消食化积、健脾开胃之功，均可治小儿脾胃虚弱引起的消化不良。不同的是，肥儿丸还可治疗虫积、疳积发热；肥儿散健脾益气作用较强，治疗脾虚证效果更佳。

任务四　健康指导

一、注意事项

应食用温热、易消化、营养丰富的食物，避免贪凉饮冷及食油腻、煎炸食品。注意喂养方式，勿使发生呛咳甚至窒息。喂药前后可适当进甜食或病儿喜

健康指导

吃的食物。伤食积滞患儿，应暂时控制饮食，给予药物调理，积滞消除后逐渐恢复正常饮食；由少到多、由稀到稠、由一种到多种，循序渐进地增加相适应的辅食，避免过多、过杂。平时注意调节饮食，乳食要定时定量，少吃零食，纠正偏食、挑食。

二、用药指导

乳食内积者，宜分次服中药汤剂，宜用温水溶化喂服丸剂；乳食内积呕吐者，可给予生姜水数滴滴舌。

脾虚夹积者，饮食宜松软、清淡，循序渐进添加辅食，宜温服中药汤剂。腹胀者，轻轻按摩腹部；便秘者，给予蜂蜜水冲服，必要时用开塞露导泻通便。

思维导图

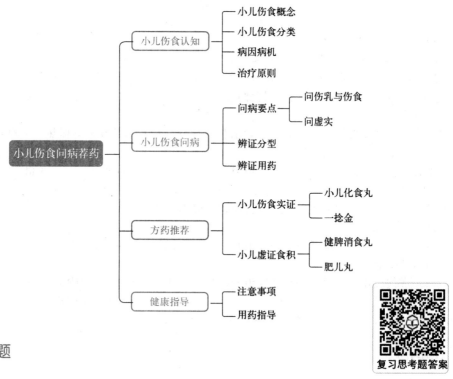

复习思考题

一、填空题

1. 小儿化食丸的功能是（　　　　　　），健脾消食丸的功能是（　　　　　）。
2. 用于小儿消化不良，虫积腹痛，面黄肌瘦，食少腹胀泄泻的是（　　　　　）。
3. 一捻金用于（　　　　　　）所致的积滞。

二、选择题

（一）单选题

1. 小儿脾虚伤食可选用（　　）。
A. 健脾消食丸　　　　B. 小儿化食丸　　　　C. 一捻金　　　　D. 小儿消食片

2. 小儿伤食实证可选用（　　）。
A. 健脾消食丸　　　　B. 肥儿丸　　　　C. 小儿化食丸　　　　D. 健胃消食片

（二）多选题

1. 肥儿丸的功能有（　　）。

A. 健脾和胃　　　　　B. 消食化滞　　　　　C. 健胃消积　　　　　D. 驱虫

2. 一捻金的功能是（　　　）。

A. 消食导滞　　　　　B. 祛痰通便　　　　　C. 健脾和胃　　　　　D. 消食化滞

三、分析题

1. 处方分析

炒鸡内金 9g　　炒山楂 15g　　炒六神曲 12g　　炒麦芽 6g　　炒槟榔 6g　　陈皮 7.8g

请根据处方药物组成，分析此方适用于小儿食积的何种证型，并简要说明理由。

2. 案例分析

患者刘某，女，4 岁，家长陪同就诊。主诉不思乳食，嗳腐酸馊或呕吐食物，脘腹胀满疼痛，大便酸臭，烦躁啼哭，夜眠不安，手足心热，舌质红，苔黄厚腻，脉弦滑。

请辨证分型，并为该患者推荐合适的中成药。

参 考 文 献

[1]　国家药典委员会. 中华人民共和国药典［S］. 2020 年版. 北京：中国医药科技出版社，2020.

[2]　国家食品药品监督管理总局执业药师资格认证中心. 国家执业药师考试指南中药学专业知识（二）［M］. 7 版. 北京：中国医药科技出版社，2016.

[3]　国家药典委员会. 中华人民共和国药典临床用药须知［M］. 2015 年版. 北京：中国医药科技出版社，2017.

[4]　李冀，左铮云. 方剂学［M］. 5 版. 北京：中国中医药出版社，2021.

[5]　李建民，马波. 方剂与中成药［M］. 3 版. 北京：人民卫生出版社，2018.

[6]　杜守颖，崔瑛. 中成药学［M］. 北京：人民卫生出版社，2021.

[7]　任德权. 实用临床中成药［M］. 北京：中国医药科技出版社，2010.

[8]　张金莲. 中成药学［M］. 北京：中国中医药科技出版社，2018.

[9]　阮时宝. 中成药学［M］. 北京：人民卫生出版社，2012.

[10]　李飞. 方剂学［M］. 2 版. 北京：人民卫生出版社，2012.

方剂和中成药名称索引

按汉语拼音排序

A

艾附暖宫丸   270
安神补脑液   179

B

八宝眼药散   232
八珍颗粒（丸、浓缩丸）   145
八珍益母颗粒（胶囊）   266
白带丸   277
白虎汤   86
百合固金丸（口服液、浓缩丸、片、颗粒） 79
柏子养心丸（片）   173
败毒散   62
板蓝根颗粒（茶）   91，256
半硫丸   109
保和丸（片、颗粒）   121
保济丸（口服液）   62
鼻窦炎口服液   245
鼻炎康片   243
鼻渊舒口服液（胶囊）   246
冰硼散   255
补脾益肠丸   117
补中益气丸（水丸、合剂、颗粒）   142

C

参苓白术丸（散）   116
参苏丸   63
肠胃宁片   119
肠炎宁片（糖浆）   121
除湿白带丸   279
川贝枇杷糖浆   73
川贝雪梨膏   80
川芎茶调散（浓缩丸、片、袋泡茶、颗粒）
  161
磁朱丸   176
刺五加片（胶囊、颗粒）   178

D

大补阴丸   149
大承气汤   102
大川芎口服液   163
大黄䗪虫丸   269
黛蛤散   89
当归补血汤   145
当归龙荟丸   104
导赤丸   87
独活寄生丸（合剂）   200

E

儿感清口服液   292
儿童清肺丸   299
耳聋丸   237
耳聋左慈丸   237
二陈丸   75
二母宁嗽丸   80

F

肥儿丸   323
风湿骨痛片（胶囊）   199
肤痒颗粒   216
妇科千金片（胶囊）   277
妇科十味片   267
复方草珊瑚含片   253
复方陈香胃片   132
复方丹参片   188
复方黄连素片   120
复方鲜竹沥液   79
复方鱼腥草片（合剂）   253

G

甘露消毒丸   94
甘麦大枣汤   173
感冒清热颗粒（口服液、咀嚼片、胶囊）   56

葛根芩连片（丸）　　　　　119
固本益肠片　　　　　　　　118
固经丸　　　　　　　　　　272
瓜蒌薤白半夏汤　　　　　　184
冠心苏合胶囊（丸）　　　　189
龟鹿二仙膏　　　　　　　　153
归脾丸（浓缩丸、颗粒、合剂）　172
桂附地黄丸（口服液、胶囊）　150
桂林西瓜霜　　　　　　　　255
桂龙咳喘宁胶囊（颗粒）　　71
桂枝茯苓丸（片、胶囊）　　268
桂枝汤　　　　　　　　　　55

H

花红片（胶囊、颗粒）　　　278
槐花散　　　　　　　　　　222
槐角丸　　　　　　　　　　222
黄连阿胶汤　　　　　　　　177
黄连解毒汤　　　　　　　　90
黄连上清丸（片、胶囊、颗粒）　88
黄连羊肝丸　　　　　　　　232
黄芪汤　　　　　　　　　　110
黄氏响声丸　　　　　　　　252
藿胆丸（片）　　　　　　　245
藿香正气水（软胶囊、滴丸、口服液）　61

J

急支糖浆　　　　　　　　　72
济川煎　　　　　　　　　　109
济生肾气丸　　　　　　　　151
健脾生血颗粒　　　　　　　146
健脾消食丸　　　　　　　　322
交泰丸　　　　　　　　　　177
解肌宁嗽丸　　　　　　　　291
解郁安神颗粒　　　　　　　171
金果含片　　　　　　　　　259
金果饮咽喉片　　　　　　　259
金嗓开音丸（颗粒）　　　　254
京万红软膏　　　　　　　　210
颈复康颗粒　　　　　　　　202
九味羌活丸（口服液、颗粒）　56
九制大黄丸　　　　　　　　105
局方至宝散　　　　　　　　308
橘红痰咳液　　　　　　　　76

K

开胃健脾丸　　　　　　　　117
抗癌平丸　　　　　　　　　97

L

理中丸　　　　　　　　　　133
利咽解毒颗粒　　　　　　　254
连花清瘟胶囊（片、颗粒）　60
连翘败毒丸　　　　　　　　208
良附丸　　　　　　　　　　129
凉膈散　　　　　　　　　　104
羚羊感冒片　　　　　　　　60
六神丸　　　　　　　　　　257
六味地黄丸（浓缩丸、软胶囊、胶囊、颗粒）
　　　　　　　　　　　　　148
六一散　　　　　　　　　　94
龙胆泻肝丸（水丸）　　　　88
鹭鸶咯丸　　　　　　　　　302

M

麻黄汤　　　　　　　　　　54
麻仁润肠丸　　　　　　　　107
麻仁丸　　　　　　　　　　107
麻仁滋脾丸　　　　　　　　108
马应龙麝香痔疮膏　　　　　223
蜜炼川贝枇杷膏　　　　　　75
明目地黄丸（浓缩丸）　　　230
明目蒺藜丸　　　　　　　　230
明目上清片　　　　　　　　231
木瓜丸（颗粒）　　　　　　198
木香槟榔丸　　　　　　　　105

N

牛黄抱龙丸　　　　　　　　309
牛黄上清片（丸、胶囊、软胶囊）　90
牛黄蛇胆川贝液　　　　　　78
女金丸（胶囊）　　　　　　269

Q

七宝美髯颗粒　　　　　　　155
七制香附丸　　　　　　　　270
启脾丸（口服液）　　　　　143
千柏鼻炎片（胶囊）　　　　244
千金止带丸（水丸）　　　　280

强力脑清素片	178		**T**	
青娥丸	152			
青果丸	257	铁笛丸（口服液）	258	
青蒿鳖甲汤	96	通窍耳聋丸	238	
清肺抑火丸	78	通天口服液	163	
清开灵颗粒（口服液、片、胶囊、软胶囊） 91		通心络胶囊	190	
清气化痰丸	77	通宣理肺丸（片、胶囊、颗粒）	70	
清热解毒口服液（片）	92	痛风定胶囊（片）	200	
清暑益气丸	95	痛泻宁颗粒	123	
清宣止咳颗粒	301	痛泻要方	122	
清咽利膈丸	256			
清咽丸	258		**W**	
清营汤	92			
		胃苏颗粒	132	
R		温脾汤	108	
		温胃舒胶囊	134	
人参固本丸	154	稳心颗粒	187	
人参养荣丸	147	乌鸡白凤丸（片、颗粒）	265	
如意金黄散	209	乌蛇止痒丸	217	
乳癖消片（胶囊、颗粒）	285	五味消毒饮	207	
润肠丸	110	五子衍宗丸	152	
		午时茶颗粒（胶囊）	57	
S		戊己丸	130	
三九胃泰胶囊（颗粒）	130		**X**	
桑菊饮	59			
桑杏汤	74	西黄丸	97	
少腹逐瘀丸	271	犀角地黄汤	93	
麝香保心丸	189	仙方活命饮	207	
生肌玉红膏	209	香连丸（片、浓缩丸）	120	
生脉饮（胶囊）	153	香砂养胃丸（颗粒）	134	
十滴水（软胶囊）	95	逍遥丸（水丸、浓缩丸、片、胶囊、颗粒）		
十全大补丸	146		266	
石斛夜光丸	229	消风散	215	
舒眠胶囊	172	消风止痒颗粒	215	
舒心口服液	191	消渴丸	154	
薯蓣丸	144	消糜栓	279	
双黄连颗粒（口服液、片、胶囊）	59	消乳散结胶囊	286	
四君子丸（颗粒）	142	消银胶囊（片）	217	
四妙丸	199	消痔软膏	224	
四神丸（片）	118	小柴胡颗粒（片、泡腾片、胶囊）	57	
四物合剂（颗粒）	144	小儿豉翘清热颗粒	293	
速效救心丸	188	小儿腹泻宁糖浆	315	
酸枣仁汤	174	小儿化毒散	307	
天麻钩藤颗粒	162	小儿化食丸	321	
天麻丸	201	小儿咳喘灵颗粒	300	
天王补心丸（浓缩丸）	175	小儿热速清口服液（糖浆、颗粒）	293	

小儿消积止咳口服液　　301
小儿泻痢片　　316
小儿泻速停颗粒　　316
小儿咽扁颗粒　　307
小活络丸　　197
小建中颗粒（片、合剂）　　133
小金丸（片、胶囊）　　285
小青龙合剂（颗粒）　　71
泻肝安神丸　　171
心可舒片　　189
心通口服液　　185
心元胶囊　　191
辛芩颗粒（片）　　247
辛夷鼻炎丸　　244
新雪颗粒　　92
杏仁止咳合剂　　76
杏苏散　　74
杏苏止咳颗粒（口服液、糖浆）　　72
芎菊上清丸（水丸）　　162
玄麦甘桔颗粒（含片、胶囊）　　258
血府逐瘀丸（胶囊、口服液）　　187
养胃舒胶囊　　136
养血安神丸　　175
养血退热丸　　96
养阴清肺膏（丸、口服液）　　79

Y

一捻金　　322

一清颗粒（胶囊）　　89
益心舒胶囊　　186
益心通脉颗粒　　185
阴虚胃痛颗粒　　135
银翘散　　58
右归丸　　151
玉屏风颗粒（口服液、胶囊、袋泡茶）　　64
玉泉丸　　150
元胡止痛片（口服液、软胶囊、胶囊、颗粒、滴丸）　　131
越鞠保和丸　　131

Z

枣仁安神颗粒（胶囊）　　176
增液颗粒　　106
正心泰片　　191
止咳枇杷颗粒　　73
止嗽定喘口服液　　77
止泻灵颗粒　　314
枳实导滞丸　　106
痔康片　　223
痔宁片　　224
朱砂安神丸　　170
滋心阴口服液　　192
左归丸　　149
左金丸（胶囊）　　129